仿制药一致性评价
品种参比制剂遴选参考

主编　楼金芳　梁锦锋　钱　璟

浙江科学技术出版社

图书在版编目（CIP）数据

仿制药一致性评价品种参比制剂遴选参考 / 楼金芳，梁锦锋，钱璟主编. — 杭州：浙江科学技术出版社，2018.8

ISBN 978-7-5341-7828-3

Ⅰ.①仿… Ⅱ.①楼…②梁…③钱… Ⅲ.①药品-品种 Ⅳ.①R97

中国版本图书馆 CIP 数据核字（2017）第 180739 号

书　　名	仿制药一致性评价品种参比制剂遴选参考
主　　编	楼金芳　梁锦锋　钱　璟

出版发行	浙江科学技术出版社
	杭州市体育场路 347 号　　邮政编码：310006
	办公室电话：0571-85176593
	销售部电话：0571-85176040
	网　　址：www.zkpress.com
	E-mail：zkpress@zkpress.com

排　　版	杭州兴邦电子印务有限公司
印　　刷	浙江海虹彩色印务有限公司

开　　本	787×1092　1/16	印　张	46.75
字　　数	1021 000		
版　　次	2018 年 9 月第 1 版	印　次	2018 年 9 月第 1 次印刷
书　　号	ISBN 978-7-5341-7828-3	定　价	166.00 元

责任编辑	刘　丹　沈秋强	**责任校对**	赵　艳　马　融　陈宇珊
封面设计	金　晖	**责任印务**	田　文

前言

开展仿制药一致性评价是国家药品安全"十二五"规划提出的重要任务,使仿制药在质量和疗效上与原研药品达到一致,在临床上可以代替原研药,具有周期短、见效快、投资少、价格低等优势,能有效提升我国医疗服务水平,保证我国人民群众用药安全与有效。国务院于2016年3月发布《关于开展仿制药质量和疗效一致性评价的意见》,明确规定对国产仿制药、进口仿制药和原研药品地产化品种,均需开展一致性评价,其中纳入《国家基本药物目录》的289个产品在2018年年底前完成一致性评价。

参比制剂是一致性评价的标杆,唯有明确了参比制剂才能评价该药品与谁相一致。鉴于参比制剂的选择是一致性评价的起点和关键之一,世界卫生组织(WHO)、美国食品和药物管理局(FDA)、日本医药品和医疗器械管理局(PMDA)均颁布了橙皮书,FDA和PMDA还建立了橙皮书数据库。我国的国家食品药品监督管理总局(CFDA)为规范仿制药参比制剂的选择,发布了《普通口服固体制剂参比制剂选择和确定指导原则》,对参比制剂的选择要求做了规定,但尚未有类似橙皮书的参比制剂目录,划定的只是参比制剂的选择范围。289个基本药物目录品种的一致性评价工作涉及1817家国内药品生产企业的17636个国产批准文号和42家境外药品生产企业的104个进口药品注册证,涉及面广,涉及的注册文号数量大。若要于2018年年底前如期完成289个品种的一致性评价,详细的参比制剂信息迫在眉睫。本手册以"2018年年底前须完成仿制药一致性评价品种目录"相关数据为基础,通过对美国橙皮书、日本橙皮书、CFDA等数据库的查询,汇总整理了289个待评品种的美国、日本、欧洲药品管理局(EMA)参比制剂信息,包括被评价品种的通用名、剂型、规格、进口数据及收录参比制剂的商品名、剂型、规格、厂家等基本信息,同时汇总了品种基本信息、理化性质、国内外上市信息、质量标准情况、溶出度标准和溶出曲线等信息,并进一步提出了每个品种的一致性评价策略,以期对我国仿制药一致性评价的研究与开发,特别是对289个品种的参比制剂优先选择提供参考。

一致性评价工作时间紧,相关政策要求和指导原则公布较晚或至今尚未明确,并且基本药物目录品种情况较为复杂,如原研品种已退市不生产,涉及改剂型、改规格及改酸根、改碱基等,还有些品种属于我国特有的药品,无法找到对应的原研药品或国际公认的品种作为参比制剂。这些情况确实客观存在,加上编写者的水平有限,使本书在内容选材和编写上可能出现不当或错漏之处,敬望读者不吝赐教。

2017 年 10 月于杭州

目录

说明:目录中各药品的序号与《国家基本药物目录》(2012 版)中的序号对应一致;相同活性成分不同
　　剂型的药品品种整理在一个目录项下,方便读者查询和比较。

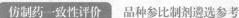

1. 复方磺胺甲噁唑片

1.1 品种基本信息

  复方磺胺甲噁唑片为磺胺类抗菌药,是磺胺甲噁唑(SMZ)与甲氧苄啶(TMP)的复方制剂,其中SMZ可作用于二氢叶酸合成酶,干扰叶酸合成的第一步,TMP则作用于叶酸合成代谢的第二步,选择性抑制二氢叶酸还原酶的作用,两者合用可使细菌的叶酸代谢受到双重阻断。本品主要用于敏感菌所致的肠炎、支气管炎、中耳炎和尿路感染等。

  基本信息见表1-1:

表1-1　复方磺胺甲噁唑片基本信息汇总

通用名	复方磺胺甲噁唑片	
英文名	Compound Sulfamethoxazole Tablets	
剂型规格	片剂,待评价规格:100mg:20mg(磺胺甲噁唑:甲氧苄啶)、400mg:80mg(磺胺甲噁唑:甲氧苄啶)	
主成分名称	磺胺甲噁唑(SMZ)	甲氧苄啶(TMP)
主成分化学名	N-(5-甲基-3-异噁唑基)-4-氨基苯磺酰胺	5-[(3,4,5-三甲氧基苯基)甲基]-2,4-嘧啶二胺
结构式	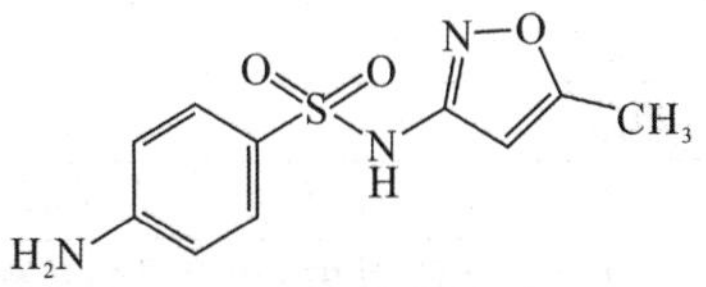	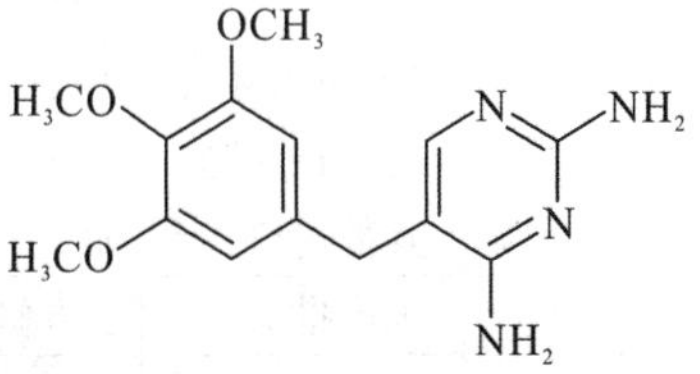
分子式 分子量	$C_{10}H_{11}N_3O_3S$ 253.28	$C_{14}H_{18}N_4O_3$ 290.32
CAS号	723-46-6	738-70-5

续表

适应证	主要适应证为敏感菌株所致的下列感染： ①大肠埃希杆菌、克雷伯菌属、肠杆菌属、奇异变形杆菌、普通变形杆菌和莫根菌属敏感菌株所致的尿路感染 ②肺炎链球菌或流感嗜血杆菌所致2岁以上小儿的急性中耳炎 ③肺炎链球菌或流感嗜血杆菌所致的成人慢性支气管炎急性发作 ④由福氏或宋氏志贺菌敏感菌株所致的细菌性痢疾 ⑤治疗卡氏肺孢子虫肺炎，本品系首选 ⑥卡氏肺孢子虫肺炎的预防，可用于已有卡氏肺孢子虫病至少一次发作史的患者，或HIV成人感染者，其CD4淋巴细胞计数≤200/mm³或少于总淋巴细胞数的20% ⑦由产肠毒素大肠埃希杆菌所致的旅游者腹泻
原研/品牌	罗氏（产品权益后转移至Sun Pharmaceutical Industries Inc）/BACTRIM

1.2　国内外上市信息

本品最早由罗氏开发上市，商品名为BACTRIM，2001年罗氏将BACTRIM的所有权转让给了Woman's First Healthcare，2004年Sun公司从Woman's First Healthcare购买到了BAC-TRIM。批准情况见表1-2：

表1-2　复方磺胺甲噁唑片国内外上市信息

批准国家	类别	内容
中国	国内上市的原研药品	进口原研药品：无
		原研地产化药品：无
	国内上市国际公认的同种药物	国际公认同种药物进口：无
		国际公认地产化药品：无
	其他进口	无
	国产批文	复方磺胺甲噁唑片922个批文，其中158个是小儿制剂
美国（FDA批准）	原研批准信息	1973年7月，罗氏的片剂（商品名：BACTRIM）首先获得FDA批准上市，规格为400mg/80mg和800mg/160mg（磺胺甲噁唑/甲氧苄啶）。2001年，罗氏将 BACTRIM的所有权转让给了Woman's First Healthcare；2004年，Sun公司从Woman's First Healthcare购买到了BACTRIM。因此，美国Sun公司的BACTRIM即为罗氏公司的产品，仅生产地变更了
	仿制药信息	前后共批有21家上市，目前上市的有Glenmark Generics、Aurobindo Pharma、Vintage、Amneal Pharms NY、Vista Pharms、Teva、Sun Pharm Inds和Monarch Pharms
	RLD信息	Sun Pharmaceutical的800mg/160mg（商品名：BACTRIM DS）为RLD

续表

批准国家	类别	内容
日本	参比制剂信息	Shionogi & Co., Ltd（盐野义制药，商品名：BAKTAR，1976年6月上市）（*a）、Chugai Pharmaceutical Co., Ltd（中外制药，商品名：BACTRAMIN）（*b）片剂均为RLD，规格均为400mg/80mg
	仿制药信息	日本上市的有片剂和颗粒剂，片剂规格有400mg/80mg。目前除2家RLD外，上市的还有 Tsuruhara Pharmaceutical Co., Ltd（鹤原制药）的片剂，商品名为DAIPHEN
EMA	原研信息	无
	仿制药信息	无
英国	上市信息	有两种规格（磺胺甲噁唑/甲氧苄啶分别为400mg/80mg和800mg/160mg），2家公司上市：Actavis 和 Aspen Pharma
其他	上市信息	罗氏在意大利上市 BACTRIM 160mg/800mg 可溶片剂

1.3 理化性质

复方磺胺甲噁唑片的两种原料分别为磺胺甲噁唑和甲氧苄啶，基本性质见表1-3：

表1-3 复方磺胺甲噁唑片原料理化性质

		磺胺甲噁唑	甲氧苄啶
pKa（25℃）		pKa＝5.60	pKa＝7.11
在各溶出介质中的溶解度（37℃）		pH1.2：7.86mg/ml以上 pH4.0：11.92mg/ml以上 pH6.8：1.00mg/ml以上 水：0.56mg/ml	pH1.2：1.52mg/ml以上 pH4.0：0.47mg/ml以上 pH6.8：2.02mg/ml以上 水：0.45mg/ml
稳定性		水：未测定 各pH溶出介质中：在酸性至碱性溶出介质中稳定 光：在酸性溶液中，对光不稳定	水：稳定 各pH溶出介质中：在酸性至碱性溶出介质中稳定 光：在96%乙醇中，氙灯下6h稳定
BCS分类	世界卫生组织公布（2005年）	II	II
	NICHD和FDA研究归纳（2011年）	IV	IV
	tsrlinc网站	IV	IV*
	BDDCS分类	/	/

*：低剂量规格时为高溶解性的化合物。

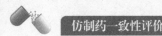
1.4　质量标准

复方磺胺甲噁唑片已收载入各国药典,具体见表1-4:

表1-4　复方磺胺甲噁唑片及原料各国药典收载信息

产品名称	收载药典
磺胺甲噁唑	ChP2015、USP36、EP8.0、BP2013、JP2016、IP2010
甲氧苄啶	ChP2015、USP36、EP8.0、BP2013、IP2010
复方磺胺甲噁唑片	ChP2015、USP36、BP2013、IP2010

1.5　溶出度标准

溶出度标准比较见表1-5:

表1-5　复方磺胺甲噁唑片各国溶出度测定方法比较

序号	不同国家	要求
1	中国	ChP2015:桨法,0.1mol/L盐酸溶液900ml,75rpm,30min,限度为70%
2	美国	USP36:桨法,0.1mol/L盐酸溶液900ml,75rpm,60min,限度为70%
		FDA推荐:同USP
3	日本	PMDA收载了4条溶出曲线,且CDE已翻译并公布,溶出度标准测定方法:桨法,以磷酸盐缓冲液(pH6.8)900ml,50rpm,45min,磺胺甲噁唑的限度为85%,甲氧苄啶的限度为80%

1.6　一致性评价策略

鉴于:

(1)原研药品未在国内上市。

(2)国际公认的同种药物未在国内上市。

(3)美国橙皮书中收载有Sun Pharmaceutical Industries Inc上市的BACTRIM DS,800mg/160mg为RLD(上市两个规格,另一个规格为400mg/80mg)。

(4)日本橙皮书收载了Chugai Pharmaceutical Co.,Ltd(中外制药)片剂(商品名:BACTRAMIN)为*b,即参比制剂。

因此,建议以Sun Pharmaceutical Industries Inc在美国上市的400mg/80mg规格片剂(商品名:BACTRIM)或日本中外制药的400mg/80mg规格片剂(商品名:BACTRAMIN)作为参比制剂,进行参比制剂备案,申请一次性进口批文,完成自制品与参比制剂的一致性评价。

需要评价的其他规格均进行体外一致性评价。根据《以药动学参数为终点评价指标的化学药物仿制药人体生物等效性研究技术指导原则》，若同时满足以下条件，即试验规格制剂符合生物等效性要求、各规格制剂在不同pH介质中体外溶出曲线相似、各规格制剂的处方比例相似，则其他规格可以申请BE豁免。

2. 盐酸小檗碱片/218.鞣酸小檗碱片

2.1 品种基本信息

小檗碱是一种异喹啉生物碱,又称黄连素,其抗菌谱广,体外对多种革兰氏阳性及阴性菌均具抑菌作用。

基本信息见表2-1:

表2-1 盐酸/鞣酸小檗碱片基本信息汇总

通用名	盐酸小檗碱片	鞣酸小檗碱片(无味黄连素)
英文名	Berberine Hydrochloride Tablets	Berberine Tannate Tablets
剂型规格	片剂,规格:25mg、50mg、100mg 待评价规格:50mg、100mg	片剂,规格:0.1g、0.3g 待评价规格:50mg、100mg
主成分化学名	5,6-二氢-9,10-二甲氧苯并(g)-1,3-苯并二氧戊环(5,6-a)喹嗪盐酸盐二水合物	/
结构式	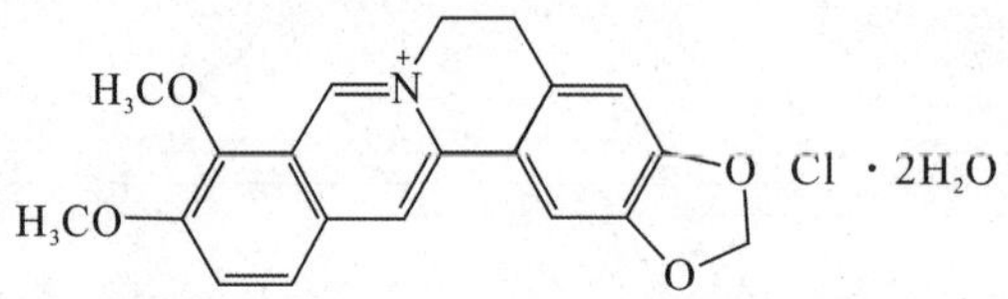	/
分子式 分子量	$C_{20}H_{18}ClNO_4 \cdot 2H_2O$ 407.85	$C_{20}H_{19}NO_5$ 353.37
CAS号	633-65-8(无水物)	/
适应证	用于肠道感染,如胃肠炎	用于肠道感染,如胃肠炎
原研/品牌	中国原研或日本化药株式会社	/

2.2 国内外上市信息

批准情况见表2-2:

表2-2　盐酸/鞣酸小檗碱片国内外上市信息

批准国家	类别		盐酸小檗碱片	鞣酸小檗碱片
中国	国内上市的原研药品	进口原研药品:无	无
		原研地产化药品:无		无
	国内上市国际公认的同种药物	国际公认同种药物进口:无		无
		国际公认地产化药品:无		无
	其他进口	无		无
	国产批文	38个原料药批文,片剂897个批文		5个原料药批文,片剂6个批文
美国（FDA批准）	RLD信息	无		无
	仿制药信息	无		无
日本	参比制剂信息	1974年3月,日本化药株式会社获批上市100mg盐酸小檗碱片,1978年2月批准大峰堂药品工业的100mg片剂上市,目前上市的即为2家共同的产品,作为参比制剂		无
	仿制药信息	无		无
EMA	原研信息	无		无
	仿制药信息	无		无
其他	上市信息	无		无

2.3 理化性质

盐酸/鞣酸小檗碱原料基本性质见表2-3:

表2-3　盐酸/鞣酸小檗碱原料理化性质

		盐酸小檗碱	鞣酸小檗碱
pKa(25℃)		无解离基团	/
在各溶出介质中的溶解度(37℃)		pH1.2:0.1mg/ml以上 pH4.0:2.0mg/ml以上 pH6.8:2.0mg/ml以上 水:1.9mg/ml	/
稳定性		水:未测定 各pH溶出介质中:未测定 光:未测定	/

续表

		盐酸小檗碱	鞣酸小檗碱
BCS分类	世界卫生组织公布(2005年)	/	/
	NICHD和FDA研究归纳（2011年）	/	/
	tsrlinc网站	/	/
	BDDCS分类	/	/

2.4　质量标准

盐酸/鞣酸小檗碱原料及片已收载入各国药典,具体见表2-4:

表2-4　盐酸/鞣酸小檗碱原料及片各国药典收载信息

产品名称	收载药典
盐酸小檗碱	ChP2015、BP2013、EP7.0、JP16
鞣酸小檗碱	JP16、化药地标升国标第十一册
盐酸小檗碱片	ChP2015
鞣酸小檗碱片	化药地标升国标第二册

2.5　溶出度标准

溶出度标准比较见表2-5:

表2-5　盐酸小檗碱片各国溶出度测定方法比较

序号	不同国家	要求
1	中国	ChP2015:篮法,水900ml,120rpm,45min,限度为70%
2	美国	/
3	日本	PMDA收载了4条溶出曲线,且CDE已翻译并公布,溶出度标准测定方法: 50mg:篮法,水900ml,50rpm,90min,限度为80% 100mg:篮法,水900ml,50rpm,15min,限度为70%

*鞣酸小檗碱片为改盐基药品。

2.6 一致性评价策略

盐酸小檗碱片鉴于：

(1)原研药品未在国内上市。

(2)国际公认的同种药物未在国内上市。

(3)日本化药株式会社小檗碱片为日本参比制剂,其原料与我国小檗碱相同,均为二水合物(虽然其结构式中标注水为X,但根据其质量标准,水分为8%～12%,中国标准为不过12%,因此可以断定小檗碱也是二水合物)。但片剂的规格稍有不同,日本小檗碱片为每片含无水小檗碱100mg,而我国为每片含二水小檗碱100mg,相当于无水小檗碱92mg。

建议两种方案：

(1)按仿制药进行一致性评价:以日本化药株式会社小檗碱片为参比制剂,自制样品按无水小檗碱进行投料生产,先进行体外质量一致性评价;50mg规格则按100mg规格同比例缩小,进行体外质量一致性评价。同步申请豁免体内BE试验,理由说明如下:现代药理研究已经发现,小檗碱发挥药效具有双重特征,即药物吸收入血,主要发挥抗炎、抗心律失常、抗肿瘤、抗高血压及糖尿病等作用;药物未吸收入血,主要发挥肠道抗菌作用以及影响肠道分泌而治疗腹泻。目前小檗碱片批准的适应证为:用于肠道感染,如胃肠炎,为未吸收入血的小檗碱,利用其本身的抗炎杀菌作用而发挥疗效,因此测定本品血药浓度对于疗效判断无意义,可以先申请豁免体内BE试验。

(2)通过完整的药学研究,固定处方工艺及参数,固定4条溶出曲线及杂质谱,再进行临床有效性验证,申请作为参比制剂,但周期长、费用高。

鞣酸小檗碱片：

为改变已上市盐类药物的酸根,但不改变其药理作用的制剂。根据总局办公厅发布的《仿制药质量和疗效一致性评价工作中改盐基药品(普通口服固体制剂)评价一般考虑》,建议以被改盐基药品(日本化药株式会社小檗碱片)为参比制剂,进行以下研究:①从药品的理化性质、生物学特性、临床需要等方面分析论证改盐基药品的科学性、合理性和必要性。②体外药学评价。③非临床研究。原则上不需再开展非临床药效学和毒理学研究,应重点关注:成盐药品的毒性是否与成盐时结合的阴、阳离子有密切关系;成盐的制备过程中是否可能产生新的潜在的毒性杂质;体内是否可能产生毒性代谢物,必要时按照化学药品新注册分类2.1类要求进行毒理学研究。④体内评价。以等效为立题依据的,需开展与被改盐基药品参比制剂的生物等效性研究;以优效为立题依据的,建议以被改盐基药品作为参比制剂,进行药代动力学研究、药代动力学/药效动力学研究和(或)相应的临床试验。

风险提示:鞣酸小檗碱为改变酸根产品,有一定的风险,需谨慎。

3. 诺氟沙星胶囊/71.诺氟沙星片

3.1　品种基本信息

诺氟沙星为喹诺酮类抗菌药,具广谱抗菌作用,尤其对需氧革兰氏阴性杆菌的抗菌活性高,对下列细菌在体外具有良好的抗菌作用:肠杆菌科的大部分细菌,包括枸橼酸杆菌属,阴沟肠杆菌、产气肠杆菌等肠杆菌属,大肠埃希菌,克雷伯菌属,变形菌属,沙门菌属,志贺菌属,弧菌属,耶尔森菌等。诺氟沙星在体外对多重耐药菌亦具抗菌活性;对青霉素耐药的淋病奈瑟菌、流感嗜血杆菌和卡他莫拉菌亦有良好的抗菌作用。诺氟沙星为杀菌剂,通过作用于细菌DNA螺旋酶的A亚单位,抑制DNA的合成和复制而导致细菌死亡,是治疗肠炎、痢疾的常用药。

基本信息见表3-1:

表3-1　诺氟沙星胶囊/片基本信息汇总

通用名	诺氟沙星胶囊/片。
英文名	Norfloxacin Capsules /Tablets
剂型规格	胶囊剂及片剂,规格:0.1g
主成分化学名	1-乙基-6-氟-1,4-二氢-4-氧代-7-(1-哌嗪基)-3-喹啉羧酸
结构式	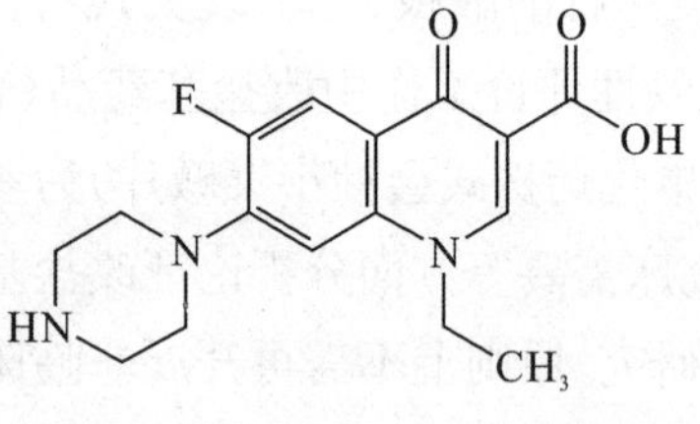
分子式 分子量	$C_{16}H_{18}FN_3O_3$ 319.33
CAS号	70458-96-7
适应证	适用于敏感菌所致的尿路感染、淋病、前列腺炎、肠道感染和伤寒及其他沙门菌感染
原研/品牌	日本杏林公司/BACCIDAL Merck(美国、意大利获得授权)/NOROXIN

3.2 国内外上市信息

本品由日本杏林公司开发,商品名为BACCIDAL,于1982年将全球销售权授予Merck,批准情况见表3-2:

表3-2 诺氟沙星胶囊/片国内外上市信息

批准国家	类别		诺氟沙星胶囊	诺氟沙星片
中国	国内上市的原研药品	进口原研药品:无	无	
		原研地产化药品:无	无	
	国内上市国际公认的同种药物	国际公认同种药物进口:无	无	
		国际公认地产化药品:无	无	
	其他进口	无	无	
	国产批文	26个原料药批文,690个胶囊批文	片剂53个批文	
美国 (FDA批准)	原研批准信息	无	NOROXIN于1986年在美国获批上市400mg片,1991年获得滴眼液上市权,但目前均已终止上市(美国Merck于1982年由杏林公司获得世界范围销售权,销售地区包括美国国内)	
	仿制药信息	无	无	
	RLD信息	无	无	
日本	参比制剂信息	无	1984年2月,杏林制药上市了100mg片剂;1987年3月,杏林制药上市了200mg片剂;1991年6月上市小儿用50mg片剂(商品名:BACCIDAL),均为参比制剂	
	仿制药信息	无	有多家公司上市仿制药,包括Erumed-do卫材、阳进堂、泽井制药、鹤原制药、全星药品工业等	

批准国家	类别	诺氟沙星胶囊	诺氟沙星片
EMA	原研信息	西班牙 Abbott Laboratories, S. A.(商品名：BACCIDAL)，规格为400mg	有片剂在英国、德国、意大利和芬兰等国批准上市
EMA	仿制药信息	希腊 Medicrom S. A.（商品名：STEINACLOX-MEDICHROM）、意大利 Sede legale：ABC Farmaceutici S. P. A.（商品名：NORFLOXACINA）、意大利 Farmaceutici Caber S. P. A.（商品名：FLOSSAC）、意大利 Jet Generici s. r. l.（商品名：NORFLOXACINA）、西班牙 Biosarto, S. A.（SENRO CÁPSULAS）、西班牙 Quimifar, S. A.（商品名：AMICROBIN CAPSULAS），规格均为400mg	英国 Ratiopharm、英国 TAD Pharma、德国 Aliud Pharma、德国。Stada(商品名：NORFLOXASTAD、NORFLOXASTADAPHARM)、德国 Stadapharm、德国 BC Biochemie Pharma(商品名：UROBACID)、德国 Sandoz Pharmaceuticals(商品名：NORFLOX-SANDOZ)、意大利 Sandoz、德国 TAD Pharma(商品名：NORFLOSAL)、荷兰 Sandoz B. V.
其他	上市信息	无	最早于1983年在意大利上市，商品名为NOROXIN，片剂，上市申请人为Merck

3.3 理化性质

诺氟沙星原料基本性质见表3-3：

表3-3 诺氟沙星原料理化性质

pKa(25℃)	pKa$_1$＝6.34(采用滴定法测定) pKa$_2$＝8.75(采用滴定法测定)
在各溶出介质中的溶解度(37℃)	pH1.2：32.0mg/ml 以上 pH4.0：13.3mg/ml 以上 pH6.8：0.6mg/ml 以上 水：0.3mg/ml
稳定性	水：未测定 各pH溶出介质中：未测定 光：原料药在荧光灯(1000lx)下缓慢着色
BCS分类	世界卫生组织公布(2005年)：/
	NICHD 和 FDA研究归纳(2011年)：/
	tsrlinc网站：/
	BDDCS分类：Ⅳ

3.4 质量标准

诺氟沙星已收载入各国药典,具体见表3-4:

表3-4 诺氟沙星各国药典收载信息

产品名称	收载药典
诺氟沙星	ChP2015、USP36、BP2013、EP8.0、JP16、IP2010
诺氟沙星胶囊	ChP2015
诺氟沙星片	ChP2015、USP36、BP2013

3.5 溶出度标准

溶出度标准比较见表3-5:

表3-5 诺氟沙星胶囊/片各国溶出度测定方法比较

序号	不同国家	要求
1	中国	胶囊:ChP2015,桨法,醋酸缓冲液(取冰醋酸2.86ml与50%氢氧化钠溶液1ml,加水900ml,振摇,用冰醋酸或50%氢氧化钠溶液调节pH至4.0,加水至1000ml)1000ml,50rpm,30min,限度为75% 片:ChP2015,桨法,醋酸盐缓冲液1000ml,50rpm,30min,限度为80%
2	美国	USP36片:桨法,pH4.0醋酸盐缓冲液750ml,50rpm,30min,限度为80% USP36胶囊:/
3	日本	FDA推荐:/ PMDA收载了片剂的4条溶出曲线,且CDE已翻译并公布,溶出度标准测定方法:桨法,pH6.8的磷酸盐缓冲液(1→2)900ml,50rpm,60min,限度为80%(规格:50mg、100mg)和75%(规格:200mg)

3.6 一致性评价策略

鉴于:

(1)原研药品未在国内上市。

(2)国际公认的同种药物未在国内上市。

(3)原研日本杏林制药100mg片在日本上市(商品名:BACCIDAL)且列为参比制剂;在西班牙有诺氟沙星胶囊(规格:400mg)上市,但已退市,无法采购。

因此,建议:

(1)片剂:以日本杏林制药的100mg诺氟沙星片(商品名:BACCIDAL)作为参比制剂对自

制片剂进行仿制药一致性评价。

(2)胶囊:为改剂型,且不显著改变药代动力学行为的制剂。根据总局办公厅发布的《仿制药质量和疗效一致性评价工作中改剂型药品(普通口服固体制剂)评价一般考虑》,建议以原研剂型药品(日本杏林制药的100mg诺氟沙星片,商品名:BACCIDAL)为参比制剂,进行以下研究:①从药物的理化性质、生物学性质、临床需要、患者的依从性、药物经济学、与原研剂型参比制剂的优劣比较等方面分析论证改剂型药品的科学性、合理性和必要性;②体外药学评价;③生物等效性试验。

风险提示:诺氟沙星胶囊为改剂型产品,有一定风险,需谨慎。

4. 甲硝唑片/120.甲硝唑胶囊

4.1 品种基本信息

甲硝唑为硝基咪唑衍生物,可抑制阿米巴原虫的氧化还原反应,使原虫氮链发生断裂;同时对大多数厌氧微生物也有杀灭作用,其杀菌浓度稍高于抑菌浓度。它在人体中还原生成的代谢物也具有抗厌氧菌作用,可抑制细菌的脱氧核糖核酸的合成,从而干扰细菌的生长、繁殖,最终致细菌死亡。此外,对阿米巴原虫和滴虫也有较强的杀灭作用。

基本信息见表4-1:

表4-1　甲硝唑片/胶囊基本信息汇总

通用名	甲硝唑片/胶囊
英文名	Metronidazole Tablets/Capsules
剂型规格	片剂,规格:0.1g、0.2g、0.25g;胶囊,规格:0.2g;待评价规格:0.2g
主成分化学名	2-甲基-5-硝基咪唑-1-乙醇
结构式	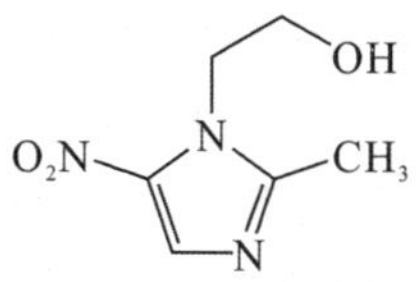
分子式 分子量	C₆H₉N₃O₃ 171.15
CAS号	443-48-1
适应证	用于治疗肠道和肠外阿米巴病(如阿米巴肝脓肿、胸膜阿米巴病等),还可用于治疗阴道滴虫病、小袋虫病、皮肤利什曼病、麦地那龙线虫感染等。目前还广泛用于厌氧菌感染的治疗
原研/品牌	法国GD Searle/FLAGYL

4.2 国内外上市信息

本品由法国GD Searle开发,率先在美国上市,商品名为FLAGYL,批准情况见表4-2:

表4-2 甲硝唑片/胶囊国内外上市信息

批准国家	类别	内容
中国	国内上市的原研药品	进口原研药品:无
		原研地产化药品:无
	国内上市国际公认的同种药物	国际公认同种药物进口:无
		国际公认地产化药品:无
	其他进口	无
	国产批文	原料药19个批文,片剂654个批文,胶囊19个批文
美国(FDA批准)	原研批准信息	片剂:GD Searle于1963年7月率先在美国获批上市甲硝唑片,商品名为FLAGYL,规格为250mg和500mg,其中500mg为RLD
		胶囊:GD Searle于1995年5月在美国获准上市375mg胶囊,商品名为FLAGYL
	仿制药信息	片剂:有约11家企业的仿制药上市,包括Teva、Alembic Pharmaceuticals、Appco Pharma、Nostrum Laboratories Inc、Pliva Inc等,规格有250mg和500mg
		胶囊:美国上市的规格为375mg,分别有Alembic、Par Pharma、AbleLaboratories Inc 3家公司
	RLD信息	GD Searle 的500mg片(商品名:FLAGYL)为RLD
		GD Searle 的375mg胶囊(商品名:FLAGYL)为RLD
日本	参比制剂信息	1961年11月,盐野义制药上市甲硝唑片(商品名:FLAGYL),规格仅有0.25g,无胶囊剂上市
	仿制药信息	1978年4月,富士制药工业上市甲硝唑片,规格为0.25g
法国	上市信息	1983年10月,法国Sanofi上市甲硝唑片,规格为250mg;1988年9月上市甲硝唑片,规格为500mg
英国	上市信息	2007年1月,Zentiva的甲硝唑片(规格:200mg和400mg)在英国上市,其他仿制药厂Actavis UK和Aurobindo Pharma也在英国上市了甲硝唑片,规格有0.2g、0.4g和0.5g
其他	上市信息	无

4.3 理化性质

甲硝唑原料基本性质见表4-3:

表4-3 甲硝唑原料理化性质

pKa(25℃)	pKa＝2.6(针对咪唑环,采用吸光度法测定)
在各溶出介质中的溶解度(37℃)	pH1.2:27mg/ml以上
	pH4.0:14mg/ml以上
	pH6.8:13mg/ml以上
	水:14mg/ml

稳定性	水:37℃/6h稳定 各pH溶出介质中:在pH1.2、pH4.0和pH6.8溶出介质中,37℃/6h稳定 光:未测定
BCS分类	世界卫生组织公布(2005年):/
	NICHD和FDA研究归纳(2011年):Ⅰ/Ⅲ
	tsrlinc网站:Ⅳ
	BDDCS分类:/

4.4 质量标准

甲硝唑已收载入各国药典,具体见表4-4:

表4-4 甲硝唑原料及制剂各国药典收载信息

产品名称	收载药典
甲硝唑	ChP2015、USP36、BP2013、EP8.0、JP16、IP2010
甲硝唑片	ChP2015、USP36、BP2013、JP16、IP2010
甲硝唑胶囊	ChP2015、USP36

4.5 溶出度标准

溶出度标准比较见表4-5:

表4-5 甲硝唑片/胶囊各国溶出度测定方法比较

序号	不同国家	要求
1	中国	片剂:ChP2015,篮法,盐酸溶液(9→1000)900ml,100rpm,30min,限度为80%
		胶囊:ChP2015,篮法,盐酸溶液(9→1000)900ml,100rpm,30min,限度为80%
2	美国	片剂:USP36,篮法,0.1mol/L盐酸溶液900ml,100rpm,60min,限度为85%
		胶囊:USP36,篮法,0.1mol/L盐酸溶液900ml,100rpm,30min,限度为85%
		FDA推荐:同USP(片、胶囊)
3	日本	PMDA收载了片剂的4条溶出曲线,且CDE已翻译并公布,溶出度标准测定方法:桨法,水900ml,50rpm,90min,限度为70%

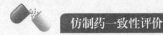

4.6　一致性评价策略

鉴于：

(1)原研药品未在国内上市。

(2)国际公认的同种药物未在国内上市。

(3)原研200mg规格甲硝唑片仅在英国上市,美国、日本、法国均无该规格上市。

(4)原研甲硝唑胶囊无200mg规格,在美国上市的为375mg规格。

因此,建议：

(1)片剂：以Zentiva在英国上市的甲硝唑片(商品名：FLAGYL,规格：0.2g)作为参比制剂,进行自制甲硝唑片(规格：0.2g)的一致性评价。

(2)胶囊：以GD Searle在美国上市的375mg胶囊(商品名：FLAGYL)作为参比制剂,进行自制0.2g甲硝唑胶囊的一致性评价,体内BE试验需进行剂量折算。

5. 红霉素肠溶片/133.红霉素肠溶胶囊

5.1 品种基本信息

红霉素属于大环内酯类抗生素,由菲律宾Panay岛上土壤中分离的放线菌Streptomyces Erythreus在培养液中制成,于1952年由Eli Lilly公司首次发表。其抗菌谱与青霉素近似,对革兰氏阳性菌,如葡萄球菌、化脓性链球菌、绿色链球菌、肺炎链球菌、粪链球菌、梭状芽孢杆菌、白喉杆菌、痤疮丙酸杆菌、李斯特菌等有较强的抑制作用;对革兰氏阴性菌,如淋球菌、螺旋杆菌、百日咳杆菌、布氏杆菌、军团菌以及流感嗜血杆菌、拟杆菌(口咽部菌株)也有相当的抑制作用。此外,对支原体、放线菌、螺旋体、立克次体、衣原体、奴卡菌、少数分枝杆菌和阿米巴原虫有抑制作用。

基本信息见表5-1:

表5-1 红霉素肠溶片/肠溶胶囊基本信息汇总

通用名	红霉素肠溶片/肠溶胶囊				
英文名	Erythromycin Enteric-coated Tablets/Enteric-coated Capsules				
剂型规格	肠溶片和肠溶胶囊,规格:0.125g(12.5万单位)、0.25g(25万单位)				
主成分化学名	顺-(＋)-5-[(2-二甲氨基)乙基]-2-(4-甲氧基苯基)-3-乙酰氧基-2,3-二氢-1,5-苯丙硫氮杂草-4(5H)-酮盐酸盐				
结构式					
分子式 分子量	红霉素	分子式	分子量	R_1	R_2
	A	$C_{37}H_{67}NO_{13}$	733.94	OH	CH_3
	B	$C_{37}H_{67}NO_{12}$	717.94	H	CH_3
	C	$C_{36}H_{65}NO_{13}$	719.90	OH	H
CAS号	114-07-8($C_{37}H_{67}NO_{13}$)				

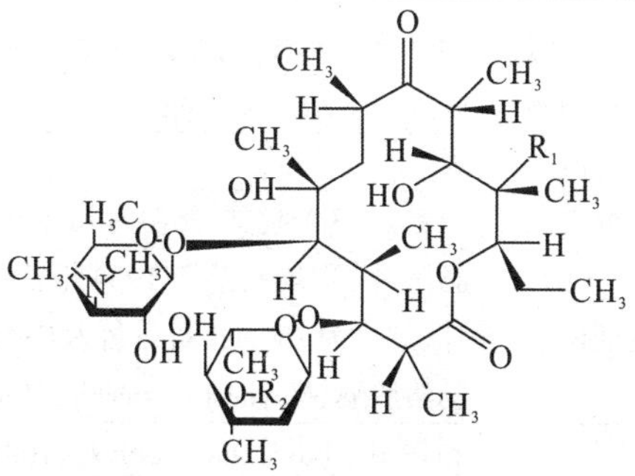

续表

适应证	①本品作为青霉素过敏患者治疗下列感染的替代用药：溶血性链球菌、肺炎链球菌等所致的急性扁桃体炎、急性咽炎、鼻窦炎，溶血性链球菌所致的猩红热、蜂窝织炎，白喉及白喉带菌者，气性坏疽，炭疽，破伤风，放线菌病，梅毒，李斯特菌病等 ②军团菌病 ③肺炎支原体肺炎 ④肺炎衣原体肺炎 ⑤衣原体属、支原体属所致泌尿生殖系感染 ⑥沙眼衣原体结膜炎 ⑦淋球奈瑟菌感染 ⑧厌氧菌所致口腔感染 ⑨空肠弯曲菌肠炎 ⑩百日咳
原研/品牌	雅培制药/E-MYCIN

5.2 国内外上市信息

红霉素肠溶片由雅培制药于1964年首次商业化生产，在美国上市，商品名为E-MYCIN，目前已停止上市，批准情况见表5-2：

表5-2　红霉素肠溶片/肠溶胶囊国内外上市信息

批准国家	类别	内容
中国	国内上市的原研药品	进口原研药品：无
		原研地产化药品：无
	国内上市国际公认的同种药物	国际公认同种药物进口：无
		国际公认地产化药品：无
	其他进口	无
	国产批文	原料药13个批文，肠溶片622个批文，肠溶胶囊14个批文
美国（FDA批准）	原研批准信息	肠溶片：雅培制药于1964年首次商业化生产，在美国上市，剂型为肠溶片，规格为250mg，商品名为E-MYCIN，目前已经停止上市 肠溶胶囊：Mayne Pharma的250mg胶囊
	仿制药信息	肠溶片：Barr、Dista、Solvay、Robins AH等厂家产品获批上市，规格为333mg、250mg和500mg 肠溶胶囊：Barr、Parke Davis、Warner Chilcott、Hospira和Arbor Pharms，规格为250mg和125mg
	RLD信息	片剂：目前FDA推荐红霉素肠溶片的参比制剂为Arbor Pharms生产，商品名为ERY-TAB，规格为500mg 胶囊：Mayne Pharma生产的250mg肠溶胶囊被列为RLD，商品名为ERYC

批准国家	类别	内容
日本	参比制剂信息	未推荐参比制剂
	仿制药信息	肠溶片:1980年4月,泽井制药上市肠溶片(规格:200mg)
英国	上市信息	肠溶片:Sovereign Medical 和 Milpharm Limited 有红霉素肠溶片(规格:0.25g)上市
		肠溶胶囊:Kent Pharmaceuticals、Cephalon 有肠溶胶囊上市,规格为0.25g
其他	上市信息	无

5.3 理化性质

红霉素原料基本性质见表5-3:

表5-3 红霉素原料理化性质

pKa(25℃)	/
在各溶出介质中的溶解度(37℃)	/
稳定性	/
BCS分类	世界卫生组织公布(2005年):/
	NICHD和FDA研究归纳(2011年):/
	tsrlinc网站:Ⅱ
	BDDCS分类:/

5.4 质量标准

红霉素已收载入各国药典,具体见表5-4:

表5-4 红霉素各国药典收载信息

产品名称	收载药典
红霉素	ChP2015、USP36、BP2013、EP8.0、JP16、IP2010
红霉素肠溶片	ChP2015、USP36、BP2013、JP16
红霉素肠溶胶囊	ChP2015

5.5 溶出度标准

溶出度标准比较见表5-5:

表5-5　红霉素肠溶片/肠溶胶囊各国溶出度测定方法比较

序号	不同国家	要求
1	中国	肠溶片：ChP2015，篮法，盐酸溶液(9→1000)900ml，100rpm，经2h，弃去盐酸溶液，检查每片肠膜均不得有裂缝，继以磷酸盐缓冲液(pH6.8；取0.2mol/L磷酸二氢钾溶液250ml，加0.2mol/L氢氧化钠溶液118ml，用水稀释至1000ml，摇匀，即得)900ml为溶出介质，经45min，限度为80%
		肠溶胶囊：ChP2015，篮法，以盐酸溶液(9→1000)900ml，50rpm，60min，制成供试液(1)；将(1)弃去盐酸溶液，继以磷酸盐缓冲液(pH6.8；取0.2mol/L磷酸二氢钾溶液250ml，加0.2mol/L氢氧化钠溶液118ml，用水稀释至1000ml，摇匀，即得)900ml为溶出介质，经60min，制成供试溶液(2)。盐酸溶液中溶出量不大于10%，缓冲液中溶出量不低于80%
2	日本	/
3	美国	USP36肠溶片： 方法1：篮法，模拟胃溶液900ml，100rpm，60min；0.05mol/L pH6.8磷酸盐缓冲液900ml，100rpm，60min 方法2：桨法，模拟胃溶液900ml，75rpm，60min；0.05mol/L pH6.8磷酸盐缓冲液900ml，75rpm，60min
		USP肠溶胶囊：/
		FDA推荐： 肠溶片：同USP 肠溶胶囊：/

5.6　一致性评价策略

鉴于：

(1)原研药品未在国内上市。

(2)国际公认的同种药物未在国内上市。

(3)FDA推荐参比制剂为Arbor Pharms生产的红霉素肠溶片(商品名：ERY-TAB)和Mayne Pharma生产的ERYC肠溶胶囊，规格均为250mg。

因此，建议：

(1)以Arbor Pharms的红霉素肠溶片(商品名：ERY-TAB)，250mg规格作为参比制剂对自制红霉素肠溶片进行一致性评价。需要评价的其他规格等比例缩小进行体外一致性评价。根据《以药动学参数为终点评价指标的化学药物仿制药人体生物等效性研究技术指导原则》，若同时满足以下条件，即试验规格制剂符合生物等效性要求、各规格制剂在不同pH介质中体外溶出曲线相似、各规格制剂的处方比例相似，则其他规格可以申请BE豁免。

(2)以Mayne Pharma生产的肠溶胶囊(商品名：ERYC)作为参比制剂对自制红霉素肠溶胶囊进行一致性评价。需要评价的其他规格等比例缩小进行体外一致性评价。根据《以药动学参数为终点评价指标的化学药物仿制药人体生物等效性研究技术指导原则》,若同时满足以下条件,即试验规格制剂符合生物等效性要求、各规格制剂在不同pH介质中体外溶出曲线相似、各规格制剂的处方比例相似,则其他规格可以申请BE豁免。

6. 异烟肼片

6.1 品种基本信息

异烟肼是异烟酸的酰肼,临床用于各型结核病的预防与治疗,与利福平、乙胺丁醇、链霉素和吡嗪酰胺同为一线抗结核药。

基本信息见表6-1:

表6-1 异烟肼片基本信息汇总

通用名	异烟肼片
英文名	Isoniazid Tablets
剂型规格	片剂,规格:50mg、100mg、300mg 3个规格均需进行一致性评价
主成分化学名	4-吡啶甲酰肼
结构式	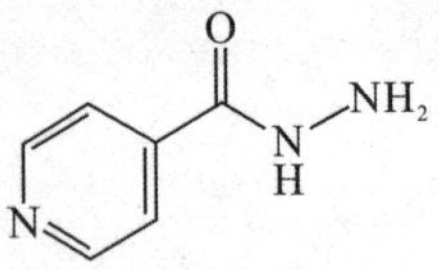
分子式 分子量	$C_6N_7N_3O$ 137.14
CAS号	54-85-3
适应证	(1)异烟肼与其他抗结核药联合,适用于各型结核病的治疗,包括结核性脑膜炎以及其他分枝杆菌感染 (2)异烟肼单用适用于各型结核病的预防:①新近确诊为结核病患者的家庭成员或密切接触者;②结核菌素纯蛋白衍生物试验(PPD)强阳性,同时胸部X射线检查符合非进行性结核病,痰菌阴性,过去未接受过正规抗结核治疗者;③正在接受免疫抑制剂或长期激素治疗的患者,某些血液病或网状内皮系统疾病(如白血病、霍奇金病)、糖尿病、尿毒症、矽肺或胃切除术等患者,其结核菌素纯蛋白衍生物试验呈阳性反应者;④35岁以下结核菌素纯蛋白衍生物试验阳性的患者;⑤已知或疑为HIV感染者,其结核菌素纯蛋白衍生物试验呈阳性反应者,或与活动性肺结核患者有密切接触者
原研/品牌	Schein/RIMIFON

6.2 国内外上市信息

本品于1952年由Schein投放美国市场,商品名为RIMIFON,目前已停止上市,但法国仍有原研品上市。批准情况见表6-2:

表6-2 异烟肼片国内外上市信息

批准国家	类别	内容
中国	国内上市的原研药品	进口原研药品:无
		原研地产化药品:无
	国内上市国际公认的同种药物	国际公认同种药物进口:无
		国际公认地产化药品:无
	其他进口	无
	国产批文	原料药9个批文,片剂563个批文
美国(FDA批准)	原研批准信息	1952年由Schein投放美国市场,商品名为RIMIFON,目前已停止上市
	仿制药信息	目前市场上主要的仿制厂家是Sandoz(山道士)、Thepharmanetwork LLC、Barr、Mikart,规格为100mg和300mg
	RLD信息	目前FDA推荐的参比制剂为Sandoz的100mg和300mg片,商品名为ISO-NIAZID
日本	参比制剂信息	无
	仿制药信息	无异烟肼片上市,仅有第一三共公司的甲磺酸异烟肼钠片上市
EMA	原研信息	无
	仿制药信息	上市的均为异烟肼复方制剂,无异烟肼单方片上市
英国	上市信息	上市的均为异烟肼复方制剂,无异烟肼单方片上市
法国	上市信息	Galien Luxembourg Sarl于1997年9月上市RIMIFON片(规格:150mg和50mg)
其他	上市信息	无

6.3 理化性质

异烟肼原料基本性质见表6-3:

表6-3 异烟肼片原料理化性质

pKa(25℃)	/
在各溶出介质中的溶解度(37℃)	/
稳定性	/

BCS 分类	世界卫生组织公布(2005年)：Ⅲ/Ⅰ
	NICHD 和 FDA 研究归纳(2011年)：Ⅰ/Ⅲ
	tsrlinc 网站：Ⅲ
	BDDCS 分类：Ⅰ

6.4 质量标准

异烟肼已收载入各国药典，具体见表6-4：

表6-4 异烟肼各国药典收载信息

产品名称	收载药典
异烟肼	ChP2015、USP36、BP2013、EP8.0、JP16、IP2010
异烟肼片	ChP2015、USP36、BP2013、JP16、IP2010

6.5 溶出度标准

溶出度标准比较见表6-5：

表6-5 异烟肼片各国溶出度测定方法比较

序号	不同国家	要求
1	中国	ChP2015：篮法，水1000ml，100rpm，30min，限度为60%
2	日本	JP16：桨法，水900ml，50rpm，20min，限度为75%
3	美国	USP36：桨法，0.1mol/L盐酸溶液900ml，100rpm，45min，限度为80%
		FDA推荐：同USP

6.6 一致性评价策略

鉴于：

（1）原研药品未在国内上市。

（2）国际公认的同种药物未在国内上市。

（3）原研品在美国已停止上市，FDA推荐以Sandoz上市的100mg和300mg片剂为参比制剂；日本仅有100mg和50mg片剂上市，其中推荐100mg规格为参比制剂；法国有原研品上市，规格为150mg和50mg。

（4）根据FDA对异烟肼生物等效性试验指导意见，异烟肼片作为治疗DESI（药效研究实施方案)的有效药物,尚未发现已知或疑似的生物等效性问题,FDA/CDER 药物制剂研究将其列为"AA"治疗等效性评价,可采用体外溶出试验,而豁免体内 BE 试验。

因此,建议企业根据具体情况确定参比制剂:

(1)若企业仅有 50mg,则建议以 Galien Luxembourg Sarl 在法国上市的 RIMIFON 片(规格:50mg)为参比制剂,进行体外一致性评价。

(2)若企业仅有 100mg 或有 50mg 和 100mg,则以 Sandoz 在美国上市的 100mg 异烟肼片(商品名:ISONIAZID)为参比制剂,进行体外一致性评价,50mg 等比例缩小。

(3)其他:以 Sandoz 在美国上市的 300mg 异烟肼片(商品名:ISONIAZID)为参比制剂,进行体外一致性评价,50mg 和 100mg 等比例缩小。

7. 利福平胶囊/33.利福平片

7.1 品种基本信息

利福平是从利福霉素B得到的一种半合成抗生素,能抑制细菌DNA转录合成RNA,可用于治疗结核病、肠球菌感染等。

基本信息见表7-1:

表7-1 利福平胶囊/片基本信息汇总

通用名	利福平胶囊/片
英文名	Rifampicin Capsules/Tablets
剂型规格	胶囊剂/片剂,规格:0.15g、0.3g
主成分化学名	3-{[(4-甲基-1-哌嗪基)亚氨基]甲基}-利福霉素
结构式	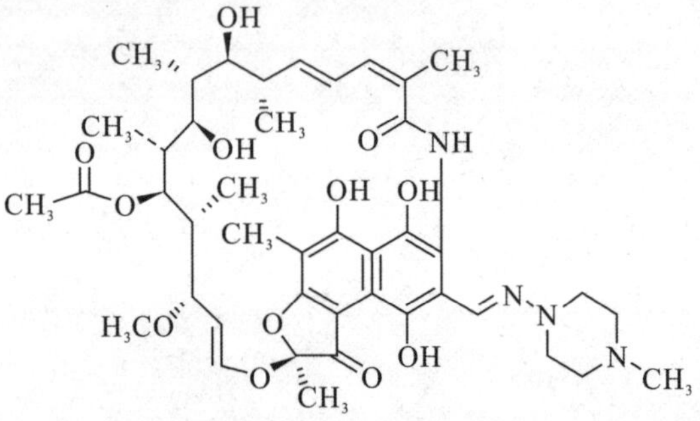
分子式 分子量	$C_{43}H_{58}N_4O_{12}$ 822.95
CAS号	13292-46-1
适应证	①本品与其他抗结核药联合用于各种结核病的初治与复治,包括结核性脑膜炎的治疗 ②本品与其他药物联合用于麻风、非结核分枝杆菌感染的治疗 ③本品与万古霉素(静脉)可联合用于甲氧西林耐药葡萄球菌所致的严重感染。利福平与红霉素联合方案用于军团菌属严重感染 ④用于无症状脑膜炎奈瑟菌带菌者,以消除鼻咽部脑膜炎奈瑟菌;但不适用于脑膜炎奈瑟菌感染的治疗
原研/品牌	胶囊:赛诺菲/RIFADIN 片剂:/

7.2 国内外上市信息

利福平胶囊由赛诺菲开发上市,商品名为RIFADIN,批准情况见表7-2:

表7-2 利福平胶囊/片国内外上市信息

批准国家	类别	内容
中国	国内上市的原研药品	进口原研药品:无
		原研地产化药品:无
	国内上市国际公认的同种药物	国际公认同种药物进口:无
		国际公认地产化药品:无
	其他进口	无
	国产批文	原料药12个批文,胶囊567个批文,片剂159个批文
美国(FDA批准)	原研批准信息	Sanofi Aventis US于1971年5月和1981年7月分别获得300mg和150mg利福平胶囊上市批准,商品名为RIFADIN。无片剂上市
	仿制药信息	Lannett Holdings、Lupin Pharmaceutical、Sandoz、Versapharm Inc、Oxford-Pharmaceuticals共5家公司有仿制药上市,规格包括150mg和300mg。无片剂上市
	RLD信息	Sanofi Aventis US上市的300mg规格利福平胶囊(商品名:RIFADIN)是FDA推荐的参比制剂。无片剂RLD
日本	参比制剂信息	日本参比制剂为第一三共公司生产的利福平胶囊,规格为150mg,商品名为RIFADIN。无片剂参比制剂
	仿制药信息	第一三共、科研制药和日本通用3家企业上市的利福平胶囊,均为150mg。无片剂上市
意大利	上市信息	1959年在意大利实验室首次合成本品。1968年首次在意大利由赛诺菲公司上市销售,商品名为RIFADIN,上市剂型包括胶囊、片剂和糖浆,其中片剂包括450mg和600mg规格
英国	上市信息	赛诺菲上市0.15g和0.3g利福平胶囊,Sandoz Limited上市0.3g利福平胶囊。无片剂上市
其他	上市信息	无

7.3 理化性质

利福平原料基本性质见表7-3:

表7-3 利福平原料理化性质

pKa(25℃)	$pKa_1=1.6$(针对羟基,采用吸光度法测定)
	$pKa_2=7.9$(针对哌嗪环的氮,采用滴定法测定)

在各溶出介质中的溶解度(37℃)	pH1.2:82.6mg/ml以上 pH4.0:1.09mg/ml以上 pH6.8:1.21mg/ml以上 水:0.115mg/ml以上
稳定性	水:在474nm波长处测定吸光度,测得37℃/24h降解6.8% 各pH溶出介质中:在474nm波长处测定吸光度,37℃时,在pH1.2溶出介质中,60min降解约5%;在pH4.0溶出介质中,24h降解约10%;在pH6.8溶出介质中,24h降解约5% 光:未测定
BCS分类	世界卫生组织公布(2005年):Ⅱ
	NICHD和FDA研究归纳(2011年):/
	tsrlinc网站:Ⅱ
	BDDCS分类:/

7.4 质量标准

利福平已收载入各国药典,具体见表7-4:

表7-4 利福平各国药典收载信息

产品名称	收载药典
利福平	ChP2015、USP36、BP2013、EP8.0、JP16、IP2010
利福平胶囊	ChP2015、USP36、BP2013、IP2010
利福平片	ChP2015

7.5 溶出度标准

溶出度标准比较见表7-5:

表7-5 利福平胶囊/片各国溶出度测定方法比较

序号	不同国家	要求
1	中国	片剂和胶囊的方法相同:篮法,盐酸溶液(9→1000)900ml,50rpm,45min,限度为75%
2	日本	PMDA收载了胶囊剂的4条溶出曲线,且CDE已翻译并公布,溶出度标准测定方法:桨法(使用沉降篮),水900ml,75rpm,45min,限度为80%
3	美国	/

7.6 一致性评价策略

鉴于：

（1）原研药品未在国内上市。

（2）国际公认的同种药物未在国内上市。

（3）原研赛诺菲的利福平胶囊在美国、意大利和英国均有上市，FDA推荐以赛诺菲的300mg胶囊为参比制剂，同时上市的有150mg。

（4）原研赛诺菲仅在意大利上市规格为450mg和600mg的利福平片。

因此，建议：

（1）以Sanofi在美国上市的300mg或150mg利福平胶囊作为参比制剂，进行体外一致性评价和BE试验。若企业同时有0.3g和0.15g规格，0.3g规格与参比制剂进行仿制药一致性评价。根据《以药动学参数为终点评价指标的化学药物仿制药人体生物等效性研究技术指导原则》，若同时满足以下条件，即试验规格制剂符合生物等效性要求、各规格制剂在不同pH介质中体外溶出曲线相似、各规格制剂的处方比例相似，则可以申请0.15g规格的BE豁免。

（2）以Sanofi在意大利上市的600mg利福平片作为参比制剂，对利福平片0.3g进行体外药学和体内BE一致性评价。根据《以药动学参数为终点评价指标的化学药物仿制药人体生物等效性研究技术指导原则》，若同时满足以下条件，即试验规格制剂符合生物等效性要求、各规格制剂在不同pH介质中体外溶出曲线相似、各规格制剂的处方比例相似，则可以申请0.15g规格的BE豁免。

8. 维生素B₆片

8.1 品种基本信息

维生素 B₆ 又称吡哆素,在体内以磷酸酯的形式存在,是一种水溶性维生素。维生素 B₆ 为人体内某些辅酶的组成成分,参与糖、蛋白质、脂肪的多种代谢反应,尤其是和氨基酸代谢有密切关系,临床用于预防和治疗维生素 B₆ 缺乏症。

基本信息见表8-1:

表8-1 维生素B₆片基本信息汇总

通用名	维生素B₆片
英文名	Vitamin B₆ Tablets
剂型规格	片剂,规格:10mg
主成分化学名	6-甲基-5-羟基-3,4-吡啶二甲醇盐酸盐
结构式	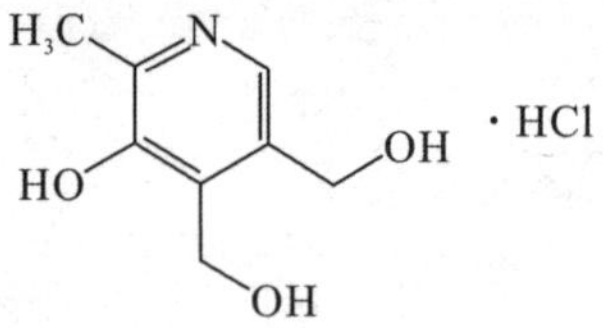
分子式 分子量	$C_8H_{11}NO_3 \cdot HCl$ 205.64
CAS号	58-56-0
适应证	用于预防和治疗维生素B₆缺乏症,如脂溢性皮炎、唇干裂;也可用于减轻妊娠呕吐
原研/品牌	/

8.2 国内外上市信息

批准情况见表8-2:

表 8-2 维生素 B₆ 片国内外上市信息

批准国家	类别	内容
中国	国内上市的原研药品	进口原研药品:无
		原研地产化药品:无
	国内上市国际公认的同种药物	国际公认同种药物进口:无
		国际公认地产化药品:无
	其他进口	无
	国产批文	原料药7个批文,片剂478个批文
美国(FDA批准)	原研批准信息	无
	仿制药信息	无
	RLD信息	无
日本	参比制剂信息	无
	仿制药信息	1996年8月,富士制药工业30mg片剂上市
EMA	原研信息	无
	仿制药信息	无
其他	上市信息	无

8.3 理化性质

维生素 B₆ 原料理化性质见表 8-3:

表 8-3 维生素 B₆ 原料理化性质

pKa(25℃)	/
在各溶出介质中的溶解度(37℃)	/
稳定性	/
BCS分类	世界卫生组织公布(2005年):/
	NICHD和FDA研究归纳(2011年):/
	tsrlinc网站:/
	BDDCS分类:I

8.4 质量标准

维生素 B₆ 已收载入各国药典,具体见表 8-4:

表 8-4 维生素 B₆ 各国药典收载信息

产品名称	收载药典
维生素 B₆	ChP2015、USP36、BP2013、EP8.0、JP16
维生素 B₆ 片	ChP2015、USP36

8.5 溶出度标准

溶出度标准比较见表8-5：

表8-5 维生素B₆片各国溶出度测定方法比较

序号	不同国家	要求
1	中国	/
2	日本	/
3	美国	USP36：桨法，水900ml，50rpm，45min，限度为75%

8.6 一致性评价策略

鉴于：

（1）原研品和参比制剂不详。

（2）仅日本富士制药有30mg片剂上市。

建议以日本富士制药的30mg片剂作为参比制剂，对自制10mg片剂进行体外药学研究。因本品为BCS I类化合物，且为维生素B类化合物，故申请豁免体内BE试验。

9. 维生素 B₂ 片

9.1 品种基本信息

维生素 B₂ 又称核黄素,为体内黄酶类辅基的组成部分(黄酶在生物氧化还原中发挥递氢作用),其主要功用是作为辅酶促进代谢。

基本信息见表9-1:

表9-1 维生素 B₂ 片基本信息汇总

通用名	维生素 B₂ 片
英文名	Vitamin B₂ Tablets
剂型规格	片剂,规格:5mg、10mg
主成分化学名	7,8-二甲基-10-[(2S,3S,4R)-2,3,4,5-四羟基戊基]-3,10-二氢苯并蝶啶-2,4-二酮
结构式	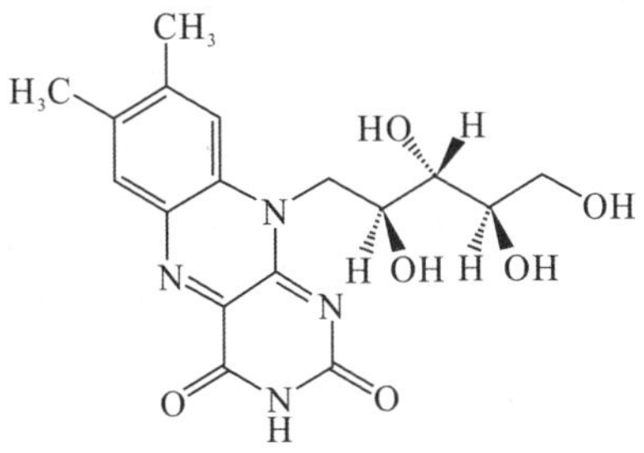
分子式 分子量	$C_{17}H_{20}N_4O_6$ 376.37
CAS号	83-88-5
适应证	用于预防和治疗维生素 B₂ 缺乏症,如口角炎、唇干裂、舌炎、阴囊炎、结膜炎、脂溢性皮炎等
原研/品牌	/

9.2 国内外上市信息

批准情况见表9-2:

表9-2　维生素B$_2$片国内外上市信息

批准国家	类别	内容
中国	国内上市的原研药品	进口原研药品:无
		原研地产化药品:无
	国内上市国际公认的同种药物	国际公认同种药物进口:无
		国际公认地产化药品:无
	其他进口	无
	国产批文	原料药7个批文,片剂478个批文
美国（FDA批准）	原研批准信息	无
	仿制药信息	无
	RLD信息	无
日本	参比制剂信息	无
	仿制药信息	无
EMA	原研信息	无
	仿制药信息	无
其他	上市信息	无

9.3　理化性质

维生素B$_2$原料基本性质见表9-3：

表9-3　维生素B$_2$原料理化性质

pKa(25℃)	/
在各溶出介质中的溶解度(37℃)	/
稳定性	/
BCS分类	世界卫生组织公布(2005年):/
	NICHD和FDA研究归纳(2011年):/
	tsrlinc网站:/
	BDDCS分类:Ⅳ

9.4　质量标准

维生素B$_2$已收载入各国药典,具体见表9-4：

表9-4　维生素B$_2$各国药典收载信息

产品名称	收载药典
维生素B$_2$	ChP2015、USP36、BP2013、EP8.0、JP16、IP2010
维生素B$_2$片	ChP2015、USP36、IP2010

9.5　溶出度标准

溶出度标准比较见表9-5:

表9-5　维生素 B$_2$ 片各国溶出度测定方法比较

序号	不同国家	要求
1	中国	/
2	日本	/
3	美国	USP36:桨法,水 900ml,50rpm,45min,限度为75%

9.6　一致性评价策略

(1)本品参比制剂信息不详。

(2)维生素 B$_2$ 为 BCS Ⅳ 类化合物,体内浓度易受日常饮食、体内代谢及个体差异等多方面因素影响,因此体内水平波动较大,BE研究较为困难,一次性评价策略应慎重。

10. 盐酸雷尼替丁胶囊/55.盐酸雷尼替丁片

10.1 品种基本信息

盐酸雷尼替丁为组胺H_2受体阻断剂,能抑制基础胃酸分泌及刺激后的胃酸分泌,还可抑制胃蛋白酶的分泌,其抑酸强度比西咪替丁强5~8倍。临床主要适用于良性胃溃疡、十二指肠溃疡、吻合口溃疡、反流性食管炎和卓-艾氏综合征。

基本信息见表10-1:

表10-1 盐酸雷尼替丁胶囊/片基本信息汇总

通用名	盐酸雷尼替丁胶囊/片
英文名	Ranitidine Hydrochloride Capsules/Tablets
剂型规格	胶囊及片剂,规格:0.15g
主成分化学名	N'-甲基-N-〔2-〖【〖5-[(二甲氨基)甲基]-2-呋喃基〗甲基】硫基〗乙基]-2-硝基-1,1-乙烯二胺盐酸盐
结构式	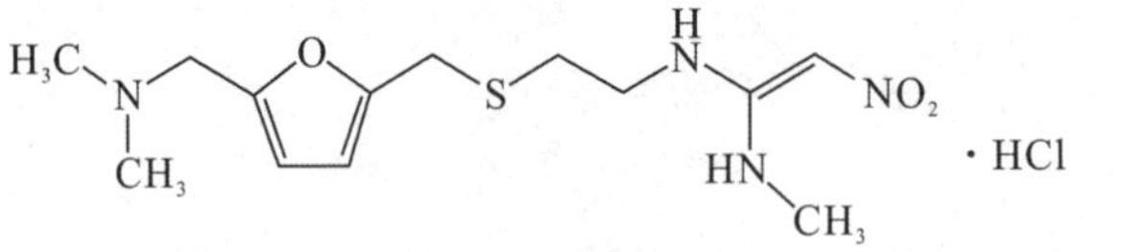
分子式 分子量	$C_{13}H_{22}N_4O_3S \cdot HCl$ 350.87
CAS号	66357-35-5
适应证	用于缓解胃酸过多所致的胃痛、胃灼热感(烧心)、反酸
原研/品牌	GSK/ZANTAC

10.2 国内外上市信息

本品胶囊及片剂均由GSK开发上市,商品名为ZANTAC,批准情况见表10-2:

表 10-2　盐酸雷尼替丁胶囊/片国内外上市信息

批准国家	类别	内容
中国	国内上市的原研药品	进口原研药品:无
		原研地产化药品:无
	国内上市国际公认的同种药物	国际公认同种药物进口:无
		国际公认地产化药品:无
	其他进口	无
	国产批文	原料药16个批文,胶囊423个批文,片剂79个批文,规格有150mg
美国（FDA批准）	原研批准信息	胶囊:美国GSK于1994年3月8日上市雷尼替丁胶囊,规格为150mg和300mg,商品名为ZANTAC,目前已停止上市
		片剂:原研GSK在美国上市了0.15g和0.3g规格雷尼替丁片,商品名为ZANTAC,其中0.3g规格为RLD
	仿制药信息	胶囊:仅Dr. Reddy's Laboratories Ltd、Sandoz Inc两家企业上市,规格包括150mg和300mg
		片剂:已有多家仿制药公司如Sandoz、Mylan、Sun Pharm上市
	RLD信息	胶囊:目前FDA推荐的RLD为Sandoz的300mg规格胶囊
		片剂:FDA推荐的参比制剂为GSK的0.3g片剂,商品名为ZANTAC
日本	参比制剂信息	日本仅上市片剂,无胶囊剂上市
		葛兰素史克株式会社分别于1992年3月和2002年10月上市了75mg和150mg雷尼替丁片,且为参比制剂,商品名为ZANTAC
	仿制药信息	片剂:其余还有9家公司上市仿制药,包括小林化工、鹤原制药、日医工、东和药品、Teva制药等
EMA	原研信息	无
	仿制药信息	无
英国	上市信息	于1981年10月率先在英国上市了雷尼替丁片剂,规格有75mg、150mg和300mg,包括原研GSK及多家仿制药公司
其他	上市信息	无

10.3　理化性质

盐酸雷尼替丁原料基本性质见表10-3:

表 10-3　盐酸雷尼替丁原料理化性质

pKa(25℃)	pKa=8.38
在各溶出介质中的溶解度（37℃）	pH1.2:1.0g/ml以上
	pH4.0:1.0g/ml以上
	pH6.8:1.0g/ml以上
	水:1.0g/ml以上

稳定性	水:未测定 各pH溶出介质中:在pH1.5~9.6溶出介质中,室温、遮光下7日稳定;在pH12.2溶出介质中,含量有所降低 光:原料药在荧光灯下(室温)放置6个月,表面略有着色 其他:有引湿性;对湿度敏感、不稳定
BCS分类	世界卫生组织公布(2005年):Ⅲ/Ⅰ
	NICHD和FDA研究归纳(2011年):Ⅲ
	tsrlinc网站:Ⅲ
	BDDCS分类:Ⅲ

10.4 质量标准

盐酸雷尼替丁已收载入各国药典,具体见表10-4:

表10-4 盐酸雷尼替丁各国药典收载信息

产品名称	收载药典
盐酸雷尼替丁	ChP2015、USP36、BP2013、EP8.0、JP16、IP2010
盐酸雷尼替丁胶囊	ChP2015、IP2010
盐酸雷尼替丁片	ChP2015、USP36、BP2013

10.5 溶出度标准

溶出度标准比较见表10-5:

表10-5 盐酸雷尼替丁胶囊/片各国溶出度测定方法比较

序号	不同国家	要求
1	中国	ChP2015胶囊:无溶出度检查项 ChP2015片剂:桨法,水900ml,50rpm,45min,限度为80%
2	日本	PMDA收载了片剂的4条溶出曲线,且CDE已翻译并公布,溶出度标准测定方法:桨法,水900ml,50rpm,30min,限度为80%(规格:75mg和150mg),限度为75%(规格:300mg)
3	美国	USP36: 片:桨法,水900ml,50rpm,45min,限度为80% 胶囊:/
		FDA推荐: 片:同USP 胶囊:桨法,水900ml,50rpm;取样时间:10min、20min、30min、45min

10.6 一致性评价策略

鉴于：

(1)原研药品未在国内上市。

(2)国际公认的同种药物未在国内上市。

(3)原研GSK的盐酸雷尼替丁片为RLD，但胶囊已停止上市；Sandoz已上市150mg和300mg规格胶囊，其中300mg规格胶囊为FDA推荐参比制剂。

(4)日本葛兰素史克株式会社已上市了75mg、150mg规格片剂，且为参比制剂，商品名为ZANTAC。

(5)原研GSK在英国上市了75mg、150mg和300mg规格片剂。

因此，建议：

(1)以原研GSK上市的雷尼替丁片(商品名：ZANTAC，规格：0.15g)作为参比制剂，进行一致性评价。

(2)以Sandoz在美国上市的150mg盐酸雷尼替丁胶囊作为参比制剂，进行体外一致性评价和BE试验。

11. 布洛芬片/86.布洛芬胶囊/129.布洛芬缓释胶囊/193.布洛芬颗粒/214.布洛芬缓释片

11.1 品种基本信息

布洛芬是世界卫生组织、美国FDA唯一共同推荐的儿童退烧药,也是公认的儿童首选抗炎药。主要通过抑制环氧合酶进而抑制前列腺素的产生而发挥解热、镇痛和抗炎作用。

基本信息见表11-1:

表11-1 布洛芬片/胶囊/缓释胶囊/颗粒/缓释片基本信息汇总

通用名	布洛芬片/胶囊/缓释胶囊/颗粒/缓释片
英文名	Ibuprofen Tablets/Capsules/Sustained-release Capsules/Granules/Sustained-release Tablets
剂型规格	片剂、胶囊、颗粒,规格:0.1g和0.2g,均需评价 缓释胶囊,规格:0.3g,需评价 缓释片,规格:0.2g和0.3g,其中0.2g需评价
主成分化学名	α-甲基-4-(2-甲基丙基)苯乙酸
结构式	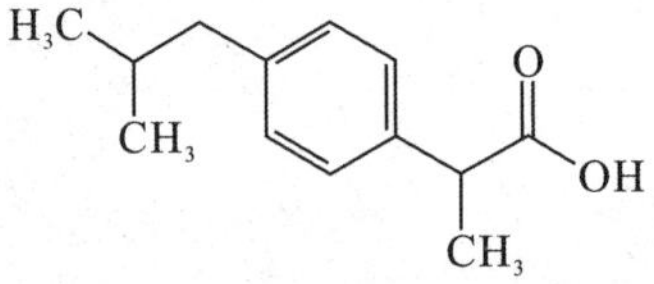 H_3C ... CH_3 ... O ... OH ... CH_3
分子式 分子量	$C_{13}H_{18}O_2$ 206.28
CAS号	58560-75-1
适应证	用于缓解轻至中度疼痛,如头痛、关节痛、偏头痛、牙痛、肌肉痛、神经痛、痛经;也用于普通感冒或流行性感冒引起的发热
原研/品牌	片:Mcneil Consumer Healthcare Div Mcneil-Ppc Inc/MOTRIN 其他:Boots(现被雅培收购)/ADVIL、MOTRIN、NUROFEN

11.2 国内外上市信息

批准情况见表11-2:

表11-2　布洛芬片/胶囊/缓释胶囊/颗粒/缓释片国内外上市信息

批准国家	类别	内容
中国	国内上市的原研药品	进口原研药品:无
		原研地产化药品:中美天津史克制药有限公司上市了缓释胶囊剂,规格为0.3g和0.4g
	国内上市国际公认的同种药物	国际公认同种药物进口:无
		国际公认地产化药品:无
	其他进口	无
	国产批文	原料药7个批文,片剂421个批文,胶囊38个批文,缓释胶囊23个批文,颗粒剂11个批文,缓释片6个批文
美国(FDA批准)	原研批准信息	在美国最早于1974年9月批准上市,申请厂家为Mcneil Consumer Healthcare Div Mcneil-Ppc Inc,商品名为MOTRIN,目前已经停止生产
	仿制药信息	有多家企业上市片剂和胶囊剂,其中胶囊均为软胶囊,无缓释胶囊、缓释片和颗粒剂上市
	RLD信息	片剂:1990年12月,Johnson and Johnson Consumer Inc Mcneil Consumer Healthcare Division的布洛芬片(MOTRIN IB)获批,0.2g作为RLD;Dr. Reddy's有0.2g、0.4g、0.6g和0.8g获批准按处方药上市,且0.8g作为RLD 胶囊:1995年4月,辉瑞的ADVIL LIQUI-GELS(规格:200mg)获FDA上市批准,1998年7月Contract Pharmacal Corp上市的胶囊剂,规格为200mg,以及2002年Bionpharma Inc上市的胶囊剂,规格为200mg,均为参比制剂
日本	参比制剂信息	日本橙皮书指定科研制药生产的100mg、200mg片及20%颗粒剂为参比制剂
	仿制药信息	日本科研制药、Teva制药和辰巳化学均上市了100mg、200mg片及20%颗粒剂 无胶囊剂、缓释胶囊、缓释片上市
EMA	原研信息	无
	仿制药信息	无
英国	上市信息	已上市片剂、软胶囊、液体胶囊、缓释胶囊和泡腾颗粒,无缓释片上市。辉瑞于2011年3月在英国上市200mg规格片剂;1997年9月,Reckitt Benckiser Healthcare(UK)Ltd上市300mg缓释胶囊;Boots上市的颗粒为泡腾颗粒
其他	上市信息	无

11.3　理化性质

布洛芬原料基本性质见表11-3：

表11-3　布洛芬原料理化性质

pKa(25℃)	pKa＝4.5（针对羧基测定，采用滴定法）
在各溶出介质中的溶解度(37℃)	pH1.2：0.053mg/ml pH4.0：0.433mg/ml pH6.8：2.010mg/ml 水：0.077mg/ml
稳定性	水：37℃/24h内稳定 各pH溶出介质中的稳定性：37℃/24h内稳定 光：未测定
BCS分类	世界卫生组织公布（2005年）：Ⅱ NICHD和FDA研究归纳（2011年）：Ⅱ tsrlinc网站：Ⅱ BDDCS分类：Ⅱ

11.4　质量标准

布洛芬已收载入各国药典，具体见表11-4：

表11-4　布洛芬各国药典收载信息

产品名称	收载药典
布洛芬	ChP2015、USP36、BP2013、EP8.0、JP16、IP2010
布洛芬片	ChP2015、USP36、BP2013、IP2010
布洛芬胶囊	ChP2015
布洛芬缓释胶囊	ChP2015、BP2013
布洛芬颗粒	/
布洛芬缓释片	BP2013

11.5　溶出度标准

溶出度标准比较见表11-5：

表11-5　布洛芬片/胶囊/缓释胶囊/颗粒/缓释片各国溶出度测定方法比较

序号	不同国家	要求
1	中国	ChP2015片:篮法,磷酸盐缓冲液(pH7.2)900ml,100rpm,30min,限度为75% ChP2015胶囊:篮法,磷酸盐缓冲液(pH7.2)900ml,100rpm,30min,限度为75% ChP2015缓释胶囊:篮法,磷酸盐缓冲液(pH6.0)900ml,30rpm,1h、2h、4h、7h,限度1h、2h、4h、7h的溶出量分别为10%～35%、25%～55%、50%～80%、75%以上 ChP2015颗粒:/ ChP2015缓释片:/
2	日本	PMDA收载了片剂的4条溶出曲线,且CDE已翻译并公布,溶出度标准测定方法:桨法,磷酸氢二钠-柠檬酸缓冲液(pH5.5)900ml,75rpm,45min,限度为70%
3	美国	USP36片:桨法,pH7.2磷酸盐缓冲液900ml,50rpm,60min,限度为80% USP36胶囊、缓释胶囊、颗粒、缓释片:/
		FDA推荐: 片:同USP 胶囊、缓释胶囊、颗粒、缓释片:/

11.6　一致性评价策略

鉴于:

(1)原研药品未在国内上市。

(2)国际公认的同种药物未在国内上市。

(3)FDA推荐Johnson and Johnson Consumer Inc Mcneil Consumer Healthcare Division的布洛芬片(MOTRIN IB,0.2g)和Dr. Reddy's 的0.8g片剂作为RLD。

(4)日本橙皮书指定科研制药生产的20%颗粒剂为参比制剂。

因此,建议:

(1)以Johnson and Johnson Consumer Inc Mcneil Consumer Healthcare Division在美国上市的片剂(0.1g和0.2g)作为参比制剂,对国内布洛芬片进行仿制药一致性评价,企业需根据实际情况确定参比制剂规格,一般以大规格进行药学及体内BE试验。根据《以药动学参数为终点评价指标的化学药物仿制药人体生物等效性研究技术指导原则》,若同时满足以下条件,即试验规格制剂符合生物等效性要求、各规格制剂在不同pH介质中体外溶出曲线相似、各规格制剂的处方比例相似,则其他规格可以申请BE豁免。若仅有0.1g规格,则以0.1g片剂作为参比制剂,对0.1g规格自制品进行仿制药一致性评价。

(2)以科研制药上市的20%规格颗粒作为颗粒剂参比制剂,对国内布洛芬颗粒进行药学及BE试验。

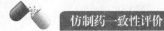

（3）胶囊：本品为改剂型，且不显著改变药代动力学行为的制剂。根据总局办公厅发布的《仿制药质量和疗效一致性评价工作中改剂型药品（普通口服固体制剂）评价一般考虑》，建议以原研剂型药品（Johnson and Johnson Consumer Inc Mcneil Consumer Healthcare Division 在美国上市的 0.1g 和 0.2g 片剂）为参比制剂，进行以下研究：①从药物的理化性质、生物学性质、临床需要、患者的依从性、药物经济学、与原研剂型参比制剂的优劣比较等方面分析论证改剂型药品的科学性、合理性和必要性；②体外药学评价；③生物等效性试验。

（4）缓释胶囊和缓释片：本品为改剂型，且改变药代动力学行为的制剂。根据总局办公厅发布的《仿制药质量和疗效一致性评价工作中改剂型药品（普通口服固体制剂）评价一般考虑》，建议以原研剂型药品（Johnson and Johnson Consumer Inc Mcneil Consumer Healthcare Division 在美国上市的 0.2g 片剂）为参比制剂，进行以下研究：①从药物的理化性质、生物学性质、临床需要、患者的依从性、药物经济学、与原研剂型参比制剂的优劣比较等方面分析论证改剂型药品的科学性、合理性和必要性；②体外药学评价；③相对生物利用度研究及临床试验。

12. 对乙酰氨基酚片/262.对乙酰氨基酚颗粒

12.1 品种基本信息

对乙酰氨基酚属于乙酰苯胺类药物，又名扑热息痛，是最常用的解热镇痛药。其解热作用与阿司匹林相似，镇痛作用较弱，无抗炎作用，特别适合于不能应用羧酸类药物的患者，可用于感冒、牙痛等症状。

基本信息见表12-1：

表12-1　对乙酰氨基酚片/颗粒基本信息汇总

通用名	对乙酰氨基酚片	对乙酰氨基酚颗粒
英文名	Acetaminophen/Paracetamol Tablets	Acetaminophen/Paracetamol Granules
剂型规格	片剂，规格：0.1g、0.3g和0.5g，需评价规格为0.5g	颗粒剂，规格：0.08g、0.1g、0.16g、0.25g、0.3g，需评价规格为0.1g
主成分化学名	4'-羟基乙酰苯胺	
结构式	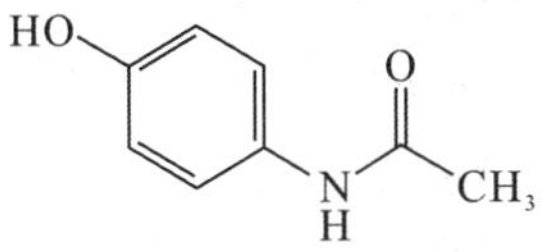	
分子式 分子量	$C_8H_9NO_2$ 151.16	
CAS号	103-90-2	
适应证	用于缓解轻至中度疼痛，如头痛、关节痛、偏头痛、牙痛、肌肉痛、神经痛、痛经；也用于普通感冒或流行性感冒引起的发热	
原研/品牌	GSK/PANADOL	

12.2 国内外上市信息

本品由GSK开发上市，商品名为PANADOL，批准情况见表12-2：

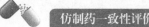

表 12-2　对乙酰氨基酚片/颗粒国内外上市信息

批准国家	类别	内容
中国	国内上市的原研药品	进口原研药品:无
		原研地产化药品:中美天津史克制药有限公司的对乙酰氨基酚片(商品名:必理通,规格:0.5g),批准文号:国药准字 H12021118
	国内上市国际公认的同种药物	国际公认同种药物进口:无
		国际公认地产化药品:无
	其他进口	无
	国产批文	原料药27个批文,片剂903个批文,颗粒剂7个批文
美国(FDA批准)	原研批准信息	美国无片剂和颗粒剂上市
	仿制药信息	无
	RLD信息	无
日本	参比制剂信息	Showa Yakuhin Kako(昭和药品)的200mg片剂和20%颗粒剂(商品名:CALONAL)被列为参比制剂
	仿制药信息	有武田制药、日本通用、高田制药等多家企业上市200mg、300mg和500mg规格片剂及20%、50%规格颗粒剂
英国	上市信息	最早由 Actavis UK 于 1980 年 11 月上市,规格为500mg;GSK 分别于 1982 年1月、1984 年5月、2001 年6月在英国上市可溶片、original 片(普通片)、advance 片,商品名为 PANADOL,规格均为500mg;1987 年7月,辉瑞在英国上市对乙酰氨基酚片500mg规格,商品名为 ANADIN;The Boots Company 也有片剂上市。无颗粒剂上市
法国	上市信息	Therabel Lucien Pharma 最早于 1981 年7月上市 500mg 片剂,商品名为 DOLKO;1981 年8月 GSK 上市 500mg 片,商品名为 MALGIS;此外有多家仿制药上市。Ranbaxy Pharmacie Generiques 于 1991 年8月上市颗粒剂
意大利	上市信息	2013 年2月,GSK 在意大利上市 PANADOL 片,规格为 500mg
澳大利亚	上市信息	仅 Ipca Pharma(Australia) Pty Ltd 上市 500mg 片剂,无颗粒剂上市
其他	上市信息	Vemedia Manufacturing B. V. Verrijn Stuartweg 60 1112 AX Diemen The Netherlands 于 2011 年在荷兰上市颗粒剂;UPSA SAS 3 rue Joseph Monier F-92500 RUEIL MALMAISON France 于 2014 年在德国上市颗粒剂

12.3　理化性质

对乙酰氨基酚原料基本性质见表12-3:

表 12-3　对乙酰氨基酚原料理化性质

pKa(25℃)	pKa＝9.5(针对苯酚基团上的羟基)
在各溶出介质中的溶解度(37℃)	pH1.2：14.9mg/ml pH4.0：15.3mg/ml pH6.8：15.4mg/ml 水：15.8mg/ml
稳定性	水：未测定 各pH溶出介质中：未测定 光：未测定
BCS 分类	世界卫生组织公布(2005年)：/ NICHD 和 FDA 研究归纳(2011年)：Ⅲ/Ⅳ tsrlinc 网站：Ⅳ BDDCS分类：Ⅰ

12.4　质量标准

对乙酰氨基酚已收载入各国药典,具体见表12-4:

表 12-4　对乙酰氨基酚各国药典收载信息

产品名称	收载药典
对乙酰氨基酚	ChP2015、USP36、BP2013、EP8.0、JP16、IP2010
对乙酰氨基酚片	ChP2015、BP2013
对乙酰氨基酚颗粒	ChP2015

12.5　溶出度标准

溶出度标准比较见表12-5:

表 12-5　对乙酰氨基酚片/颗粒各国溶出度测定方法比较

序号	不同国家	要求
1	中国	片剂:篮法,稀盐酸24ml加水至1000ml,100rpm,30min,限度为80% 颗粒剂:桨法,稀盐酸24ml加水至1000ml,50rpm,30min,限度为80%
2	日本	PMDA收载了4条溶出曲线,且CDE已翻译并公布,溶出度标准测定方法: 片剂:桨法,水900ml,50rpm,15min,限度为80% 颗粒剂:桨法,水900ml,50rpm,30min,限度为80%
3	美国	/

12.6　一致性评价策略

鉴于：

(1)原研药品已在国内地产化上市,作为参比制剂需原研厂自证。

(2)国际公认的同种药物未在国内上市。

(3)原研GSK在英国、意大利有对乙酰氨基酚片上市,规格为0.5g。

(4)日本Showa Yakuhin Kako(昭和药品)的200mg片剂和20%颗粒剂被列为参比制剂。

因此,建议：

(1)以原研GSK的对乙酰氨基酚片(商品名:PANADOL,规格:0.5g)作为参比制剂,同时采购原研地产化产品,进行一致性评价;若原研能自证,则后续以地产化产品作为BE试验参比制剂;若原研未能及时自证,则建议以GSK原研品作为参比制剂进行BE试验。

(2)以日本昭和药业的20%对乙酰氨基酚颗粒剂(颗粒剂包装:20%,0.5g×1200包)作为参比制剂,与自制品进行体外一致性评价和BE试验。

13. 头孢氨苄胶囊/30.头孢氨苄片/42.头孢氨苄颗粒

13.1 品种基本信息

头孢氨苄为第一代头孢菌素,属于β-内酰胺类抗生素,能通过抑制细胞壁的合成,使细胞内容物膨胀至破裂溶解,从而达到杀灭细菌的作用。

基本信息见表13-1:

表13-1 头孢氨苄胶囊/片/颗粒基本信息汇总

通用名	头孢氨苄胶囊	头孢氨苄片	头孢氨苄颗粒
英文名	Cefalexin/Cephalexin Capsules	Cefalexin/Cephalexin Tablets	Cefalexin/Cephalexin Granules
剂型规格	胶囊剂,规格:0.125g、0.25g 和 0.5g,需评价规格:0.125g和0.25g	片剂,规格:0.125g、0.25g,均需评价	颗粒剂,规格:0.05g、0.125g,均需评价
主成分化学名	(6R,7R)-3-甲基-7-[(R)-2-氨基-2-苯乙酰氨基]-8-氧-5-硫杂-1-氮杂双环(4.2.0)辛-2-烯-2-甲酸一水合物		
结构式	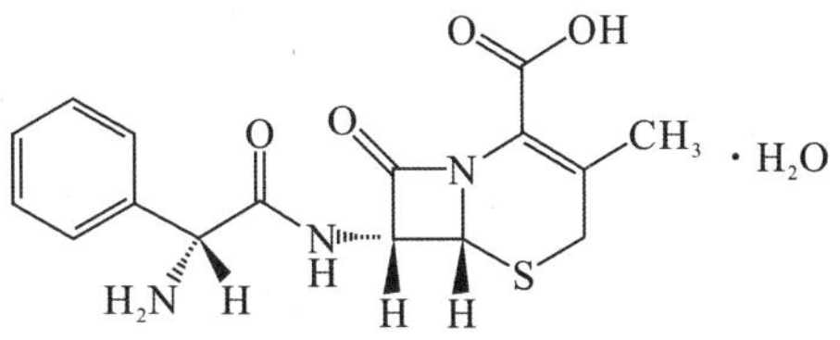		
分子式 分子量	C$_{16}$H$_{17}$N$_3$O$_4$S·H$_2$O 365.41		
CAS号	23325-78-2		
适应证	适用于敏感菌所致的急性扁桃体炎、咽峡炎、中耳炎、鼻窦炎、支气管炎、肺炎等呼吸道感染、尿路感染及皮肤软组织感染等		
原研/品牌	盐野义制药/KEFLEX		Eli Lilly/KEFLEX、KEFLET

13.2 国内外上市信息

批准情况如表13-2：

表13-2 头孢氨苄胶囊/片/颗粒国内外上市信息

批准国家	类别	内容
中国	国内上市的原研药品	进口原研药品：无
		原研地产化药品：无
	国内上市国际公认的同种药物	国际公认同种药物进口：无
		国际公认地产化药品：无
	其他进口	无
	国产批文	原料药15个批文，胶囊349个批文，片剂169个批文，颗粒剂101个批文
美国（FDA批准）	原研批准信息	1971年1月，Pragma Pharmaceutical的头孢氨苄胶囊（规格：250mg、500mg和750mg）和干混悬剂（125mg/5ml、250mg/5ml、100mg/5ml）获得FDA上市批准，商品名为KEFLEX，其中干混悬剂已停止上市，未在美国上市片剂；片剂最早由Eli Lilly And Co于1972年10月上市，规格为500mg和1g，商品名为KEFLET，1987年上市250mg，现已停止上市
	仿制药信息	目前有多家仿制药企业上市胶囊，包括Teva Pharmaceuticals、Alk Em Laboratories、Aurobindo Pharma、Belcher Pharmaceuticals等
	RLD信息	Pragma Pharmaceutical的头孢氨苄胶囊750mg、Teva公司的500mg片剂和250mg/5ml干混悬剂（商品名：CEPHALEXIN）均为RLD
日本	参比制剂信息	在日本橙皮书中，盐野义的250mg头孢氨苄胶囊为*，武田的125mg头孢氨苄胶囊为+ 盐野义的小儿用颗粒200mg/g、颗粒剂500mg/g、细粒剂100mg/g、细粒剂200mg/g均为参比制剂，标为*，日医工的小儿用颗粒剂500mg/g标为+ 片剂未指定参比制剂
	仿制药信息	胶囊：1970年4月，日本厚生劳动省批准盐野义制药的250mg头孢氨苄胶囊上市，商品名为KEFLEX。1973年11月，武田头孢氨苄胶囊获得上市批准，有250mg和125mg两种规格。此外还有东和制药的250mg上市 片剂：1978年8月，富山化学工业株式会社上市250mg片，日医工于2004年12月上市250mg片 颗粒：日本厚生劳动省批准盐野义制药的100mg/g（1970年4月）、200mg/g（1977年4月）和500mg/g（1979年4月）上市，商品名为KEFLEX，此外还有武田、富山化学等多家企业的仿制药上市
英国	上市信息	头孢氨苄片（250mg和500mg）、胶囊（250mg和500mg）、干混悬剂（125mg/5ml和250mg/5ml），商品名为KEFLEX，分别于1985年4月30日、1985年9月、1985年3月由Flynn Pharma Ltd在英国上市

批准国家	类别	内容
法国	上市信息	Norgine Pharma、Ranbaxy Pharmacie Generiques、Laboratoires Pharma、Laboratoire Glaxosmithkline等多家企业上市片剂、胶囊剂和颗粒剂
意大利	上市信息	在意大利由 Eli Lilly Italia S. P. A. 上市头孢氨苄片(250mg 和 500mg)、胶囊(250mg 和 500mg)、干混悬剂(125mg/5ml 和 250mg/5ml),商品名:KE-FLEX,现已退市
其他	上市信息	无

13.3 理化性质

头孢氨苄原料基本性质见表13-3:

表13-3 头孢氨苄原料理化性质

pKa(25℃)	pKa_1=3.65(针对羧基)
	pKa_2=7.14(针对氨基)
在各溶出介质中的溶解度(37℃)	pH1.2:40mg/ml
	pH4.0:13mg/ml
	pH6.8:15mg/ml
	水:13mg/ml
稳定性	水:加热、降解
	各pH溶出介质中:在pH1.0、pH5.6、pH6.8和pH10.0溶出介质中,分别于6日、1日、6h、5h稳定
	光:未测定
BCS分类	世界卫生组织公布(2005年):/
	NICHD和FDA研究归纳(2011年):Ⅳ
	tsrlinc网站:/
	BDDCS分类:Ⅲ

13.4 质量标准

头孢氨苄已收载入各国药典,具体见表13-4:

表13-4 头孢氨苄各国药典收载信息

产品名称	收载药典
头孢氨苄	ChP2015、USP36、BP2013、EP8.0、JP16、IP2010
头孢氨苄胶囊	ChP2015、BP2013、JP16、IP2010

续表

产品名称	收载药典
头孢氨苄片	ChP2015、IP2010
头孢氨苄颗粒	ChP2015

13.5　溶出度标准

溶出度标准比较见表13-5：

表13-5　头孢氨苄胶囊/片/颗粒各国溶出度测定方法比较

序号	不同国家	要求
1	中国	ChP2015胶囊：篮法，水900ml，100rpm，45min，限度为80% ChP2015片：篮法，水900ml，100rpm，45min，限度为80% ChP2015颗粒：无
2	日本	PMDA收载了胶囊、片剂和干混悬剂的溶出曲线，且CDE已翻译并公布，溶出度标准测定方法： 胶囊：桨法，水900ml，50rpm，30min（125mg）或60min（250mg），限度为75%（125mg）或80%（250mg） 片剂：桨法，水900ml，50rpm，30min，限度为85% 干混悬剂：桨法，水900ml，50rpm，15min，限度为80%（1g：100mg规格）或85%（其他规格）
3	美国	USP36胶囊：篮法，水900ml，100rpm，30min，限度为80% FDA推荐：同USP USP36片：篮法，水900ml，100rpm，30min，限度为80% FDA推荐：无 干混悬剂： USP36干混悬剂：/ FDA推荐：桨法，水900ml，25rpm；取样时间：5min、10min、20min和30min

13.6　一致性评价策略

鉴于：

（1）原研药品未在国内上市。

（2）国际公认的同种药物未在国内上市。

（3）FDA推荐Teva公司500mg片剂（商品名：CEPHALEXIN）为参比制剂。

（4）日本橙皮书中，推荐盐野义的250mg头孢氨苄胶囊和盐野义的小儿用颗粒200mg/g、颗粒剂500mg/g、细粒剂100mg/g、细粒剂200mg/g为参比制剂。

（5）Flynn Pharma Ltd在英国上市头孢氨苄片（250mg和500mg），商品名：KEFLEX。

因此，建议：

（1）胶囊：以盐野义制药在日本上市的250mg头孢氨苄胶囊（商品名：KEFLEX）作为参比制剂。

（2）颗粒剂：盐野义制药在日本上市500mg/g、100mg/g和200mg/g颗粒剂，商品名：KE-FLEX，但经分析及查询后发现，日本的头孢氨苄颗粒规格与国内不同，日本为100mg、200mg和500mg，而待评价规格为50mg和125mg。企业需根据实际情况确定参比制剂规格，一般以盐野义制药的500mg规格作为参比制剂，进行药学及体内BE试验。根据《以药动学参数为终点评价指标的化学药物仿制药人体生物等效性研究技术指导原则》，若同时满足以下条件，即试验规格制剂符合生物等效性要求、各规格制剂在不同pH介质中体外溶出曲线相似、各规格制剂的处方比例相似，则可以申请50mg规格BE豁免。若仅有50mg规格，则以100mg规格的颗粒剂作为参比制剂，对50mg规格自制品进行仿制药一致性评价。

（3）片剂：首选Flynn Pharma Ltd在英国上市的250mg片剂（商品名：KEFLEX），次选Teva在美国上市的250mg片剂作为参比制剂，进行大规格产品的一致性评价。根据《以药动学参数为终点评价指标的化学药物仿制药人体生物等效性研究技术指导原则》，若同时满足以下条件，即试验规格制剂符合生物等效性要求、各规格制剂在不同pH介质中体外溶出曲线相似、各规格制剂的处方比例相似，则可以申请小规格BE豁免。若企业只有小规格产品，则用原研小规格产品作为参比制剂，进行一致性评价。

14. 马来酸氯苯那敏片

品种基本信息

马来酸氯苯那敏为组织胺 H_1 受体拮抗剂。本品能对抗过敏反应所致的毛细血管扩张，降低毛细血管的通透性，缓解支气管平滑肌收缩所致的喘息，同时也具有明显的中枢抑制作用，能增加麻醉药、镇痛药、催眠药和局麻药的作用，对控制感冒症状如打喷嚏、流鼻涕、鼻塞等具有较好疗效。

基本信息见表 14-1：

表 14-1   马来酸氯苯那敏片基本信息汇总

通用名	马来酸氯苯那敏片
英文名	Chlorphenamine Maleate Tablets
剂型规格	片剂，规格：4mg
主成分化学名	2-{对-氯-α-[2-(二甲氨基)乙基]苯基}吡啶马来酸盐
结构式	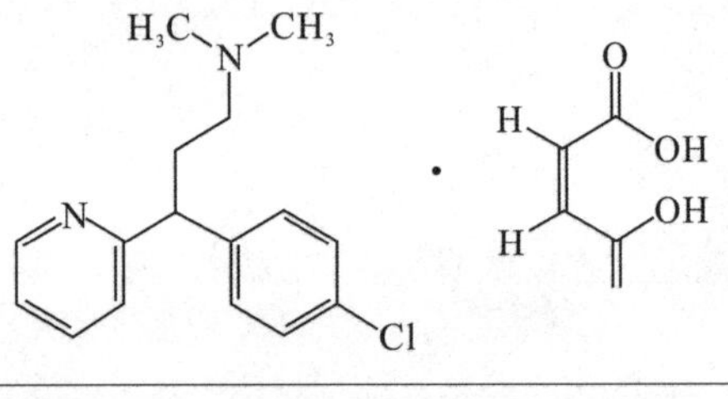
分子式 分子量	$C_{16}H_{19}ClN_2 \cdot C_4H_4O_4$ 390.87
CAS号	113-92-8
适应证	适用于皮肤过敏症，如荨麻疹、湿疹、皮炎、药疹、皮肤瘙痒症、神经性皮炎、虫咬症、日光性皮炎；也可用于过敏性鼻炎、血管舒缩性鼻炎、药物及食物过敏
原研/品牌	GSK/PIRITON

国内外上市信息

本品由 GSK 开发上市，商品名为 PIRITON，批准情况见表 14-2：

表14-2　马来酸氯苯那敏片国内外上市信息

批准国家	类别	内容
中国	国内上市的原研药品	进口原研药品:无
		原研地产化药品:无
	国内上市国际公认的同种药物	国际公认同种药物进口:无
		国际公认地产化药品:无
	其他进口	无
	国产批文	原料药6个批文,片剂311个批文
美国（FDA批准）	原研批准信息	无
	仿制药信息	无
	RLD信息	无
EMA	原研信息	无
	仿制药信息	无
日本	参比制剂信息	日本的参比制剂（高田制药株式会社）,规格为2mg,商品名为POLAR MINE,为D构型
	仿制药信息	高田制药于1959年10月上市2mg片剂,商品名为POLARANMINE,Teva公司于2016年7月上市2mg片
英国	上市信息	1997年2月在英国上市Piriton Tablets,厂家为GSK,规格为4mg
其他	上市信息	无

14.3　理化性质

马来酸氯苯那敏原料基本性质见表14-3:

表14-3　马来酸氯苯那敏原料理化性质

pKa(25℃)	pKa$_1$＝6.32(采用滴定法测定)
	pKa$_2$＝9.01(采用滴定法测定)
在各溶出介质中的溶解度(37℃)	pH1.2:1.0g/ml以上
	pH4.0:1.0g/ml以上
	pH6.8:1.0g/ml以上
	水:1.0g/ml以上
稳定性	水:未测定
	各pH溶出介质中:未测定
	光:未测定
BCS分类	世界卫生组织公布(2005年):Ⅲ/Ⅰ
	NICHD和FDA研究归纳(2011年):/
	tsrlinc网站:/
	BDDCS分类:/

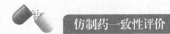

14.4　质量标准

马来酸氯苯那敏已收载入各国药典,具体见表14-4:

表14-4　马来酸氯苯那敏各国药典收载信息

产品名称	收载药典
马来酸氯苯那敏	ChP2015、BP2013、EP8.0
马来酸氯苯那敏片	ChP2015

14.5　溶出度标准

溶出度标准比较见表14-5:

表14-5　马来酸氯苯那敏片各国溶出度测定方法比较

序号	不同国家	要求
1	中国	ChP2015:小杯法,稀盐酸2.5ml 加水至250ml,50rpm,45min,限度为75%
2	日本	PMDA收载了4条溶出曲线,且CDE已翻译并公布,溶出度标准测定方法:桨法,水900ml,50rpm,15min,限度为80%
3	美国	/

14.6　一致性评价策略

鉴于:

(1)原研药品未在国内上市,也无地产化产品上市。

(2)国际公认的同种药物未在国内上市,也无地产化产品上市。

(3)原研GSK已在英国上市了马来酸氯苯那敏片(规格:4mg)。

因此,建议以GSK在英国上市的马来酸氯苯那敏片(规格:4mg)作为参比制剂,进行一致性评价。

15. 阿司匹林肠溶片/24.阿司匹林片

15.1 品种基本信息

阿司匹林是一种解热镇痛药,主要药理作用包括:①镇痛作用。主要通过抑制前列腺素及其他能使痛觉对机械性或化学性刺激敏感的物质(如缓激肽、组胺)的合成,属于外周性镇痛药。②消炎作用。通过抑制前列腺素或其他能引起炎性反应的物质(如组胺)的合成而起消炎作用,抑制溶酶体酶的释放及白细胞活力等也可能与其有关。③解热作用。可能通过作用于下视丘体温调节中枢引起外周血管扩张,皮肤血流增加,出汗,使散热增加而起解热作用,此种中枢性作用可能与前列腺素在下视丘的合成受到抑制有关。

基本信息见表15-1:

表15-1　阿司匹林肠溶片/片基本信息汇总

通用名	阿司匹林肠溶片	阿司匹林片
英文名	Aspirin Enteric-coated Tablets	Aspirin Tablets
剂型规格	肠溶片,规格:25mg、40mg、50mg、75mg、0.1g、0.3g 需评价规格:0.3g	片剂,规格:0.1g、0.3g、0.5g 需评价规格:0.3g、0.5g
主成分化学名	2-(乙酰氧基)苯甲酸	
结构式	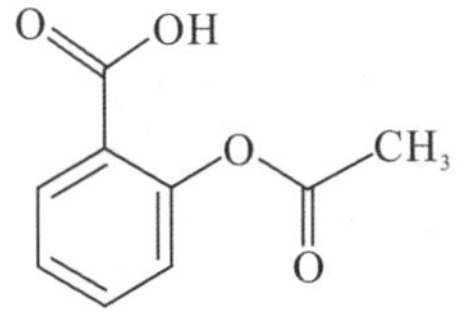	
分子式 分子量	C₉H₈O₄ 180.16	
CAS号	50-78-2	
适应证	用于普通感冒或流行性感冒引起的发热,也用于缓解轻至中度疼痛,如头痛、关节痛、偏头痛、牙痛、肌肉痛、神经痛、痛经	
原研/品牌	Bayer/8-HOUR BAYER	Bayer/-

15.2 国内外上市信息

本品由Bayer开发上市,批准情况见表15-2:

表15-2 阿司匹林肠溶片/片国内外上市信息

批准国家	类别	内容
中国	国内上市的原研药品	进口原研药品:Bayer Pharma的阿司匹林肠溶片(商品名:BAYASPIRIN/拜阿司匹灵,规格:0.1g)已进口我国,无普通片剂上市
		原研地产化药品:阿司匹林肠溶片(商品名:拜阿司匹灵,规格:0.1g)已有地产化,但无普通片剂
	国内上市国际公认的同种药物	国际公认同种药物进口:无
		国际公认地产化药品:无
	其他进口	无
	国产批文	原料药11个批文,肠溶片318个批文,片剂207个批文
美国(FDA批准)	原研批准信息	1965年6月,拜耳在美国上市650mg肠溶片,现已撤市。普通片剂不曾上市。2001年10月,拜耳上市500mg规格片剂,现已停止上市
	仿制药信息	无
	RLD信息	无片剂RLD Plx Pharma于2013年1月上市的325mg胶囊剂(商品名:ASPIRIN)、New Haven Pharms于2015年9月获批上市的162.5mg胶囊剂(商品名:DUR-LAZA)被列为RLD
EMA	原研信息	无
	仿制药信息	无
日本	参比制剂信息	无
	仿制药信息	2000年,拜耳在日本上市100mg肠溶片。此外还有辉瑞、Teva、小林化工等多家企业的仿制药上市 无普通片剂上市
其他	上市信息	无

15.3 理化性质

阿司匹林原料基本性质见表15-3:

表15-3 阿司匹林原料理化性质

pKa(25℃)	/
在各溶出介质中的溶解度(37℃)	/
稳定性	/

续表

BCS分类	世界卫生组织公布(2005年):/
	NICHD和FDA研究归纳(2011年):Ⅲ
	tsrlinc网站:/
	BDDCS分类:/

15.4 质量标准

阿司匹林已收载入各国药典,具体见表15-4:

表15-4 阿司匹林各国药典收载信息

产品名称	收载药典
阿司匹林	ChP2015、USP36、BP2013、JP16、IP2010
阿司匹林肠溶片	ChP2015、USP36、BP2013
阿司匹林片	ChP2015、USP36、BP2013、JP16、IP2010

15.5 溶出度标准

溶出度标准比较见表15-5:

表15-5 阿司匹林肠溶片/片各国溶出度测定方法比较

序号	不同国家	要求
1	中国	ChP2015片:篮法,以盐酸溶液(稀盐酸24ml加水至1000ml,即得)500ml(规格:50mg)或1000ml(规格:0.1g、0.3g、0.5g)为溶出介质,100rpm,30min,限度为80% ChP2015肠溶片:篮法,0.1mol/L的盐酸溶液600ml(规格:25mg、40mg、50mg)或750ml(规格:100mg、300mg),100rpm,2h,每片中阿司匹林的溶出量,限度应小于阿司匹林标示量的10%;在酸中溶出量检查项下的溶液中继续加入37℃的0.2mol/L磷酸钠溶液200ml(规格:25mg、40mg、50mg)或250ml(规格:100mg、300mg),混匀,用2mol/L盐酸溶液或2mol/L氢氧化钠溶液调节溶液的pH至6.8±0.05,继续溶出45min,限度为70%
2	日本	/
3	美国	USP36肠溶片:篮法,0.1mol/L盐酸溶液-0.20mol/L磷酸钠溶液(3:1,用2mol/L盐酸或2mol/L的氢氧化钠溶液调节pH至6.8±0.05),100rpm,90min USP36片:篮法,0.05mol/L醋酸缓冲液500ml,50rpm,30min,限度为80% FDA推荐:/

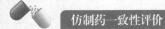

15.6 一致性评价策略

鉴于：

(1)原研拜耳的阿司匹林片(商品名:拜阿司匹灵,规格:0.1g)已在我国进口上市。

(2)片剂参比制剂不详。

因此,建议:

(1)以原研拜耳进口的拜阿司匹灵(规格:100mg)为参比制剂对自制肠溶片(规格:0.3g)进行一致性评价。根据阿司匹林肠溶片使用说明书:【用法用量】1.成人常用量口服:①解热、镇痛,一次0.3～0.6g,一日3次……即0.3g为其用量范围内,因此BE试验时参比制剂为100mg*3片,自制制剂为0.3g*1片。

(2)片剂参比制剂不详,且本剂型不合理,一致性评价需谨慎,不建议评价。

16. 卡托普利片

16.1 品种基本信息

卡托普利为普利类降压药,为人工合成的非肽类血管紧张素转换酶抑制剂(ACEI),主要作用于肾素-血管紧张素-醛固酮系统(RAA系统),通过抑制RAA系统的血管紧张素转换酶(ACE),阻止血管紧张素Ⅰ转换为血管紧张素Ⅱ,并能抑制醛固酮分泌,减少水钠潴留。对多种类型高血压均有明显降压作用,并能改善充血性心力衰竭患者的心脏功能。

基本信息见表16-1:

表16-1 卡托普利片基本信息汇总

通用名	卡托普利片
英文名	Captopril Tablets
剂型规格	片剂,规格:12.5mg、25mg
主成分化学名	1-[(2S)-2-甲基-3-巯基-丙酰基]-L-脯氨酸
结构式	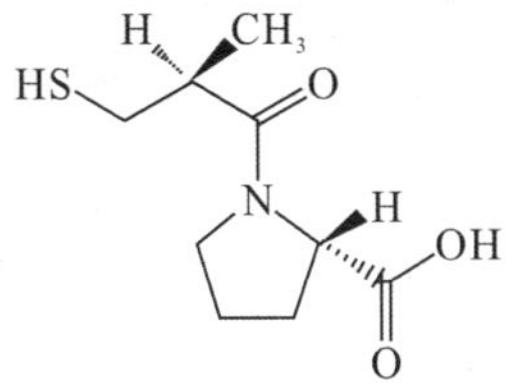
分子式 分子量	$C_9H_{15}NO_3S$ 217.29
CAS号	62571-86-2
适应证	高血压、心力衰竭
原研/品牌	施贵宝/CAPOTEN

16.2 国内外上市信息

本品由施贵宝开发上市,商品名为CAPOTEN,目前在英国和意大利仍有销售,批准情况见表16-2:

表16-2　卡托普利片国内外上市信息

批准国家	类别	内容
中国	国内上市的原研药品	进口原研药品：无
		原研地产化药品：中美上海施贵宝制药有限公司生产,商品名：开博通,规格：12.5mg和25mg
	国内上市国际公认的同种药物	国际公认同种药物进口：无
		国际公认地产化药品：无
	其他进口	无
	国产批文	原料药13个批文,片剂300个批文
美国（FDA批准）	原研批准信息	1981年4月,Par Pharm的卡托普利片获美国FDA批准上市,商品名为CAPOTEN,1996年市场独占期到期,出现仿制药。原研品现已停售
	仿制药信息	已有多家企业的仿制药上市,如Teva、Hikma International Pharmaceuticals、Prinston Pharmaceutical、Watson Laboratories、Wockhardt Americas等
	RLD信息	目前,FDA将Mylan公司(迈兰制药)的100mg片剂(商品名：CAPTOPRIL)列为RLD
EMA	原研信息	无
	仿制药信息	无
日本	参比制剂信息	第一三共最早于1983年2月上市卡托普利片(商品名：CAPTOPRIL),12.5mg和25mg规格均被列为参比制剂
	仿制药信息	日本上市的卡托普利片有12.5mg和25mg两个规格,公司有第一三共、泽井制药、长生堂制药、东和药品、日医工、小林化工等
英国	上市信息	1981年3月,施贵宝在英国上市25mg片剂,商品名为CAPOTEN
意大利	上市信息	2010年5月,施贵宝在意大利上市25mg和50mg片剂,商品名为CAPOTEN
其他	上市信息	无

16.3　理化性质

卡托普利原料基本性质见表16-3：

表16-3　卡托普利原料理化性质

pKa(25℃)	pKa₁＝3.7
	pKa₂＝9.8
在各溶出介质中的溶解度(37℃)	pH1.2：76mg/ml
	pH4.0：83mg/ml
	pH6.8：81mg/ml
	水：81mg/ml

稳定性	水：未测定
	各pH溶出介质中：在酸性溶出介质中稳定,在中性至碱性溶出介质中会逐渐变得不稳定
	光：未测定
BCS分类	世界卫生组织公布(2005年)：/
	NICHD和FDA研究归纳(2011年)：Ⅲ
	tsrlinc网站：Ⅲ
	BDDCS分类：Ⅲ

16.4　质量标准

卡托普利已收载入各国药典,具体见表16-4：

表16-4　卡托普利各国药典收载信息

产品名称	收载药典
卡托普利	ChP2015、USP36、BP2013、EP8.0、JP16、IP2010
卡托普利片	ChP2015、USP36、BP2013、IP2010

16.5　溶出度标准

溶出度标准比较见表16-5：

表16-5　卡托普利片各国溶出度测定方法比较

序号	不同国家	要求
1	中国	ChP2015：桨法,水900ml,75rpm,20min,限度为80%
2	日本	PMDA收载了4条溶出曲线,且CDE已翻译并公布,溶出度标准测定方法：桨法,水900ml,50rpm,30min,限度为75%
3	美国	USP36：桨法,0.01mol/L盐酸溶液900ml,50rpm,20min,限度为80%

16.6　一致性评价策略

鉴于：

(1)原研药品已在我国地产化上市,需要自证成为参比制剂。

(2)国际公认的同种药物未在国内上市。

(3)原研施贵宝已在英国、意大利上市了卡托普利片。

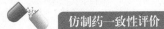

(4)美国FDA及日本均有指定的参比制剂产品上市。

因此,建议以施贵宝上市的原研片(规格:25mg,商品名:CAPOTEN)作为参比制剂,同步采购地产化产品(开博通)作备用参比制剂进行一致性评价。根据《以药动学参数为终点评价指标的化学药物仿制药人体生物等效性研究技术指导原则》,若同时满足以下条件,即试验规格制剂符合生物等效性要求、各规格制剂在不同pH介质中体外溶出曲线相似、各规格制剂的处方比例相似,则可以申请12.5mg规格BE豁免。

备注:若英国或意大利原研产品均未能获得,则次选美国FDA或日本指定的RLD产品作为参比制剂进行一致性评价。

17. 硝苯地平片/*233*、*282.*硝苯地平缓释片

17.1 品种基本信息

硝苯地平为二氢吡啶类钙拮抗剂,可选择性抑制钙离子进入心肌细胞和平滑肌细胞的跨膜转运,并抑制钙离子从细胞内释放,而不改变血浆钙离子浓度。临床主要用于治疗高血压和心绞痛。

基本信息见表17-1:

表17-1　硝苯地平片/缓释片基本信息汇总

通用名	硝苯地平片	硝苯地平缓释片	硝苯地平缓释片(Ⅱ)
英文名	Nifedipine Tablets	Nifedipine Sustained-release Tablets	Nifedipine Sustained-release Tablets(Ⅱ)
剂型规格	片剂 规格:5mg、10mg	缓释片 规格:20mg、30mg	缓释片(Ⅱ) 规格:20mg、30mg
主成分化学名	2,6-二甲基-4(2-硝基苯基)-1,4-二氢-3,5-吡啶二甲酸二甲酯		
结构式	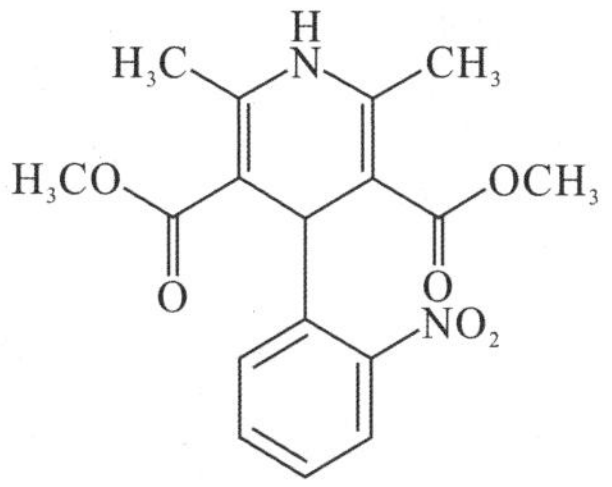		
分子式 分子量	$C_{17}H_{18}N_2O_6$ 346.34		
CAS号	21829-25-4		
适应证	①心绞痛:变异型心绞痛、不稳定型心绞痛、慢性稳定型心绞痛 ②高血压(单独或与其他降压药合用)		
原研/品牌	Bayer/ADALAT		

17.2 国内外上市信息

本品由拜耳开发,1975年在德国上市,商品名为ADALAT,上市剂型包括胶囊、缓释片和片剂。1976年在日本上市,1978年在法国上市,1980年在意大利上市,1982年在美国上市。

硝苯地平的德国市场被授权给AWD、美国市场授权给Pfizer、日本市场授权给Shionogi、英国市场授权给UCB。2004年Schering-Plough获得了美国和波多黎各市场授权,2010年加拿大市场授权给Teva。批准情况见表17-2:

表17-2　硝苯地平片/缓释片国内外上市信息

批准国家	类别	内容
中国	国内上市的原研药品	进口原研药品:无普通片剂,拜耳有控释片NIFEDIPINE(Controlled-release Tablets)进口,规格为30mg和60mg,商品名为拜新同
		原研地产化药品:无
	国内上市国际公认的同种药物	国际公认同种药物进口:无
		国际公认地产化药品:无
	其他进口	无
	国产批文	原料药22个批文,片剂250个批文,缓释片3个批文,缓释片(Ⅱ)9个批文
美国(FDA批准)	原研批准信息	硝苯地平于1981年以新化合物的形式在美国首次上市,剂型为胶囊,商品名为PROCARDIA,所有者为Pfizer。1989年,Pfizer再次推出硝苯地平缓释片(新剂型),商品名为PROCARDIA XL,规格为30mg、60mg、90mg。1993年,拜耳在美国提出缓释片的新剂型申请(NDA 5类),商品名为ADALAT CC,规格为30mg、60mg、90mg,2015年将所有权转给Alvogen
	仿制药信息	Watson、Matrix、Mylan、诺华、Osmotica等8家公司上市仿制缓释片
	RLD信息	FDA指定Alvogen的60mg和90mg缓释片、辉瑞的90mg缓释片为RLD,无普通片剂上市
EMA	原研信息	无
	仿制药信息	无
日本	参比制剂信息	拜耳生产的10mg和20mg缓释片(商品名:ADALAT)均为推荐参比制剂普通片剂无推荐参比制剂拜耳的5mg和10mg胶囊(商品名:ADALAT)、MSD的10mg和20mg胶囊(商品名:SEPAMIT)为参比制剂
	仿制药信息	日本上市有普通片剂、缓释片、缓释胶囊、颗粒剂片剂:全星药品工业和鹤原制药(鹤原,科研)上市了10mg片剂胶囊:有5mg和10mg两个规格,其中拜耳的5mg胶囊和10mg胶囊、MSD的10mg和20mg胶囊被列为参比制剂缓释片:拜耳于1985年在日本上市了10mg和20mg缓释片,商品名为ADALAT-L;1998年又上市了10mg、20mg和40mg缓释片(商品名:ADALAT-CR)及10mg片剂(商品名:ADALAT),缓释片有多家企业的仿制药上市,如三和化学、日医工、东和药品、鹤原制药等
其他	上市信息	Bayer于1982年在英国上市了硝苯地平缓释片(ADALAT)20mg规格,1987年上市10mg规格;随后,1992年上市30mg、60mg规格控释片,1998年上市20mg规格控释片

17.3 理化性质

硝苯地平原料基本性质见表17-3：

表17-3 硝苯地平原料理化性质

pKa(25℃)	无法测定(在水中没有可测定的碱性) pKa在13.0以上		
在各溶出介质中的溶解度(37℃)		不添加表面活性剂	添加0.30%吐温-80
	pH1.2	11μg/ml	57μg/ml
	pH4.0	14μg/ml	65μg/ml
	pH6.8	10μg/ml	45μg/ml
	水	11μg/ml	59μg/ml
稳定性	水：遮光/37℃/24h稳定 各pH溶出介质中：在pH1.2、pH4.0和pH6.8溶出介质中，遮光/37℃/24h稳定 光：在400nm附近的短波长处不稳定；光强为26700lx·hr时，降解约95%		
BCS分类	世界卫生组织公布(2005年)：Ⅱ		
	NICHD和FDA研究归纳(2011年)：Ⅱ		
	tsrlinc网站：Ⅱ		
	BDDCS分类：Ⅱ		

17.4 质量标准

硝苯地平已收载入各国药典，具体见表17-4：

表17-4 硝苯地平各国药典收载信息

产品名称	收载药典
硝苯地平	ChP2015、USP36、BP2013、EP8.0、JP16、IP2010
硝苯地平片	ChP2015、IP2010
硝苯地平缓释片	USP36、BP2013、IP2010
硝苯地平缓释片(Ⅱ)	《新药转正标准》第52册

17.5 溶出度标准

溶出度标准比较见表17-5：

表17-5　硝苯地平片/缓释片各国溶出度测定方法比较

序号	不同国家	要求
1	中国	ChP2015片剂：桨法，0.25%十二烷基硫酸钠溶液900ml，120rpm，60min，限度为75%
		ChP2015缓释片（Ⅱ）：篮法，以酸性溶液（取异丙醇200ml，加0.1mol/L盐酸溶液至1000ml）1000ml为溶剂，100rpm，经60min更换缓冲液［取异丙醇200ml，加磷酸盐缓冲液（pH5.8）至1000ml］1000ml为溶剂，再经120min，用2mol/L氢氧化钠溶液调节缓冲液pH至7.2，同法操作，又经180min，1h、3h和6h的限度分别为10%～35%、35%～65%和70%以上
2	日本	PMDA收载了片和缓释片的4条溶出曲线，且CDE已翻译并公布，溶出度标准测定方法： 片剂10mg：桨法，水900ml，50rpm，30min，限度为75% 缓释片10mg和20mg：桨法，0.3%吐温-80溶液900ml，75rpm，经30min、60min和12h，限度分别为20%～50%、35%～65%和70%以上
3	美国	/

17.6　一致性评价策略

鉴于：

（1）原研药品未在我国上市，在国内进口上市的为30mg控释片。

（2）国际公认的同种药物未在国内上市。

（3）原研拜耳目前在多数国家上市的为缓释片，仅在日本上市普通片。

因此，建议：

（1）片剂：以拜耳在日本上市的10mg硝苯地平片（商品名：ADALAT）为参比制剂。

（2）缓释片和缓释片（Ⅱ）：以拜耳上市的20mg缓释片（商品名：ADALAT）为参比制剂，对国内已上市的20mg缓释片进行一致性评价。

18. 氨茶碱片/175.氨茶碱缓释片

18.1 品种基本信息

氨茶碱为黄嘌呤类支气管扩张剂,是茶碱与乙二胺的复盐,其药理作用主要来自茶碱,乙二胺可使其水溶性增强。本品对呼吸道平滑肌有直接松弛作用,其作用机制比较复杂,过去认为通过抑制磷酸二酯酶,使细胞内cAMP含量提高所致。近来实验认为茶碱的支气管扩张作用部分是由于内源性肾上腺素与去甲肾上腺素释放的结果。此外,茶碱是嘌呤受体阻滞剂,能对抗腺嘌呤等对呼吸道的收缩作用。茶碱能增强膈肌收缩力,尤其在膈肌收缩无力时作用更显著,因此有益于改善呼吸功能。

基本信息见表18-1:

表18-1 氨茶碱片/缓释片基本信息汇总

通用名	氨茶碱片	氨茶碱缓释片
英文名	Aminophylline Tablets	Aminophylline Sustained-release Tablets
剂型规格	片剂,待评价规格:0.1g、0.2g	缓释片,待评价规格:0.1g
主成分化学名	1,3-二甲基-3,7-二氢-1H-嘌呤-2,6-二酮-1,2-乙二胺盐	
结构式	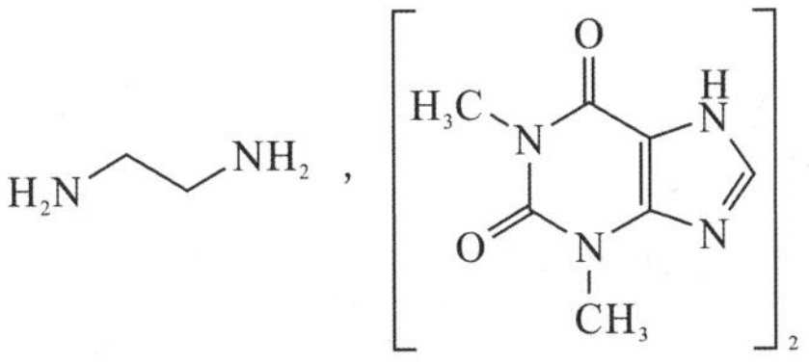	
分子式 分子量	$C_2H_8N_2(C_7H_8N_4O_2)_2$ 420.43	
CAS号	317-34-0	
适应证	适用于支气管哮喘、喘息型支气管炎、阻塞性肺气肿等缓解喘息症状;也可用于心源性肺水肿引起的哮喘	
原研/品牌	GD Searle LLC/-	

18.2 国内外上市信息

本品由GD Searle LLC开发,批准情况见表18-2:

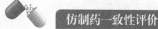

表18-2　氨茶碱片/缓释片国内外上市信息

批准国家	类别	内容
中国	国内上市的原研药品	进口原研药品:无
		原研地产化药品:无
	国内上市国际公认的同种药物	国际公认同种药物进口:无
		国际公认地产化药品:无
	其他进口	无
	国产批文	原料药8个批文,片剂251个批文,缓释片9个批文
美国(FDA批准)	原研批准信息	1940年4月上市GD Searle LLC的片剂,规格为0.1g和0.2g,但目前均已停止上市,目前无缓释片剂上市
	仿制药信息	目前无其他企业上市该品种
	RLD信息	无
EMA	原研信息	无
	仿制药信息	无
日本	参比制剂信息	卫材制药开发的100mg氨茶碱片为日本推荐参比制剂,缓释片未推荐参比制剂
	仿制药信息	1950年10月,卫材制药在日本上市氨茶碱片,商品名为NEOPHYLLIN,规格为100mg,目前无其他企业上市该品种
其他	上市信息	Napp Pharmaceuticals Limited于1983年8月在英国上市350mg缓释片,1989年7月上市225mg缓释片;Meda Pharma于1983年4月在法国上市300mg缓释片

18.3　理化性质

氨茶碱原料基本性质见表18-3:

表18-3　氨茶碱原料理化性质

pKa(25℃)	无
在各溶出介质中的溶解度(37℃)	pH1.2:140mg/ml
	pH4.0:139mg/ml
	pH6.8:390mg/ml
	水:280mg/ml
稳定性	水:未测定
	各pH溶出介质中:未测定
	光:未测定

BCS分类	世界卫生组织公布(2005年):/
	NICHD和FDA研究归纳(2011年):/
	tsrlinc网站:/
	BDDCS分类:/

18.4 质量标准

氨茶碱已收载入各国药典,具体见表18-4:

表18-4 氨茶碱各国药典收载信息

产品名称	收载药典
氨茶碱	ChP2015、USP36、BP2013、IP2010、JP16
氨茶碱片	ChP2015、USP36、BP2013、IP2010
氨茶碱缓释片	ChP2015、USP36、BP2013

18.5 溶出度标准

溶出度标准比较见表18-5:

表18-5 氨茶碱片/缓释片各国溶出度测定方法比较

序号	不同国家	要求
1	中国	ChP2015片剂:篮法,水800ml,100rpm,10min,限度为60% ChP2015缓释片:篮法,稀盐酸溶液(24→1000)1000ml,2h、4h、6h的限度分别为25%～45%、35%～55%和50%以上
2	日本	PMDA收载了片剂的4条溶出曲线,且CDE已翻译并公布,溶出度标准测定方法:桨法,水900ml,50rpm,5min(限度:40%)或30min(限度:85%)
3	美国	USP36片剂:桨法,水900ml,50rpm,45min,限度为75% USP36缓释片:无溶出度检查项 FDA推荐:/

18.6 一致性评价策略

鉴于:

(1)原研药品未在我国上市,在国内进口上市的为30mg控释片。

(2)国际公认的同种药物未在国内上市。

(3)仅日本卫材上市了100mg片剂,且被指定为日本的参比制剂。

(4)美国和日本均无缓释片上市,英国上市规格为350mg和225mg,在法国有300mg氨茶碱缓释片上市。

因此,建议:

(1)片剂:以日本卫材制药的100mg片作为参比制剂,对我国氨茶碱片进行一致性评价。

(2)缓释片:以Meda Pharma在法国上市的300mg缓释片作为参比制剂,对国内氨茶碱缓释片进行一致性评价。

19. 头孢拉定胶囊/232.头孢拉定片

19.1 品种基本信息

头孢拉定为第一代头孢菌素,对不产青霉素酶和产青霉素酶的金黄色葡萄球菌、凝固酶阴性葡萄球菌、A组溶血性链球菌、肺炎链球菌和草绿色链球菌等革兰氏阳性球菌的部分菌株具有良好的抗菌作用。厌氧革兰氏阳性菌对本品多敏感,脆弱拟杆菌对本品呈现耐药。耐甲氧西林葡萄球菌属、肠球菌属对本品耐药。本品对革兰氏阳性菌与革兰氏阴性菌的作用与头孢氨苄相似。本品对淋病奈瑟菌有一定作用,对产酶淋病奈瑟菌也具活性,亦可用于流感嗜血杆菌。

基本信息见表19-1:

表19-1 头孢拉定胶囊/片基本信息汇总

通用名	头孢拉定胶囊/片
英文名	Cephradine Capsules/Tablets
剂型规格	胶囊剂、片剂,规格:0.25g、0.5g 待评价规格:0.25g、0.5g
主成分化学名	(6R,7R)-7-[(R)-2-氨基-2-(1,4-环己二烯-1-基)乙酰氨基]-3-甲基-8-氧代-5-硫杂-1-氮杂双环(4.2.0)辛-2-烯-2-羧酸
结构式	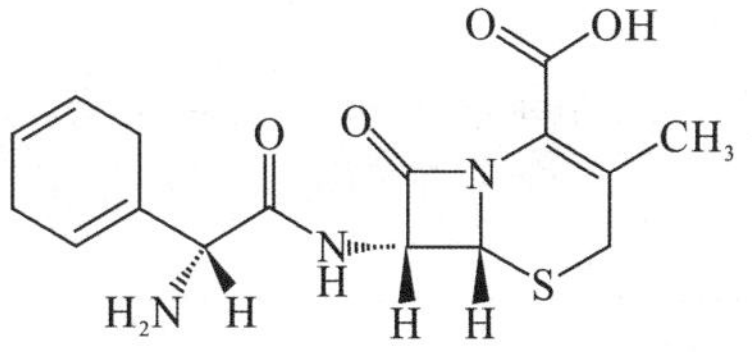
分子式 分子量	$C_{16}H_{19}N_3O_4S$ 349.40
CAS号	38821-53-3
适应证	适用于敏感菌所致的急性咽炎、扁桃体炎、中耳炎、支气管炎和肺炎等呼吸道感染、泌尿生殖道感染及皮肤软组织感染等,本品为口服制剂,不宜用于严重感染
原研/品牌	Bristol-Myers-Squibb/VELOSEF

19.2　国内外上市信息

本品由施贵宝开发上市,商品名为VELOSEF,目前均已停止上市,批准情况见表19-2:

表19-2　头孢拉定胶囊/片国内外上市信息

批准国家	类别	内容
中国	国内上市的原研药品	进口原研药品:无
		原研地产化药品:中美上海施贵宝制药有限公司生产的头孢拉定胶囊,商品名为泛捷复,规格为0.25g和0.5g
	国内上市国际公认的同种药物	国际公认同种药物进口:无
		国际公认地产化药品:无
	其他进口	澳美制药厂的头孢拉定胶囊(商品名:澳锐),规格为0.25g,已在我国进口上市
	国产批文	原料药18个批文,胶囊247个批文,片剂6个批文
美国(FDA批准)	原研批准信息	1974年8月,头孢拉定胶囊上市,目前已停止上市。曾上市规格为1g的片剂,商品名为VELOSEF,目前已停止上市,无其他片剂上市
	仿制药信息	Ersana Inc Sub Er Squibb And Sons和Apothecon Inc Div Bristol Myers Squibb的头孢拉定胶囊于1978年1月获得上市批准,商品名为VELOSEF;Glaxosmithkline于1974年10月获准上市,商品名为ANSPOR。后续仿制Teva、Ivax(Teva子公司)、Vitarine、Barr相继获得250mg和500mg头孢拉定胶囊上市,目前在美国均已停止上市
	RLD信息	无
EMA	原研信息	无
	仿制药信息	无
日本	参比制剂信息	无
	仿制药信息	无
英国	上市信息	Athlone Pharmaceuticals Limited(经销商为Kent Pharmaceuticals Ltd)于1998年在英国上市头孢拉定胶囊,规格为0.25g和0.5g
其他	上市信息	/

19.3　理化性质

头孢拉定原料基本性质见表19-3:

表19-3　头孢拉定原料理化性质

pKa(25℃)	/
在各溶出介质中的溶解度(37℃)	/
稳定性	/

BCS分类	世界卫生组织公布(2005年):/
	NICHD 和 FDA 研究归纳(2011年):/
	tsrlinc网站:/
	BDDCS分类:Ⅲ

19.4 质量标准

头孢拉定已收载入各国药典,具体见表19-4:

表19-4 头孢拉定各国药典收载信息

产品名称	收载药典
头孢拉定	ChP2015、USP36、BP2013、JP14
头孢拉定胶囊	ChP2015、USP36、BP2013
头孢拉定片	ChP2015、USP36

19.5 溶出度标准

溶出度标准比较见表19-5:

表19-5 头孢拉定胶囊/片各国溶出度测定方法比较

序号	不同国家	要求
1	中国	ChP2015胶囊:篮法,0.1mol/L盐酸溶液900ml,100rpm,45min,限度为80% ChP2015片剂:桨法,0.12mol/L盐酸溶液900ml,75rpm,60min,限度为85%
2	日本	/
3	美国	USP36胶囊:篮法,0.12mol/L盐酸溶液900ml,100rpm,45min,限度为75% USP36片:桨法,0.12mol/L盐酸溶液900ml,75rpm,60min,限度为85% FDA推荐:/

19.6 一致性评价策略

鉴于:

(1)本品原研已在我国地产化上市,但还没有自证。

(2)国际公认产品未在我国上市。

(3)FDA(美国所有的头孢拉定制剂都已经停止上市)和日本均未指定参比制剂,欧洲市场上无头孢拉定片上市。

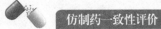

因此,建议:

(1)胶囊:头孢拉定胶囊参比制剂存在不确定性,建议施贵宝地产化的头孢拉定胶囊(规格:0.5g)和Kent公司在英国上市的头孢拉定胶囊(规格:0.5g)均采购,并进行质量剖析。先分析两者是否质量一致,作为参比制剂进行一致性评价研究,再根据《以药动学参数为终点评价指标的化学药物仿制药人体生物等效性研究技术指导原则》,若同时满足以下条件,即试验规格制剂符合生物等效性要求、各规格制剂在不同pH介质中体外溶出曲线相似、各规格制剂的处方比例相似,则可以申请0.25g规格BE豁免。

需等中检院最终的参比制剂公告为准。

(2)片剂:本品为改剂型,且不显著改变药代动力学行为的制剂。根据总局办公厅发布的《仿制药质量和疗效一致性评价工作中改剂型药品(普通口服固体制剂)评价一般考虑》,建议以胶囊参比制剂作为本品参比制剂,并进行以下研究:①从药物的理化性质、生物学性质、临床需要、患者的依从性、药物经济学、与原研剂型参比制剂的优劣比较等方面分析论证改剂型药品的科学性、合理性和必要性;②体外药学评价;③生物等效性试验。

20. 碳酸氢钠片

20.1 品种基本信息

碳酸氢钠为抗酸剂,口服后可迅速中和胃酸,解除胃酸过多或烧心症状,但作用较弱,持续时间较短。主要用于缓解胃酸过多引起的胃痛、胃灼热感(烧心)、反酸。

基本信息见表20-1:

表20-1 碳酸氢钠片基本信息汇总

通用名	碳酸氢钠片
英文名	Sodium Bicarbonate Tablets
剂型规格	片剂,待评价规格:0.3g、0.5g
主成分化学名	碳酸氢钠
结构式	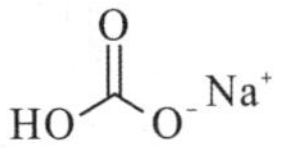 $HO\overset{O}{\underset{}{\parallel}}C-O^-\ Na^+$
分子式 分子量	NaHCO$_3$ 84.01
CAS号	144-55-8
适应证	用于缓解胃酸过多引起的胃痛、胃灼热感(烧心)、反酸
原研/品牌	辉瑞/–

20.2 国内外上市信息

本品由辉瑞开发,目前仅在日本上市销售,批准情况见表20-2:

表20-2 碳酸氢钠片国内外上市信息

批准国家	类别	内容
中国	国内上市的原研药品	进口原研药品:无
		原研地产化药品:无
	国内上市国际公认的同种药物	国际公认同种药物进口:无
		国际公认地产化药品:无
	其他进口	无
	国产批文	原料药6个批文,片剂228个批文

批准国家	类别	内容
美国 （FDA批 准）	原研批准信息	无，美国仅有注射剂上市
	仿制药信息	无
	RLD信息	无
EMA	原研信息	无
	仿制药信息	无
日本	参比制剂信息	未推荐
	仿制药信息	2004年2月，碳酸氢钠片500mg上市，由Mylan生产，辉瑞销售
其他	上市信息	无

20.3 理化性质

碳酸氢钠原料基本性质见表20-3：

表20-3 碳酸氢钠原料理化性质

pKa(25℃)	/
在各溶出介质中的溶解度(37℃)	/
稳定性	/
BCS分类	世界卫生组织公布(2005年)：/
	NICHD和FDA研究归纳(2011年)：Ⅰ
	tsrlinc网站：/
	BDDCS分类：/

20.4 质量标准

碳酸氢钠已收载入各国药典，具体见表20-4：

表20-4 碳酸氢钠各国药典收载信息

产品名称	收载药典
碳酸氢钠	ChP2015、USP36、BP2013、JP16、EP8.0、IP2010
碳酸氢钠片	ChP2015、USP36

20.5 溶出度标准

溶出度标准比较见表20-5：

表20-5 碳酸氢钠片各国溶出度测定方法比较

序号	不同国家	要求
1	中国	/
2	日本	/
3	美国	/

20.6 一致性评价策略

鉴于：

(1)原研品和参比制剂不详,我国无进口产品上市。

(2)仅日本上市500mg片剂。

因此,建议以辉瑞在日本上市的500mg碳酸氢钠片作为参比制剂,对自制0.5g碳酸氢钠片进行体外质量一致性评价。根据《以药动学参数为终点评价指标的化学药物仿制药人体生物等效性研究技术指导原则》,若同时满足以下条件,即试验规格制剂符合生物等效性要求、各规格制剂在不同pH介质中体外溶出曲线相似、各规格制剂的处方比例相似,则可以申请0.3gBE豁免。

21. 阿莫西林胶囊/65.阿莫西林颗粒/126.阿莫西林片

21.1 品种基本信息

阿莫西林为半合成抗生素,属于青霉素类抗生素,对肺炎链球菌、溶血性链球菌等链球菌属,不产青霉素酶的葡萄球菌、粪肠球菌等需氧革兰氏阳性球菌,大肠埃希菌、奇异变形杆菌、沙门菌属、流感嗜血杆菌、淋病奈瑟菌等需氧革兰氏阴性菌的不产β内酰胺酶菌株及幽门螺杆菌具有良好的抗菌活性。阿莫西林通过抑制细菌细胞壁合成而发挥杀菌作用,可使细菌迅速成为球形体而溶解、破裂。基本信息见表21-1:

表21-1 阿莫西林胶囊/颗粒/片基本信息汇总

通用名	阿莫西林胶囊	阿莫西林颗粒	阿莫西林片
英文名	Amoxicillin Capsules	Amoxicillin Granules	Amoxicillin Tablets
剂型规格	胶囊剂,规格:0.125g、0.25g、0.5g 待评价规格:0.125g、0.25g	颗粒剂,规格:0.125g、0.25g 均需评价	片剂,规格:0.125g、0.25g 均需评价
主成分化学名	(2S,5R,6R)-3,3-二甲基-6-[(R)-(—)-2-氨基-2-(4-羟基苯基)乙酰氨基]-7-氧代-4-硫杂-1-氮杂双环(3.2.0)庚烷-2-甲酸三水合物		
结构式	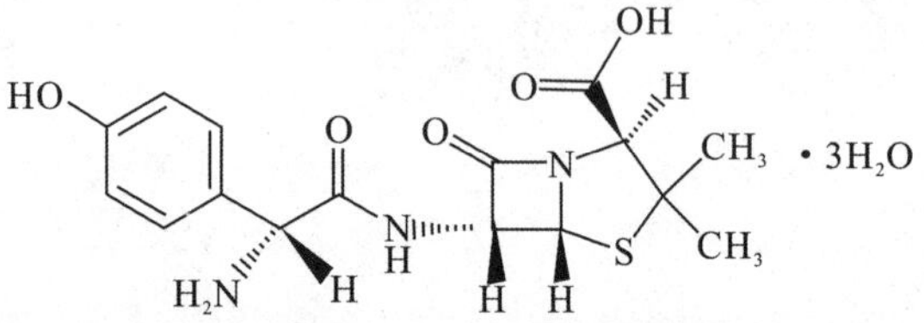		
分子式 分子量	$C_{16}H_{19}N_3O_5S \cdot 3H_2O$ 419.46		
CAS号	61336-70-7		
适应证	阿莫西林适用于敏感菌(不产β内酰胺酶菌株)所致的下列感染: ①溶血链球菌、肺炎链球菌、葡萄球菌或流感嗜血杆菌所致的中耳炎、鼻窦炎、咽炎、扁桃体炎等上呼吸道感染 ②大肠埃希菌、奇异变形杆菌或粪肠球菌所致的泌尿生殖道感染 ③溶血链球菌、葡萄球菌或大肠埃希菌所致的皮肤软组织感染 ④溶血链球菌、肺炎链球菌、葡萄球菌或流感嗜血杆菌所致的急性支气管炎、肺炎等下呼吸道感染 ⑤急性单纯性淋病 ⑥本品尚可用于治疗伤寒、伤寒带菌者及钩端螺旋体病;阿莫西林亦可与克拉霉素、兰索拉唑三联用药根除胃、十二指肠幽门螺杆菌,降低消化道溃疡复发率		
原研/品牌	GSK/AMOXIL		

21.2 国内外上市信息

阿莫西林胶囊和干混悬剂由GSK开发上市,商品名为AMOXIL,批准情况见表21-2:

表21-2 阿莫西林胶囊/颗粒/片国内外上市信息

批准国家	类别	内容
中国	国内上市的原研药品	进口原研药品:无
		原研地产化药品:无
	国内上市国际公认的同种药物	国际公认同种药物进口:无
		国际公认地产化药品:无
	其他进口	胶囊4个进口批文,澳美制药厂的阿莫西林胶囊(商品名:阿莫灵,规格:0.25g和0.5g)和联邦制药厂的阿莫西林胶囊(商品名:阿莫仙,规格:0.25g)已在我国进口上市;颗粒剂1个进口批文,联邦制药厂有限公司(The United Laboratories Ltd)生产
	国产批文	原料药14个批文,胶囊243个批文,颗粒剂69个批文,片剂17个批文
美国(FDA批准)	原研批准信息	1974年由Glaxosmitakline在美国上市胶囊和干混悬剂,商品名为AMOXIL,后来将产权转让给Dr. Reddy's,由Dr. Reddy's继续上市,商品名不变
	仿制药信息	胶囊:American Antibiotics、Aurobindo Pharma、Dava Pharmaceuticals、Hikma Pharmaceuticals、Sandoz 5家,规格包括250mg和500mg干混悬剂:Aurobindo Pharma Ltd、Dava、Hikma Pharmaceuticals、Sandoz等6家,规格包括125mg/5ml、400mg/5ml、250mg/5ml、200mg/5ml
		片剂:Teva、Dr. Reddy's、Aurobindo Pharma Ltd、Hikma Pharmaceuticals、Sandoz 5家,规格包括500mg和875mg
	RLD信息	目前,FDA参比制剂为Teva生产的500mg胶囊和250mg/5ml、500mg/5ml干混悬剂以及875mg片剂
EMA	原研信息	无
	仿制药信息	无
日本	参比制剂信息	安斯泰来和协和发酵麒麟的125mg和500mg胶囊、100mg/g规格颗粒、250mg片以及Meiji Seika药业的200mg/g颗粒均作为参比制剂
	仿制药信息	日本有多家企业上市,如安斯泰来、协和发酵麒麟、武田制药、日医工、东和药品等,上市剂型有颗粒剂、片剂和胶囊剂
英国	上市信息	原研GSK于1972年4月在英国上市阿莫西林胶囊,商品名为AMOXIL,有250mg和500mg规格,原研GSK在英国有小儿干混悬剂上市(125mg/1.25ml)
其他	上市信息	西班牙上市750mg和1g片剂

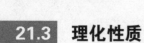

21.3　理化性质

阿莫西林原料基本性质见表21-3：

表21-3　阿莫西林原料理化性质

pKa(25℃)	pKa₁=2.6(针对羧基,采用滴定法测定) pKa₂=7.3(针对氨基,采用滴定法测定) pKa₃=9.6(针对苯酚的醇羟基,采用滴定法测定)
在各溶出介质中的溶解度(37℃)	pH1.2:26.6mg/ml pH4.0:3.3mg/ml pH6.8:4.3mg/ml 水:3.1mg/ml
稳定性	水:未测定 各pH溶出介质中:在pH1.2的溶出介质中1h降解11%,2h降解21% 在弱酸性至中性溶出介质中稳定 光:未测定
BCS分类	世界卫生组织公布(2005年):/ NICHD和FDA研究归纳(2011年):Ⅰ/Ⅲ tsrlinc网站:Ⅳ BDDCS分类:Ⅲ

21.4　质量标准

阿莫西林已收载入各国药典,具体见表21-4：

表21-4　阿莫西林各国药典收载信息

产品名称	收载药典
阿莫西林	ChP2015、USP36、BP2013、JP16、EP8.0
阿莫西林胶囊	ChP2015、USP36、JP16
阿莫西林颗粒	ChP2015
阿莫西林片	ChP2015、USP36、BP2013

21.5　溶出度标准

溶出度标准比较见表21-5：

表21-5　阿莫西林胶囊/颗粒/片各国溶出度测定方法比较

序号	不同国家	要求
1	中国	ChP2015颗粒:/ ChP2015胶囊:篮法,水900ml,100rpm,45min,限度为80% ChP2015片:桨法,水900ml,75rpm,30min,限度为80%
2	日本	PMDA收载了4条溶出曲线,且CDE已翻译并公布,溶出度标准测定方法: 胶囊:桨法(使用沉降篮),水900ml,100rpm,60min,限度为80%(125mg规格)和75%(250mg规格) 颗粒:桨法,水900ml,50rpm,15min,限度为85%(100mg/g和200mg/g规格) 片剂:桨法,水900ml,50rpm,15min,限度为85%(50mg规格);45min,限度为75%(250mg规格)
3	美国	USP36胶囊: 方法一: 250mg规格:篮法,水900ml,100rpm,60min,限度为80% 500mg规格:桨法,水900ml,75rpm,60min,限度为80% 方法二: 篮法,水900ml,100rpm,90min,限度为80% USP36片:桨法,水900ml,75rpm,30min,限度为75% FDA推荐:胶囊剂同USP,片剂同USP 混悬剂:桨法,水900ml,50rpm;取样时间:5min、10min、15min、20min、30min和45min

21.6　一致性评价策略

鉴于:

(1)原研药品未在国内上市。

(2)国际公认的同种药物未在国内上市。

(3)原研GSK在英国有0.25g胶囊和小儿干混悬剂(125mg/1.25ml)上市。

(4)日本推荐安斯泰来和协和发酵麒麟的125mg和500mg胶囊、100mg/g规格颗粒、250mg片以及Meiji Seika药业的200mg/g颗粒为参比制剂。

因此,建议:

(1)胶囊:以GSK在英国上市的阿莫西林胶囊(规格:0.25g)或日本安斯泰来和协和发酵麒麟的125mg和500mg胶囊作为参比制剂。

(2)颗粒:以GSK在英国上市的小儿干混悬剂作为参比制剂。

(3)片:建议以日本安斯泰来和协和发酵麒麟的0.25g或0.125g片剂作为参比制剂。

企业需根据实际情况确定参比制剂规格:若是单规格,则选择相同规格的产品进行一致性评价;若有两个规格,则建议用大规格进行体外质量及体内BE的一致性评价。根据《以药动学参数为终点评价指标的化学药物仿制药人体生物等效性研究技术指导原则》,若同时满足以下条件,即试验规格制剂符合生物等效性要求、各规格制剂在不同pH介质中体外溶出曲线相似、各规格制剂的处方比例相似,则其他规格可以申请BE豁免。

22. 双氯芬酸钠肠溶片/201、255、280.双氯芬酸钠缓释胶囊/231、256、281.双氯芬酸钠缓释片

22.1 品种基本信息

双氯芬酸钠是一种衍生于苯乙酸类的非甾体消炎镇痛药,其作用机制为抑制环氧化酶活性,从而阻断花生四烯酸向前列腺素的转化。同时,它也能促进花生四烯酸与甘油三酯结合,降低细胞内游离的花生四烯酸浓度,而间接抑制白三烯的合成。双氯芬酸钠是非甾体消炎药中作用较强的一种,它对前列腺素合成的抑制作用强于阿司匹林和消炎痛等。

基本信息见表22-1:

表22-1 双氯芬酸钠肠溶片/缓释胶囊/缓释片基本信息汇总

通用名	双氯芬酸钠肠溶片	双氯芬酸钠缓释胶囊(Ⅰ)/(Ⅲ)	双氯芬酸钠缓释片(Ⅰ)/(Ⅴ)
英文名	Diclofenac Sodium Enteric-coated Tablets	Diclofenac Sodium Sustained Release Capsules(Ⅰ)/(Ⅲ)	Diclofenac Sodium Sustained Release Tablets(Ⅰ)/(Ⅴ)
剂型规格	片剂,规格:25mg	缓释胶囊,规格:50mg、100mg	缓释片,规格:50mg、100mg
主成分化学名	2-[(2,6-二氯苯基)氨基]-苯乙酸钠		
结构式			
分子式 分子量	$C_{14}H_{10}Cl_2NNaO_2$ 318.13		
CAS号	15307-79-6		
适应证	①缓解类风湿关节炎、骨关节炎、脊柱关节病、痛风性关节炎、风湿性关节炎等各种关节炎的关节肿痛症状 ②治疗非关节性的各种软组织风湿性疼痛,如肩痛、腱鞘炎、滑囊炎、肌痛及运动后损伤性疼痛等 ③急性的轻、中度疼痛,如手术后、创伤后、劳损后、痛经、牙痛、头痛等 ④对成人和儿童的发热有解热作用		
原研/品牌	诺华/VOLTAREN		

22.2 国内外上市信息

本品由诺华开发,商品名为VOLTAREN,目前在日本、英国、法国、德国等均有肠溶片上市,批准情况见表22-2:

表22-2 双氯芬酸钠肠溶片/缓释胶囊/缓释片国内外上市信息

批准国家	类别	内容
中国	国内上市的原研药品	进口原研药品:无
		原研地产化药品:北京诺华制药的25mg双氯芬酸钠肠溶片(商品名:扶他林)于2015年7月获批上市,北京诺华制药的75mg双氯芬酸钠缓释片(商品名:扶他林)于2015年7月获批上市
	国内上市国际公认的同种药物	国际公认同种药物进口:无
		国际公认地产化药品:无
	其他进口	无
	国产批文	原料药21个批文,肠溶片剂204个批文,缓释片剂8个批文,缓释胶囊7个批文
美国(FDA批准)	原研批准信息	Novartis Pharmaceuticals于1988年7月获FDA批准上市双氯芬酸钠肠溶片,商品名为VOLTAREN,规格有25mg、50mg和75mg,现均已停止上市,无缓释胶囊上市。1996年3月获FDA批准上市双氯芬酸钠缓释片,商品名为VOLTAREN-XR,规格为100mg,现已停止上市
	仿制药信息	多家企业的仿制药上市,如Actavis、Carlsbad Technology、Mylan Pharmaceuticals、Nique Pharmaceutical Laboratories等,规格包括25mg、50mg、75mg和100mg
	RLD信息	FDA推荐Sandoz公司的25mg、50mg和75mg肠溶片及Actavis Elizabeth的100mg缓释片为参比制剂
EMA	原研信息	无
	仿制药信息	无
日本	参比制剂信息	1973年8月,诺华制药上市片剂,规格为25mg,商品名为VOLTAREN,无肠溶片上市;1990年9月,同仁医药化工和诺华制药上市缓释胶囊,规格为37.5mg,商品名为VOLTAREN,被列为参比制剂
	仿制药信息	有多家企业的缓释胶囊上市,如大原药品工业、Daitron Co. Ltd、久光制药等
意大利	上市信息	诺华制药在意大利仅有50mg肠溶片上市
英国	上市信息	1997年7月,英国诺华制药在英国上市双氯芬酸钠肠溶片,商品名为VOLTAROL,规格为50mg;Mercury Pharmaceuticals Ltd于2009年2月上市了75mg缓释片(商品名:ECONAC SR)、100mg缓释片(商品名:ECONAC XL)Galen Limited于1993年3月上市了100mg缓释胶囊,于1995年1月上市了75mg缓释胶囊,商品名为DICLOMAX SR

批准国家	类别	内容
德国	上市信息	Novartis Pharma GmbH 在德国有 25mg 和 50mg 肠溶片上市,商品名为 VOLTAREN
法国	上市信息	Novartis 分别于 1980 年 4 月和 1997 年 12 月上市双氯芬酸钠肠溶片 50mg 和 25mg 规格,商品名为 VOLTAREN
其他	上市信息	Merckle GmbH 的 50mg 肠溶片于 2000 年 9 月在芬兰上市;50mg 肠溶片、75mg 和 100mg 缓释片在加拿大上市

22.3 理化性质

双氯芬酸钠原料基本性质见表 22-3:

表 22-3 双氯芬酸钠原料理化性质

pKa(25℃)	pKa＝4.0
在各溶出介质中的溶解度(37℃)	pH1.2:8.25×10^{-4}mg/ml pH4.0:5.57×10^{-3}mg/ml pH6.8:12.2mg/ml 水:17.2mg/ml
稳定性	水:未测定 各 pH 溶出介质中:未测定 光:未测定
BCS 分类	世界卫生组织公布(2005 年): / NICHD 和 FDA 研究归纳(2011 年):Ⅱ tsrlinc 网站:Ⅱ(双氯芬酸) BDDCS 分类:Ⅱ

22.4 质量标准

双氯芬酸钠已收载入各国药典,具体见表 22-4:

表 22-4 双氯芬酸钠各国药典收载信息

产品名称	收载药典
双氯芬酸钠	ChP2015、USP36、BP2013、JP16、EP8.0、IP2010
双氯芬酸钠肠溶片	ChP2015、USP36
双氯芬酸钠缓释胶囊	《新药转正标准》第 27 册
双氯芬酸钠缓释片	USP36

续表

产品名称	收载药典
双氯芬酸钠缓释片（Ⅰ）	《新药转正标准》第70册
双氯芬酸钠缓释片（Ⅴ）	《新药转正标准》第70册

22.5　溶出度标准

溶出度标准比较见表22-5：

表22-5　双氯芬酸钠肠溶片/缓释胶囊/缓释片各国溶出度测定方法比较

序号	不同国家	要求
1	中国	ChP2015肠溶片：篮法，0.1mol/L盐酸溶液1000ml，100rpm，2h，得供试品溶液（1）；立即将转篮浸入预热至37.0℃的磷酸盐缓冲液（pH6.8）1000ml中，转速不变，经45min，制供试品溶液（2） ChP2015缓释胶囊：篮法，磷酸盐缓冲液（pH6.8）900ml，100rpm，2h、6h和12h限度分别为25%～50%、45%～80%和75%以上 ChP2015缓释片（Ⅰ）：篮法，盐酸溶液（9→1000）900ml，50rpm，至1h时换以磷酸盐缓冲液（pH6.8）900ml中，条件不变，2h、6h和12h限度分别为0%～25%、25%～60%和60%以上 ChP2015缓释片（Ⅴ）：桨法，水1000ml，75rpm，0.5h、2h、4h和8h限度分别为10%～30%、25%～50%、45%～80%和75%以上
2	日本	PMDA收载了缓释片和缓释胶囊的4条溶出曲线，且CDE已翻译并公布，溶出度标准测定方法为： 37.5mg规格缓释片：桨法，水900ml，50rpm，依法操作经30min、1h和4h，限度分别为15%～45%、30%～60%和75%以上 37.5mg规格缓释胶囊：桨法（加沉降篮），pH6.8的磷酸盐缓冲液900ml，50rpm，依法操作经30min、70min和6h，限度分别为15%～45%、35%～65%和80%以上
3	美国	USP36肠溶片，酸性条件：桨法，0.1mol/L盐酸900ml，50rpm，2h；缓冲条件：桨法，pH6.8的磷酸盐缓冲液900ml，50rpm，45min，限度为75% USP36缓释片： 检查1：桨法，pH7.5的0.05mol/L磷酸盐缓冲液900ml，50rpm，时间为1h、5h、10h、16h和24h，限度分别为15%～35%、45%～65%、65%～85%、75%～95%和80%以上 检查2：桨法，pH7.5的0.05mol/L磷酸盐缓冲液900ml，50rpm，时间为1h、2h、4h、6h和10h，限度分别为28%以下、20%～40%、35%～60%、50%～80%和65%以上 检查3：篮法，pH7.5的0.05mol/L磷酸盐缓冲液900ml，100rpm，时间为2h、4h、8h和16h，限度分别为22%～42%、34%～61%、52%～82%和73%以上 检查4：篮法，pH7.5的0.05mol/L磷酸盐缓冲液900ml，100rpm，时间为2h、4h、8h和16h，限度分别为20%～40%、35%～55%、60%～85%和85%以上 FDA推荐：缓释片同USP，肠溶片同USP

22.6 一致性评价策略

鉴于:

(1)原研诺华已在我国地产化上市25mg肠溶片及75mg缓释片,但需要自证才能成为参比制剂。

(2)国际公认的同种药物未在国内上市。

(3)原研品在美国曾上市过肠溶片及缓释片,但现已停止上市,且未上市过缓释胶囊;在日本上市了普通片及缓释胶囊,无肠溶片上市;在英国仅有50mg肠溶片上市,而在德国和法国均有25mg和50mg肠溶片上市。

因此,建议:

(1)肠溶片:以原研Novartis上市的双氯芬酸钠(规格:25mg)肠溶片作为参比制剂。

(2)缓释胶囊:以在日本上市的同仁医药化工和诺华制药的双氯芬酸钠(规格:37.5mg)作为参比制剂,但需注意规格不同。

(3)缓释片:以美国Actavis Elizabeth的100mg规格作为参比制剂,进行一致性评价。

23. 双嘧达莫片

23.1 品种基本信息

双嘧达莫具有抗血栓形成作用。双嘧达莫抑制血小板聚集,高浓度可抑制血小板释放。作用机制可能为:①抑制血小板、上皮细胞和红细胞摄取腺苷,局部腺苷浓度增高,作用于血小板的A_2受体,刺激腺苷酸环化酶,使血小板内环磷酸腺苷(cAMP)增多;②抑制各种组织中的磷酸二酯酶(PDE),治疗浓度抑制环磷酸鸟苷磷酸二酯酶(cGMP-PDE),对cAMP-PDE的抑制作用弱,因而强化内皮舒张因子(EDRF)引起的cGMP浓度增高;③抑制血栓烷素A_2(TXA_2)形成,TXA_2是血小板活性的强力激动剂;④增强内源性PGI_2的作用。

基本信息见表23-1:

表23-1 双嘧达莫片基本信息汇总

通用名	双嘧达莫片
英文名	Dipyridamole Tablets
剂型规格	片剂,规格:25mg
主成分化学名	2,2′,2″,2‴-{[4,8-二哌啶基嘧啶并(5,4-d)嘧啶-2,6-二基]双次氮基}-四乙醇
结构式	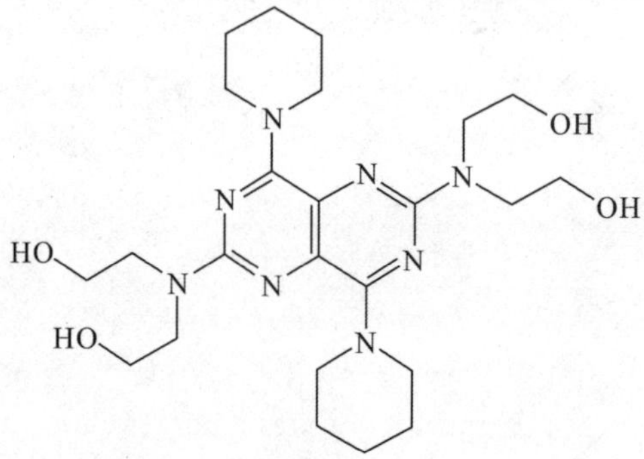
分子式 分子量	$C_{24}H_{40}N_8O_4$ 504.63
CAS号	58-32-2
适应证	主要用于抗血小板聚集,用于预防血栓形成
原研/品牌	勃林格殷格翰/PERSANTIN

092

23.2 国内外上市信息

本品由勃林格殷格翰公司开发上市,商品名为PERSANTIN,目前在美国、日本及欧洲国家均有上市,批准情况见表23-2:

表23-2 双嘧达莫片国内外上市信息

批准国家	类别	内容
中国	国内上市的原研药品	进口原研药品:无
		原研地产化药品:无
	国内上市国际公认的同种药物	国际公认同种药物进口:无
		国际公认地产化药品:无
	其他进口	无
	国产批文	原料药9个批文,片剂202个批文
美国（FDA批准）	原研批准信息	1961年12月,勃林格殷格翰的双嘧达莫片(商品名:PERSANTIN)在美国上市,规格有25mg、50mg和75mg
	仿制药信息	Barr Laboratories、Mpax Laboratories、Murty Pharmaceuticals、Zydus Pharmaceuticals、Lannett、Idt Australia Ltd等多家企业的片剂仿制药上市,规格有25mg、50mg和75mg
	RLD信息	勃林格殷格翰的75mg规格片剂(商品名:PERSANTIN)为目前FDA指定的参比制剂
日本	参比制剂信息	RLD为日本勃林格殷格翰有限公司的12.5mg(*)、25mg(*)和100mg(+)片剂,分别于1960年5月、1972年3月、1987年11月在日本上市,商品名为PERSANTIN
	仿制药信息	除原研外,还有鹤原制药、长生堂制药、东和药品、日医工等多家企业的仿制药上市,规格有12.5mg、25mg和100mg
EMA	原研信息	1969年最先在法国上市,商品名为PERSANTIN,上市剂型:片剂75mg,之后,PERSANTIN相继在德国、意大利和英国上市
	仿制药信息	无
其他	上市信息	无

23.3 理化性质

双嘧达莫原料基本性质见表23-3:

表23-3 双嘧达莫原料理化性质

pKa(25℃)	$pKa_1 = 6.3 \pm 0.05$
	$pKa_2 = 0.8 \pm 0.1$

在各溶出介质中的溶解度(37℃)	pH1.2:38mg/ml pH4.0:0.6mg/ml pH6.8:0.1mg/ml以下 水:0.1mg/ml以下
稳定性	水:未测定 各pH溶出介质中:未测定 光:未测定
BCS分类	世界卫生组织公布(2005年):/ NICHD和FDA研究归纳(2011年):/ tsrlinc网站:/ BDDCS分类:Ⅱ

23.4　质量标准

双嘧达莫已收载入各国药典,具体见表23-4:

表23-4　双嘧达莫各国药典收载信息

产品名称	收载药典
双嘧达莫	ChP2015、USP36、BP2013、JP16、EP8.0
双嘧达莫片	ChP2015、USP36、BP2013

23.5　溶出度标准

溶出度标准比较见表23-5:

表23-5　双嘧达莫片各国溶出度测定方法比较

序号	不同国家	要求
1	中国	ChP2015:篮法,盐酸溶液(9→1000)900ml,100rpm,30min,限度为80%
2	日本	PMDA收载了4条溶出曲线,且CDE已翻译并公布,溶出度标准测定方法:桨法,醋酸-醋酸钠缓冲液(pH4.0)900ml,50rpm(100mg规格为75rpm),60min(100mg规格为90min),限度为75%(100mg规格为70%)
3	美国	USP36:桨法,0.1mol/L盐酸溶液900ml,50rpm,30min,限度为70%
		FDA推荐:同USP

23.6　一致性评价策略

鉴于：

(1)原研药品未在国内上市。

(2)国际公认的同种药物未在国内上市。

(3)原研勃林格殷格翰在美国上市25mg、50mg和75mg规格,其中75mg规格为FDA推荐参比制剂;在日本有12.5mg、25mg和100mg上市,均为推荐参比制剂;在法国、英国等国家仅有75mg规格上市。

因此,建议以原研勃林格殷格翰的25mg双嘧达莫片作为参比制剂,进行一致性评价研究。

25. 琥乙红霉素片/224.琥乙红霉素胶囊

25.1 品种基本信息

本品属大环内酯类抗生素,为红霉素的琥珀酸乙酯,在胃酸中较红霉素稳定。对葡萄球菌属(耐甲氧西林菌株除外)、各组链球菌和革兰氏阳性杆菌均具抗菌活性。奈瑟菌属、流感嗜血杆菌、百日咳鲍特氏菌等也对本品敏感。本品对除脆弱拟杆菌和梭杆菌属以外的各种厌氧菌亦具抗菌作用。对军团菌属、胎儿弯曲菌、某些螺旋体、肺炎支原体、立克次体属、衣原体属和衣原体也有抑制作用。

基本信息见表25-1:

表25-1　琥乙红霉素片/胶囊基本信息汇总

通用名	琥乙红霉素片/胶囊
英文名	Erythromycin Ethylsuccinate Tablets/Capsules
剂型规格	片剂/胶囊,规格:0.125g(12.5万单位)、0.25g(25万单位),均需评价
主成分化学名	红霉素琥珀酸乙酯
结构式	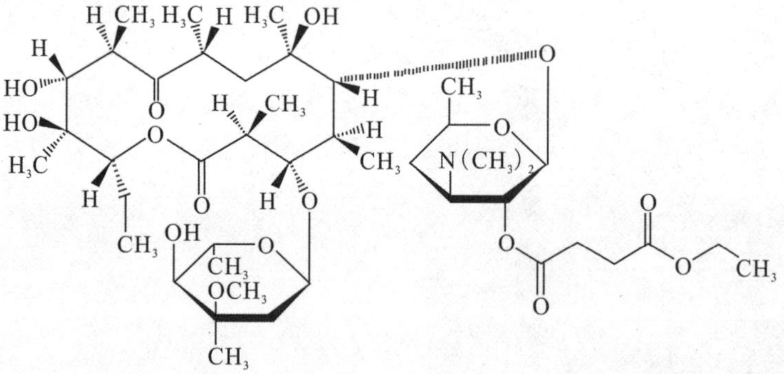
分子式 分子量	$C_{43}H_{75}NO_{16}$ 862.07
CAS号	1264-62-6

适应证	①本品可作为青霉素过敏患者治疗下列感染的替代用药:溶血性链球菌、肺炎链球菌等所致的急性扁桃体炎、急性咽炎、鼻窦炎,溶血性链球菌所致的猩红热、蜂窝织炎,白喉及白喉带菌者,气性坏疽、炭疽、破伤风,放线菌病,梅毒,李斯特菌病等 ②军团菌病 ③肺炎支原体肺炎 ④肺炎衣原体肺炎 ⑤衣原体属、支原体属所致的泌尿生殖系感染 ⑥沙眼衣原体结膜炎 ⑦厌氧菌所致的口腔感染 ⑧空肠弯曲菌肠炎 ⑨百日咳 ⑩风湿热复发、感染性心内膜炎(风湿性心脏病、先天性心脏病、心脏瓣膜置换术后)及口腔、上呼吸道医疗操作时的预防用药(青霉素的替代用药)
原研/品牌	Arbor Pharmaceuticals LLC/E.E.S.400

25.2 国内外上市信息

本品由雅培开发,商品名为E.E.S.和Ery等,上市国家和地区包括美国、加拿大和欧洲。未查询到国外有胶囊上市。批准情况见表25-2:

表25-2 琥乙红霉素片/胶囊国内外上市信息

批准国家	类别	内容
中国	国内上市的原研药品	进口原研药品:无
		原研地产化药品:无
	国内上市国际公认的同种药物	国际公认同种药物进口:无
		国际公认地产化药品:无
	其他进口	无
	国产批文	原料药9个批文,片剂288个批文,胶囊3个批文
美国(FDA批准)	原研批准信息	Arbor Pharms LLC的400mg片剂于1982年8月上市,商品名为E.E.S.400
	仿制药信息	Barr Laboratories Inc和Mylan Pharmaceuticals曾上市过400mg片剂,现均已停止上市,无胶囊剂上市
	RLD信息	Arbor Pharms LLC的400mg片剂(商品名:ERYTHROMYCIN ETHYL-SUCCINATE/E.E.S.400)为参比制剂
EMA	原研信息	无
	仿制药信息	无
日本	参比制剂信息	无
	仿制药信息	日本仅上市琥乙红霉素颗粒剂,无片剂上市
其他	上市信息	Concordia International的琥乙红霉素片500mg上市

25.3　理化性质

琥乙红霉素原料基本性质见表25-3:

表25-3　琥乙红霉素原料理化性质

pKa(25℃)	/
在各溶出介质中的溶解度(37℃)	/
稳定性	/
BCS分类	世界卫生组织公布(2005年):/
	NICHD和FDA研究归纳(2011年):/
	tsrlinc网站:Ⅱ(红霉素A)
	BDDCS分类:/

25.4　质量标准

琥乙红霉素已收载入各国药典,具体见表25-4:

表25-4　琥乙红霉素各国药典收载信息

产品名称	收载药典
琥乙红霉素	ChP2015、USP36、JP16、EP8.0
琥乙红霉素片	ChP2015、USP36
琥乙红霉素胶囊	ChP2015

25.5　溶出度标准

溶出度标准比较见表25-5:

表25-5　琥乙红霉素片/胶囊各国溶出度测定方法比较

序号	不同国家	要求
1	中国	ChP2015片:桨法,0.1mol/L盐酸溶液900ml,50rpm,30min,限度为80% ChP2015胶囊:桨法,0.1mol/L盐酸溶液900ml,50rpm,30min,限度为80%
2	日本	/
3	美国	/

25.6　一致性评价策略

片剂,鉴于:

（1）原研药品未在国内上市。

（2）国际公认的同种药物未在国内上市。

（3）FDA 推荐 Arbor Pharms LLC 400mg 规格片剂为参比制剂。

因此，建议以 Arbor Pharms LLC 在美国上市的琥乙红霉素片 400mg 作为参比制剂，等比例减少至 0.25g 和 0.125g。

胶囊：本品为改剂型，且不显著改变药代动力学行为的制剂。根据总局办公厅发布的《仿制药质量和疗效一致性评价工作中改剂型药品（普通口服固体制剂）评价一般考虑》，建议以原研剂型药品（Arbor Pharms LLC 在美国上市的 400mg 琥乙红霉素片）为参比制剂，进行以下研究：①从药物的理化性质、生物学性质、临床需要、患者的依从性、药物经济学、与原研剂型参比制剂的优劣比较等方面分析论证改剂型药品的科学性、合理性和必要性；②体外药学评价；③生物等效性试验。

26. 枸橼酸喷托维林片

品种基本信息

本品为镇咳类非处方药药品,具有中枢及外周性镇咳作用,其镇咳作用强度约为可待因的1/3,除对延髓的呼吸中枢有直接的抑制作用外,还有轻度的阿托品样作用,可使痉挛的支气管平滑肌松弛,减低气道阻力。

基本信息见表26-1:

表26-1 枸橼酸喷托维林片基本信息汇总

通用名	枸橼酸喷托维林片
英文名	Pentoxyverine Citrate Tablets
剂型规格	片剂,规格:25mg
主成分化学名	1-苯基环戊烷羧酸-2-(2-二乙氨基乙氧基)乙酯枸橼酸盐
结构式	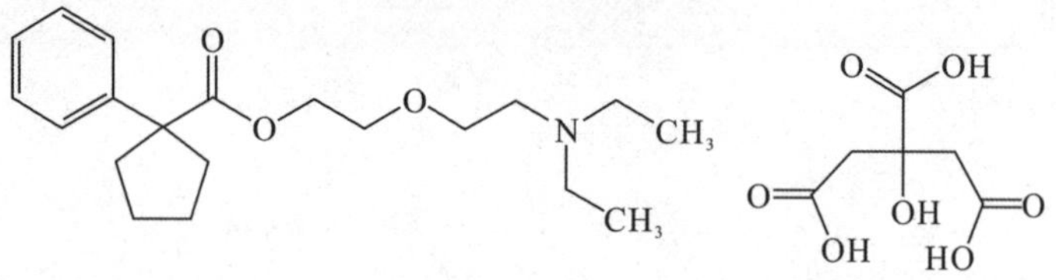
分子式 分子量	C$_{20}$H$_{31}$NO$_3$ 525.60
CAS号	23142-01-0
适应证	用于各种原因引起的干咳
原研/品牌	コーアイセイ/GAI-LESS

国内外上市信息

本品仅在日本有上市,批准情况见表26-2:

表 26-2　枸橼酸喷托维林片国内外上市信息

批准国家	类别	内容
中国	国内上市的原研药品	进口原研药品:无
		原研地产化药品:无
	国内上市国际公认的同种药物	国际公认同种药物进口:无
		国际公认地产化药品:无
	其他进口	无
	国产批文	原料药3个批文,片剂199个批文
美国（FDA批准）	原研批准信息	无
	仿制药信息	无
	RLD信息	无
EMA	原研信息	无
	仿制药信息	无
日本	参比制剂信息	2009年6月,株式会社イセイ的10mg片(商品名:GAI-LESS)为参比制剂
	仿制药信息	鹤原制药于1972年2月获批上市了15mg片剂
其他	上市信息	无

26.3　理化性质

枸橼酸喷托维林片的原料为枸橼酸喷托维林,基本性质见表26-3:

表 26-3　枸橼酸喷托维林原料理化性质

pKa(25℃)	/
在各溶出介质中的溶解度(37℃)	pH1.2:765mg/ml
	pH4.0:743mg/ml
	pH6.8:747mg/ml
	水:751mg/ml
稳定性	水:未测定
	各pH溶出介质中:未测定
	光:未测定
BCS分类	世界卫生组织公布(2005年):/
	NICHD和FDA研究归纳(2011年):/
	tsrlinc网站:/
	BDDCS分类：/

26.4　质量标准

枸橼酸喷托维林已收载入各国药典,具体见表26-4:

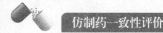

表26-4　枸橼酸喷托维林各国药典收载信息

产品名称	收载药典
枸橼酸喷托维林	ChP2015、BP2013、JP16
枸橼酸喷托维林片	ChP2015

26.5　溶出度标准

溶出度标准比较见表26-5：

表26-5　枸橼酸喷托维林片各国溶出度测定方法比较

序号	不同国家	要求		
1	中国	/		
2	日本	PMDA收载了4条溶出曲线，且CDE已翻译并公布，溶出度标准测定方法：桨法，水900ml，50rpm		
		规格	时间	溶出限度
		10mg	120min	80%
		15mg	45min	80%
		30mg	90min	85%
3	美国	/		

26.6　一致性评价策略

鉴于：

(1)原研药品未在国内上市。

(2)国际公认的同种药物未在国内上市。

(3)日本橙皮书推荐コーアイセイ上市的GAI-LESS 10mg为参比制剂。

建议以コーアイセイ在日本上市的GAI-LESS（规格：10mg)作为参比制剂，进行一致性评价研究。

27. 醋酸泼尼松片

27.1 品种基本信息

醋酸泼尼松为肾上腺皮质激素类药,具有抗炎、抗过敏、抗风湿、免疫抑制作用,作用机制为:①抗炎作用。本产品可减轻和防止组织对炎症的反应,从而减轻炎症的表现。激素抑制炎症细胞,包括巨噬细胞和白细胞在炎症部位的集聚,并抑制吞噬作用、溶酶体酶的释放以及炎症化学中介物的合成和释放。②免疫抑制作用。包括防止或抑制细胞介导的免疫反应,延迟性的过敏反应,减少T淋巴细胞、单核细胞、嗜酸性细胞的数目,降低免疫球蛋白与细胞表面受体的结合能力,并抑制白介素的合成与释放,从而降低T淋巴细胞向淋巴母细胞转化,减轻原发免疫反应的扩展;可减少免疫复合物通过基底膜,并能减少补体成分及免疫球蛋白的浓度。

基本信息见表27-1:

表27-1 醋酸泼尼松片基本信息汇总

通用名	醋酸泼尼松片
英文名	Prednisone Acetate Tablets
剂型规格	片剂,规格:5mg
主成分化学名	17α,21-二羟基孕甾-1,4-二烯-3,11,20-三酮-21-醋酸酯
结构式	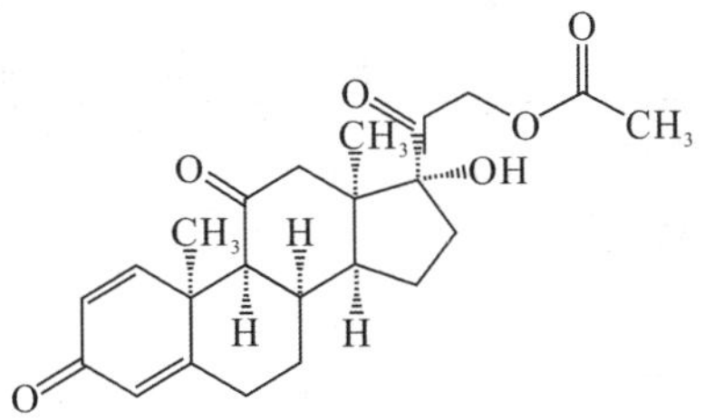
分子式 分子量	$C_{23}H_{28}O_6$ 400.47
CAS号	125-10-0
适应证	主要用于过敏性与自身免疫性炎症性疾病。适用于结缔组织病,如系统性红斑狼疮、重症多肌炎、皮肌炎,以及严重的支气管哮喘、急性白血病、恶性淋巴瘤等
原研/品牌	Pharmacia and Upjohn Co/DELTASONE(泼尼松片)

27.2　国内外上市信息

批准情况见表27-2：

表27-2　醋酸泼尼松片国内外上市信息

批准国家	类别	内容
中国	国内上市的原研药品	进口原研药品：无
		原研地产化药品：无
	国内上市国际公认的同种药物	国际公认同种药物进口：无
		国际公认地产化药品：无
	其他进口	无
	国产批文	原料药8个批文，片剂193个批文
美国（FDA批准）	原研批准信息	无醋酸泼尼松片，只有泼尼松片 1955年最先在美国上市泼尼松片，由Pharmacia and Upjohn Co开发，商品名为DELTASONE，上市规格为2.5mg、5mg、10mg、20mg和50mg，均已停止上市
	仿制药信息	有多家泼尼松片仿制药企业，如Delcor Asset、Hikma Pharmaceuticals、Jubilant Cadista Pharmaceuticals、Mutual Pharmaceutical等
	RLD信息	目前FDA指定的泼尼松片参比制剂为Roxane生产，规格有1mg、2.5mg、5mg、10mg、20mg和50mg，商品名为PREDNISONE
日本	参比制剂信息	无
	仿制药信息	无
EMA	原研信息	无
	仿制药信息	无
其他	上市信息	包括墨西哥、巴西、阿根廷、哥伦比亚、委内瑞拉、秘鲁、智利、厄瓜多尔、多米尼克共和国、危地马拉、哥斯达黎加、乌拉圭、玻利维亚、巴拿马、尼加拉瓜、萨尔瓦多和洪都拉斯

27.3　理化性质

醋酸泼尼松原料基本性质见表27-3：

表27-3　醋酸泼尼松原料理化性质

pKa(25℃)	/
在各溶出介质中的溶解度(37℃)	/
稳定性	/
BCS分类	世界卫生组织公布(2005年)：/
	NICHD和FDA研究归纳(2011年)：Ⅰ（泼尼松）
	tsrlinc网站:/
	BDDCS分类：Ⅱ（泼尼松）

27.4 质量标准

醋酸泼尼松仅收载入《中国药典》,泼尼松已收载入各国药典,具体见表27-4:

表27-4 泼尼松各国药典收载信息

产品名称	收载药典
泼尼松	ChP2015、BP2013、USP36、IP2010
泼尼松片	ChP2015、USP36、IP2010

27.5 溶出度标准

溶出度标准比较见表27-5:

表27-5 醋酸泼尼松片各国溶出度测定方法比较

序号	不同国家	要求
1	中国	ChP2015:桨法,25%十二烷基硫酸钠溶液600ml,100rpm,45min,限度为70%
2	日本	/
3	美国	/

27.6 一致性评价策略

本品为改盐基(对游离形式的药品成盐),但不改变其药理作用的制剂。根据总局办公厅发布的《仿制药质量和疗效一致性评价工作中改盐基药品(普通口服固体制剂)评价一般考虑》,建议以被改盐基药品(Roxane生产的5mg泼尼松片)为参比制剂,进行以下研究:①从药品的理化性质、生物学特性、临床需要等方面分析论证改盐基药品的科学性、合理性和必要性。②体外药学评价。③非临床研究。原则上不需再开展非临床药效学和毒理学研究,应重点关注:成盐药品的毒性是否与成盐时结合的阴、阳离子有密切关系;成盐的制备过程中是否可能产生新的潜在的毒性杂质;体内是否可能产生毒性代谢物,必要时按照化学药品新注册分类2.1类要求进行毒理学研究。④体内评价。以等效为立题依据的,需开展与被改盐基药品参比制剂的生物等效性研究;以优效为立题依据的,建议以被改盐基药品作为参比制剂,进行药代动力学研究、药代动力学/药效动力学研究和(或)相应的临床试验。

28. 盐酸乙胺丁醇片/75.盐酸乙胺丁醇胶囊

28.1 品种基本信息

盐酸乙胺丁醇为合成抑菌抗结核药,其作用机理尚未完全阐明。本品可渗入分枝杆菌体内干扰RNA的合成,从而抑制细菌的繁殖,且只对生长繁殖期的分枝杆菌有效。迄今未发现本品与其他抗结核药物有交叉耐药性。

基本信息见表28-1:

表28-1 盐酸乙胺丁醇片/胶囊基本信息汇总

通用名	盐酸乙胺丁醇片	盐酸乙胺丁醇胶囊
英文名	Ethambutol Hydrochloride Tablets	Ethambutol Hydrochloride Capsules
剂型规格	片剂,规格:0.25g、0.4g、0.5g 待评价规格:0.25g	胶囊,规格:0.25g
主成分化学名	(+)2,2'-(1,2乙二基二亚氨基)-双-1-丁二醇二盐酸盐	
结构式	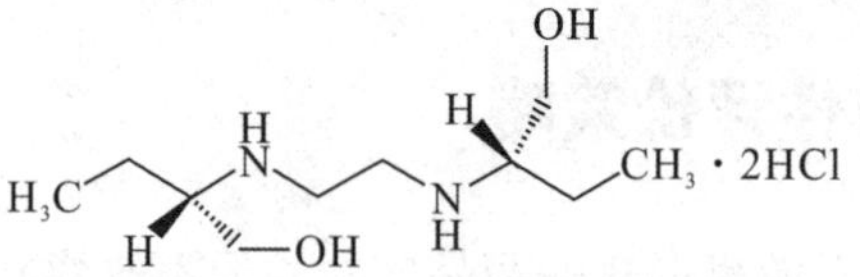	
分子式 分子量	$C_{10}H_{24}N_2O_6 \cdot 2HCl$ 277.23	
CAS号	1070-11-7	
适应证	适用于与其他抗结核药联合治疗结核杆菌所致的肺结核;亦可用于结核性脑膜炎及非典型分枝杆菌感染的治疗	
原研/品牌	Pfizer(Sti Pharma LLC)/MYAMBUTOL	

28.2 国内外上市信息

片剂最早于1968年由Sti Pharma LLC在美国上市,商品名为MYAMBUTOL,胶囊剂原研信息不详,批准情况见表28-2:

表28-2 盐酸乙胺丁醇片/胶囊国内外上市信息

批准国家	类别	内容
中国	国内上市的原研药品	进口原研药品：无
		原研地产化药品：无
	国内上市国际公认的同种药物	国际公认同种药物进口：无
		国际公认地产化药品：无
	其他进口	无
	国产批文	原料药6个批文，片剂188个批文，胶囊50个批文
美国（FDA批准）	原研批准信息	片剂最早于1968年在美国上市，申请人为Sti Pharma LLC，商品名为MYAMBUTOL，规格：100mg、200mg、300mg、400mg和500mg，目前仅有100mg和400mg规格在销售。未上市胶囊
	仿制药信息	Barr Laboratories、Lupin Ltd、Versapharm Inc共3家仿制药企业，规格有100mg和400mg
	RLD信息	Sti Pharma LLC的400mg规格MYAMBUTOL片为FDA推荐参比制剂
EMA	原研信息	无
	仿制药信息	无
日本	参比制剂信息	日本科研制药（Pfizer授权）分别于1966年10月和12月上市125mg和250mg，商品名为EBUTOL，均为推荐参比制剂，分别标为*a和*b
	仿制药信息	2004年3月，Sandoz株式会社上市125mg和250mg，商品名为ESANBUTOL，未上市胶囊
其他	上市信息	1967年，盐酸乙胺丁醇片由Kaken在意大利上市，商品名为MYAMBUTOL。MYAMBUTOL片在法国和德国有上市

28.3 理化性质

盐酸乙胺丁醇原料基本性质见表28-3：

表28-3 盐酸乙胺丁醇原料理化性质

pKa（25℃）	pKa$_1$=6.1（针对亚胺基，采用滴定法测定） pKa$_2$=9.2（针对亚胺基，采用滴定法测定）
在各溶出介质中的溶解度（37℃）	pH1.2：1g/ml以上 pH4.0：1g/ml以上 pH6.8：1g/ml以上 水：1g/ml以上
稳定性	水：37℃/6h稳定 各pH溶出介质中：在pH1.2、pH4.0和pH6.8溶出介质中，37℃/6h稳定 光：未测定

BCS分类	世界卫生组织公布(2005年)：Ⅲ
	NICHD和FDA研究归纳(2011年)：/
	tsrlinc网站：Ⅲ(乙胺丁醇)
	BDDCS分类：Ⅲ(乙胺丁醇)

28.4 质量标准

盐酸乙胺丁醇已收载入各国药典，具体见表28-4：

表28-4 盐酸乙胺丁醇各国药典收载信息

产品名称	收载药典
盐酸乙胺丁醇	ChP2015、USP36、BP2013、EP8.0、JP16、IP2010
盐酸乙胺丁醇片	ChP2015、USP36、IP2010
盐酸乙胺丁醇胶囊	ChP2015

28.5 溶出度标准

溶出度标准比较见表28-5：

表28-5 盐酸乙胺丁醇片/胶囊各国溶出度测定方法比较

序号	不同国家	要求			
1	中国	ChP2015胶囊：无溶出度检查项 ChP2015片剂：篮法，水900ml，100rpm，45min，限度为80%			
2	日本	PMDA收载了片剂的4条溶出曲线，且CDE已翻译并公布，溶出度标准测定方法：桨法，水900ml，50rpm			
			规格	取样时间点	溶出限度
		A型	125mg	45min	85%
			250mg	60min	
		B型	125mg	60min	70%
			250mg	120min	75%
3	美国	USP36胶囊：/ USP36片剂：篮法，水900ml，100rpm，45min，限度75% FDA推荐： 片：同USP 胶囊：/			

28.6 一致性评价策略

片剂,鉴于:

(1)原研药品未在国内上市。

(2)国际公认的同种药物未在国内上市。

(3)美国、意大利、法国和德国上市的原研品MYAMBUTOL无0.25g规格上市,日本科研制药有250mg和125mg上市,且为推荐参比制剂。

因此,建议以科研制药在日本上市的0.25g盐酸乙胺丁醇片(商品名:EBUTOL)作为参比制剂,进行一致性评价研究。

胶囊:本品为改剂型,且不显著改变药代动力学行为的制剂。根据总局办公厅发布的《仿制药质量和疗效一致性评价工作中改剂型药品(普通口服固体制剂)评价一般考虑》,建议以原研剂型药品(科研制药在日本上市的0.25g盐酸乙胺丁醇片)为参比制剂,进行以下研究:①从药物的理化性质、生物学性质、临床需要、患者的依从性、药物经济学、与原研剂型参比制剂的优劣比较等方面分析论证改剂型药品的科学性、合理性和必要性;②体外药学评价;③生物等效性试验。

29. 尼群地平片

29.1 品种基本信息

本品为二氢吡啶类钙通道阻滞剂,可抑制血管平滑肌和心肌的跨膜钙离子内流,但以血管作用为主,故其血管选择性较强,同时可引起冠状动脉、肾小动脉等全身血管的扩张,产生降压作用。

基本信息见表29-1:

表29-1　尼群地平片基本信息汇总

通用名	尼群地平片
英文名	Nitrendipine Tablets
剂型规格	片剂,待评价规格:10mg
主成分化学名	2,6-二甲基-4-(3-硝基苯基)-1,4-二氢-3,5-吡啶二甲酸甲乙酯
结构式	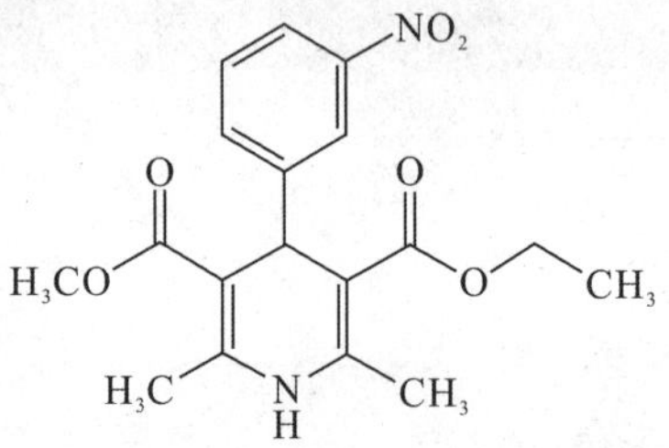
分子式 分子量	$C_{18}H_{20}N_2O_6$ 360.37
CAS号	39562-70-4
适应证	高血压
原研/品牌	Bayer/BAYPRESS

29.2 国内外上市信息

本品由Bayer上市,商品名为BAYPRESS,目前在法国和意大利上市销售,批准情况见表29-2:

表29-2　尼群地平片国内外上市信息

批准国家	类别	内容
中国	国内上市的原研药品	进口原研药品:无
		原研地产化药品:无
	国内上市国际公认的同种药物	国际公认同种药物进口:无
		国际公认地产化药品:无
	其他进口	无
	国产批文	原料药16个批文,片剂179个批文
美国（FDA批准）	原研批准信息	未在美国上市
	仿制药信息	无
	RLD信息	无
EMA	原研信息	无
	仿制药信息	无
日本	参比制剂信息	1990年4月,田边三菱制药上市5mg和10mg,商品名为BAYLOTENSIN,为推荐参比制剂
	仿制药信息	武田制药、日医工、Teva、三和化学、日新制药等多家企业上市仿制药
英国	上市信息	无
法国	上市信息	1987年11月,拜耳在法国上市10mg和20mg片剂,商品名为BAYPRESS
意大利	上市信息	拜耳于1988年10月在意大利上市20mg片剂,商品名为BAYPRESS
其他	上市信息	无

29.3 理化性质

尼群地平原料基本性质见表29-3:

表29-3　尼群地平原料理化性质

pKa(25℃)	不带有解离基团			
在各溶出介质中的溶解度(37℃)	介质	吐温-80含量		
		0%	0.06%	0.15%
	pH1.2	1.3μg/ml	6.0μg/ml	19.5μg/ml
	pH4.0	1.2μg/ml	7.6μg/ml	20.1μg/ml
	pH6.8	1.1μg/ml	7.1μg/ml	20.1μg/ml
	水	1.1μg/ml	8.0μg/ml	20.2μg/ml

稳定性	水:37℃/4h稳定 各pH溶出介质中:在pH1.2、pH4.0和pH6.8溶出介质中,37℃/4h稳定 光:未测定
BCS分类	世界卫生组织公布(2005年):/
	NICHD和FDA研究归纳(2011年):/
	tsrlinc网站:/
	BDDCS分类:Ⅱ

29.4　质量标准

尼群地平已收载入各国药典,具体见表29-4:

表29-4　尼群地平各国药典收载信息

产品名称	收载药典
尼群地平	ChP2015、BP2013、EP8.0、JP16
尼群地平片	ChP2015、JP16

29.5　溶出度标准

溶出度标准比较见表29-5:

表29-5　尼群地平片各国溶出度测定方法比较

序号	不同国家	要求
1	中国	ChP2015:桨法,0.1mol/L醋酸溶液-乙醇(70:30)900ml,100rpm,60min,限度为75%
2	日本	PMDA收载了4条溶出曲线,且CDE已翻译并公布,溶出度标准测定方法:桨法,0.06%吐温-80溶液(5mg规格)或0.15%吐温-80溶液(10mg规格)900ml,100rpm,45min,限度为70%
3	美国	/

29.6　一致性评价策略

鉴于:

(1)原研药品未在国内上市。

（2）国际公认的同种药物未在国内上市。

（3）原研拜耳在意大利仅上市了20mg规格，在法国上市了10mg和20mg规格。

（4）田边三菱制药上市的5mg和10mg为推荐参比制剂。

因此，建议首选以拜耳在法国上市的10mg尼群地平片（商品名：BAYPRESS）作为参比制剂，次选田边三菱在日本上市的10mg尼群地平片（商品名：BAYLOTENSIN）作为参比制剂，进行一致性评价研究。

31. 磺胺嘧啶片

31.1 品种基本信息

本品属于中效磺胺类药,在结构上类似对氨基苯甲酸(PABA),可与PABA竞争性作用于细菌体内的二氢叶酸合成酶,从而阻止PABA作为原料合成细菌所需的叶酸,减少了具有代谢活性的四氢叶酸的量,而后者则是细菌合成嘌呤、胸腺嘧啶核苷和脱氧核糖核酸(DNA)的必需物质,因此抑制了细菌的生长繁殖。本品对非产酶金葡菌、化脓性链球菌、肺炎链球菌、大肠埃希菌、克雷伯菌属、沙门菌属、志贺菌属等肠杆菌科细菌、淋球菌、脑膜炎球菌、流感嗜血杆菌具有抗菌作用,此外在体外对沙眼衣原体、星形奴卡菌、疟原虫和弓形虫也有抗微生物活性。

基本信息见表31-1:

表31-1 磺胺嘧啶片基本信息汇总

通用名	磺胺嘧啶片
英文名	Sulfadiazine Tablets
剂型规格	片剂,规格:0.1g、0.2g、0.5g 待评价规格:0.2g、0.5g
主成分化学名	N-2-嘧啶基-4-氨基苯磺酰胺
结构式	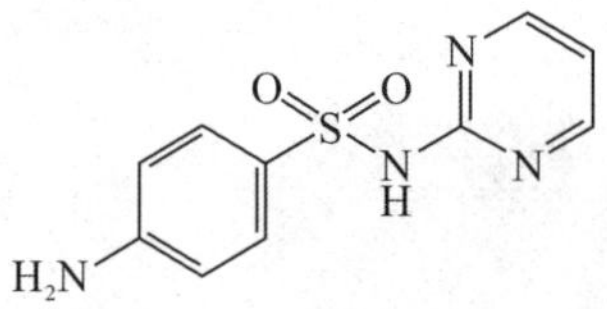
分子式 分子量	$C_{10}H_{10}N_4O_2S$ 250.28
CAS号	68-35-9
适应证	①敏感脑膜炎球菌所致的流行性脑脊髓膜炎的治疗和预防 ②与甲氧苄啶合用可治疗对其敏感的流感嗜血杆菌、肺炎链球菌和其他链球菌所致的中耳炎及皮肤软组织等感染 ③星形奴卡菌病 ④对氯喹耐药的恶性疟疾治疗的辅助用药 ⑤治疗由沙眼衣原体所致的宫颈炎和尿道炎的次选药物 ⑥治疗由沙眼衣原体所致的新生儿包涵体结膜炎的次选药物
原研/品牌	Lederle/-

31.2 国内外上市信息

本品由 Lederle 与 Lilly 在美国上市,目前已退市,批准情况见表31-2:

表31-2 磺胺嘧啶片国内外上市信息

批准国家	类别	内容
中国	国内上市的原研药品	进口原研药品:无
		原研地产化药品:无
	国内上市国际公认的同种药物	国际公认同种药物进口:无
		国际公认地产化药品:无
	其他进口	无
	国产批文	原料药9个批文,片剂171个批文
美国(FDA批准)	原研批准信息	1941年8月,Lederle 与 Lilly 的 500mg 片剂在美国上市,目前均已退市
	仿制药信息	1994年7月,Sandoz 上市 500mg 片剂(商品名:SULFADIAZINE),被列为 RLD
		Lannett Co Inc、Impax Laboratories Inc、Everylife 曾上市过 500mg 规格片剂,现均已下市
	RLD信息	Sandoz 的 500mg 片剂为推荐参比制剂
EMA	原研信息	无
	仿制药信息	无
日本	参比制剂信息	无
	仿制药信息	无
其他	上市信息	无

31.3 理化性质

磺胺嘧啶原料基本性质见表31-3:

表31-3 磺胺嘧啶原料理化性质

pKa(25℃)	/
在各溶出介质中的溶解度(37℃)	/
稳定性	/
BCS分类	世界卫生组织公布(2005年):Ⅳ/Ⅲ
	NICHD 和 FDA 研究归纳(2011年):/
	tsrlinc 网站:Ⅳ
	BDDCS分类:Ⅳ

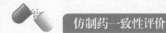

31.4　质量标准

磺胺嘧啶已收载入各国药典,具体见表31-4:

表31-4　磺胺嘧啶各国药典收载信息

产品名称	收载药典
磺胺嘧啶	ChP2015、USP36、BP2013、EP8.0
磺胺嘧啶片	ChP2015、USP36

31.5　溶出度标准

溶出度标准比较见表31-5:

表31-5　磺胺嘧啶片各国溶出曲线比较

序号	不同国家	要求
1	中国	ChP2015:桨法,盐酸溶液(9→1000)1000ml,75rpm,60min,限度为70%
2	日本	/
3	美国	USP36:桨法,0.1mol/L盐酸溶液900ml,75rpm,90min,限度为70% FDA推荐:同USP

31.6　一致性评价策略

鉴于:

(1)原研药品未在国内上市。

(2)国际公认的同种药物未在国内上市。

(3)原研片剂已在美国停止上市,目前仅有Sandoz的500mg片(商品名:SULFADIA-ZINE)上市,且为FDA推荐参比制剂。

因此,建议以Sandoz在美国上市的500mg规格片剂作为参比制剂进行一致性评价。根据《以药动学参数为终点评价指标的化学药物仿制药人体生物等效性研究技术指导原则》,若同时满足以下条件,即试验规格制剂符合生物等效性要求、各规格制剂在不同pH介质中体外溶出曲线相似、各规格制剂的处方比例相似,则可以申请0.2g规格BE豁免,仅进行体外质量一致性评价。

32. 地西泮片

32.1 **品种基本信息**

地西泮为长效苯二氮䓬类药。苯二氮䓬类为中枢神经系统抑制药,可引起中枢神经系统不同部位的抑制,随着用量的加大,临床表现可自轻度的镇静到催眠甚至昏迷。本类药的作用部位与机制尚未完全阐明,认为可以加强或易化γ-氨基丁酸(GABA)的抑制性神经递质的作用,GABA在苯二氮䓬受体相互作用下,主要在中枢神经各个部位,起突触前和突触后的抑制作用。

基本信息见表32-1:

表32-1　地西泮片基本信息汇总

通用名	地西泮片
英文名	Diazepam Tablets
剂型规格	片剂,待评价规格:2.5mg、5mg
主成分化学名	1-甲基-5-苯基-7-氯-1,3-二氢-2H-1,4-苯并二氮杂-2-酮
结构式	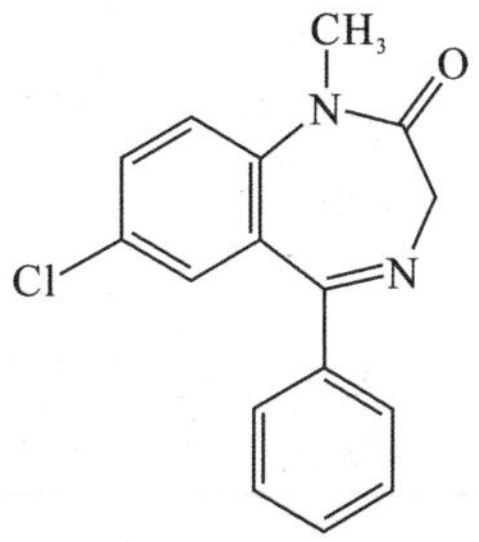
分子式 分子量	$C_{16}H_{13}ClN_2O$ 284.64
CAS号	439-14-5
适应证	①主要用于焦虑、镇静催眠,还可用于抗癫痫和抗惊厥 ②缓解炎症引起的反射性肌肉痉挛等 ③用于治疗惊恐症 ④肌紧张性头痛 ⑤可治疗家族性、老年性和特发性震颤 ⑥可用于麻醉前给药
原研/品牌	Roche/VALIUM

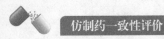

32.2　国内外上市信息

本品由Roche开发上市,商品名为VALIUM,目前在美国和法国有上市,批准情况见表32-2:

表32-2　地西泮片国内外上市信息

批准国家	类别	内容
中国	国内上市的原研药品	进口原研药品:无
		原研地产化药品:无
	国内上市国际公认的同种药物	国际公认同种药物进口:无
		国际公认地产化药品:无
	其他进口	无
	国产批文	原料5个批文,片剂164个批文
美国(FDA批准)	原研批准信息	1963年11月,Hoffmann La Roche Inc被FDA批准上市2mg、5mg和10mg地西泮片,商品名为VALIUM
	仿制药信息	Barr Laboratories、Mayne Pharma、Teva等多家企业均有地西泮片上市
	RLD信息	FDA的参比制剂:Hoffmann La Roche的10mg片剂(商品名:VALIUM)
EMA	原研信息	无
	仿制药信息	无
日本	参比制剂信息	推荐参比制剂为丸石制药的2mg和5mg片(商品名:HORIZON)(*a)及武田制药的2mg、5mg和10mg片(商品名:CERCINE)(*b)
	仿制药信息	鹤原制药、东和药品、大鹏药品工业、共和药品工业均有仿制药上市
法国	上市信息	1986年10月,罗氏在法国上市2mg、5mg和10mg片,商品名为VALIUM,此外还有Teva、Arrow Generiques的仿制药上市
英国	上市信息	Wockhardt UK Ltd、Actavis UK Ltd两家企业上市2mg、5mg和10mg片
其他	上市信息	2011年12月,丹麦Actavis上市2mg、5mg和10mg片剂

32.3　理化性质

地西泮原料基本性质见表32-3:

表32-3　地西泮原料理化性质

pKa(25℃)	pKa=3.4
在各溶出介质中的溶解度(37℃)	pH1.2:6.6mg/ml
	pH4.0:0.066mg/ml
	pH6.8:0.046mg/ml
	水:0.054mg/ml

续表

稳定性	水:未测定 各pH溶出介质中:未测定 光:未测定
BCS分类	世界卫生组织公布(2005年):Ⅰ
	NICHD和FDA研究归纳(2011年):Ⅰ
	tsrlinc网站:Ⅱ
	BDDCS分类:Ⅰ

32.4 质量标准

地西泮已收载入各国药典,具体见表32-4:

表32-4 地西泮各国药典收载信息

产品名称	收载药典
地西泮	ChP2015、USP36、BP2013、P16、EP8.0、IP2010
地西泮片	ChP2015、USP36、BP2013、P16、IP2010

32.5 溶出度标准

溶出度标准比较见表32-5:

表32-5 地西泮片各国溶出度测定方法比较

序号	不同国家	要求
1	中国	ChP2015:桨法,水500ml,75rpm,60min,限度为75%
2	日本	PMDA收载了4条溶出曲线,且CDE已翻译并公布,溶出度标准测定方法: A型:桨法,水900ml,100rpm 规格 / 取样时间点 / 溶出限度 2mg / 90min / 75% 5mg / 90min / 75% 10mg / 120min / 70% B型:桨法,水900ml,75rpm,60min,限度为75%
3	美国	USP36:篮法,0.1mol/L盐酸溶液900ml,100rpm,30min,限度为85% FDA推荐:同USP

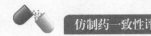

32.6　一致性评价策略

鉴于：

(1)原研药品未在国内上市。

(2)国际公认的同种药物未在国内上市。

(3)原研于1963年11月被FDA批准上市2mg、5mg和10mg地西泮片,商品名为VALI-UM,其中10mg推荐为参比制剂。

因此,建议以罗氏在美国上市的地西泮片(规格:5mg)作为参比制剂,进行一致性评价研究。根据《以药动学参数为终点评价指标的化学药物仿制药人体生物等效性研究技术指导原则》,若同时满足以下条件,即试验规格制剂符合生物等效性要求、各规格制剂在不同pH介质中体外溶出曲线相似、各规格制剂的处方比例相似,则可以申请2.5mg规格豁免BE试验。

34. 盐酸氯丙嗪片

34.1 品种基本信息

盐酸氯丙嗪系吩噻嗪类的代表药,为中枢多巴胺受体的阻断剂,具有多种药理活性。对中枢神经系统,小剂量有安定作用,大剂量连续使用有抗精神病作用。本品抑制下丘脑体温调节中枢,使体温随环境温度升降,配合其他药物,使体温降至正常体温之下,代谢降低,称人工冬眠。主要用于抗精神病,加强催眠剂、麻醉剂、镇痛剂及抗惊厥剂的作用;又可用于对呕吐和顽固性呃逆的镇吐及引起人工冬眠等。

基本信息见表34-1:

表34-1 盐酸氯丙嗪基本信息汇总

通用名	盐酸氯丙嗪片
英文名	Chlorpromazine Hydrochloride Tablets
剂型规格	片剂,待评价规格:12.5mg、25mg、50mg
主成分化学名	N,N-二甲基-2-氯-10H-吩噻嗪-10-丙胺盐酸盐
结构式	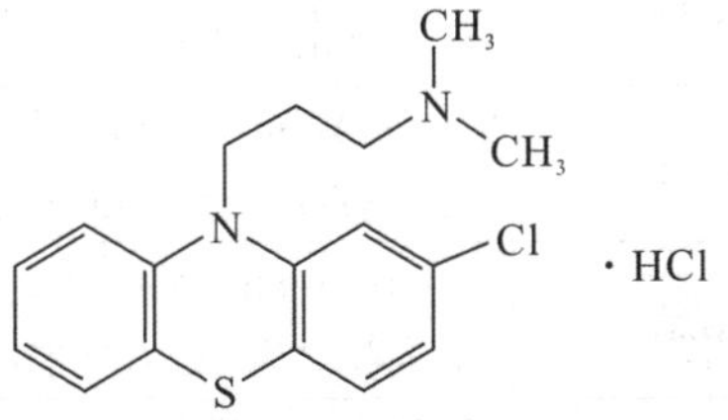
分子式 分子量	$C_{17}H_{19}ClN_2S \cdot HCl$ 355.33
CAS号	69-09-0
适应证	①对兴奋躁动、幻觉妄想、思维障碍及行为紊乱等阳性症状有较好的疗效 ②用于精神分裂症、躁狂症或其他精神病性障碍 ③止呕,各种原因所致的呕吐或顽固性呃逆
原研/品牌	赛诺菲/LARGACTIL

34.2 国内外上市信息

氯丙嗪由法国罗纳普朗克实验室(现在的赛诺菲)于1947年开发,1951年首次应用于临床,1953年获得商品名LARGACTIL。盐酸氯丙嗪片目前仍在日本及欧美一些国家上市,批准

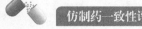

情况见表34-2:

表34-2　盐酸氯丙嗪国内外上市信息

批准国家	类别	内容
中国	国内上市的原研药品	进口原研药品:无
		原研地产化药品:无
	国内上市国际公认的同种药物	国际公认同种药物进口:无
		国际公认地产化药品:无
	其他进口	无
	国产批文	国内盐酸氯丙嗪片(包括普通片和糖衣片)共有138个文号,有三种规格:12.5mg、25mg和50mg。
美国(FDA批准)	原研批准信息	无
	仿制药信息	FDA目前只批准1家上市,厂家为Usl Pharma,规格:10mg、25mg、50mg、100mg和200mg
	RLD信息	FDA未指定参比制剂
日本	参比制剂信息	未推荐
	仿制药信息	有普通片和糖衣片。1955年4月盐野义制药上市了氯丙嗪片,规格:12.5mg、25mg、50mg和100mg,商品名:WINTERMIN。1977年10月上市氯丙嗪细粒剂
EMA	原研信息	无
	仿制药信息	无
英国	上市信息	英国有上市,厂家为Dr. Reddy's Laboratories(UK) Ltd,规格:25mg、50mg和100mg
法国	上市信息	Sanofi Aventis France于1988年12月上市100mg,1990年10月上市25mg,商品名为LARGACTIL
澳大利亚	上市信息	Sanofi-Aventis Australia Pty Ltd于1995年4月上市10mg和100mg片剂,商品名为LARGACTIL
其他	上市信息	原研制剂(赛诺菲的Largactil Tablets)仍在一些国家销售,如澳大利亚和新西兰

34.3　理化性质

盐酸氯丙嗪原料基本性质见表34-3:

表34-3　盐酸氯丙嗪原料理化性质

pKa(25℃)	pKa=9.3(针对哌啶环)
在各溶出介质中的溶解度(37℃)	pH1.2:1g/ml以上
	pH4.0:1g/ml以上
	pH6.8:1g/ml以上
	水:1g/ml以上

稳定性	水:37℃/6h稳定 各pH溶出介质中:在pH1.2、pH4.0和pH6.8溶出介质中,37℃/6h稳定 光:37℃/6h残留率不变
BCS分类	世界卫生组织公布(2005年):Ⅲ
	NICHD和FDA研究归纳(2011年):/
	tsrlinc网站:Ⅱ
	BDDCS分类:Ⅰ

34.4 质量标准

盐酸氯丙嗪已收载入各国药典,具体见表34-4:

表34-4 盐酸氯丙嗪各国药典收载信息

产品名称	收载药典
盐酸氯丙嗪原料	ChP2015、USP36、EP8.0、BP2013、JP2016、WHO、IP2010
盐酸氯丙嗪片	ChP2015、USP36、BP2013、JP2016、IP2010

34.5 溶出度标准

溶出度标准比较见表34-5:

表34-5 盐酸氯丙嗪片各国溶出度测定方法比较

序号	不同国家	要求
1	中国	ChP2015:篮法,水1000ml,100rpm,30min,限度为70%
2	美国	USP36:篮法,0.1mol/L盐酸溶液900ml,50rpm,30min,限度为80% FDA推荐:同USP
3	日本	无单方,仅收载有复方片(盐酸氯丙嗪-盐酸异丙嗪-苯巴比妥):桨法,50rpm,溶出介质中不添加表面活性剂

34.6 一致性评价策略

鉴于:

(1)原研药品未在国内上市。

(2)国际公认的同种药物未在国内上市。

(3)原研赛诺菲在美国、日本均未上市,且美国、日本橙皮书中均无推荐参比制剂,而赛

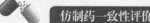
诺菲在澳大利亚有10mg和100mg片剂上市,在法国有25mg和100mg片剂上市,商品名均为LARGACTIL。

　　因此,建议以赛诺菲的产品作为参比制剂,进行参比制剂备案,申请一次性进口批文,不同厂家根据需评价产品规格情况进行分析确定。

35. 卡马西平片

35.1 品种基本信息

本品为抗惊厥药和抗癫痫药,其药理作用表现为抗惊厥、抗癫痫、抗神经性疼痛、抗躁狂-抑郁症、改善某些精神疾病的症状、抗中枢性尿崩症,产生这些作用的机制可能分别为:①使用-依赖性地阻滞各种可兴奋细胞膜的Na^+通道,故能明显抑制异常高频放电的发生和扩散;②抑制T型钙通道;③增强中枢的去甲肾上腺素能神经的活性;④促进抗利尿激素(ADH)的分泌或提高效应器对ADH的敏感性。

基本信息见表35-1:

表35-1 卡马西平片基本信息汇总

通用名	卡马西平片
英文名	Carbamazepine Tablets
剂型规格	片剂,待评价规格:0.1g、0.2g
主成分化学名	5H-二苯并(b,f)氮杂-5-甲酰胺
结构式	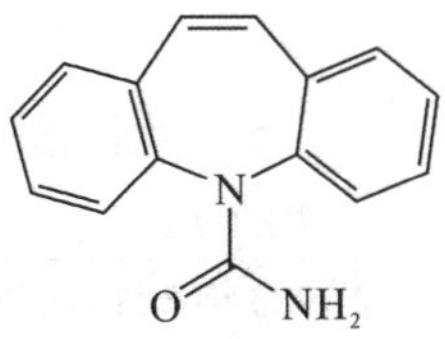
分子式 分子量	$C_{15}H_{12}N_2O$ 236.27
CAS号	298-46-4
适应证	①复杂部分性发作、全身强直-阵挛性发作以及上述两种混合性发作或其他部分性、全身性发作 ②三叉神经痛和舌咽神经痛发作,亦用作三叉神经痛缓解后的长期预防性用药 ③预防或治疗躁狂-抑郁症 ④中枢性部分性尿崩症,可单用,也可与氯磺丙脲或氯贝丁酯等合用 ⑤某些精神疾病包括精神分裂症性情感性疾病、顽固性精神分裂症及与边缘系统功能障碍有关的失控综合征 ⑥不宁腿综合征(Ekbom综合征),偏侧面肌痉挛 ⑦酒精癖的戒断综合征
原研/品牌	诺华/TEGRETOL

35.2 国内外上市信息

卡马西平由诺华开发,1963年首次在瑞士上市,商品名为TEGRETOL。批准信息见表35-2:

表35-2 卡马西平片国内外上市信息

批准国家	类别	内容
中国	国内上市的原研药品	进口原研药品:无
		原研地产化药品:无
	国内上市国际公认的同种药物	国际公认同种药物进口:无
		国际公认地产化药品:无
	其他进口	无
	国产批文	原料9个批文,片剂共有137个文号,规格为0.1g和0.2g
美国(FDA批准)	原研批准信息	诺华于1968年3月上市卡马西平片,规格为200mg
	仿制药信息	Teva、Apotex Inc Etobicoke Site、Taro Pharmaceutical、Torrent Pharmaceuticals共4家企业的仿制药上市,规格包括100mg、200mg、300mg和400mg
	RLD信息	诺华的200mg片剂为FDA推荐参比制剂
日本	参比制剂信息	诺华制药的100mg和200mg片剂(商品名:TEGRETOL)为推荐参比制剂
	仿制药信息	1991年10月,诺华制药上市100mg和200mg,商品名为TEGRETOL,此外协和医药和第一三共也上市了该品种
EMA	原研信息	无
	仿制药信息	无
英国	上市信息	1997年7月,诺华于英国上市100mg、200mg和400mg,商品名为TEGRETOL
法国	上市信息	1983年7月,诺华于法国上市400mg,1990年3月上市200mg,商品名为TEGRETOL
其他	上市信息	1963年首次在瑞士上市,商品名为TEGRETOL

35.3 理化性质

卡马西平原料基本性质见表35-3:

表35-3 卡马西平原料理化性质

pKa(25℃)	pKa≈7.0
在各溶出介质中的溶解度(37℃)	pH1.2:0.13mg/ml
	pH4.0:0.15mg/ml
	pH6.8:0.13mg/ml
	水:0.14mg/ml

稳定性	水:未测定
	各pH溶出介质中:未测定
	光:未测定
BCS分类	世界卫生组织公布(2005年):Ⅱ
	NICHD和FDA研究归纳(2011年):Ⅱ
	tsrlinc网站:Ⅱ
	BDDCS分类:Ⅱ

35.4 质量标准

卡马西平已收载入各国药典,具体见表35-4:

表35-4 卡马西平各国药典收载信息

产品名称	收载药典
卡马西平	ChP2015、USP36、EP8.0、BP2013、JP2016、IP2010
卡马西平片	ChP2015、USP36、BP2013、IP2010

35.5 溶出度标准

溶出度标准比较见表35-5:

表35-5 卡马西平片各国溶出度测定方法比较

序号	不同国家	要求
1	中国	ChP2015:桨法,稀盐酸24ml加水至1000ml,75rpm(0.1g规格)或150rpm(0.2g规格),60min,限度为70%
2	美国	USP36:篮法,1%十二烷基硫酸钠溶液900ml,75rpm,15min时溶出45%~75%,60min时不少于80% FDA推荐:同USP
3	日本	PMDA收载了4条溶出曲线,且CDE已翻译并公布,溶出度标准测定方法:桨法,水900ml,75rpm,限度:100mg规格经5min不得过55%,30min(100mg规格)或45min(200mg规格)为70%

35.6 一致性评价策略

鉴于:

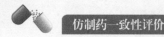

（1）原研药品未在国内上市。

（2）国际公认的同种药物未在国内上市。

（3）原研诺华在美国仅有200mg上市，且推荐为参比制剂；在日本有100mg和200mg上市，且均为RLD；在英国、法国、瑞士也有上市，商品名均为TEGRETOL。

因此，建议以诺华的200mg作为参比制剂，进行一致性评价研究。企业需根据实际情况确定参比制剂规格，一般以大规格进行药学及体内BE试验。根据《以药动学参数为终点评价指标的化学药物仿制药人体生物等效性研究技术指导原则》，若同时满足以下条件，即试验规格制剂符合生物等效性要求、各规格制剂在不同pH介质中体外溶出曲线相似、各规格制剂的处方比例相似，则其他规格可以申请BE豁免。若仅有0.1g规格，则以100mg片剂作为参比制剂，对0.1g规格自制品进行仿制药一致性评价。

36. 醋酸地塞米松片/184.地塞米松片

36.1 品种基本信息

地塞米松为肾上腺皮质激素类药,其抗炎、抗过敏、抗休克作用比泼尼松更显著,而对水钠潴留和促进排钾作用很轻,对垂体-肾上腺抑制作用较强。

基本信息见表36-1:

表36-1 醋酸地塞米松片/地塞米松片基本信息汇总

通用名	醋酸地塞米松片	地塞米松片
英文名	Dexamethasone Acetate Tablets	Dexamethasone Tablets
剂型规格	片剂,规格:0.75mg 待评价规格:0.75mg	片剂,规格:0.25mg、0.5mg、0.75mg、1.5mg、4mg和6mg 待评价规格:0.75mg
主成分化学名	16α-甲基-11β,17α,21-三羟基-9α-氟孕甾-1,4-二烯-3,20-二酮-21-醋酸酯	16α-甲基-11β,17α,21-三羟基-9α-氟孕甾-1,4-二烯-3,20-二酮
结构式	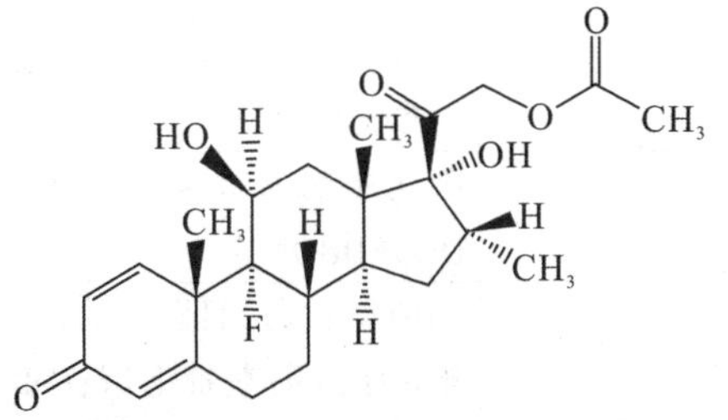	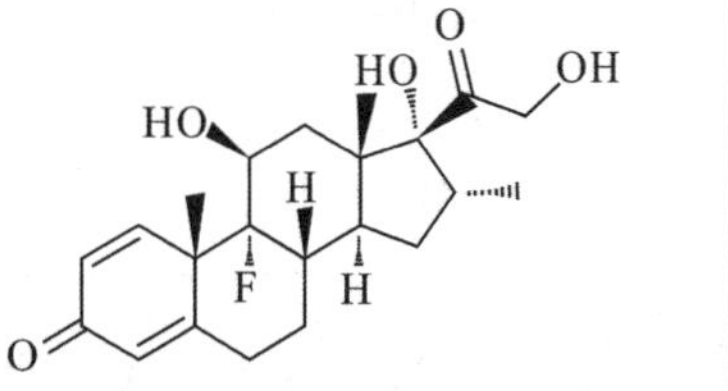
分子式 分子量	$C_{24}H_{31}FO_6$ 434.50	$C_{22}H_{29}FO_5$ 292.47
CAS号	1177-87-3	50-02-2
适应证	主要用于过敏性与自身免疫性炎症性疾病,如结缔组织病、严重的支气管哮喘、皮炎等过敏性疾病、溃疡性结肠炎、急性白血病、恶性淋巴瘤等;此外,本药还用于某些肾上腺皮质疾病的诊断——地塞米松抑制试验	
原研/品牌	Sanofi Aventis/DECTANCYL	默克/DECADRON

36.2 国内外上市信息

地塞米松于1958年10月由默克在美国申请并获得上市,商品名:DECADRON,规格:

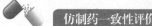

0.25mg、0.5mg、0.75mg、1.5mg、4mg和6mg，现默克因非产品安全性问题已停止上市。批准信息见表36-2：

表36-2　醋酸地塞米松片/地塞米松片国内外上市信息

批准国家	类别	内容	
		醋酸地塞米松片	地塞米松片
中国	国内上市的原研药品	进口原研药品：无 原研地产化药品：无	进口原研药品：无 原研地产化药品：无
	国内上市国际公认的同种药物	国际公认同种药物进口：无 国际公认地产化药品：无	国际公认同种药物进口：无 国际公认地产化药品：无
	其他进口	无	无
	国产批文	原料9个批文，片剂共有137个文号，规格为0.75mg	原料5个批文，片剂共有7个批文
美国（FDA批准）	原研批准信息	1978年12月，美国仅上市注射液，商品名：DECADRON-LA，目前已撤市，无片剂上市	1958年10月，默克公司的地塞米松片在美国获批上市，规格：0.25mg、0.5mg、0.75mg、1.5mg、4mg和6mg，商品名：DECADRON，现已停止上市
	仿制药信息	无	Roxane Laboratories Inc上市了4mg、2mg、1.5mg、1mg、0.65mg和0.5mg规格片剂；Par Pharmaceutical Inc上市了0.25mg、0.65mg、1.5mg和4mg规格片剂；Ecr Pharmaceuticals上市了1.5mg规格片剂
	RLD信息	无	Roxane Laboratories Inc和Par Pharmaceutical的6mg（商品名均为DEXAMETHASONE）均作为参比制剂
日本	参比制剂信息	无	参比制剂为日医工的0.5mg片剂（商品名：DECADRON）
	仿制药信息	无	2010年11月，日医工的0.5mg片剂上市，2014年6月，4mg获批上市；Celgene也上市了4mg片剂，商品名为LENADEX
EMA	原研信息	无	无
	仿制药信息	无	无
英国	上市信息	无	Auden Mckenzie、Aspen 2家企业上市
法国	上市信息	①Sanofi Aventis于1997年12月上市，商品名：DECTAN-CYL，规格0.5mg ②40mg醋酸地塞米松片，商品名：NEOFORDEX，欧盟Laboratoires CTRS持证	默克于1997年11月上市0.5mg，商品名为DECADRON，此外还有赛诺菲产品上市
其他	上市信息	无	无

36.3 理化性质

醋酸地塞米松/地塞米松原料基本性质见表36-3：

表36-3 醋酸地塞米松/地塞米松原料理化性质

	醋酸地塞米松	地塞米松
pKa（25℃）	/	不带有解离基团
在各溶出介质中的溶解度（37℃）	/	pH1.2：0.89mg/ml pH4.0：0.95mg/ml pH6.8：0.95mg/ml 水：0.103mg/ml
稳定性	/	水：未测定 各pH溶出介质中：未测定 光：溶液不太稳定
BCS分类	世界卫生组织公布（2005年）： NICHD和FDA研究归纳（2011年）： tsrlinc网站： BDDCS分类：	世界卫生组织公布（2005年）： NICHD和FDA研究归纳（2011年）： tsrlinc网站： BDDCS分类：
	/	Ⅰ（CLogP），Ⅲ（LogP）
	/	Ⅱ（CLogP），Ⅳ（LogP）
	/	Ⅰ

36.4 质量标准

醋酸地塞米松/地塞米松已收载入各国药典，具体见表36-4：

表36-4 醋酸地塞米松/地塞米松各国药典收载信息

产品名称	收载药典
醋酸地塞米松	ChP2015、USP36、EP8.0、BP2013
醋酸地塞米松片	ChP2015
地塞米松	EP8.0、JP2016、IP2010
地塞米松片	IP2010

36.5 溶出度标准

溶出度标准比较见表36-5：

表36-5　醋酸地塞米松片/地塞米松片各国溶出度测定方法比较

序号	不同国家	要求	
		地塞米松片	醋酸地塞米松片
1	中国	/	ChP2015：桨法，0.35%十二烷基硫酸钠溶液900ml，75rpm，45min，限度为70%
2	美国	/	/
3	日本	PMDA收录了4条溶出曲线，且CDE已翻译并公布，溶出度标准测定方法：桨法，磷酸盐缓冲液（pH6.8）900ml，50rpm，90min，限度为70%	/

36.6　一致性评价策略

地塞米松片，鉴于：

（1）原研药品未在国内上市。

（2）国际公认的同种药物未在国内上市。

（3）原研制剂在美国已停止上市，目前FDA推荐Roxane Laboratories Inc和Par Pharmaceutical 的6mg均可作为参比制剂，但同时有0.75mg产品上市；原研默克在法国有0.5mg片剂上市，但规格不同。

因此，建议以Roxane Laboratories Inc和Par Pharmaceutical的0.75mg地塞米松片作为参比制剂，进行一致性评价研究。

醋酸地塞米松片，鉴于：

（1）原研药品未在国内上市。

（2）国际公认的同种药物未在国内上市。

（3）目前查到Sanofi Aventis在法国上市0.5mg醋酸地塞米松片（商品名：DECTANCYL）。

因此，建议以Sanofi Aventis在法国上市的0.5mg片剂（商品名：DECTANCYL）为参比制剂，进行一致性评价研究。

37. 盐酸二甲双胍片/180.盐酸二甲双胍肠溶片/221. 盐酸二甲双胍肠溶胶囊/260.盐酸二甲双胍胶囊

37.1 品种基本信息

本品为降血糖药,可降低2型糖尿病患者空腹及餐后高血糖,本品降血糖的机制可能是:①增加周围组织对胰岛素的敏感性,增加胰岛素介导的葡萄糖利用;②增加非胰岛素依赖的组织对葡萄糖的利用,如脑、血细胞、肾髓质、肠道、皮肤等;③抑制肝糖原异生作用,降低肝糖输出;④抑制肠壁细胞摄取葡萄糖;⑤抑制胆固醇的生物合成和贮存,降低血甘油三酯、总胆固醇水平。

基本信息见表37-1:

表37-1 盐酸二甲双胍片/肠溶片/肠溶胶囊/胶囊基本信息汇总

通用名	盐酸二甲双胍片/肠溶片/肠溶胶囊/胶囊
英文名	Metformin Hydrochloride Tablets/ Metformin Hydrochloride Enteric-Coated Tablets/ Metformin Hydrochloride Enteric-Coated Capsules/ Metformin Hydrochloride Capsules
剂型规格	盐酸二甲双胍片,规格:0.25g和0.5g 盐酸二甲双胍肠溶片,规格:0.25g和0.5g 盐酸二甲双胍肠溶胶囊,规格:0.25g和0.5g 盐酸二甲双胍胶囊,规格:0.25g和0.5g
主成分化学名	1,1-二甲基双胍盐酸盐
结构式	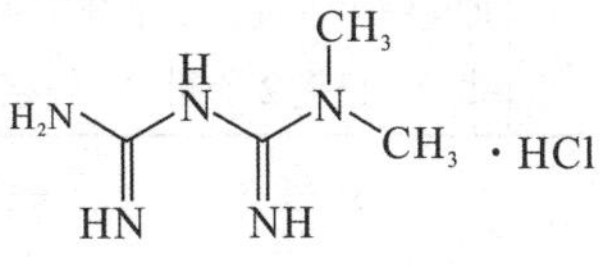 H_2N—C(=NH)—NH—C(=NH)—N(CH$_3$)(CH$_3$)·HCl
分子式 分子量	$C_4H_{11}N_5 \cdot HCl$ 165.63
CAS号	1115-70-4

适应证	盐酸二甲双胍片:用于单纯饮食控制不满意的2型糖尿病患者,尤其是肥胖和伴高胰岛素血症者,用本药不但有降血糖作用,还可能有减轻体重和高胰岛素血症的效果。对某些磺酰脲类疗效差的患者可奏效,如与磺酰脲类、小肠糖苷酶抑制剂或噻唑烷二酮类降糖药合用,较分别单用的效果更好。亦可用于胰岛素治疗的患者,以减少胰岛素用量
	盐酸二甲双胍肠溶片:①本品首选用于单纯饮食控制及体育锻炼治疗无效的2型糖尿病患者,特别是肥胖的2型糖尿病患者;②对于1型或2型糖尿病,本品与胰岛素合用,可增加胰岛素的降血糖作用,减少胰岛素用量,防止低血糖发生;③本品也可与磺酰脲类口服降血糖药合用,具协同作用
	盐酸二甲双胍肠溶胶囊:用于单纯饮食控制不满意的2型糖尿病患者,尤其是肥胖者,不但有降血糖作用,还可能有减轻体重的作用。对某些磺酰脲类无效的病例有效,如与磺酰脲类降血糖药合用有协同作用,较各自的效果更好
	盐酸二甲双胍胶囊:用于单纯饮食控制不满意的非胰岛素依赖型糖尿病患者,尤其是肥胖者。本品不但有降血糖作用,还可能有减轻体重的作用。对某些磺酰脲类无效的病例有效
原研/品牌	施贵宝/GLUCOPHAGE

37.2　国内外上市信息

本品原研单位为施贵宝,商品名为GLUCOPHAGE,批准信息见表37-2:

表37-2　盐酸二甲双胍片/肠溶片/肠溶胶囊/胶囊国内外上市信息

批准国家	类别	内容
中国	国内上市的原研药品	进口原研药品:目前仅有原研缓释片进口
		原研地产化药品:中美上海施贵宝制药有限公司的盐酸二甲双胍片,商品名:格华止,规格为0.5g和0.85g
	国内上市国际公认的同种药物	国际公认同种药物进口:无
		国际公认地产化药品:无
	其他进口	无
	国产批文	原料17个批文,片剂共有18个文号,肠溶片14个批文,肠溶胶囊6个批文,胶囊2个批文,规格均为0.25g和0.5g

续表

批准国家	类别	内容
美国 （FDA批准）	原研批准信息	FDA于1994年12月批准施贵宝制药有限公司生产的盐酸二甲双胍片在美国上市，规格为500mg、625mg、750mg、850mg和1g，其中625mg和750mg已暂停上市。美国无肠溶片、肠溶胶囊和胶囊上市
	仿制药信息	有多家企业的仿制药上市，如Apotex、Atlas Pharmaceuticals、Glenmark Generics等
	RLD信息	目前，FDA推荐的片剂RLD为施贵宝的片剂（商品名：GLUCOPHAGE）1g规格；无肠溶片上市，缓释片RLD为Bristol Myers Squibb Co于2003年4月获批上市的750mg片剂（商品名：GLUCOPHAGE XR）、Andrx Labs LLC于2004年获批上市的1mg片剂（商品名：FORTAMET）、Santarus Inc于2005年6月获批上市的1mg片剂（商品名：GLUMETZA）无胶囊和肠溶胶囊上市
日本	参比制剂信息	日本新药株式会社Nippon Shinyaku Co.,Ltd（商品名：GLYCORAN）获得了日本参比制剂资格，规格为250mg
	仿制药信息	除参比制剂厂家外，还有东和药品、第一三共、日医工、大日本住友等多家企业的仿制药上市，均为250mg片剂，无肠溶片、肠溶胶囊和胶囊上市
EMA	原研信息	仅有盐酸二甲双胍复方制剂上市，无单方上市
	仿制药信息	无
英国	上市信息	默克Merck在英国上市了盐酸二甲双胍片，规格为500mg和850mg，此外还有Zentiva、Aurobindo Pharma-Milpharm、Wockhardt UK等企业的片剂上市。无肠溶片、肠溶胶囊和胶囊上市
法国	上市信息	无
其他	上市信息	加拿大于1972年上市。二甲双胍目前在全球多个国家上市，有多个商品名

37.3 理化性质

盐酸二甲双胍原料基本性质见表37-3：

表37-3 盐酸二甲双胍原料理化性质

pKa(25℃)	pKa=12.4（针对仲氨基）
在各溶出介质中的溶解度(37℃)	pH1.2：333mg/ml pH4.0：353mg/ml pH6.8：355mg/ml 水：346mg/ml

稳定性	水:未测定
	各pH溶出介质中:未测定
	光:未测定
BCS分类	世界卫生组织公布(2005年):/
	NICHD和FDA研究归纳(2011年):Ⅲ(二甲双胍)
	tsrlinc网站:Ⅲ(二甲双胍)
	BDDCS分类:Ⅲ(二甲双胍)

37.4 质量标准

盐酸二甲双胍已收载入各国药典,具体见表37-4:

表37-4　盐酸二甲双胍各国药典收载信息

产品名称	收载药典
盐酸二甲双胍	ChP2015、USP36、EP8.0、BP2013、JP2016、IP2010
盐酸二甲双胍片	ChP2015、USP36、JP16
盐酸二甲双胍肠溶片	ChP2015
盐酸二甲双胍肠溶胶囊	ChP2015
盐酸二甲双胍胶囊	ChP2015

37.5 溶出度标准

溶出度标准比较见表37-5:

表37-5　盐酸二甲双胍片各国溶出度测定方法比较

序号	不同国家	要求
1	中国	ChP2015:篮法,水1000ml,100rpm,45min,限度为70%
2	美国	USP36: 方法一:篮法,pH6.8磷酸盐缓冲液1000ml,100rpm,45min,限度为70% 方法二:桨法,pH6.8磷酸盐缓冲液1000ml,75rpm,30min,限度为75% FDA推荐:同USP
3	日本	PMDA收载了4条溶出曲线,且CDE已翻译并公布,溶出度标准测定方法:桨法,水900ml,50rpm,120min(A型)或15min(B型),限度为85%(A型)或80%(B型)

表37-6　盐酸二甲双胍肠溶片/肠溶胶囊/胶囊中国溶出曲线比较

产品名称	要求
盐酸二甲双胍肠溶片	篮法方法2:0.1mol/L盐酸溶液900ml,100rpm,经1h,取溶液20ml滤过,弃去初滤液10ml,取续滤液作为供试品溶液(1);立即将转篮升出液面,随即将转篮浸入磷酸盐缓冲液(pH6.8)(取0.1mol/L盐酸溶液与0.2mol/L磷酸钠溶液,按3:1混合均匀,必要时用2mol/L盐酸溶液或2mol/L氢氧化钠溶液调节pH至6.8±0.05)900ml的溶出介质中,转速不变,继续依法操作,经45min,取溶液20ml滤过,弃去初滤液10ml,精密量取续滤液适量,用水定量稀释制成每1ml中约含盐酸二甲双胍5mg的溶液,作为供试品溶液(2),酸中溶出量的限度为标示量的5%,缓冲液中溶出量的限度为标示量的85%
盐酸二甲双胍肠溶胶囊	篮法方法1:盐酸溶液(9→1000)750ml,100rpm,经2h,取溶液20ml滤过,弃去初滤液10ml,取续滤液2ml置10ml量瓶中,用流动相稀释至刻度,摇匀,作为供试品溶液(1);然后在各溶出杯中加入预热至37℃的0.2mol/L磷酸钠溶液250ml,混匀,用2mol/L盐酸溶液或2mol/L氢氧化钠溶液调节pH至6.8,继续溶出30min(内容物为白色结晶性粉末者适用)或45min(内容物为白色至类白色肠溶微丸者适用),取溶液20ml滤过,弃去初滤液10ml,精密量取续滤液适量,用流动相定量稀释制成每1ml中约含盐酸二甲双胍20mg的溶液,作为供试品溶液(2),酸中溶出量不得大于标示量的10%,缓冲液中溶出量不得低于标示量的80%
盐酸二甲双胍胶囊	篮法,水1000ml,100rpm,30min,限度为75%

37.6　一致性评价策略

片剂,鉴于:

(1)原研品已在我国地产化上市。

(2)国际公认的同种药物未在国内上市。

(3)原研施贵宝在美国有盐酸二甲双胍片500mg、850mg和1g上市,其中1g为RLD。

(4)日本新药株式会社在日本上市250mg片剂(商品名:GLYCORAN),且为RLD。

因此,建议企业根据具体情况确定参比制剂:

(1)若仅有0.5g规格,则建议以施贵宝在美国上市的0.5g片剂作为参比制剂,进行一致性评价研究。

(2)若仅有0.25g规格,则建议以Nippon Shinyaku Co.,Ltd(商品名:GLYCORAN)在日本上市的250mg片剂作为参比制剂,进行一致性评价。

(3)若同时有0.5g和0.25g规格,则建议以施贵宝在美国上市的0.5g片剂作为参比制剂,进行一致性评价研究,根据《以药动学参数为终点评价指标的化学药物仿制药人体生物等效性研究技术指导原则》,若同时满足以下条件,即试验规格制剂符合生物等效性要求、各规格制剂在不同pH介质中体外溶出曲线相似、各规格制剂的处方比例相似,则可以申请0.25g规格BE豁免。

盐酸二甲双胍胶囊:本品为改剂型,且不显著改变药代动力学行为的制剂。根据总局办

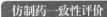

公厅发布的《仿制药质量和疗效一致性评价工作中改剂型药品（普通口服固体制剂）评价一般考虑》，建议以原研剂型药品（施贵宝在美国上市的0.5g片剂或Nippon Shinyaku Co.,Ltd 在日本上市的250mg片剂）为参比制剂，进行以下研究：①从药物的理化性质、生物学性质、临床需要、患者的依从性、药物经济学、与原研剂型参比制剂的优劣比较等方面分析论证改剂型药品的科学性、合理性和必要性；②体外药学评价；③生物等效性试验。

　　盐酸二甲双胍肠溶片、盐酸二甲双胍肠溶胶囊：本品为改剂型，且改变药代动力学行为的制剂。根据总局办公厅发布的《仿制药质量和疗效一致性评价工作中改剂型药品（普通口服固体制剂）评价一般考虑》，建议以原研剂型药品（施贵宝在美国上市的0.5g片剂或Nippon Shinyaku Co.,Ltd在日本上市的250mg片剂）为参比制剂，进行以下研究：①从药物的理化性质、生物学性质、临床需要、患者的依从性、药物经济学、与原研剂型参比制剂的优劣比较等方面分析论证改剂型药品的科学性、合理性和必要性；②体外药学评价；③相对生物利用度研究及临床试验。

38. 盐酸异丙嗪片

38.1 品种基本信息

本品为组织胺 H_1 受体拮抗剂,能对抗过敏反应所致的毛细血管扩张,降低毛细血管的通透性,缓解支气管平滑肌收缩所致的喘息。本品抗组胺作用较持久,也具有明显的中枢抑制作用,能增加麻醉药、镇痛药、催眠药和局麻药的作用。

基本信息见表38-1:

表38-1 盐酸异丙嗪片基本信息汇总

通用名	盐酸异丙嗪片
英文名	Promethazine Hydrochloride Tablets
剂型规格	片剂,规格:12.5mg、25mg、50mg 待评价规格:12.5mg、25mg
主成分化学名	(±)-N,N,α-三甲基-10H-吩噻嗪-10-乙胺盐酸盐
结构式	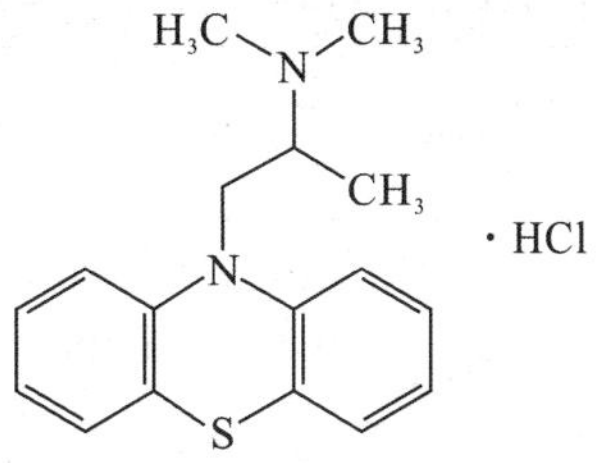
分子式 分子量	$C_{17}H_{20}N_2S \cdot HCl$ 320.89
CAS号	58-33-3
适应证	①皮肤黏膜过敏:适用于长期的、季节性的过敏性鼻炎、血管舒缩性鼻炎、过敏性结膜炎、荨麻疹、食物过敏、皮肤划痕症 ②晕动症:晕车、晕船、晕飞机 ③恶心、呕吐
原研/品牌	Delcor Asset Corp/PHENERGAN

38.2 国内外上市信息

本品由 Delcor Asset Corp 于1951年在美国上市,商品名为PHENERGAN,批准信息见

表38-2:

表38-2　盐酸异丙嗪国内外上市信息

批准国家	类别	内容
中国	国内上市的原研药品	进口原研药品:无
		原研地产化药品:无
	国内上市国际公认的同种药物	国际公认同种药物进口:无
		国际公认地产化药品:无
	其他进口	无
	国产批文	原料4个批文,片剂109个批文,规格:12.5mg和25mg
美国（FDA批准）	原研批准信息	1951年,由Delcor Asset Corp在美国上市片剂,商品名为PHENER-GAN,规格有12.5mg、25mg和50mg,目前已经停止上市
	仿制药信息	仿制药企业有多家,如Kvk Tech、Mylan Pharmaceuticals、Sun Pharmaceutical Industries、Watson Laboratories等,规格包括12.5mg、25mg和50mg
	RLD信息	Sandoz生产的盐酸异丙嗪片为25mg和50mg,商品名为PROMETHAZINE HYDROCHLORIDE。目前FDA指定的参比制剂为其50mg片剂
日本	参比制剂信息	1955年被盐野义制药引入日本市场,商品名为PIRETHIA,糖衣片,5mg和25mg规格,由高田制药生产,均为参比制剂
	仿制药信息	田边三菱也生产5mg和25mg规格,商品名为HIBERNA
EMA	原研信息	无
	仿制药信息	无
英国	上市信息	PHENERGAN在英国由Sanofi上市,包括片剂、酏剂和注射剂,其中片剂25mg和10mg分别于2003年1月和2008年10月上市;英国最早由Actavis UK上市20mg片剂,商品名为SOMINEX
其他	上市信息	无

38.3　理化性质

盐酸异丙嗪原料基本性质见表38-3:

表38-3　盐酸异丙嗪原料理化性质

pKa(25℃)	pKa=9.1(针对哌啶环)
在各溶出介质中的溶解度(37℃)	pH1.2:1g/ml以上 pH4.0:1g/ml以上 pH6.8:1g/ml以上 水:1g/ml以上

稳定性	水:37℃/6h残留约96% 各pH溶出介质中:在pH1.2、pH4.0和pH6.8溶出介质中,6h分别残留约99%、97%和97% 光:37℃、6h残留率不变,稳定
BCS分类	世界卫生组织公布(2005年):Ⅰ
	NICHD和FDA研究归纳(2011年):Ⅰ,Ⅲ
	tsrlinc网站:Ⅰ
	BDDCS分类:Ⅰ

38.4 质量标准

盐酸异丙嗪已收载入各国药典,具体见表38-4:

表38-4 盐酸异丙嗪各国药典收载信息

产品名称	收载药典
盐酸异丙嗪	ChP2015、USP36、EP8.0、BP2013、JP2016、IP2010
盐酸异丙嗪片	ChP2015、USP36、BP2013

38.5 溶出度标准

溶出度标准比较见表38-5:

表38-5 盐酸异丙嗪片各国溶出度测定方法比较

序号	不同国家	要求
1	中国	ChP2015:篮法,盐酸溶液(9→1000)900ml,100rpm,45min,限度为80%
2	美国	USP36: 方法一:篮法,0.01mol/L盐酸溶液900ml,100rpm,45min,限度为75% 方法二:篮法,0.01mol/L盐酸溶液900ml,100rpm,15min,限度为80% FDA推荐:同USP
3	日本	PMDA收载了4条溶出曲线,且CDE已翻译并公布,为溶出度标准测定方法:桨法,磷酸盐缓冲液(pH6.8)900ml,100rpm,45min,限度为85%

38.6 一致性评价策略

鉴于:

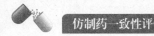

（1）原研药品未在国内上市。

（2）国际公认的同种药物未在国内上市。

（3）原研制剂在美国已停止上市，Sandoz生产的盐酸异丙嗪片为25mg和50mg，目前FDA指定的参比制剂为其50mg片剂。

（4）原研未在日本上市，日本推荐的参比制剂为盐野义制药的5mg和25mg。

（5）原研在英国由Sanofi上市，包括10mg和25mg规格。

因此，建议首选以Sanofi在英国上市的25mg片剂作为参比制剂，次选Sandoz在美国上市或盐野义在日本上市的25mg盐酸异丙嗪片作为参比制剂，进行一致性评价研究。根据《以药动学参数为终点评价指标的化学药物仿制药人体生物等效性研究技术指导原则》，若同时满足以下条件，即试验规格制剂符合生物等效性要求、各规格制剂在不同pH介质中体外溶出曲线相似、各规格制剂的处方比例相似，则可以申请12.5mg规格BE豁免。

39. 盐酸环丙沙星片/82. 盐酸环丙沙星胶囊

39.1 品种基本信息

本品为合成的第三代喹诺酮类抗菌药,通过作用于细菌DNA螺旋酶的A亚单位,抑制DNA的合成和复制而导致细菌死亡。具有广谱抗菌作用,尤其对需氧革兰氏阴性杆菌的抗菌活性高。基本信息见表39-1:

表39-1 盐酸环丙沙星片/胶囊基本信息汇总

通用名	盐酸环丙沙星片/胶囊
英文名	Ciprofloxacin Hydrochloride Tablets/Capsules
剂型规格	片剂,规格:0.1g、0.25g、0.5g,待评价规格:0.25g、0.5g 胶囊剂,规格:0.25g、0.5g,待评价规格:0.25g、0.5g
主成分化学名	1-环丙基-6-氟-1,4-二氢-4-氧代-7-(1-哌嗪基)-3-喹啉羧酸盐酸盐一水合物
结构式	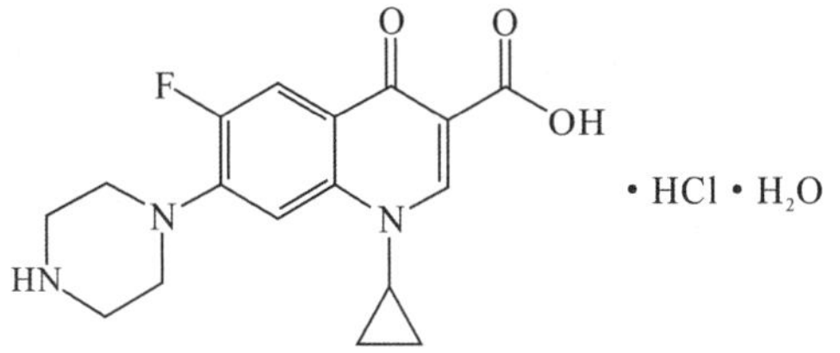
分子式 分子量	$C_{17}H_{18}FN_3O_3 \cdot HCl \cdot H_2O$ 385.82
CAS号	86393-32-0
适应证	用于敏感菌引起的: ①泌尿生殖系统感染,包括单纯性和复杂性尿路感染、细菌性前列腺炎、淋病奈瑟菌尿道炎或宫颈炎(包括产酶株所致者) ②呼吸道感染,包括敏感革兰氏阴性杆菌所致的支气管感染急性发作及肺部感染 ③胃肠道感染,由志贺菌属、沙门菌属、产肠毒素大肠埃希菌、亲水气单胞菌、副溶血弧菌等所致 ④伤寒 ⑤骨和关节感染 ⑥皮肤软组织感染 ⑦败血症等全身感染
原研/品牌	盐酸环丙沙星片:Bayer/CIPROBAY(德)、CIFLOX(意)、CIPROXIN(英)、CIPRO(美)、CIPROXAN(日) 盐酸环丙沙星胶囊:/

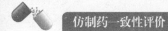

39.2 国内外上市信息

本品由拜耳开发,1986年率先在菲律宾上市。1988年在欧洲以及日本、美国等上市。原研上市为片剂,未查询到胶囊上市。批准情况见表39-2:

表39-2 盐酸环丙沙星片/胶囊国内外上市信息

批准国家	类别	内容
中国	国内上市的原研药品	进口原研药品:无
		原研地产化药品:无
	国内上市国际公认的同种药物	国际公认同种药物进口:无
		国际公认地产化药品:无
	其他进口	无
	国产批文	原料4个批文,片剂109个批文,规格为12.5mg和25mg
美国(FDA批准)	原研批准信息	拜耳于1987年10月在美国上市100mg、250mg、500mg和750mg片剂,商品名为CIPRO;美国无胶囊剂上市
	仿制药信息	有多家企业的仿制片剂上市,如Mylan Pharmaceuticals、Watson Laboratories、Hikma Pharmaceuticals、Sandoz、Teva等
	RLD信息	RLD为拜耳的500mg片剂
日本	参比制剂信息	拜耳的100mg和200mg盐酸环丙沙星片(商品名:CIPRO)均为推荐参比制剂
	仿制药信息	1988年7月,拜耳在日本上市100mg和200mg片剂,商品名为CIPROXAN,此外还有日医工、辰巳化学、东和药品等多家企业的仿制药上市;日本也无胶囊剂上市
EMA	原研信息	无
	仿制药信息	无
英国	上市信息	拜耳于1987年2月在英国上市250mg、500mg、750mg片剂,商品名为CIPROXIN,此外还有Dr. Reddy's Laboratories(UK) Ltd、Aurobindo Pharma-Milpharm Ltd、Wockhardt UK Ltd等的产品上市;英国无胶囊剂上市
意大利	上市信息	拜耳在意大利上市了片剂、口服液、混悬剂等,其中片剂包括250mg、500mg、750mg;无胶囊剂上市
德国	上市信息	拜耳在德国上市了盐酸环丙沙星片250mg、500mg和750mg规格,此外还有多家企业的仿制药上市;无胶囊剂上市
其他	上市信息	盐酸环丙沙星片最早于1986年在菲律宾上市

39.3 理化性质

盐酸环丙沙星原料基本性质见表39-3:

表39-3　盐酸环丙沙星原料理化性质

pKa(25℃)	pKa₁＝6.5(针对羧基,采用滴定法测定)
	pKa₂＝8.9(针对哌啶环,采用滴定法测定)
在各溶出介质中的溶解度(37℃)	pH1.2:10.1mg/ml以上
	pH4.0:11.9mg/ml以上
	pH6.8:0.1mg/ml
	水:58.2mg/ml
稳定性	水:2h稳定
	各pH溶出介质中:在pH1.2、pH4.0和pH6.8溶出介质中,2h稳定
	光:水溶液在室内光强(约1000lx),24h降解约1%
BCS分类	世界卫生组织公布(2005年):Ⅲ/Ⅰ
	NICHD和FDA研究归纳(2011年):Ⅲ
	tsrlinc网站:Ⅲ
	BDDCS分类:Ⅳ

39.4　质量标准

盐酸环丙沙星已收载入各国药典,具体见表39-4:

表39-4　盐酸环丙沙星各国药典收载信息

产品名称	收载药典
盐酸环丙沙星	ChP2015、USP36、EP8.0、BP2013
盐酸环丙沙星片	ChP2015
盐酸环丙沙星胶囊	ChP2015

39.5　溶出度标准

溶出度标准比较见表39-5:

表39-5　盐酸环丙沙星片/胶囊各国溶出度测定方法比较

序号	不同国家	要求	
		盐酸环丙沙星片	盐酸环丙沙星胶囊
1	中国	ChP2015:桨法,0.1mol/L盐酸溶液900ml,50rpm,30min,限度为80%	
2	美国	/	/
3	日本	PMDA收载了4条溶出曲线,且CDE已翻译并公布,溶出度标准测定方法:桨法,水900ml,50rpm,15min,限度分别为85%(100mg规格)和80%(200mg规格)	/

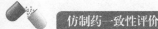

39.6　一致性评价策略

片剂,鉴于:

(1)原研药品未在国内上市。

(2)国际公认的同种药物未在国内上市。

(3)原研拜耳在美国上市100mg、250mg、500mg和750mg片剂(商品名:CIPRO),其中500mg为FDA推荐的参比制剂;同时在英国、意大利和德国均有250mg、500mg和750mg片剂上市。

因此,建议以原研拜耳在美国上市的250mg和500mg作为参比制剂,进行一致性评价研究。企业需根据实际情况确定参比制剂规格,一般以大规格进行药学及体内BE试验,根据《以药动学参数为终点评价指标的化学药物仿制药人体生物等效性研究技术指导原则》,若同时满足以下条件,即试验规格制剂符合生物等效性要求、各规格制剂在不同pH介质中体外溶出曲线相似、各规格制剂的处方比例相似,则可以申请250mg规格BE豁免。若仅有0.25g规格,则以250mg片剂作为参比制剂,对0.25g规格自制品进行仿制药一致性评价。

盐酸环丙沙星胶囊:本品为改剂型,且不显著改变药代动力学行为的制剂,根据总局办公厅发布的《仿制药质量和疗效一致性评价工作中改剂型药品(普通口服固体制剂)评价一般考虑》,建议以原研剂型药品(拜耳在美国上市的250mg和500mg盐酸环丙沙星片)为参比制剂,进行以下研究:①从药物的理化性质、生物学性质、临床需要、患者的依从性、药物经济学、与原研剂型参比制剂的优劣比较等方面分析论证改剂型药品的科学性、合理性和必要性;②体外药学评价;③生物等效性试验。

40. 盐酸普罗帕酮片

40.1 品种基本信息

盐酸普罗帕酮属于Ic类(即直接作用于细胞膜)的抗心律失常药。在离体动物心肌的实验结果表明,0.5～1μg/min时可降低收缩期的去极化作用,因而延长传导,动作电位的持续时间及有效不应期也稍有延长,并可提高心肌细胞阈电位,明显减少心肌的自发兴奋性。它既作用于心房、心室(主要影响浦肯野纤维,对心肌的影响较小),也作用于兴奋的形成及传导。抗心律失常作用与其膜稳定作用及竞争性β阻断作用有关。离体实验表明,普罗帕酮能松弛冠状动脉及支气管平滑肌,且具有与普鲁卡因相似的局部麻醉作用。

基本信息见表40-1:

表40-1 盐酸普罗帕酮片基本信息汇总

通用名	盐酸普罗帕酮片
英文名	Propafenone Hydrochloride Tablets
剂型规格	片剂,待评价规格:50mg、100mg
主成分化学名	3-苯基-1-{2-[3-(丙氨基)-2-羟基丙氧基]-苯基}-1-丙酮盐酸盐
结构式	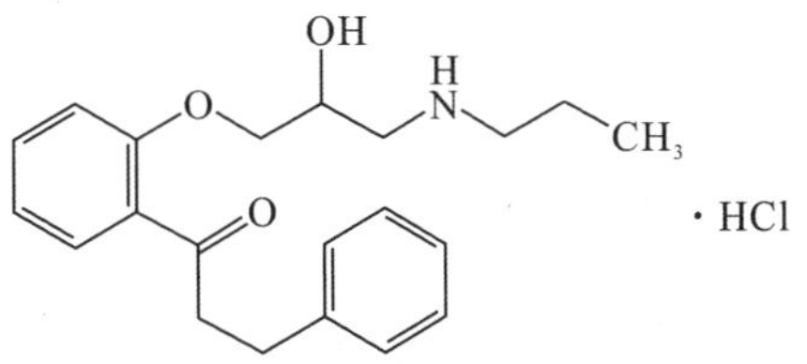
分子式 分子量	$C_{21}H_{27}NO_3 \cdot HCl$ 377.91
CAS号	34183-22-7
适应证	本品属Ic类抗心律失常药,适用于室性早搏及阵发性室性心动过速。其次为室上性心律失常,包括房性早搏、阵发性室上性心动过速及预激综合征伴室上性心动过速、心房扑动或心房颤动
原研/品牌	Knoll Pharma(雅培制药收购)/RYTMONORM

40.2 国内外上市信息

本品由Knoll Pharma开发,商品名为RYTMONORM,批准情况见表40-2:

147

表40-2 盐酸普罗帕酮片国内外上市信息

批准国家	类别	内容
中国	国内上市的原研药品	进口原研药品:盐酸普罗帕酮片150mg(商品名:悦复隆,RYTMONORM)已由德国 Abbvie Deutschland GmbH & Co.KG 进口我国(注册证号:H20160339)
		原研地产化药品:无
	国内上市国际公认的同种药物	国际公认同种药物进口:无
		国际公认地产化药品:无
	其他进口	无
	国产批文	原料药16个批文,片剂118个批文
美国(FDA批准)	原研批准信息	无
	仿制药信息	有5家企业上市仿制药,包括 Ani Pharmaceuticals Inc、Orion Corp Orion Pharma、Sun Pharmaceutical Industries Inc、Vintage Pharmaceuticals Inc 和 Watson Laboratories
	RLD信息	FDA指定参比制剂为葛兰素史克的300mg规格片(商品名:RYTHMOL)
日本	参比制剂信息	1989年3月和1991年1月,Toaeiyo株式会社(安斯泰来制药)分别上市了150mg和100mg普罗帕酮片,商品名为PRONON,在日本作为参比制剂
	仿制药信息	大原药品工业上市仿制片剂100mg和150mg
EMA	原研信息	无
	仿制药信息	无
其他	上市信息	1983年在意大利上市普罗帕酮片,商品名为RYTMONORM,规格为150mg和300mg。随后在德国、日本和美国等国家上市

40.3 理化性质

盐酸普罗帕酮原料基本性质见表40-3:

表40-3 盐酸普罗帕酮原料理化性质

pKa(25℃)	pKa=9.56(针对仲氨基,采用吸光度法测定)
在各溶出介质中的溶解度(37℃)	pH1.2:0.98mg/ml pH4.0:6.90mg/ml pH6.8:6.94mg/ml 水:6.91mg/ml
稳定性	水:未测定 各pH溶出介质中:未测定 光:未测定

BCS分类	世界卫生组织公布(2005年): Ⅱ
	NICHD和FDA研究归纳(2011年):/
	tsrlinc网站:/
	BDDCS分类: Ⅱ

40.4 质量标准

盐酸普罗帕酮已收载入各国药典,具体见表40-4:

表40-4 盐酸普罗帕酮各国药典收载信息

产品名称	收载药典
盐酸普罗帕酮	ChP2015、USP36、BP2013、EP8.0、JP16、IP2010
盐酸普罗帕酮片	ChP2015、BP2013

40.5 溶出度标准

溶出度标准比较见表40-5:

表40-5 盐酸普罗帕酮片各国溶出度测定方法比较

序号	不同国家	要求
1	中国	ChP2015:篮法,水1000ml,75rpm,45min,限度为70%
2	日本	PMDA收载了4条溶出曲线,且CDE已翻译并公布,溶出度标准测定方法:桨法,水900ml,50rpm,30min,限度为75%
3	美国	/

40.6 一致性评价策略

鉴于本品原研品已进口我国,规格为150mg,故建议以进口盐酸普罗帕酮片(商品名:RYTMONORM)150mg作为参比制剂,对自制100mg进行体外质量一致性评价,根据《以药动学参数为终点评价指标的化学药物仿制药人体生物等效性研究技术指导原则》,若同时满足以下条件,即试验规格制剂符合生物等效性要求、各规格制剂在不同pH介质中体外溶出曲线相似、各规格制剂的处方比例相似,则可以申请50mg规格BE豁免。

41. 苯妥英钠片

<h2>41.1 品种基本信息</h2>

苯妥英钠片为抗癫痫药、抗心律失常药。本品对超强电休克、惊厥的强直相有选择性对抗作用；可抑制钙离子内流，降低心肌自律性，抑制交感中枢，对心房、心室的异位节律点有抑制作用，提高房颤与室颤阈值；可抑制皮肤成纤维细胞合成（或）分泌胶原酶，还可加速维生素D代谢，有抗叶酸作用，对造血系统有抑制作用，有酶诱导作用，静脉用药可扩张周围血管。

基本信息见表41-1：

表41-1　苯妥英钠片基本信息汇总

通用名	苯妥英钠片
英文名	Phenytoin Sodium Tablets
剂型规格	片剂，待评价规格：50mg、100mg
主成分化学名	5,5-二苯基-2,4-咪唑烷二酮钠盐
结构式	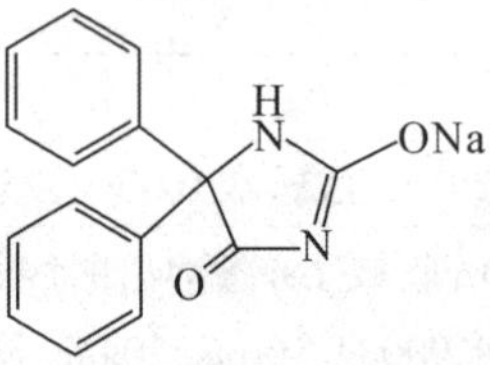
分子式 分子量	$C_{15}H_{11}N_2NaO_2$ 274.25
CAS号	630-93-3
适应证	适用于治疗全身强直-阵挛性发作、复杂部分性发作（精神运动性发作、颞叶癫痫）、单纯部分性发作（局限性发作）和癫痫持续状态；也可用于治疗三叉神经痛、隐性营养不良性大疱性表皮松解、发作性舞蹈手足徐动症、发作性控制障碍（包括发怒、焦虑和失眠等兴奋过度的行为障碍疾患）、肌强直症及三环类抗抑郁药过量时心脏传导障碍等。本品也适用于洋地黄中毒所致的室性及室上性心律失常，对其他各种原因引起的心律失常疗效较差
原研/品牌	辉瑞/DILANTIN

41.2 国内外上市信息

本品由辉瑞开发。苯妥英钠最早于1939年在美国上市,上市剂型有胶囊(30mg和100mg)、咀嚼片(50mg),目前辉瑞50mg咀嚼片为参比制剂。批准情况见表41-2:

表41-2 苯妥英钠片国内外上市信息

批准国家	类别	内容
中国	国内上市的原研药品	进口原研药品:无
		原研地产化药品:无
	国内上市国际公认的同种药物	国际公认同种药物进口:无
		国际公认地产化药品:无
	其他进口	无
	国产批文	约有100个批准文号,规格有50mg和100mg
美国(FDA批准)	原研批准信息	1939年,苯妥英钠由辉瑞最早在美国上市,上市剂型有胶囊、咀嚼片,但未上市普通片剂
	仿制药信息	无片剂上市。其他上市的产品有多家仿制药企业,有Mylan、Taro、Corepharma等,规格为50mg。剂型有胶囊、口服混悬剂及注射剂
	RLD信息	无片剂上市 Parke Davis Div Warner Lambert Co上市的30mg和100mg胶囊剂,Mylan Pharmaceuticals Inc上市的300mg胶囊均被列为RLD
日本	参比制剂信息	未指定参比制剂
	仿制药信息	无单方片剂上市
EMA	上市信息	在英国、德国、法国、意大利和加拿大等国上市,商品名包括DILANTIN、EPANUTIN和ALEVIATIN等
英国	上市信息	Aurobindo Pharma-Milpharm Ltd(规格:100mg和50mg)、Wockhardt UK Ltd(规格:100mg)均有片剂上市
其他	上市信息	无

41.3 理化性质

苯妥英钠原料基本性质见表41-3:

表41-3 苯妥英钠原料理化性质

pKa(25℃)	/
在各溶出介质中的溶解度(37℃)	/
稳定性	/

BCS分类	世界卫生组织公布(2005年)：II
	NICHD和FDA研究归纳(2011年)：II
	tsrlinc网站：II
	BDDCS分类：II

41.4　质量标准

苯妥英钠已收载入各国药典,具体见表41-4：

表41-4　苯妥英钠各国药典收载信息

产品名称	收载药典
苯妥英钠	ChP2015、EP8.0、BP2013、USP36、IP2010
苯妥英钠片	ChP2015

41.5　溶出度标准

溶出度标准比较见表41-5：

表41-5　苯妥英钠片各国溶出度测定方法比较

序号	不同国家	要求
1	中国	ChP2015：桨法,水500ml,100rpm,45min,限度为75%
2	美国	/
3	日本	/

41.6　一致性评价策略

鉴于：

(1)原研药品未在国内上市。

(2)国际公认的同种药物未在国内上市。

(3)英国 Aurobindo Pharma-Milpharm Ltd 上市了100mg和50mg片剂,在美国上市的是咀嚼片。

因此,建议以英国 Aurobindo Pharma-Milpharm Ltd 上市的100mg和50mg片剂作为参比制剂进行药学及BE一致性评价。根据《以药动学参数为终点评价指标的化学药物仿制药人体生物等效性研究技术指导原则》,若同时满足以下条件,即试验规格制剂符合生物等效性要求、各规格制剂在不同pH介质中体外溶出曲线相似、各规格制剂的处方比例相似,则可以申请50mg规格BE豁免。

43. 舒必利片

43.1 品种基本信息

舒必利属苯甲酰胺类抗精神病药,作用特点是选择性阻断中脑边缘系统的多巴胺(DA_2)受体,对其他递质受体影响较小,抗胆碱作用较轻,无明显镇静和抗兴奋躁动作用。本品还具有强止吐和抑制胃液分泌作用。基本信息见表43-1:

表43-1 舒必利片基本信息汇总

通用名	舒必利片
英文名	Sulpiride Tablets
剂型规格	片剂,待评价规格:10mg、50mg、100mg
主成分化学名	N-[(1-乙基-2-吡咯烷基)甲基]-2-甲氧基-5-(氨基磺酰基)苯甲酰胺
结构式	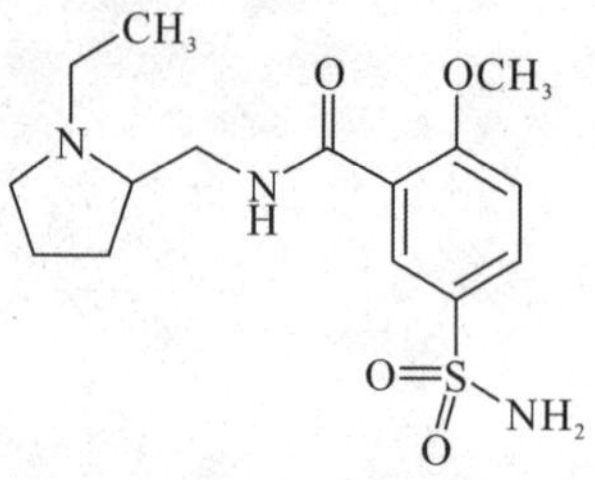
分子式 分子量	$C_{15}H_{23}N_3O_4S$ 341.42
CAS号	15676-16-1
适应证	对淡漠、退缩、木僵、抑郁、幻觉和妄想症状的效果较好,适用于精神分裂症单纯型、偏执型、紧张型及慢性精神分裂症的孤僻、退缩、淡漠症状。对抑郁症状有一定疗效。其他用途有止呕
原研/品牌	赛诺菲/DOLMATIL

43.2 国内外上市信息

舒必利于1957年由Delagrange(现在的赛诺菲)开发,目前已在日本、俄罗斯及欧洲一些国家广泛销售,但是并没有进入美国市场。目前,国外上市的片剂主要规格为50mg、100mg、200mg和400mg。批准情况见表43-2:

表43-2　舒必利片国内外上市信息

批准国家	类别	内容
中国	国内上市的原研药品	进口原研药品:无
		原研地产化药品:无
	国内上市国际公认的同种药物	国际公认同种药物进口:无
		国际公认地产化药品:无
	其他进口	无
	国产批文	原料6个批文,片剂102个批文
美国（FDA批准）	原研批准信息	无
	仿制药信息	无
	RLD信息	无
日本	参比制剂信息	1979年3月,大日本住友制药上市50mg、100mg、200mg舒必利片,商品名为ABILIT;1979年3月,拜耳和赛诺菲合作上市50mg、100mg、200mg舒必利片,商品名为MIRADOL;1979年3月,安斯泰来和Sanofi合作上市50mg、100mg和200mg舒必利片,商品名为DOGMATYL,均被列为参比制剂
	仿制药信息	4家公司上市仿制片剂,包括武田Teva制药、泽井制药、东和药品、共和药品工业
EMA	原研信息	无
	仿制药信息	只有Medochemie Ltd的左旋舒必利片上市,规格为25mg、50mg和100mg
英国	上市信息	原研制剂（商品名:DOLMATIL,规格:200mg和400mg)于1983年5月和1990年5月由Sanofi上市;Wockhardt UK Ltd于2008年3月上市了200mg片剂和400mg包衣片(商品名:SULPIRIDE)
法国	上市信息	Sanofi于1987年7月在法国上市200mg片,商品名为DOGMATIL

43.3　理化性质

舒必利原料基本性质见表43-3:

表43-3　舒必利原料理化性质

pKa（25℃)	pKa$_1$=9.00 pKa$_2$=10.19
在各溶出介质中的溶解度（37℃)	pH1.2:2mg/ml以上 pH4.0:2mg/ml以上 pH6.8:2mg/ml以上 水:0.55mg/ml

续表

稳定性	水:未测定
	各pH溶出介质中:未测定
	光:未测定
BCS分类	世界卫生组织公布(2005年):/
	NICHD和FDA研究归纳(2011年):/
	tsrlinc网站:Ⅳ
	BDDCS分类:Ⅲ

43.4 质量标准

舒必利已收载入各国药典,具体见表43-4:

表43-4 舒必利各国药典收载信息

产品名称	收载药典
舒必利	ChP2015、EP8.0、BP2013、JP16
舒必利片	ChP2015、JP16、BP2013

43.5 溶出度标准

溶出度标准比较见表43-5:

表43-5 舒必利片各国溶出度测定方法比较

序号	不同国家	要求
1	中国	ChP2015:篮法(100mg规格)或小杯法(10mg规格),0.1mol/L盐酸溶液900ml(100mg规格)或200ml(10mg规格),50rpm(100mg规格)或35rpm(10mg规格),20min,限度为75%
2	美国	/
3	日本	PMDA收载了4条溶出曲线,且CDE已翻译并公布,溶出度标准测定方法:桨法,pH6.8的磷酸盐缓冲液900ml,50rpm,30min,限度为80%(规格:50mg);45min,限度为75%(规格:100mg);45min,限度为70%(规格:200mg)

43.6 一致性评价策略

鉴于:

(1)原研药品未在国内上市。

（2）国际公认的同种药物未在国内上市。

（3）赛诺菲在日本上市了50mg、100mg和200mg舒必利片，在英国上市200mg和400mg舒必利片，在法国仅上市了200mg舒必利片。

因此，建议企业根据具体情况确定参比制剂：

（1）若企业仅有10mg或50mg规格，则建议以赛诺菲在日本上市的50mg规格作为参比制剂，进行一致性评价。

（2）若企业同时有10mg和50mg规格，则建议以赛诺菲在日本上市的50mg规格作为参比制剂，进行一致性评价，根据《以药动学参数为终点评价指标的化学药物仿制药人体生物等效性研究技术指导原则》，若同时满足以下条件，即试验规格制剂符合生物等效性要求、各规格制剂在不同pH介质中体外溶出曲线相似、各规格制剂的处方比例相似，则可以申请10mg规格BE豁免。

（3）若企业仅有100mg，则建议以赛诺菲在日本上市的100mg规格作为参比制剂，进行一致性评价。

（4）若企业同时有100mg和其他规格，则建议以赛诺菲在日本上市的100mg规格作为参比制剂，进行一致性评价，根据《以药动学参数为终点评价指标的化学药物仿制药人体生物等效性研究技术指导原则》，若同时满足以下条件，即试验规格制剂符合生物等效性要求、各规格制剂在不同pH介质中体外溶出曲线相似、各规格制剂的处方比例相似，则可以申请其他规格BE豁免。

44. 葡萄糖酸钙片

44.1 品种基本信息

本品为矿物质类药,参与骨骼的形成与骨折后骨组织的再建以及肌肉收缩、神经传递、凝血机制并降低毛细血管的渗透性等。

基本信息见表44-1:

表44-1 葡萄糖酸钙片基本信息汇总

通用名	葡萄糖酸钙片
英文名	Calcium Gluconate Tablets
剂型规格	片剂,规格:0.1g、0.5g 待评价规格:0.5g
主成分化学名	D-葡萄糖酸钙盐一水合物
结构式	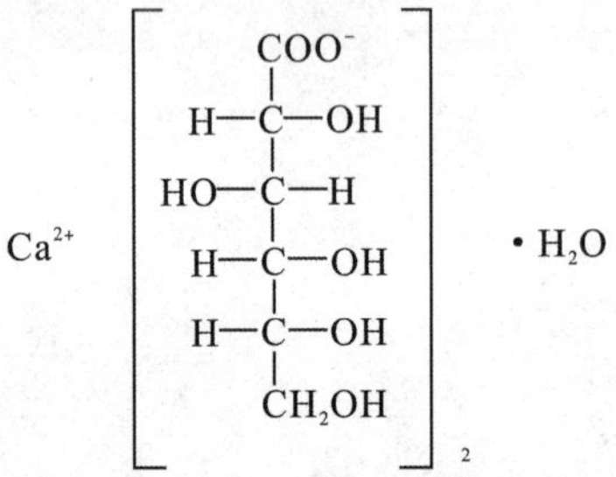
分子式 分子量	$C_{12}H_{22}CaO_{14} \cdot H_2O$ 448.40
CAS号	299-28-5
适应证	用于预防和治疗钙缺乏症,如骨质疏松、手足抽搐症、骨发育不全、佝偻病以及儿童、妊娠和哺乳期妇女、绝经期妇女、老年人的钙的补充
原研/品牌	/

44.2 国内外上市信息

批准情况见表44-2:

表 44-2 葡萄糖酸钙片国内外上市信息

批准国家	类别	内容
中国	国内上市的原研药品	进口原研药品:无
		原研地产化药品:无
	国内上市国际公认的同种药物	国际公认同种药物进口:无
		国际公认地产化药品:无
	其他进口	无
	国产批文	原料8个批文,片剂128个批文
美国 (FDA批准)	原研批准信息	无
	仿制药信息	无
	RLD信息	无
日本	参比制剂信息	无
	仿制药信息	无
EMA	原研信息	无
	仿制药信息	无
英国	上市信息	英国只有泡腾片上市
其他	上市信息	无

44.3 理化性质

葡萄糖酸钙原料基本性质见表44-3:

表 44-3 葡萄糖酸钙原料理化性质

pKa(25℃)	/
在各溶出介质中的溶解度(37℃)	/
稳定性	/
BCS分类	世界卫生组织公布(2005年):/
	NICHD 和 FDA研究归纳(2011年):/
	tsrlinc网站:/
	BDDCS分类:/

44.4 质量标准

葡萄糖酸钙已收载入各国药典,具体见表44-4:

表44-4　葡萄糖酸钙各国药典收载信息

产品名称	收载药典
葡萄糖酸钙	ChP2015、USP36、EP8.0、BP2013、JP2016、IP2010
葡萄糖酸钙片	ChP2015、USP36、BP2013、IP2010

44.5　溶出度标准

溶出度标准比较见表44-5：

表44-5　葡萄糖酸钙片各国溶出度测定方法比较

序号	不同国家	要求
1	中国	ChP2015：桨法，水900ml，50rpm，45min，限度为75%
2	美国	USP36：桨法，水900ml，50rpm，45min，限度为75%
3	日本	/

44.6　一致性评价策略

参比制剂不详，一致性评价需谨慎。

45. 复方氢氧化铝片

45.1 品种基本信息

本品为抗酸药氢氧化铝、三硅酸镁与解痉药颠茄流浸膏组成的复方,前两者可中和过多的胃酸,后者既能抑制胃液分泌,解除胃平滑肌痉挛,又可使胃排空延缓。

基本信息见表45-1:

表45-1 复方氢氧化铝片基本信息汇总

通用名	复方氢氧化铝片		
英文名	Compound Aluminium Hydroxide Tablets		
剂型规格	片剂,规格:每片含主要成分氢氧化铝0.245g,三硅酸镁0.105g,颠茄流浸膏0.0026ml		
主成分化学名	氢氧化铝	三硅酸镁	颠茄流浸膏
结构式	OH^- Al^+ $OH\ OH^-$	$\overset{O}{\underset{-O}{\overset{\shortparallel}{Si}}}-O-Mg^{2+}-O-\overset{O}{\overset{\shortparallel}{Si}}-O-\overset{O}{\underset{O^-}{\overset{\shortparallel}{Si}}}-O^-$	/
分子式 分子量	$Al(OH)_3$ 78.00	$MgO_9Si_3^{(-4)}$ 260.86	/
CAS号	21645-51-2	14987-04-3	/
适应证	用于缓解胃酸过多引起的胃痛、胃灼热感(烧心)、反酸,也可用于慢性胃炎		
原研/品牌	/		

45.2 国内外上市信息

批准情况见表45-2:

表45-2 复方氢氧化铝片国内外上市信息

批准国家	类别	内容
中国	国内上市的原研药品	进口原研药品:无
		原研地产化药品:无
	国内上市国际公认的同种药物	国际公认同种药物进口:无
		国际公认地产化药品:无
	其他进口	无
	国产批文	共98个批文

批准国家	类别	内容
美国 （FDA批准）	原研批准信息	无
	仿制药信息	无
	RLD信息	无
日本	参比制剂信息	无
	仿制药信息	无
EMA	原研信息	无
	仿制药信息	无
其他	上市信息	无

45.3　理化性质

原料基本性质见表45-3：

表45-3　原料理化性质

pKa(25℃)	/
在各溶出介质中的溶解度(37℃)	/
稳定性	/
BCS分类	世界卫生组织公布(2005年)：/
	NICHD和FDA研究归纳(2011年)：/
	tsrlinc网站：/
	BDDCS分类：/

45.4　质量标准

复方氢氧化铝片仅收载入《中华人民共和国药典》(以下简称《中国药典》)(2015版)。

45.5　溶出度标准

无。

45.6　一致性评价策略

参比制剂不详，一致性评价需谨慎。

46. 盐酸克林霉素胶囊/283.盐酸克林霉素片

46.1 品种基本信息

本品为林可霉素的衍生物,属于氨基糖苷类抗生素,其抗菌谱与林可霉素相同,抗菌活性较林可霉素强4~8倍。本品作用于敏感菌核糖体的50S亚基,阻止肽链的延长,从而抑制细菌细胞的蛋白质合成。一般系抑菌剂,但在高浓度时,对某些细菌也具有杀菌作用。

基本信息见表46-1:

表46-1 盐酸克林霉素胶囊/片基本信息汇总

通用名	盐酸克林霉素胶囊/片
英文名	Clindamycin Hydrochloride Capsules/ Tablets
剂型规格	片剂,规格:75mg、0.15g和0.3g,其中0.15g需评价 胶囊剂,待评价规格:0.15g
主成分化学名	7-氯-6,7,8-三脱氧-6-(1-甲基-反-4-丙基-L-2-吡咯烷甲酰胺基)-1-硫代-L-苏氏-α-D-吡喃半乳辛糖甲苷盐酸盐
结构式	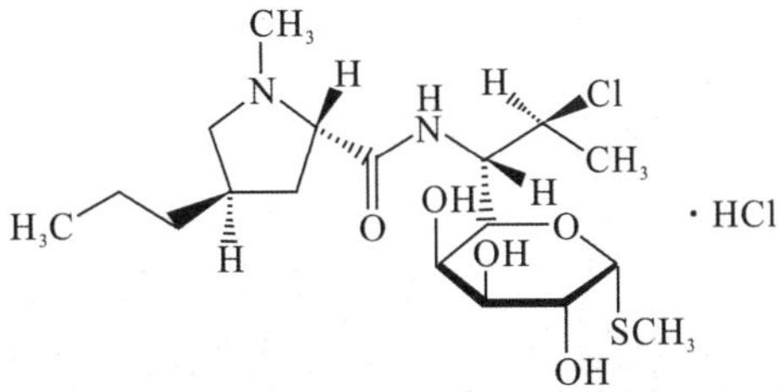
分子式 分子量	$C_{18}H_{33}ClN_2O_5S \cdot HCl$ 461.44
CAS号	21462-39-5
适应证	适用于由链球菌属、葡萄球菌属及厌氧菌等敏感菌株所致的下述感染:中耳炎、鼻窦炎、化脓性扁桃体炎、肺炎以及皮肤软组织感染。在治疗骨和关节感染、腹腔感染、盆腔感染、脓胸、肺脓肿、骨髓炎、败血症等时,可根据情况单用或与其他抗菌药联合应用
原研/品牌	辉瑞/CLEOCIN

46.2 国内外上市信息

本品由法玛西亚普强(已被辉瑞收购)开发,1970年首次在美国上市,剂型为胶囊剂,规格为75mg、150mg和300mg。随后在法国、德国、意大利、英国、日本和加拿大等国上市。批准情况见表46-2:

表46-2　盐酸克林霉素胶囊/片国内外上市信息

批准国家	类别	内容
中国	国内上市的原研药品	进口原研药品:无
		原研地产化药品:无
	国内上市国际公认的同种药物	国际公认同种药物进口:无
		国际公认地产化药品:无
	其他进口	无
	国产批文	原料18个批文,胶囊151个批文,片剂1个批文
美国 (FDA批准)	原研批准信息	1970年由Pharmacia and Upjohn(辉瑞分公司)在美国上市,商品名为CLEOCIN,规格包括75mg、150mg和300mg;无片剂上市
	仿制药信息	仿制药企业有多家,如Corepharma、Lannett Holdings、Mylan Pharmaceuticals、Watson Laboratories等
	RLD信息	Pharmacia and Upjoh的300mg规格胶囊为推荐RLD
日本	参比制剂信息	1970年11月,辉瑞在日本上市75mg和150mg胶囊,商品名为DALACIN,均为参比制剂
	仿制药信息	无
EMA	原研信息	无
	仿制药信息	无
英国	上市信息	1989年2月,辉瑞在英国上市75mg和150mg胶囊,商品名为DALACIN C,同时也有其他仿制药上市,但无片剂上市
其他	上市信息	辉瑞在意大利也上市了75mg、150mg和300mg胶囊,但无片剂上市

46.3 理化性质

盐酸克林霉素原料基本性质见表46-3:

表46-3　盐酸克林霉素原料理化性质

pKa(25℃)	pKa=7.6(针对氨基)
在各溶出介质中的溶解度(37℃)	pH1.2:641.4mg/ml pH4.0:632.8mg/ml pH6.8:640.0mg/ml 水:636.0mg/ml

稳定性	水:未测定
	各pH溶出介质中:未测定
	光:未测定
BCS分类	世界卫生组织公布(2005年):Ⅰ
	NICHD和FDA研究归纳(2011年):Ⅰ
	tsrlinc网站:/
	BDDCS分类:Ⅰ

46.4 质量标准

盐酸克林霉素已收载入各国药典,具体见表46-4:

表46-4 盐酸克林霉素各国药典收载信息

产品名称	收载药典
盐酸克林霉素	ChP2015、USP36、EP8.0、BP2013、JP2016、IP2010
盐酸克林霉素胶囊	ChP2015、USP36、JP2016
盐酸克林霉素片	/

46.5 溶出度标准

溶出度标准比较见表46-5:

表46-5 盐酸克林霉素胶囊各国溶出度测定方法比较

序号	不同国家	要求
1	中国	ChP2015胶囊:/ ChP2015片:/
2	美国	USP36胶囊:桨法,pH6.8磷酸盐缓冲液900ml,100rpm,30min,限度为80% FDA推荐:同USP胶囊
3	日本	PMDA收载了4条胶囊剂溶出曲线,且CDE已翻译并公布,溶出度标准测定方法:桨法(使用沉降篮),水900ml,50rpm,15min(75mg规格)或30min(150mg规格),限度为80%

46.6 一致性评价策略

盐酸克林霉素胶囊,鉴于:

（1）原研药品未在国内上市；

（2）国际公认的同种药物未在国内上市；

（3）原研辉瑞在美国上市75mg、150mg和300mg胶囊，其中300mg为FDA推荐参比制剂；同时，日本上市了75mg和150mg，均为参比制剂。此外在英国和意大利也有上市。

因此，建议以原研辉瑞上市的150mg胶囊作为参比制剂，进行一致性评价研究。

盐酸克林霉素片：为改剂型，且不显著改变药代动力学行为的制剂。根据总局办公厅发布的《仿制药质量和疗效一致性评价工作中改剂型药品（普通口服固体制剂）评价一般考虑》，建议以原研剂型药品（辉瑞上市的150mg胶囊）为参比制剂，进行以下研究：①从药物的理化性质、生物学性质、临床需要、患者的依从性、药物经济学、与原研剂型参比制剂的优劣比较等方面分析论证改剂型药品的科学性、合理性和必要性；②体外药学评价；③生物等效性试验。

47. 阿苯达唑片/90.阿苯达唑胶囊

47.1 品种基本信息

阿苯达唑系苯并咪唑类衍生物,其在体内迅速代谢为亚砜、砜醇和2-胺砜醇。对肠道线虫选择性及不可逆性地抑制寄生虫肠壁细胞胞浆微管系统的聚合,阻断其对多种营养和葡萄糖的摄取吸收,导致虫体内源性糖原耗竭,并抑制延胡索酸还原酶系统,阻止三磷腺苷的产生,致使虫体无法生存和繁殖。与甲苯达唑相似,本品还可引起虫体肠细胞胞浆微管变性,并与其微管蛋白结合,造成细胞内运输堵塞,致使高尔基体内分泌颗粒积聚,胞浆逐渐溶解,吸收细胞完全变性,引起虫体死亡。本品有完全杀死钩虫卵和鞭虫卵及部分杀死蛔虫卵的作用。除可杀死驱除寄生于动物体内的各种线虫外,对绦虫及囊尾蚴亦有明显的杀死及驱除作用。

基本信息见表47-1:

表47-1 阿苯达唑片/胶囊基本信息汇总

通用名	阿苯达唑片	阿苯达唑胶囊
英文名	Albendazole Tablets	Albendazole Capsules
剂型规格	片剂,规格:0.1g、0.2g	胶囊,规格:0.1g、0.2g
主成分化学名	N-(5-丙硫基-1H-苯并咪唑-2-基)氨基甲酸甲酯	
结构式	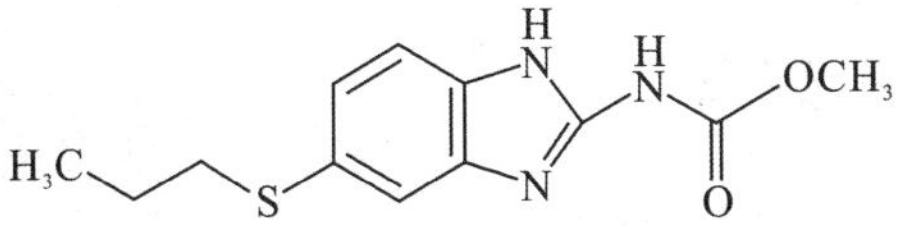	
分子式 分子量	$C_{12}H_{15}N_3O_2S$ 265.34	
CAS号	54965-21-8	
适应证	本品为广谱驱虫药,除用于治疗钩虫、蛔虫、鞭虫、蛲虫、旋毛虫等线虫病外,还可用于治疗囊虫和包虫病	
原研/品牌	葛兰素史克/ESKAZOLE	

47.2 国内外上市信息

阿苯达唑是英国葛兰素公司合成的一个苯并咪唑驱虫药剂,最初作为兽药于1977年在英国上市,1982年在法国首次被批准应用于人体,作为肠道寄生虫的驱虫药使用。目前,阿苯达唑片在日本及欧美多个发达国家上市。批准情况见表47-2：

表47-2   阿苯达唑片/胶囊国内外上市信息

批准国家	类别	内容
中国	国内上市的原研药品	进口原研药品：无
		原研地产化药品：中美天津史克制药有限公司上市的阿苯达唑片,商品名为史克肠虫清,规格有0.2g和0.4g
	国内上市国际公认的同种药物	国际公认同种药物进口：无
		国际公认地产化药品：无
	其他进口	无
	国产批文	原料7个批文,片剂115个批文,胶囊36个批文
美国（FDA批准）	原研批准信息	1996年6月,Amedra Pharms的阿苯达唑片（商品名：ALBENZA,规格：200mg）获准上市,实际上ALBENZA的生产商为葛兰素史克,Amedra Pharms为分销商
	仿制药信息	无
	RLD信息	FDA推荐的参比制剂为Amedra Pharms的ALBENZA,片剂,规格为200mg
日本	参比制剂信息	1994年1月,葛兰素史克的阿苯达唑片上市,商品名为ESKAZOLE,规格为200mg,并作为参比制剂
	仿制药信息	无
EMA	原研信息	无
	仿制药信息	无
其他	上市信息	法国有GSK公司的400mg规格片剂上市,商品名为ESKAZOLE

47.3 理化性质

阿苯达唑原料基本性质见表47-3：

表47-3   阿苯达唑原料理化性质

pKa(25℃)	pKa$_1$＝2.68(针对仲氨基,采用吸光度法测定) pKa$_2$＝11.83(针对仲氨基,采用吸光度法测定)
在各溶出介质中的溶解度(37℃)	pH1.2：0.414mg/ml pH4.0：0.002mg/ml pH6.8：0.002mg/ml 水：0.001mg/ml 0.6%盐酸：0.401mg/ml

稳定性	水:未测定 各pH溶出介质中:未测定 光:未测定
BCS分类	世界卫生组织公布(2005年):Ⅳ
	NICHD和FDA研究归纳(2011年):/
	tsrlinc网站:Ⅱ
	BDDCS分类:Ⅱ

47.4 质量标准

阿苯达唑已收载入各国药典,具体见表47-4:

表47-4 阿苯达唑各国药典收载信息

产品名称	收载药典
阿苯达唑	ChP2015、USP36、BP2013、JP16、IP2010、EP8.0
阿苯达唑片	ChP2015、USP36、IP2010
阿苯达唑胶囊	ChP2015

47.5 溶出度标准

溶出度标准比较见表47-5:

表47-5 阿苯达唑片/胶囊各国溶出度测定方法比较

序号	不同国家	要求
1	中国	ChP2015片:桨法,0.1mol/L盐酸溶液900ml,75rpm,45min,限度为65% ChP2015胶囊:桨法,0.5%十二烷基硫酸钠的0.1mol/L盐酸溶液900ml,100rpm,45min,限度为70%
2	美国	USP36片:桨法,0.1mol/L盐酸900ml,50rpm,30min,限度为80%
3	日本	PMDA收载了4条溶出曲线,且CDE已翻译并公布,溶出度标准测定方法:桨法,pH1.2氯化钠溶液900ml,50rpm,30min,限度为70%

47.6 一致性评价策略

片剂,鉴于:

(1)原研药品已在国内地产化上市,但需要通过自证才能成为参比制剂;

（2）国际公认的同种药物未在国内上市。

（3）原研 GSK 在美国和日本均已上市，且均列为参比制剂。

因此，建议以美国 Amedra Pharms 的阿苯达唑片（商品名：ALBENZA，规格：200mg）或日本 GSK 公司上市的 200mg 阿苯达唑片（商品名：ESKAZOLE）作为参比制剂，进行仿制药一致性评价，包括体外质量及体内 BE 试验。根据《以药动学参数为终点评价指标的化学药物仿制药人体生物等效性研究技术指导原则》，若同时满足以下条件，即试验规格制剂符合生物等效性要求、各规格制剂在不同 pH 介质中体外溶出曲线相似、各规格制剂的处方比例相似，则可以申请 100mg 规格 BE 豁免。

胶囊：本品为改剂型，且不显著改变药代动力学行为的制剂，根据总局办公厅发布的《仿制药质量和疗效一致性评价工作中改剂型药品（普通口服固体制剂）评价一般考虑》，建议以原研剂型药品（美国 Amedra Pharms 的 200mg ALBENZA 片或日本 GSK 公司的 200mg ESKAZOLE 片）为参比制剂，进行以下研究：①从药物的理化性质、生物学性质、临床需要、患者的依从性、药物经济学、与原研剂型参比制剂的优劣比较等方面分析论证改剂型药品的科学性、合理性和必要性；②体外药学评价；③生物等效性试验。

48. 盐酸多西环素片

48.1 品种基本信息

本品为四环素类抗生素,为广谱抑菌剂,高浓度时具杀菌作用。本品作用机制为药物能特异性与细菌核糖体30S亚基的A位置结合,抑制肽链的增长和影响细菌蛋白质的合成。

基本信息见表48-1:

表48-1 盐酸多西环素片基本信息汇总

通用名	盐酸多西环素片
英文名	Doxycycline Hyclate Tablets
剂型规格	片剂,待评价规格:50mg、100mg
主成分化学名	6-甲基-4-(二甲氨基)-3,5,10,12,12α,-五羟基-1,11-二氧代-1,4,4α,5,5α,6,11,12α-八氢-2-并四苯甲酰胺盐酸盐半乙醇半水合物
结构式	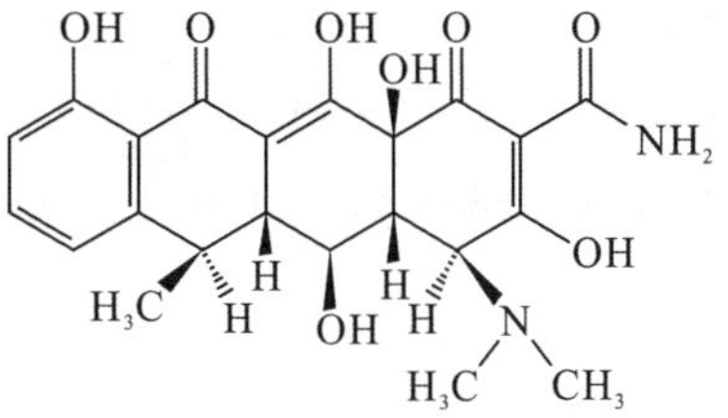
分子式 分子量	$C_{22}H_{24}N_2O_8 \cdot HCl \cdot \frac{1}{2} C_2H_5OH \cdot \frac{1}{2} H_2O$ 512.93
CAS号	564-25-0(多西环素)
适应证	①本品作为选用药物之一可用于下列疾病:立克次体病、支原体属感染、衣原体属感染、回归热、布鲁菌病、霍乱、兔热病、鼠疫、软下疳;治疗布鲁菌病和鼠疫时需与氨基糖苷类联合应用 ②由于目前常见致病菌对四环素类耐药现象严重,仅在病原菌对本品敏感时,方有应用指征。葡萄球菌属大多对本品耐药 ③本品可用于对青霉素类过敏患者的破伤风、气性坏疽、雅司、梅毒、淋病和钩端螺旋体病以及放线菌属、李斯特菌感染 ④可用于中、重度痤疮患者作为辅助治疗
原研/品牌	辉瑞/VIBRAMYCIN

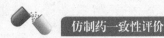

48.2 国内外上市信息

批准情况如表48-2：

表48-2 盐酸多西环素片国内外上市信息

批准国家	类别	内容
中国	国内上市的原研药品	进口原研药品：无
		原研地产化药品：无
	国内上市国际公认的同种药物	国际公认同种药物进口：无
		国际公认地产化药品：无
	其他进口	无
	国产批文	原料8个批文，片剂95个批文，规格有50mg和100mg
美国（FDA批准）	原研批准信息	1980年1月，辉瑞在美国上市盐酸多西环素片，商品名为VIBRAMYCIN，规格为100mg，现已停止上市
	仿制药信息	多家仿制药企业，如Mylan Pharmaceuticals、Actavis Laboratories、Blu Caribe、Sun Pharmaceutical Industries等，均有盐酸多西环素片上市
	RLD信息	目前，FDA推荐参比制剂为Aqua Pharmaceuticals的150mg规格片剂（商品名：ACTICLATE）、Hikma International Pharmaceuticals的100mg规格片剂（商品名：DOXYCYCLINE HYCLATE）、Lannett Holdings的20mg规格片剂（商品名：DOXYCYCLINE HYCLATE）
日本	参比制剂信息	1975年4月，辉瑞在日本上市50mg和100mg，商品名为VIBRAMYCIN，均为参比制剂
	仿制药信息	无
EMA	原研信息	无
	仿制药信息	无
英国	上市信息	辉瑞未在英国上市该品种，Alliance Pharmaceuticals一家上市，规格为20mg（商品名：PERIOSTAT）
其他	上市信息	德国有仿制药上市

48.3 理化性质

盐酸多西环素原料基本性质见表48-3：

表48-3 盐酸多西环素原料理化性质

pKa（25℃）	pKa$_1$＝3.4
	pKa$_2$＝7.6
	pKa$_3$＝9.6

在各溶出介质中的溶解度(37℃)	pH1.2:403mg/ml pH4.0:502mg/ml pH6.8:502mg/ml 水:504mg/ml
稳定性	水:未测定 各pH溶出介质中:未测定 光:未测定
BCS分类	世界卫生组织公布(2005年):Ⅰ
	NICHD和FDA研究归纳(2011年):Ⅰ/Ⅲ
	tsrlinc网站:Ⅳ
	BDDCS分类:Ⅰ,Ⅲ

48.4 质量标准

盐酸多西环素已收载入各国药典,具体见表48-4:

表48-4 盐酸多西环素各国药典收载信息

产品名称	收载药典
盐酸多西环素	ChP2015、USP36、EP8.0、BP2013
盐酸多西环素片	ChP2015、USP36

48.5 溶出度标准

溶出度标准比较见表48-5:

表48-5 盐酸多西环素片各国溶出度测定方法比较

序号	不同国家	要求
1	中国	ChP2015:桨法,水900ml,50rpm,45min,限度为85%
2	美国	USP36: 方法一:桨法,水900ml,75rpm,90min,限度为85% 方法二:桨法,水900ml,50rpm,30min,限度为85% FDA推荐:同USP
3	日本	PMDA收载了4条溶出曲线,且CDE已翻译并公布,溶出度标准测定方法:桨法,水900ml,50rpm,30min,限度为85%

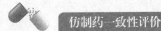

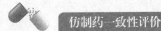

48.6 一致性评价策略

鉴于：

（1）原研药品未在国内上市。

（2）国际公认的同种药物未在国内上市。

（3）原研辉瑞在美国已停止上市，在日本上市了50mg和100mg片剂（商品名：VIBRAMY-CIN），均为参比制剂。

因此，建议以原研辉瑞在日本上市的50mg和100mg片剂作为参比制剂，进行一致性评价研究。根据《以药动学参数为终点评价指标的化学药物仿制药人体生物等效性研究技术指导原则》，若同时满足以下条件，即试验规格制剂符合生物等效性要求、各规格制剂在不同pH介质中体外溶出曲线相似、各规格制剂的处方比例相似，则可以申请50mg规格BE豁免。

49. 甲氧氯普胺片

49.1 品种基本信息

本品为多巴胺D_2受体拮抗剂,同时还具有$5-HT_4$受体激动效应,对$5-HT_3$受体有轻度抑制作用。可作用于延髓催吐化学感受区(CTZ)中多巴胺受体而提高CTZ的阈值,具有强大的中枢性镇吐作用。本品亦能阻断下丘脑多巴胺受体,抑制催乳素抑制因子,促进泌乳素的分泌,故有一定的催乳作用。

基本信息见表49-1:

表49-1　甲氧氯普胺片基本信息汇总

通用名	甲氧氯普胺片
英文名	Metoclopramide Tablets
剂型规格	片剂,规格:5mg、10mg 待评价规格:5mg
主成分化学名	N-[(2-二乙氨基)乙基]-4-氨基-2-甲氧基-5-氯-苯甲酰胺
结构式	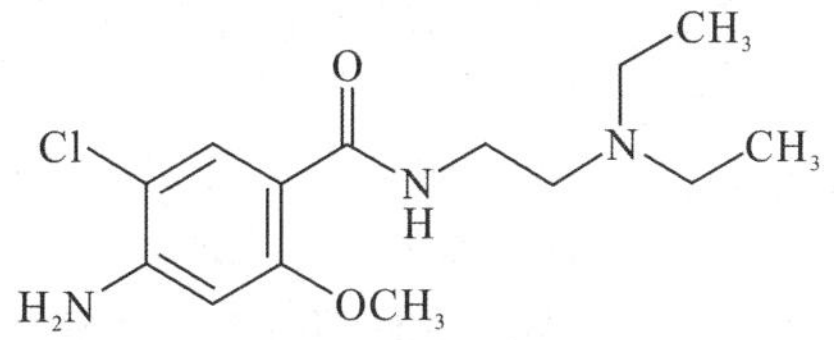
分子式 分子量	$C_{14}H_{22}ClN_3O_2$ 299.80
CAS号	364-62-5
适应证	镇吐药。主要用于:①各种病因所致的恶心、呕吐、嗳气、消化不良、胃部胀满、胃酸过多等症状;②反流性食管炎、胆汁反流性胃炎、功能性胃滞留、胃下垂等;③残胃排空延迟症、迷走神经切除后胃排空延缓;④糖尿病性胃轻瘫、尿毒症、硬皮病等胶原疾患所致胃排空障碍
原研/品牌	Sanofi/PRIMPERAN

49.2 国内外上市信息

本品最早由Winthrop Medicaments于1981年上市,剂型为片剂,规格为10mg,商品名为

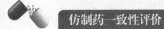

DEMETIL；Sanofi于1997年2月上市10mg，商品名为PRIMPERAN。批准情况见表49-2：

表49-2　甲氧氯普胺片国内外上市信息

批准国家	类别	内容
中国	国内上市的原研药品	进口原研药品：无
		原研地产化药品：无
	国内上市国际公认的同种药物	国际公认同种药物进口：无
		国际公认地产化药品：无
	其他进口	无
	国产批文	原料4个批文，片剂99个批文，规格有5mg和10mg
美国（FDA批准）	原研批准信息	原研未在美国上市
	仿制药信息	Impax Laboratories、Ipca Laboratories、Teva Pharmaceuticals、Sun Pharmaceutical Industries等多家企业的仿制药上市
	RLD信息	FDA推荐的参比制剂为Ani Pharms片剂，规格：10mg
日本	参比制剂信息	安斯泰来制药于1965年10月在日本上市5mg片剂，武田制药于1974年6月上市10mg片剂，均推荐为参比制剂，分别标为*和+
	仿制药信息	高田制药、Teva、东和药品等多家企业的仿制药上市
EMA	原研信息	无
	仿制药信息	无
英国	上市信息	有Concordia International-formerly AMCo和Actavis UK Ltd两家企业的仿制药上市
意大利	上市信息	Sanofi于1966年10月上市10mg甲氧氯普胺片，商品名为PLASIL
法国	上市信息	法国Mylan Sas于2000年7月上市10mg片剂（商品名：METOCLOPRAMIDE MYLAN），Sandoz于2005年上市了10mg片剂（商品名：METOCLOPRAMIDE SANDOZ）
其他	上市信息	无

49.3　理化性质

甲氧氯普胺原料基本性质见表49-3：

表49-3　甲氧氯普胺原料理化性质

pKa(25℃)	pKa=9.61(针对二乙基氨基，采用吸光度法测定)
在各溶出介质中的溶解度(37℃)	pH1.2：424mg/ml
	pH4.0：12mg/ml
	pH6.8：2.8mg/ml
	水：0.11mg/ml

稳定性	水:未测定
	各pH溶出介质中:未测定
	光:未测定
BCS分类	世界卫生组织公布(2005年):Ⅲ(盐酸甲氧氯普胺)
	NICHD和FDA研究归纳(2011年):/
	tsrlinc网站:Ⅱ
	BDDCS分类:Ⅲ

49.4 质量标准

甲氧氯普胺已收载入各国药典,具体见表49-4:

表49-4 甲氧氯普胺各国药典收载信息

产品名称	收载药典
甲氧氯普胺	ChP2015、JP16、EP8.0、BP2013、USP36(盐酸盐)、IP2010(盐酸盐)
甲氧氯普胺片	ChP2015、USP36、IP2010

49.5 溶出度标准

溶出度标准比较见表49-5:

表49-5 甲氧氯普胺片各国溶出度测定方法比较

序号	不同国家	要求
1	中国	ChP2015:篮法,盐酸溶液(9→1000)500ml(5mg规格)或900ml(10mg规格),100rpm,30min,限度为80%
2	美国	USP36:篮法,水900ml,50rpm,30min,限度为75% FDA推荐:同USP
3	日本	PMDA收载了4条溶出曲线,且CDE已翻译并公布,溶出度标准测定方法:桨法,pH6.8磷酸盐缓冲液900ml,50rpm 表格如下:

规格	取样时间点	溶出限度
5mg	45min	80%
10mg	15min	85%

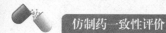

49.6 一致性评价策略

鉴于:

(1)原研药品未在国内上市。

(2)国际公认的同种药物未在国内上市。

(3)原研制剂未在美国上市,安斯泰来与Sanofi合作在日本上市了5mg,武田制药上市了10mg,均为参比制剂,同时Sanofi在法国和意大利也有10mg上市。

因此,建议以安斯泰来在日本上市的5mg(*)作为参比制剂,进行一致性评价研究。

50. 氢氯噻嗪片

品种基本信息

本品为利尿药、抗高血压药,其利尿的作用机制主要是抑制远端小管前段和近端小管(作用较轻)对氯化钠的重吸收,从而增加远端小管和集合管的 Na^+-K^+ 交换,K^+ 分泌增多。本类药还能抑制磷酸二酯酶活性,减少肾小管对脂肪酸的摄取和线粒体氧耗,从而抑制肾小管对 Na^+、Cl^- 的主动重吸收;除利尿排钠作用外,可能还有肾外作用机制参与降压,可能是增加胃肠道对 Na^+ 的排泄。

基本信息见表50-1:

表50-1　氢氯噻嗪片基本信息汇总

通用名	氢氯噻嗪片
英文名	Hydrochlorothiazide Tablets
剂型规格	片剂,待评价规格:10mg、25mg
主成分化学名	6-氯-3,4-二氢-2H-1,2,4-苯并噻二嗪-7-磺酰胺-1,1-二氧化物
结构式	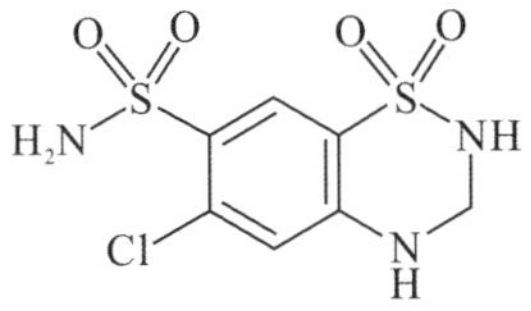
分子式 分子量	$C_7H_8ClN_3O_4S_2$ 297.64
CAS号	58-93-5
适应证	①水肿性疾病:排泄体内过多的钠和水,减少细胞外液容量,消除水肿。常见的包括充血性心力衰竭,肝硬化腹水,肾病综合征,急、慢性肾炎水肿,慢性肾衰竭早期,肾上腺皮质激素和雌激素治疗所致的钠、水潴留 ②高血压:可单独或与其他降压药联合应用,主要用于治疗原发性高血压 ③中枢性或肾性尿崩症 ④肾石症主要用于预防含钙盐成分形成的结石
原研/品牌	诺华/ESIDRIX

50.2　国内外上市信息

本品由诺华开发,商品名为ESIDRIX,批准情况见表50-2:

表50-2　氢氯噻嗪片国内外上市信息

批准国家	类别	内容
中国	国内上市的原研药品	进口原研药品:无
		原研地产化药品:无
	国内上市国际公认的同种药物	国际公认同种药物进口:无
		国际公认地产化药品:无
	其他进口	无
	国产批文	原料8个批文,片剂97个批文,规格有10mg和25mg
美国(FDA批准)	原研批准信息	1959年2月,诺华在美国上市氢氯噻嗪片,商品名为ESIDRIX,规格为25mg、50mg和100mg,现已停售
	仿制药信息	Accord Healthcare、Apotex、Leading Pharma、Mylan Pharmaceuticals等多家企业上市了仿制药
	RLD信息	FDA指定Ivax Sub Teva Pharm生产的氢氯噻嗪片50mg(商品名:HYDROCHLOROTHIAZIDE)为参比制剂
日本	参比制剂信息	东和制药有限公司生产的氢氯噻嗪片,规格为12.5mg和25mg(商品名:NEWTOLIDE TABLETS),其中25mg为推荐参比制剂
	仿制药信息	无
EMA	原研信息	无
	仿制药信息	无
意大利	上市信息	诺华于1959年4月在意大利上市25mg片剂,商品名为ESIDREX
其他	上市信息	英国、法国无单方上市

50.3　理化性质

氢氯噻嗪原料基本性质见表50-3:

表50-3　氢氯噻嗪原料理化性质

pKa(25℃)	pKa_1=8.6(针对磺酰胺基,采用滴定法测定)
	pKa_2=9.9(针对氨基,采用滴定法测定)
在各溶出介质中的溶解度(37℃)	pH1.2:0.94mg/ml
	pH4.0:1.00mg/ml
	pH6.8:1.00mg/ml
	水:0.99mg/ml

稳定性	水:未测定
	各pH溶出介质中:未测定
	光:未测定
BCS分类	世界卫生组织公布(2005年):Ⅲ
	NICHD和FDA研究归纳(2011年):Ⅲ/Ⅳ
	tsrlinc网站:Ⅳ
	BDDCS分类:Ⅲ

50.4 质量标准

氢氯噻嗪已收载入各国药典,具体见表50-4:

表50-4 氢氯噻嗪各国药典收载信息

产品名称	收载药典
氢氯噻嗪	ChP2015、JP16、EP8.0、BP2013、USP36
氢氯噻嗪片	ChP2015、USP36、JP16、BP2013

50.5 溶出度标准

溶出度标准比较见表50-5:

表50-5 氢氯噻嗪片各国溶出度测定方法比较

序号	不同国家	要求
1	中国	ChP2015:篮法,0.1mol/L盐酸溶液900ml,100rpm,30min,限度为60%
2	美国	USP36:篮法,0.1mol/L盐酸溶液900ml,100rpm,60min,限度为60% FDA推荐:同USP
3	日本	PMDA收载了4条溶出曲线,且CDE已翻译并公布,溶出度标准测定方法:桨法,pH6.8磷酸盐缓冲液900ml,100rpm,30min,限度为80%

50.6 一致性评价策略

鉴于:

(1)原研药品未在国内上市。

(2)国际公认的同种药物未在国内上市。

(3)原研诺华的氢氯噻嗪片在美国已停止上市,目前FDA推荐参比制剂为 Ivax Sub Teva Pharm生产的50mg氢氯噻嗪片(商品名:HYDROCHLOROTHIAZIDE)。

(4)原研未在日本上市,日本推荐参比制剂为东和制药的25mg氢氯噻嗪片(商品名:NEWTOLIDE TABLETS)。

(5)原研在意大利上市25mg氢氯噻嗪片。

因此,建议首选原研诺华在意大利上市的25mg ESIDREX片作为参比制剂,次选东和制药在日本上市的25mg片剂或Ivax Sub Teva Pharm在美国上市的50mg片剂作为参比制剂,进行一致性评价研究。根据《以药动学参数为终点评价指标的化学药物仿制药人体生物等效性研究技术指导原则》,若同时满足以下条件,即试验规格制剂符合生物等效性要求、各规格制剂在不同pH介质中体外溶出曲线相似、各规格制剂的处方比例相似,则可以申请10mg规格BE豁免。

51. 阿替洛尔片

51.1 品种基本信息

阿替洛尔为选择性β₁肾上腺素受体阻滞剂,不具有膜稳定作用和内源性拟交感活性,但不抑制异丙肾上腺素的支气管扩张作用。主要用于治疗高血压、心绞痛、心肌梗死。

基本信息见表51-1:

表51-1 阿替洛尔片基本信息汇总

通用名	阿替洛尔片
英文名	Atenolol Tablets
剂型规格	片剂,待评价规格:12.5mg、25mg、50mg
主成分化学名	4-[3-(2-羟基-3-异丙氨基)丙氧基]苯乙酰胺
结构式	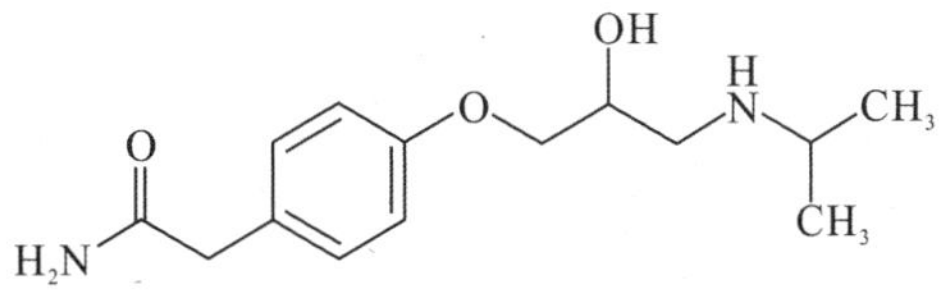
分子式 分子量	$C_{14}H_{22}N_2O_3$ 266.34
CAS号	29122-68-7
适应证	主要用于治疗高血压、心绞痛、心肌梗死,也可用于心律失常、甲状腺功能亢进症、嗜铬细胞瘤等
原研/品牌	英国ICI公司(现在的阿斯利康)/TENORMIN

51.2 国内外上市信息

本品由英国ICI公司(现在的阿斯利康)开发,商品名为TENORMIN,目前在美国、日本、意大利均有上市,批准情况见表51-2:

表51-2　阿替洛尔片国内外上市信息

批准国家	类别	内容
中国	国内上市的原研药品	进口原研药品:无
		原研地产化药品:无
	国内上市国际公认的同种药物	国际公认同种药物进口:无
		国际公认地产化药品:无
	其他进口	无
	国产批文	原料5个批文,片剂104个批文
美国(FDA批准)	原研批准信息	FDA于1981年8月批准TENORMIN上市,持证商为Alvogen Ipco Sarl;商标持有人为AstraZeneca(注:原持证商为AstraZeneca,2015年更换为Alvogen Ipco Sarl)
	仿制药信息	其余还有11家公司上市仿制药,包括Aurobindo Pharma Ltd、Dava Pharmaceuticals Inc、Ipca Laboratories Ltd、Mylan Pharmaceuticals Inc等
	RLD信息	FDA参比制剂为Alvogen Ipco Sar的100mg片剂,商品名为TENORMIN
日本	参比制剂信息	1983年9月,阿斯利康获得阿替洛尔片上市批准,规格为25mg和50mg,商品名为TENORMIN,均为参比制剂
	仿制药信息	还有15家公司上市仿制药,包括鹤原制药、长生堂制药、日医工、东和药品、Teva制药等
EMA	原研信息	无
	仿制药信息	无
英国	上市信息	1976年,阿斯利康率先在英国上市,商品名为TENORMIN,目前仍在销售25mg、50mg和100mg片剂。此外,还有几家仿制药上市
其他	上市信息	无

51.3　理化性质

阿替洛尔原料基本性质见表51-3:

表51-3　阿替洛尔原料理化性质

pKa(25℃)	pKa=9.6
在各溶出介质中的溶解度(37℃)	pH1.2:0.04g/ml pH4.0:0.07g/ml pH6.8:0.02g/ml 水:0.02g/ml
稳定性	水:未测定 各pH溶出介质中:未测定 光:未测定

	世界卫生组织公布(2005年)/Ⅲ
BCS分类	NICHD和FDA研究归纳(2011年):Ⅲ
	tsrlinc网站:Ⅲ
	BDDCS分类:Ⅲ

51.4 质量标准

阿替洛尔已收载入各国药典,具体如表51-4:

表51-4 阿替洛尔各国药典收载信息

产品名称	收载药典
阿替洛尔	ChP2015、USP36、EP8.0、BP2013、JP16、IP2010
阿替洛尔片	ChP2015、USP36、BP2013、IP2010

51.5 溶出度标准

溶出度标准比较如表51-5:

表51-5 阿替洛尔片各国溶出度测定曲线比较

序号	不同国家	要求
1	中国	ChP2015:桨法,(9→1000)盐酸溶液1000ml,50rpm,45min,限度为70%
2	美国	USP36:桨法,pH4.6的0.1mol/L醋酸盐缓冲液900ml,50rpm,30min,限度为80%
3	日本	PMDA收载了4条溶出曲线,且CDE已翻译并公布,溶出度标准测定方法:桨法,水900ml,50rpm,30min,限度为75%(规格:25mg),限度为70%(规格:50mg)

51.6 一致性评价策略

鉴于:

(1)原研药品未在国内上市。

(2)国际公认的同种药物未在国内上市。

(3)原研阿斯利康在英国上市50mg和100mg,在日本上市25mg和50mg,在美国上市100mg且被列为参比制剂。

因此,建议企业根据具体情况确定参比制剂:

(1)若企业仅有25mg或12.5mg,建议以阿斯利康日本上市的25mg片(商品名:TENOR-

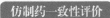

MIN)作为参比制剂,进行一致性评价。

(2)若企业同时有25mg和12.5mg,建议以阿斯利康在日本上市的25mg片(商品名:TE-NORMIN)作为参比制剂,进行一致性评价,根据《以药动学参数为终点评价指标的化学药物仿制药人体生物等效性研究技术指导原则》,若同时满足以下条件,即试验规格制剂符合生物等效性要求、各规格制剂在不同pH介质中体外溶出曲线相似、各规格制剂的处方比例相似,则可以申请12.5mg BE豁免。

(3)若企业同时有50mg和其他规格,则建议以阿斯利康的50mg阿替洛尔片(商品名:TENORMIN)作为参比制剂,进行参比制剂备案,根据《以药动学参数为终点评价指标的化学药物仿制药人体生物等效性研究技术指导原则》,若同时满足以下条件,即试验规格制剂符合生物等效性要求、各规格制剂在不同pH介质中体外溶出曲线相似、各规格制剂的处方比例相似,则可以申请其他规格BE豁免。

52. 酚酞片

52.1 **品种基本信息**

酚酞片主要作用于结肠,口服后在小肠碱性肠液的作用下慢慢分解,形成可溶性钠盐,从而刺激肠壁内神经丛,直接作用于肠平滑肌,使肠蠕动增加,同时又能抑制肠道内水分的吸收,使水和电解质在结肠蓄积,产生缓泻作用。其作用缓和,很少引起肠道痉挛。

基本信息见表52-1:

表52-1 酚酞片基本信息汇总

通用名	酚酞片
英文名	Phenolphthalein Tablets
剂型规格	片剂,待评价规格:50mg、100mg
主成分化学名	3,3-双(4-羟基苯基)-1(3H)-异苯并呋喃酮
结构式	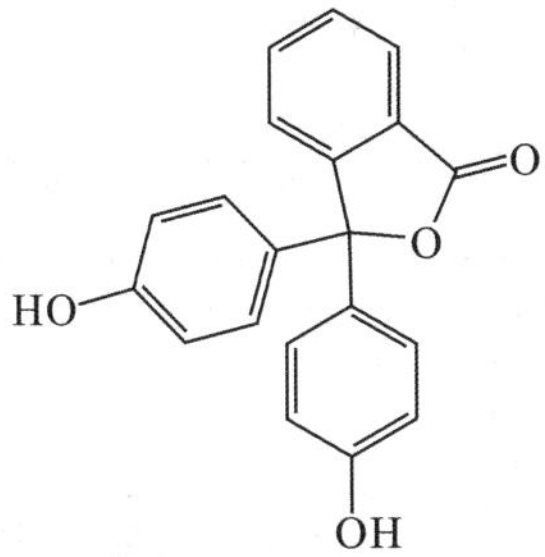
分子式 分子量	$C_{20}H_{14}O_4$ 318.33
CAS号	77-09-8
适应证	用于治疗习惯性顽固性便秘
原研	/

52.2 **国内外上市信息**

批准情况见表52-2:

187

表52-2　酚酞片国内外上市信息

批准国家	类别	内容	
中国	国内上市的原研药品	进口原研药品：无	
		原研地产化药品：无	
	国内上市国际公认的同种药物	国际公认同种药物进口：无	
		国际公认地产化药品：无	
	其他进口	无	
	国产批文	原料7个批文，制剂83个批文	
美国（FDA批准）	原研批准信息	无	
	仿制药信息	无	
	RLD信息	无	
日本	参比制剂信息	无	
	仿制药信息	无	
EMA	原研信息	无	
	仿制药信息	无	
其他	上市信息	无	

52.3　理化性质

酚酞原料药基本性质见表52-3：

表52-3　酚酞原料理化性质

pKa(25℃)	9.6
在各溶出介质中的溶解度(37℃)	/
稳定性	/
BCS分类	世界卫生组织公布(2005年)：/
	NICHD和FDA研究归纳(2011年)：/
	tsrlinc网站：/
	BDDCS分类：/

52.4　质量标准

酚酞已收载入各国药典，具体见表52-4：

表52-4　酚酞各国药典收载信息

产品名称	收载药典
酚酞原料	ChP2015、EP8.0、BP2013、IP2010
酚酞片	ChP2015

52.5 溶出度标准

无。

52.6 一致性评价策略

参比制剂不详，一致性评价研究需谨慎。

53. 联苯双酯片/*162.*联苯双酯滴丸

53.1 品种基本信息

联苯双酯是治疗病毒性肝炎和药物性肝损伤引起转氨酶升高的常用药物。以往认为它具有保护肝细胞、增加肝脏解毒功能的药理作用,尤其是其降酶作用效果明显,且毒性低、副作用小。

基本信息见表53-1:

表53-1 联苯双酯片/滴丸基本信息汇总

通用名	联苯双酯片/联苯双酯滴丸
英文名	Bifendate Tablets/Bifendate Pills
剂型规格	片剂,规格:25mg 滴丸剂,规格:1.5mg
主成分化学名	4,4'-二甲氧基-5,6,5',6'-二次甲二氧-2,2'-联苯二甲酸二甲酯
结构式	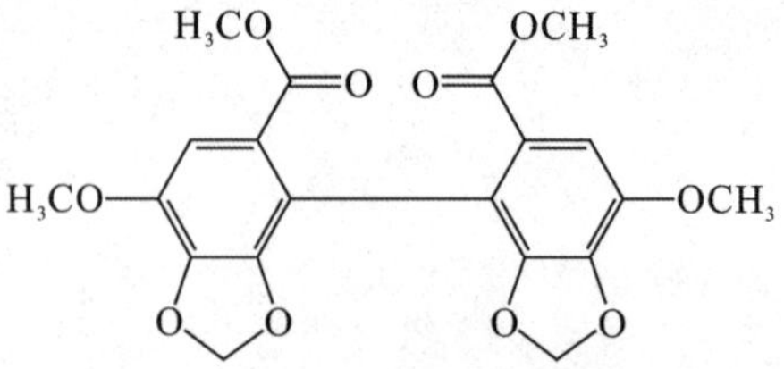
分子式 分子量	$C_{20}H_{18}O_{10}$ 418.36
CAS号	73536-69-3
适应证	用于慢性迁延型肝炎伴有丙氨酸氨基转移酶(ALT)升高异常者,也可用于化学药物引起的ALT升高
原研/品牌	中国医学科学院药物研究所

53.2 国内外上市信息

本品由中国医学科学院药物研究所开发,批准情况见表53-2:

表53-2　联苯双酯片/滴丸国内外上市信息

批准国家	类别	内容
中国	国内上市的原研药品	中国医学科学院药物研究所
	国产批文	原料12个批文,片剂74个批文,滴丸10个批文
美国（FDA批准）	原研批准信息	无
	仿制药信息	无
	RLD信息	无
日本	参比制剂信息	无
	仿制药信息	无
EMA	原研信息	无
	仿制药信息	无
其他	上市信息	无

53.3 理化性质

联苯双酯原料基本性质如表53-3：

表53-3　联苯双酯原料理化性质

pKa(25℃)	无
在各溶出介质中的溶解度(37℃)	无
稳定性	无
BCS分类	世界卫生组织公布(2005年):/
	NICHD和FDA研究归纳(2011年):/
	tsrlinc网站:/
	BDDCS分类:/

53.4 质量标准

联苯双酯仅收载入《中国药典》,具体如表53-4：

表53-4　联苯双酯各国药典收载信息

产品名称	收载药典
联苯双酯	ChP2015

53.5 溶出度标准

无。

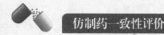
53.6　一致性评价策略

本品为我国自主开发（中国医学科学院药物研究所），等待中国医学科学院药物研究所进行自证。

54. 格列本脲片

54.1 品种基本信息

格列本脲为降血糖药,其药理作用为:①刺激胰腺胰岛 β 细胞分泌胰岛素,先决条件是胰岛 β 细胞还有一定的合成和分泌胰岛素的功能;②通过增加门静脉胰岛素水平或对肝脏直接作用,抑制肝糖原分解和糖原异生作用,肝生成和输出葡萄糖减少;③也可能增加胰外组织对胰岛素的敏感性和糖的利用(可能主要通过受体后作用)。因此,总的作用是降低空腹血糖和餐后血糖。

基本信息见表54-1:

表54-1　格列本脲片基本信息汇总

通用名	格列本脲片
英文名	Glibenclamide Tablets(Glyburide Tablets)
剂型规格	片剂,规格:2.5mg
主成分化学名	N-〔2-〔4-{〔〔(环己氨基)羰基〕氨基}磺酰基〕苯基}乙基〕-2-甲氧基-5-氯苯甲酰胺
结构式	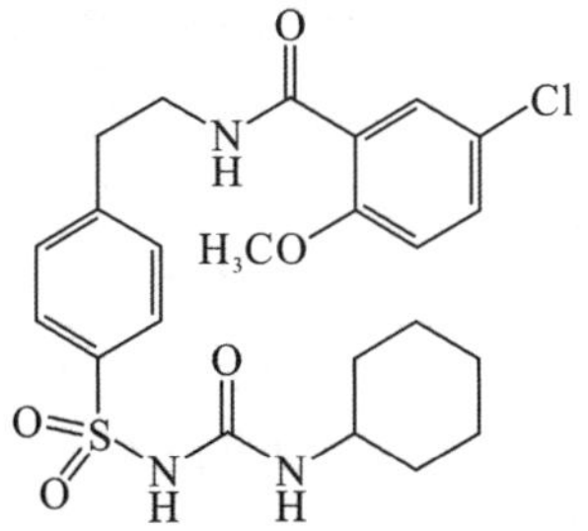
分子式 分子量	$C_{23}H_{28}ClN_3O_5S$ 494.01
CAS号	10238-21-8
适应证	适用于单用饮食控制疗效不满意的轻、中度2型糖尿病,患者胰岛 β 细胞有一定的分泌胰岛素功能,并且无严重的并发症
原研/品牌	最初由罗氏(Boehringer Mannheim)和赛诺菲一起开发,1969 年首先在欧洲上市,1984 年在美国上市,商品名分别为 DAONIL(日本)、DIABETA(美国)、DAONIL(法国)、EUGLUCON(德国)、DAONIL(意大利)、DAONIL(西班牙)、DAONIL(英国)

54.2 国内外上市信息

本品最初由罗氏（Boehringer Mannheim）和赛诺菲一起开发，1969年首先在欧洲上市，1984年在美国上市，商品名分别为DAONIL（日本）、DIABETA（美国）、DAONIL（法国）、EUGLUCON（德国）、DAONIL（意大利）、DAONIL（西班牙）、DAONIL（英国）。批准情况见表54-2：

表54-2　格列本脲片国内外上市信息

批准国家	类别	内容
中国	国内上市的原研药品	进口原研药品：无
		原研地产化药品：无
	国内上市国际公认的同种药物	国际公认同种药物进口：无
		国际公认地产化药品：无
	其他进口	无
	国产批文	原料4家，片剂76个批文
美国（FDA批准）	原研批准信息	Sanofi Aventisy 于1984年5月获FDA批准上市，商品名为DIABETE，规格为1.25mg、2.5mg和5mg
	仿制药信息	其余还有多家公司上市仿制药，包括Aurobindo Pharma Ltd、Corepharma LLC、Heritage Pharmaceuticals Inc、Pharmadax Inc等
	RLD信息	FDA目前参比制剂为Teva制药的5mg规格（商品名：GLYBURIDE）、Sanofi Aventisy的5mg规格（商品名：DIABETA）、Pharmacia&Upjohn公司的6mg规格（商品名：GLYNASE）
日本	参比制剂信息	中外制药分别于1971年10月、1981年9月上市2.5mg和1.25mg格列本脲片，商品名为EUGLUCON；赛诺菲于同一时间上市2.5mg和1.25mg格列本脲片，商品名为DAONIL
	仿制药信息	其余还有9家公司上市仿制药，包括长生堂制药、泽井制药、Teva制药、东和药品、日医工等
EMA	原研信息	无
	仿制药信息	无
英国	上市信息	仅Wockhardt UK Ltd、Aurobindo Pharma-Milpharm Ltd两家企业上市2.5mg和5mg格列本脲片
其他	上市信息	本品于1969年最先在法国上市，分别由赛诺菲和罗氏生产，商品名分别为DAONIL和EUGLUCAN。法国赛诺菲上市的有1.25mg和5mg两种规格，商品名为DAONIL，2.5mg商品名为HEMI-DAONIL，罗氏仅上市了5mg规格

54.3 理化性质

格列本脲原料基本性质见表54-3：

表54-3　格列本脲原料理化性质

pKa(25℃)	pKa＝6.8±0.15
在各溶出介质中的溶解度(37℃)	水：2.6mg/900ml pH1.2：0.0mg/900ml pH4.0：0.1mg/900ml pH6.0：0.6mg/900ml pH6.8：3.8mg/900ml pH7.2：8.9mg/900ml pH7.4：10.9mg/900ml pH7.8：23.6mg/900ml pH8.0：37.8mg/900ml
稳定性	水：未测定 各pH溶出介质中：未测定 光：固态极为稳定
BCS分类	世界卫生组织公布(2005年)：Ⅳ NICHD和FDA研究归纳(2011年)：Ⅱ tsrlinc网站：Ⅱ BDDCS分类：Ⅱ

54.4 质量标准

格列本脲已收载入各国药典，具体见表54-4：

表54-4　格列本脲各国药典收载信息

产品名称	收载药典
格列本脲	ChP2015、USP36、EP8.0、BP2013、JP16、IP2010
格列本脲片	ChP2015、USP36、BP2013、IP2010

54.5 溶出度标准

溶出度标准比较见表54-5：

195

表54-5　格列本脲片各国溶出曲线比较

序号	不同国家	要求
1	中国	ChP2015:小杯法,0.02%三羟甲基氨基甲烷250ml,75rpm,45min,限度为75%
2	日本	PMDA收载了4条溶出曲线,且CDE已翻译并公布,溶出度标准测定方法:桨法,磷酸氢二钠-柠檬酸盐缓冲液(pH7.8)900ml,50rpm,经5min和60min,限度分别不得超过50%和不得少于75%(规格:1.25mg、2.5mg)
3	美国	USP36: 非微粉化:桨法,0.05mol/L硼酸盐缓冲液(pH9.5)500ml,75rpm,45min,限度为70% 微粉化:桨法,0.05mol/L磷酸盐缓冲液(pH8.5)900ml,50rpm,30min,限度为75% FDA推荐: 非微粉化:桨法,0.05mol/L硼酸盐缓冲液(pH9.5)500ml,75rpm,取样时间:10min、20min、30min、45min、60min 微粉化:桨法,0.05mol/L磷酸盐缓冲液(pH7.5)900ml,50rpm,取样时间:10min、20min、30min、45min、60min

54.6　一致性评价策略

鉴于:

(1)原研药品未在国内上市。

(2)国际公认的同种药物未在国内上市。

(3)原研赛诺菲和罗氏在法国、日本、美国上市了不同规格的制剂。

因此,建议首选赛诺菲上市的2.5mg产品作为参比制剂,次选日本中外制药(ROCHE)上市的2.5mg片剂,商品名为EUGLUCON,进行一致性评价研究。

56. 氯氮平片

56.1 品种基本信息

氯氮平属于苯二氮䓬类抗精神病药,对脑内5-羟色胺5-HT$_2$A受体和多巴胺DA$_1$受体的阻滞作用较强,对多巴胺DA$_4$受体也有阻滞作用,对多巴胺DA$_2$受体的阻滞作用较弱,此外还有抗胆碱M$_1$、抗组胺H$_1$及抗α-肾上腺素受体作用,极少见锥体外系反应,一般不引起血中泌乳素增高。能直接抑制脑干网状结构上行激活系统,具有强大镇静催眠作用。

基本信息见表56-1:

表56-1 氯氮平片基本信息汇总

通用名	氯氮平片
英文名	Clozapine Tablets
剂型规格	片剂,规格:25mg、50mg,均需评价
主成分化学名	8-氯-11-(4-甲基-哌嗪基)-5H-二苯并(b,e)(1,4)二氮杂䓬
结构式	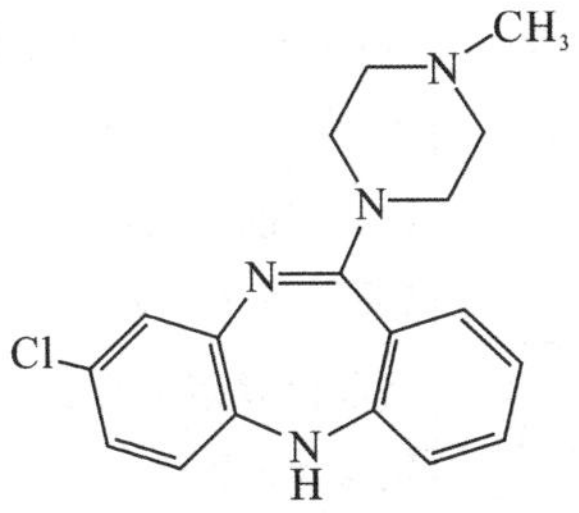
分子式 分子量	C$_{18}$H$_{19}$ClN$_4$ 326.84
CAS号	5786-21-0
适应证	本品不仅对精神病阳性症状有效,对阴性症状也有一定效果;适用于急性与慢性精神分裂症的各个亚型,对幻觉妄想型、青春型效果好,也可以减轻与精神分裂症有关的情感症状(如抑郁、负罪感、焦虑);对一些用传统抗精神病药治疗无效或疗效不好的患者,改用本品可能有效;本品也用于治疗躁狂症或其他精神病性障碍的兴奋躁动和幻觉妄想。因导致粒细胞减少症,一般不宜作为首选药
原研/品牌	诺华/CLOZARIL、LEPONEX

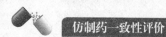

56.2　国内外上市信息

　　氯氮平由诺华研发,1969年在奥地利首次上市销售,1975年在芬兰发现导致部分粒细胞缺乏症患者死亡,随即撤市。10多年以后,研究表明,氯氮平治疗难治性精神分裂症比其他抗精神病药物更有效,1991年再次在法国上市,诺华制药生产,商品名为LEPONEX。批准情况见表56-2:

表56-2　氯氮平片国内外上市信息

批准国家	类别	内容
中国	国内上市的原研药品	进口原研药品:无
		原研地产化药品:无
	国内上市国际公认的同种药物	国际公认同种药物进口:无
		国际公认地产化药品:无
	其他进口	无
	国产批文	原料8个批文,片剂74批文,规格为25mg和50mg
美国（FDA批准）	原研批准信息	1989年9月在美国上市,规格为25mg和100mg,商品名为CLOZARIL,持证商为Heritage Life,商标所有人为诺华制药(2014年9月30日后由诺华更改为Heritage Life)
	仿制药信息	还有多家公司上市仿制药,包括Accord Healthcare Inc、Actavis Laboratories Fl Inc、Mylan Pharmaceuticals Inc、Un Pharmaceutical Industries Inc等
	RLD信息	FDA目前参比制剂为Heritage Life Sciences Barbados Inc,规格为100mg(商品名:CLOZARIL)
日本	参比制剂信息	目前仅有诺华的25mg和100mg片剂上市,商品名为CLOZARIL,但未指定参比制剂
	仿制药信息	无
EMA	上市信息	/
英国	上市信息	诺华公司上市25mg和100mg两个规格,商品名为CLOZARIL
其他	上市信息	1991年,诺华再次将本品在法国上市,商品名为LEPONEX。在德国,诺华还上市了25mg、50mg和100mg片剂,商品名为LEPONEX

56.3　理化性质

　　氯氮平原料基本性质见表56-3:

表56-3　氯氮平原料理化性质

pKa(25℃)	/	
在各溶出介质中的溶解度(37℃)	/	
稳定性	/	
BCS分类	世界卫生组织公布(2005年):/	
	NICHD和FDA研究归纳(2011年):/	
	tsrlinc网站:Ⅱ	
	BDDCS分类:Ⅱ	

56.4 质量标准

氯氮平已收载入各国药典,具体见表56-4:

表56-4　氯氮平各国药典收载信息

产品名称	收载药典
氯氮平	ChP2015、EP8.0、BP2013、USP36、IP2010
氯氮平片	ChP2015、USP36、IP2010

56.5 溶出度标准

溶出度标准比较见表56-5:

表56-5　氯氮平片各国溶出度测定方法比较

序号	不同国家	要求
1	中国	ChP2015:篮法,盐酸溶液(9→1000)1000ml,100rpm,30min,限度为80%
2	美国	USP36:篮法,醋酸盐缓冲液(pH4.0)900ml,100rpm,45min,限度为85%
		FDA推荐:同USP
3	日本	/

56.6 一致性评价策略

鉴于:

(1)原研药品未在国内上市。

(2)国际公认的同种药物未在国内上市。

(3)诺华在美国、日本均上市了25mg和100mg氯氮平片,且作为参比制剂。

(4)诺华在德国上市了50mg和25mg片剂。

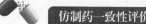

因此,建议企业根据具体情况确定参比制剂:

(1)若企业仅有25mg或50mg,建议以诺华上市的相应规格的片剂作为参比制剂,进行一致性评价。

(2)若企业同时有25mg和50mg,建议以诺华上市的50mg片作为参比制剂,进行一致性评价,根据《以药动学参数为终点评价指标的化学药物仿制药人体生物等效性研究技术指导原则》,若同时满足以下条件,即试验规格制剂符合生物等效性要求、各规格制剂在不同pH介质中体外溶出曲线相似、各规格制剂的处方比例相似,则可以申请25mg片剂BE豁免。

备注:BE试验FDA推荐。

研究类型:稳定状态。

试验设计:单次给药,双治疗,双周期交叉体内试验。

给药剂量:100mg。

受试者:每天每隔12h稳定摄入相同剂量氯氮平的患者。每12h摄入100mg数量的患者可以加入100mg剂量的试验,以维持他们已有的剂量。FDA建议不要使用健康人群进行试验。

57. 盐酸普萘洛尔片

57.1 品种基本信息

普萘洛尔为非选择性竞争抑制肾上腺素β受体阻滞剂。其药理作用为：

(1)阻断心脏上的β₁、β₂受体，拮抗交感神经兴奋和儿茶酚胺作用，降低心脏的收缩力与收缩速度，同时抑制血管平滑肌收缩，降低心肌耗氧量，使缺血心肌的氧供需关系在低水平上恢复平衡，可用于治疗心绞痛。

(2)普萘洛尔抑制心脏起搏点电位的肾上腺素能兴奋，用于治疗心律失常。本品亦可通过中枢、肾上腺素能神经元阻滞，抑制肾素释放以及心排出量降低等作用，用于治疗高血压。

(3)普萘洛尔竞争性拮抗异丙肾上腺素和去甲肾上腺素的作用，阻断β₂受体，降低血浆肾素活性，可致支气管痉挛，抑制胰岛素分泌，使血糖升高，掩盖低血糖症状，延迟低血糖的恢复。

(4)普萘洛尔有明显的抗血小板聚集作用，这主要与药物的膜稳定作用及抑制血小板膜Ca^{2+}转运有关。

基本信息见表57-1：

表57-1　盐酸普萘洛尔片基本信息汇总

通用名	盐酸普萘洛尔片
英文名	Propranolol Hydrochloride Tablets
剂型规格	片剂，规格：10mg
主成分化学名	1-异丙氨基-3-(1-萘氧基)-2-丙醇盐酸盐
结构式	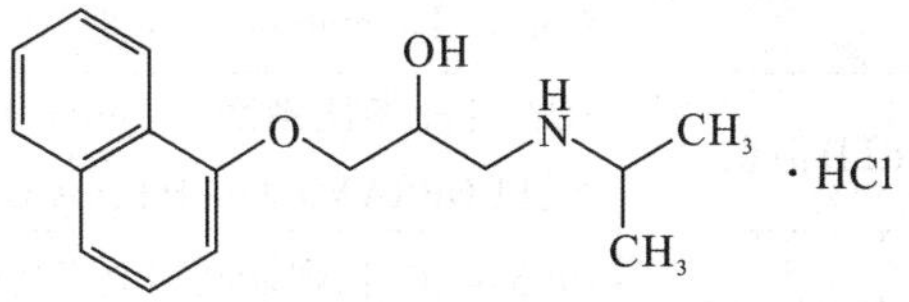
分子式 分子量	$C_{16}H_{21}NO_2 \cdot HCl$ 295.81
CAS号	318-98-9

续表

适应证	①作为二级预防,降低心肌梗死死亡率 ②高血压(单独或与其他抗高血压药合用) ③劳力型心绞痛 ④控制室上性快速心律失常、室性心律失常,特别是与儿茶酚胺有关或洋地黄引起心律失常。可用于洋地黄疗效不佳的房扑、房颤心室率的控制,也可用于顽固性期前收缩,改善患者的症状 ⑤减低肥厚型心肌病流出道压差,减轻心绞痛、心悸与昏厥等症状 ⑥配合α受体阻滞剂用于嗜铬细胞瘤患者控制心动过速 ⑦用于控制甲状腺功能亢进症的心率过快,也可用于治疗甲状腺危象
原研/品牌	阿斯利康/INDERAL

57.2 国内外上市信息

本品由阿斯利康开发,商品名为INDERAL,批准情况见表57-2:

表57-2　盐酸普萘洛尔片国内外上市信息

批准国家	类别	内容
中国	国内上市的原研药品	进口原研药品:无
		原研地产化药品:无
	国内上市国际公认的同种药物	国际公认同种药物进口:无
		国际公认地产化药品:无
	其他进口	无
	国产批文	原料4家,片剂75个批文
美国（FDA批准）	原研批准信息	无
	仿制药信息	有多家公司上市仿制药,包括 Ipcalaboratories Ltd、Mylan Pharmaceuticals Inc、Northstar Healthcare Holdings Ltd、Vintage Pharmaceuticals、Watson Laboratories Inc等
	RLD信息	FDA目前参比制剂为 Impax Laboratories Inc 的盐酸普萘洛尔片(商品名:PROPRANOLOL HYDROCHLORIDE),规格为80mg
日本	参比制剂信息	1966年10月,阿斯利康上市盐酸普萘洛尔片,规格为10mg,商品名为IN-DERAL
	仿制药信息	3家公司上市仿制药,包括东和药品、鹤原制药、日医工
EMA	原研信息	无
	仿制药信息	无
英国	上市信息	1975年,阿斯利康在英国上市了10mg和40mg片剂,商品名为INDERAL
其他	上市信息	2012年9月,荷兰上市薄膜包衣片剂,Accord Healthcare Ltd

57.3 理化性质

盐酸普萘洛尔原料基本性质见表57-3：

表57-3　盐酸普萘洛尔原料理化性质

pKa(25℃)	pKa＝9.45
在各溶出介质中的溶解度(37℃)	pH1.2：0.04g/ml pH4.0：0.06g/ml pH6.8：0.1g/ml 水：0.1g/ml
稳定性	水：未测定 各pH溶出介质中：未测定 光：遇光略有变色
BCS分类	世界卫生组织公布(2005年)：Ⅰ NICHD和FDA研究归纳(2011年)：Ⅰ tsrlinc网站：Ⅰ BDDCS分类：Ⅰ

57.4 质量标准

盐酸普萘洛尔已收载入各国药典,具体见表57-4：

表57-4　盐酸普萘洛尔各国药典收载信息

产品名称	收载药典
盐酸普萘洛尔	ChP2015、EP8.0、BP2013、USP36、IP2010、JP16
盐酸普萘洛尔片	ChP2015、USP36、JP16

57.5 溶出度标准

溶出度标准比较见表57-5：

表57-5　盐酸普萘洛尔片各国溶出度标准比较

序号	不同国家	要求
1	中国	ChP2015：篮法,盐酸溶液(1→100)1000ml,100rpm,30min,限度为75%
2	美国	USP36：篮法,盐酸溶液(1→100)1000ml,100rpm,30min,限度为75%
		FDA推荐：同USP
3	日本	PMDA收载了4条溶出曲线,且CDE已翻译并公布,溶出度标准测定方法：桨法,水900ml,50rpm,15min,限度为80%

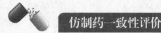

57.6 一致性评价策略

鉴于：

(1)原研药品未在国内上市。

(2)国际公认的同种药物未在国内上市。

(3)阿斯利康已在日本和英国上市了INDERAL,规格中均有10mg,且日本已列为参比制剂。

因此,建议以阿斯利康上市的10mg片剂(商品名:INDERAL)作为参比制剂进行一致性评价。

58. 硫酸阿托品片

58.1 品种基本信息

硫酸阿托品为莨菪烷类生物碱,属于典型的M胆碱受体阻滞剂。除一般的抗M胆碱作用解除胃肠平滑肌痉挛、抑制腺体分泌、扩大瞳孔、升高眼压、视力调节麻痹、心率加快、支气管扩张等外,大剂量时能作用于血管平滑肌,扩张血管,解除痉挛性收缩,改善微循环。此外,阿托品能兴奋或抑制中枢神经系统,具有一定的剂量依赖性。对心脏、肠和支气管平滑肌作用比其他颠茄生物碱更强而持久。

基本信息见表58-1:

表58-1　硫酸阿托品片基本信息汇总

通用名	硫酸阿托品片
英文名	Atropine Sulfate Tablets
剂型规格	片剂,规格:0.3mg
主成分化学名	(±)-α-(羟甲基)苯乙酸-8-甲基-8-氮杂双环(3.2.1)-3-辛酯硫酸盐一水合物
结构式	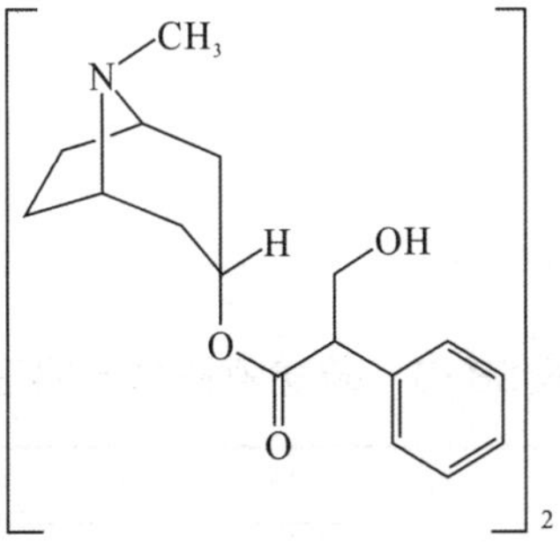
分子式 分子量	$(C_{17}H_{23}NO_3)_2 \cdot H_2SO_4 \cdot H_2O$ 694.84
CAS号	5908-99-6
适应证	①各种内脏绞痛,如胃肠绞痛及膀胱刺激症状,对胆绞痛、肾绞痛的疗效较差 ②迷走神经过度兴奋所致的窦房阻滞、房室阻滞等缓慢型心失常,也可用于继发于窦房结功能低下而出现的室性异位节律 ③解救有机磷酸酯类中毒
原研/品牌	/

58.2 国内外上市信息

批准情况见表58-2：

表58-2　硫酸阿托品片国内外上市信息

批准国家	类别	内容
中国	国内上市的原研药品	进口原研药品：无
		原研地产化药品：无
	国内上市国际公认的同种药物	国际公认同种药物进口：无
		国际公认地产化药品：无
	其他进口	无
	国产批文	原料4个批文，片剂73个批文，均为0.3mg
美国（FDA批准）	原研批准信息	无
	仿制药信息	无
	RLD信息	无
日本	参比制剂信息	无
	仿制药信息	无
EMA	原研信息	无
	仿制药信息	无
英国	上市信息	1983年10月，Wockhardt UK Ltd口服片剂600μg在英国上市

58.3 理化性质

硫酸阿托品原料基本性质见表58-3：

表58-3　硫酸阿托品原料理化性质

pKa(25℃)	/
在各溶出介质中的溶解度(37℃)	/
稳定性	/
BCS分类	世界卫生组织公布(2005年)：/
	NICHD和FDA研究归纳(2011年)：Ⅰ
	tsrlinc网站：Ⅲ
	BDDCS分类：Ⅲ

58.4 质量标准

硫酸阿托品已收载入各国药典,具体见表58-4:

表58-4 硫酸阿托品各国药典收载信息

产品名称	收载药典
硫酸阿托品	ChP2015、EP8.0、BP2013、USP36、JP16
硫酸阿托品片	ChP2015、USP36

58.5 溶出度标准

溶出度标准比较见表58-5:

表58-5 硫酸阿托品片各国溶出度测定方法比较

序号	不同国家	要求
1	中国	/
2	美国	/
3	日本	/

58.6 一致性评价策略

参比制剂不详,一致性评价需谨慎。

59. 奥美拉唑肠溶胶囊/167.奥美拉唑肠溶片/222.奥美拉唑钠肠溶片

59.1 品种基本信息

奥美拉唑属于质子泵抑制剂,是脂溶性弱碱性药物,易浓集于酸性环境中,因此口服后可特异地分布于胃黏膜壁细胞的分泌小管中,并在此高酸环境下转化为亚磺酰胺的活性形式,然后通过二硫键与壁细胞分泌膜中的 H^+-K^+-ATP 酶(又称质子泵)的巯基不可逆性地结合,生成亚磺酰胺与质子泵的复合物,从而抑制该酶活性,阻断胃酸分泌的最后步骤,因此本品对各种原因引起的胃酸分泌具有强而持久的抑制作用。主要用于十二指肠溃疡和卓-艾综合征,也可用于胃溃疡和反流性食管炎。

基本信息见表59-1:

表59-1 奥美拉唑肠溶胶囊/肠溶片/钠肠溶片基本信息汇总

通用名	奥美拉唑肠溶胶囊/肠溶片	奥美拉唑钠肠溶片
英文名	Omeprazole Enteric-coated Capsules/ Tablets	Omeprazole Sodium Enteric-coated Tablets
剂型 规格	胶囊,规格:10mg、20mg、40mg 片剂,规格:10mg、20mg 均需评价10mg、20mg	片剂,规格:10mg、20mg,均需评价
主成分化学名	5-甲氧基-2-{[(4-甲氧基-3,5-二甲基-2-吡啶基)甲基]亚硫酰基}-1H-苯并咪唑	5-甲氧基-2-{[(4-甲氧基-3,5-二甲基-2-吡啶基)甲基]亚硫酰基}-1H-苯并咪唑钠盐一水合物
结构式	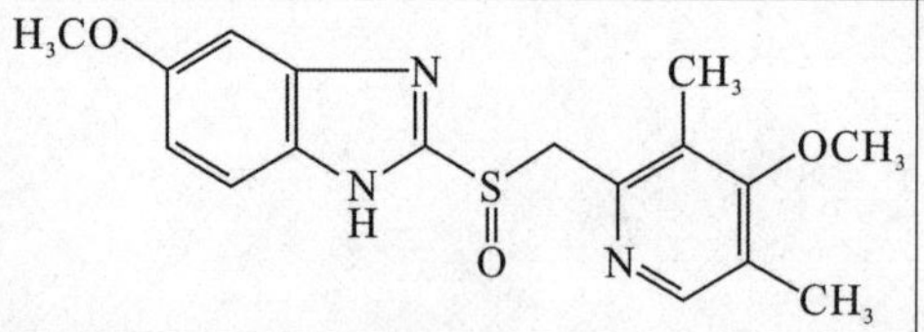	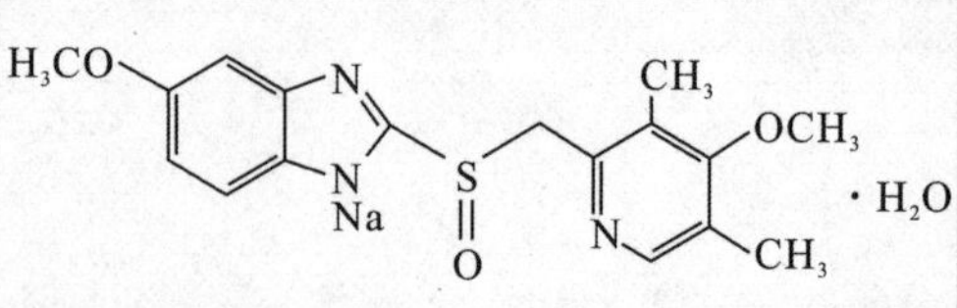
分子式 分子量	$C_{17}H_{19}N_3O_3S$ 345.42	$C_{17}H_{18}N_3NaO_3S \cdot H_2O$ 385.41
CAS号	73590-58-6	95510-70-6
适应证	适用于胃溃疡、十二指肠溃疡、应激性溃疡、反流性食管炎和卓-艾综合征(胃泌素瘤)	
原研/品牌	肠溶胶囊:阿斯利康/PRILOSEC、LOSEC 肠溶片:阿斯利康	/

59.2　国内外上市信息

奥美拉唑肠溶胶囊和肠溶片由阿斯利康公司上市,未查到奥美拉唑钠肠溶片上市信息,批准情况见表59-2:

表59-2　奥美拉唑肠溶胶囊/肠溶片/钠肠溶片国内外上市信息

批准国家	类别	内容
中国	国内上市的原研药品	进口原研药品:无
		原研地产化药品:有阿斯利康的地产化产品上市,奥美拉唑肠溶胶囊,商品名为洛赛克,规格为10mg和20mg
	国内上市国际公认的同种药物	国际公认同种药物进口:无
		国际公认地产化药品:无
	其他进口	有4个进口批文,厂家为Hanmi Pharm Co. Ltd和香港正美药品有限公司(Jean-Marie Pharmacal Co. Ltd)
	国产批文	奥美拉唑原料8个批文,肠溶胶囊112个批文,肠溶片16个批文;奥美拉唑钠原料12个批文,肠溶片4个批文
美国(FDA批准)	原研批准信息	奥美拉唑肠溶胶囊最早于1989年9月获美国FDA批准上市,由美国阿斯利康公司生产销售,共有3个规格,分别为20mg、40mg和10mg,商品名为PRILOSEC。目前状态为Discontinued。阿斯利康未在美国上市奥美拉唑肠溶片及奥美拉唑钠肠溶片
	仿制药信息	胶囊有多家公司上市,包括Actavis Laboratories Fl Inc、Apotex Inc、Aurobindo Pharma Usa Inc、Dr. Reddy's Laboratories Ltd、Glenmark Generics Ltd等
	RLD信息	肠溶片的RLD为DEXCEL PHARMA,申请人按505b(2)提出申请,安全性有效性引用在英国和以色列上市的同一产品的安全性有效性数据,同时在美国、英国和以色列上市
		FDA上市肠溶片为OTC产品,适应证为治疗烧心
日本	参比制剂信息	阿斯利康于1991年4月、2001年2月分别上市20mg和10mg规格奥美拉唑肠溶片,商品名为OMEPRAL;田边三菱制药分别于1991年1月、2000年12月上市20mg和10mg,商品名为OMEPRAZON;其中阿斯利康和田边三菱的20mg均为推荐参比制剂
	仿制药信息	有武田制药、Mylan、Teva等多家企业上市肠溶片,无奥美拉唑肠溶胶囊和奥美拉唑钠肠溶片上市
EMA	原研信息	无
	仿制药信息	无
英国	上市信息	阿斯利康仅在英国上市了10mg、20mg和40mg肠溶胶囊,商品名为LOSEC;The Boots Company、Dexcel Pharma Ltd有10mg肠溶片上市
其他	上市信息	奥美拉唑肠溶胶囊于1988年最早在瑞士上市,1989年在美国上市,随后在欧洲其他国家和日本上市

59.3 理化性质

奥美拉唑原料基本性质见表59-3：

表59-3 奥美拉唑原料理化性质

pKa(25℃)	pKa$_1$＝4.5(针对吡啶环,采用吸光度法测定) pKa$_2$＝8.9(针对苯并咪唑环,采用吸光度法测定)
在各溶出介质中的溶解度(37℃)	pH1.2:33.0mg/ml pH4.0:0.079mg/ml pH6.8:0.078mg/ml 水:0.091mg/ml
稳定性	水:37℃条件下,2h降解14%,6h降解43% 各pH溶出介质中:在pH1.2、pH4.0和pH6.8各溶出介质中,37℃/2h分别降解83%、97%和8% 光:未测定
BCS分类	世界卫生组织公布(2005年):/ NICHD和FDA研究归纳(2011年):Ⅱ tsrlinc网站:/ BDDCS分类:Ⅰ

59.4 质量标准

奥美拉唑已收载入各国药典,具体见表59-4：

表59-4 奥美拉唑各国药典收载信息

产品名称	收载药典
奥美拉唑	ChP2015、EP8.0、BP2013、USP36、IP2010
奥美拉唑肠溶胶囊	ChP2015、USP36、BP2013
奥美拉唑肠溶片	ChP2015、JP16、BP2013
奥美拉唑钠	ChP2015、EP8.0、BP2013
奥美拉唑钠肠溶片	ChP2015

59.5 溶出度标准

溶出度标准比较见表59-5：

表59-5　奥美拉唑肠溶胶囊/肠溶片/钠肠溶片各国溶出度测定方法比较

序号	不同国家	要求
1	中国	ChP2015奥美拉唑肠溶胶囊:浆法,氯化钠的盐酸溶液(取氯化钠1g,加盐酸3.5ml,加水至500ml)500ml,100rpm,经120min后加0.235mol/L磷酸氢二钠溶液400ml,转速不变,依法操作45min,限度为80%
		ChP2015奥美拉唑肠溶片:篮法方法1,氯化钠的盐酸溶液(取氯化钠1g,加盐酸3.5ml,加水至500ml)500ml,100rpm,经120min后加0.235mol/L磷酸氢二钠溶液400ml,转速不变,依法操作45min,限度为75%
		ChP2015奥美拉唑钠肠溶片:篮法方法1,0.1mol/L盐酸溶液900ml,100rpm,经120min后将转篮升出页面,放入预热至37±0.5℃磷酸盐缓冲液(pH6.8)900ml溶液中,转速不变,依法操作30min,限度为70%
2	美国	USP36奥美拉唑肠溶胶囊:浆法,pH6.8磷酸盐缓冲液900ml,100rpm,2h后加0.235mol/L磷酸氢二钠溶液400ml,依法操作30min,限度为75%(规格:10mg、20mg)和70%(规格:40mg)
		FDA推荐: 奥美拉唑肠溶胶囊:同USP 奥美拉唑肠溶片:浆法,0.1mol/L盐酸溶液750ml,100rpm,2h后加0.2mol/L磷酸钠溶液250ml,依法操作,取样时间:10min、20min、30min、45min、60min
3	日本	PMDA收载了奥美拉唑肠溶片的4条溶出曲线,且CDE已翻译并公布,溶出度标准测定方法为: pH1.2介质:浆法,盐酸溶液(氯化钠2.0g溶于盐酸7.0ml中,加水稀释至1000ml)900ml,50rpm,120min,限度不得过标示量的5% pH6.8介质:浆法,磷酸盐缓冲液(pH6.8)900ml,50rpm,15min,限度为85%

59.6　一致性评价策略

鉴于:

(1)原研药品奥美拉唑肠溶胶囊已在国内地产化上市,但需要自证后才能成为参比制剂。

(2)国际公认的同种药物未在国内上市。

(3)原研阿斯利康在英国上市了10mg、20mg和40mg肠溶胶囊(商品名:LOSEC)。

(4)原研阿斯利康在日本上市了20mg和10mg规格奥美拉唑肠溶片(商品名:OMEPRAL)。

因此,建议:

(1)以阿斯利康在英国上市10mg和20mg肠溶胶囊为参比制剂,对奥美拉唑肠溶胶囊进行一致性评价,企业根据具体情况确定参比制剂或提出小规格BE豁免申请。

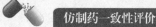

（2）以阿斯利康在日本上市的奥美拉唑肠溶片10mg和20mg为参比制剂，对奥美拉唑肠溶片进行一致性评价，企业根据具体情况确定参比制剂或提出小规格BE豁免申请。

（3）奥美拉唑钠肠溶片。为改盐基（对游离形式药品成盐），但不改变其药理作用的制剂，根据总局办公厅发布的《仿制药质量和疗效一致性评价工作中改盐基药品（普通口服固体制剂）评价一般考虑》，建议以被改盐基药品（阿斯利康在日本上市的奥美拉唑肠溶片10mg和20mg）为参比制剂，进行以下研究：①从药品的理化性质、生物学特性、临床需要等方面分析论证改盐基药品的科学性、合理性和必要性；②体外药学评价；③非临床研究。原则上不需再开展非临床药效学和毒理学研究，应重点关注：成盐药品的毒性是否与成盐时结合的阴阳离子有密切关系；成盐的制备过程中是否可能产生新的潜在的毒性杂质；体内是否可能产生毒性代谢物，必要时按照化学药品新注册分类2.1类要求进行毒理学研究；④体内评价。以等效为立题依据的，需开展与被改盐基药品参比制剂的生物等效性研究；以优效为立题依据的，建议以被改盐基药品作为参比制剂，进行药代动力学研究、药代动力学/药效动力学研究和（或）相应的临床试验。

60. 呋喃妥因肠溶片

60.1 品种基本信息

呋喃妥因为抗菌药。大肠埃希菌对本品多呈敏感,产气肠杆菌、阴沟肠杆菌、变形杆菌属、克雷伯菌属等肠杆菌科细菌的部分菌株对本品敏感,铜绿假单胞菌通常对本品耐药。本品对肠球菌属等革兰氏阳性菌具有抗菌作用。本品的抗菌活性不受脓液及组织分解产物的影响,在酸性尿液中的活性较强,抗菌作用机制为干扰细菌体内氧化还原酶系统,从而阻断其代谢过程。

基本信息见表60-1:

表60-1 呋喃妥因肠溶片基本信息汇总

通用名	呋喃妥因肠溶片
英文名	Nitrofurantoin Enteric-coated Tablets
剂型规格	片剂,规格:50mg
主成分化学名	1-[(5-硝基呋喃亚甲基)氨基]乙内酰脲
结构式	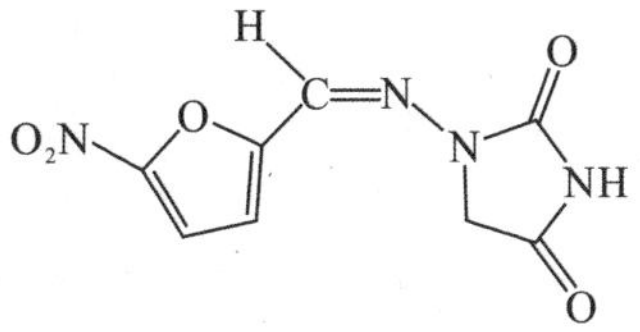
分子式 分子量	$C_8H_6N_4O_5$ 238.16
CAS号	67-20-9
适应证	用于对其敏感的大肠埃希菌、肠球菌属、葡萄球菌属以及克雷伯菌属、肠杆菌属等细菌所致的急性单纯性下尿路感染,也可用于尿路感染的预防
原研/品牌	/

60.2 国内外上市信息

批准情况见表60-2:

表60-2　呋喃妥因肠溶片国内外上市信息

批准国家	类别	内容	
中国	国内上市的原研药品	进口原研药品:无	
		原研地产化药品:无	
	国内上市国际公认的同种药物	国际公认同种药物进口:无	
		国际公认地产化药品:无	
	其他进口	无	
	国产批文	原料4家,肠溶片75个批文	
美国（FDA批准）	原研批准信息	无	
	仿制药信息	无	
	RLD信息	无	
日本	参比制剂信息	无	
	仿制药信息	无	
EMA	原研信息	无	
	仿制药信息	无	
英国	上市信息	无	
其他	上市信息	有文献记载呋喃妥因最早于1953年上市,本品胶囊、片剂等在欧美国家上市,未查到肠溶片的国外上市情况,肠溶胶囊在印度上市	

60.3　理化性质

呋喃妥因原料基本性质见表60-3:

表60-3　呋喃妥因原料理化性质

pKa(25℃)	/	
在各溶出介质中的溶解度(37℃)	/	
稳定性	/	
BCS分类	世界卫生组织公布(2005年):Ⅱ	
	NICHD和FDA研究归纳(2011年):/	
	tsrlinc网站:Ⅳ	
	BDDCS分类:Ⅳ	

60.4　质量标准

呋喃妥因已收载入各国药典,具体见表60-4:

表60-4　呋喃妥因各国药典收载信息

产品名称	收载药典
呋喃妥因	ChP2015、EP8.0、BP2013、USP36、IP2010
呋喃妥因肠溶片	ChP2015

60.5 溶出度标准

溶出度标准比较见表60-5：

表60-5　呋喃妥因肠溶片各国溶出度测定方法比较

序号	不同国家	要求
1	中国	ChP2015：桨法方法2，0.1mol/L盐酸溶液1000ml，75rpm，经2h立即将桨板升出液面，不得有裂缝或崩解等现象，随即浸入磷酸盐缓冲液（pH7.2）1000ml，转速不变，继续依法操作，经2h，限度为70%
2	美国	/
3	日本	/

60.6 一致性评价策略

参比制剂不详，一致性评价需谨慎。

61. 吡嗪酰胺片/148.吡嗪酰胺胶囊

61.1　品种基本信息

吡嗪酰胺对人型结核杆菌有较好的抗菌作用,在pH5～5.5时,杀菌作用最强,尤其对处于酸性环境中缓慢生长的吞噬细胞内的结核菌是目前最佳杀菌药物。本品在体内抑菌浓度为12.5μg/ml,达50μg/ml可杀灭结核杆菌。本品在细胞内抑制结核杆菌的浓度比在细胞外低10倍,在中性、碱性环境中几乎无抑菌作用。作用机制可能与吡嗪酸有关,吡嗪酰胺渗透入吞噬细胞后并进入结核杆菌菌体内,菌体内的酰胺酶使其脱去酰胺基,转化为吡嗪酸而发挥抗菌作用。另因吡嗪酰胺在化学结构上与烟酰胺相似,通过取代烟酰胺而干扰脱氢酶,阻止脱氢作用,妨碍结核杆菌对氧的利用,从而影响细菌的正常代谢,造成其死亡。

基本信息见表61-1:

表61-1　吡嗪酰胺片/胶囊基本信息汇总

通用名	吡嗪酰胺片	吡嗪酰胺胶囊
英文名	Pyrazinamide Tablets	Pyrazinamide Capsules
剂型规格	片剂,规格:0.25g、0.5g,需评价:0.25g 胶囊剂,规格:0.25g,需评价:0.25g	
主成分化学名	吡嗪甲酰胺	
结构式	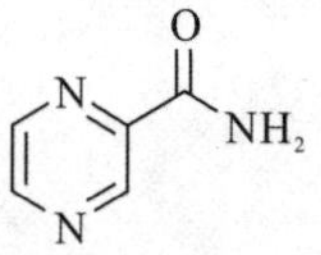	
分子式 分子量	$C_5H_5N_3O$ 123.12	
CAS号	98-96-4	
适应证	本品仅对分枝杆菌有效,与其他抗结核药(如链霉素、异烟肼、利福平及乙胺丁醇)联合用于治疗结核病	
原研/品牌	默克公司/ZINAMIDE	/

61.2　国内外上市信息

吡嗪酰胺片由默克公司开发上市,商品名为ZINAMIDE,未查到胶囊剂上市信息,批准情况见表61-2：

表61-2 吡嗪酰胺片/胶囊国内外上市信息

批准国家	类别	内容
中国	国内上市的原研药品	进口原研药品:无
		原研地产化药品:无
	国内上市国际公认的同种药物	国际公认同种药物进口:无
		国际公认地产化药品:无
	其他进口	无
	国产批文	原料5个批文,片剂92个批文,胶囊12个批文
美国(FDA批准)	原研批准信息	无
	仿制药信息	Mikart Inc、Dava Pharms Inc两家公司上市片剂
	RLD信息	FDA参比制剂为Dava Pharms Inc的500mg片剂,于1971年6月上市,商品名为PYRAZINAMIDE
日本	参比制剂信息	无
	仿制药信息	无
EMA	原研信息	无
	仿制药信息	无
英国	上市信息	Genus Pharmaceuticals有500mg片剂上市,商品名为ZINAMIDE(本品于1973年在英国获得许可,持证商为Merck;2007年授权给Genus Pharmaceuticals);英国无胶囊上市
其他	上市信息	吡嗪酰胺于1936年首次被合成,1956年由Bracco S.P.A.在意大利上市500mg片剂,Pharmadrug Production GmbH在德国上市500mg片剂,未查到胶囊剂上市信息

61.3 理化性质

吡嗪酰胺原料基本性质见表61-3：

表61-3 吡嗪酰胺原料理化性质

pKa(25℃)	/
在各溶出介质中的溶解度(37℃)	/
稳定性	/
BCS分类	世界卫生组织公布(2005年):Ⅲ/Ⅰ
	NICHD和FDA研究归纳(2011年):Ⅰ/Ⅲ
	tsrlinc网站:Ⅲ
	BDDCS分类:Ⅰ

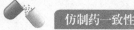

61.4　质量标准

吡嗪酰胺已收载入各国药典,具体见表61-4:

表61-4　吡嗪酰胺各国药典收载信息

产品名称	收载药典
吡嗪酰胺	ChP2015、EP8.0、BP2013、USP36、IP2010、JP16
吡嗪酰胺片	ChP2015、BP2013、USP36、IP2010
吡嗪酰胺胶囊	ChP2015

61.5　溶出度标准

溶出度标准比较见表61-5:

表61-5　吡嗪酰胺片各国溶出曲线比较

序号	不同国家	要求
1	中国	ChP2015片:桨法,水900ml,50rpm,45min,限度为75%
		ChP2015胶囊:篮法,水900ml,100rpm,30min,限度为75%
2	美国	USP36片:桨法,水900ml,50rpm,45min,限度为75%
		FDA推荐:/
3	日本	/

61.6　一致性评价策略

鉴于:

(1)原研药品未在国内进口上市。

(2)国际公认的同种药物未在国内上市。

(3)原研Merck在英国上市本品,规格为500mg片剂,商品名为ZINAMIDE。

(4)FDA推荐Dava Pharms Inc在美国上市的500mg片为RLD。

因此,建议以Dava Pharms Inc在美国上市的PYRAZINAMIDE 500mg片,或Genus Pharmaceuticals在英国上市的500mg片(商品名:ZINAMIDE)作为参比制剂对吡嗪酰胺片进行仿制药一致性评价。

吡嗪酰胺胶囊:本品为改剂型,且不显著改变药代动力学行为的制剂,根据总局办公厅发布的《仿制药质量和疗效一致性评价工作中改剂型药品(普通口服固体制剂)评价一般考虑》,建议以原研剂型药品(Genus Pharmaceuticals在英国上市的500mg ZINAMIDE片)为参比制剂,进行以下研究:①从药物的理化性质、生物学性质、临床需要、患者的依从性、药物经济学、与原研剂型参比制剂的优劣比较等方面分析论证改剂型药品的科学性、合理性和必要性;②体外药学评价;③生物等效性试验。

62. 克拉霉素胶囊/98.克拉霉素片/135.克拉霉素颗粒

62.1 品种基本信息

克拉霉素为大环内酯类抗生素,对革兰氏阳性菌如金黄色葡萄球菌、链球菌、肺炎球菌等有抑制作用,对部分革兰氏阴性菌如流感嗜血杆菌、百日咳杆菌、淋病奈瑟菌、嗜肺军团菌和部分厌氧菌如脆弱拟杆菌、消化链球菌、痤疮丙酸杆菌等也有抑制作用,此外对支原体也有抑制作用。本品特点为在体外的抗菌活性与红霉素相似,但在体内对部分细菌如金黄色葡萄球菌、链球菌、流感嗜血杆菌等的抗菌活性比红霉素强。本品与红霉素之间有交叉耐药性。本品的作用机制是通过阻碍细胞核蛋白50S亚基的联结,抑制蛋白合成而产生抑菌作用。

基本信息见表62-1:

表62-1　克拉霉素胶囊/片/颗粒基本信息汇总

通用名	克拉霉素胶囊/片/颗粒
英文名	Clarithromycin Capsules/Tablets/Granules
剂型规格	胶囊,规格:0.125g、0.25g
	片剂,规格:0.125g、0.25g、0.05g
	颗粒剂,规格:0.125g、0.25g、0.05g、0.1g
	需评价规格:0.125g和0.25g
主成分化学名	6-O-甲基红霉素
结构式	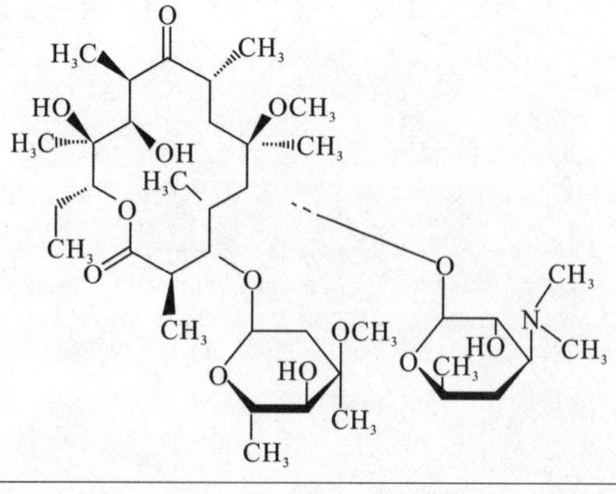
分子式	$C_{38}H_{69}NO_{13}$
分子量	747.95
CAS号	81103-11-9

适应证	适用于克拉霉素敏感菌所引起的下列感染： ①鼻咽感染：扁桃体炎、咽炎、鼻窦炎 ②下呼吸道感染：急性支气管炎、慢性支气管炎急性发作和肺炎 ③皮肤软组织感染：脓疱病、丹毒、毛囊炎、疖和伤口感染 ④急性中耳炎、肺炎支原体肺炎、沙眼衣原体引起的尿道炎及宫颈炎等 ⑤也用于军团菌感染，或与其他药物联合用于鸟分枝杆菌感染、幽门螺杆菌感染的治疗
原研/品牌	日本大正公司(技术转让给美国雅培公司)/CLARITH,BIAXIN,KLACID

62.2 国内外上市信息

本品由日本大正公司研发,后技术转让给美国雅培公司。批准情况见表62-2：

表62-2　克拉霉素胶囊/片/颗粒国内外上市信息

批准国家	类别	内容
中国	国内上市的原研药品	进口原研药品：有雅培制药进口上市的克拉霉素片(商品名：克拉仙/KLACID),规格为0.25g
		原研地产化药品：有上海雅培制药有限公司上市的克拉霉素片(商品名：克拉仙),规格为0.25g
	国内上市国际公认的同种药物	国际公认同种药物进口：无
		国际公认地产化药品：无
	其他进口	无
	国产批文	原料21个批文,胶囊80个批文,片剂46个批文,颗粒剂23个批文
美国(FDA批准)	RLD信息	FDA推荐干混悬剂的参比制剂为Abbvie的BIAXIN,规格有250mg/5ml；片剂的参比制剂为Abbvie的BIAXIN,规格有250mg、500mg
	仿制药信息	有11家公司上市克拉霉素片250mg和500mg,包括Allied Pharma Inc、Apotex Corp、Aurobindo Pharma Ltd、Hec Pharm Usa Inc、Mylan Pharmaceuticals Inc等,Abbvie、Sun Pharmaceutical、Sandoz 3家公司上市干混悬剂,规格为125mg/5ml、250mg/5ml,无胶囊剂上市
日本	参比制剂信息	日本仅有片剂和干糖浆上市。1991年3月,大正制药上市200mg和小儿用50mg,商品名为CLARITH,均为推荐参比制剂
	仿制药信息	还有15家公司上市仿制药,包括长生堂制药、泽井制药、Teva制药、杏林制药、日医工等
EMA	原研信息	无
	仿制药信息	无

续表

批准国家	类别	内容
英国	上市信息	仅Sandoz、Mylan等的片剂和干混悬剂上市,无胶囊剂上市
其他	上市信息	20世纪90年代初由日本大正公司开发成功,并以商品名CLARITH注册。尔后,大正公司首先将其技术转让给美国雅培公司;1990年在爱尔兰、意大利上市,1991年10月获FDA批准定为IB类新药上市,商品名为BIAXIN,1993年以KLACID在中国香港上市,在中国的商品名为克拉仙。已在全球50多个国家上市

62.3　理化性质

克拉霉素原料基本性质见表62-3:

表62-3　克拉霉素原料理化性质

pKa(25℃)	pKa＝8.48(针对叔氨基,采用溶解度法测定)
在各溶出介质中的溶解度(37℃)	pH1.2:因分解而无法测定 pH4.0:3.63mg/ml pH6.8:0.51mg/ml 水:0.12mg/ml
稳定性	水:未测定 各pH溶出介质中:在酸性和碱性溶出介质中不稳定,在中性溶出介质中稳定 光:浓度为50%的二氧六环溶液中,氙灯(105lx)下、25℃/24h降解约10%
BCS分类	世界卫生组织公布(2005年):/ NICHD和FDA研究归纳(2011年):Ⅳ tsrlinc网站:Ⅱ BDDCS分类:Ⅲ

62.4　质量标准

克拉霉素已收载入各国药典,具体见表62-4:

表62-4　克拉霉素各国药典收载信息

产品名称	收载药典
克拉霉素	ChP2015、EP8.0、BP2013、USP36、IP2010、JP16
克拉霉素胶囊	ChP2015
克拉霉素片	ChP2015、BP2013、USP36、IP2010、JP16
克拉霉素颗粒	ChP2015、USP36(干混悬剂)

62.5 溶出度标准

溶出度标准比较见表62-5：

表62-5 克拉霉素胶囊/片/颗粒各国溶出度测定方法比较

序号	不同国家	要求
1	中国	ChP2015胶囊：桨法，pH5.0的醋酸盐缓冲液900ml，50rpm，30min，限度为80%
		ChP2015片：篮法，pH5.0的醋酸盐缓冲液900ml，100rpm，30min，限度为80%
		ChP2015颗粒：桨法，0.1mol/L醋酸盐缓冲液900ml，50rpm，45min，限度为75%
2	美国	USP36片：桨法，pH5.0的醋酸盐缓冲液900ml，50rpm，30min，限度为80% USP36干混悬剂：无
		FDA推荐： 片：同USP 干混悬剂：桨法，0.05mol/L磷酸缓冲液（pH6.8）900ml，50rpm，取样时间：10min、20min、30min、45min、60min
3	日本	PMDA收载了克拉霉素片的4条溶出曲线，且CDE已翻译并公布，溶出度标准测定方法：桨法，磷酸氢二钠-枸橼酸缓冲液（pH6.0）900ml，50rpm，30min，限度为80%（规格：50mg）或75%（规格：200mg）

62.6 一致性评价策略

鉴于：

（1）原研已在国内进口上市克拉霉素片。

（2）国际公认的同种药物未在国内上市。

（3）原研在美国有干混悬剂上市，且被列为RLD。

因此，建议：

（1）以雅培进口上市的克拉霉素片（商品名：克拉仙/KLACID，规格：0.25g）作为克拉霉素片参比制剂进行一致性评价，0.125g按比例缩小，进行体外质量一致性评价，根据《以药动学参数为终点评价指标的化学药物仿制药人体生物等效性研究技术指导原则》，若同时满足以下条件，即试验规格制剂符合生物等效性要求、各规格制剂在不同pH介质中体外溶出曲线相似、各规格制剂的处方比例相似，则可以申请0.125g克拉霉素片BE豁免。

（2）我国上市的颗粒剂为混悬颗粒，建议以Abbvie在美国上市的BIAXIN干混悬剂125mg/5ml为参比制剂进行一致性评价。

（3）胶囊。本品为改剂型，且不显著改变药代动力学行为的制剂，根据总局办公厅发布的《仿制药质量和疗效一致性评价工作中改剂型药品（普通口服固体制剂）评价一般考虑》，建议以原研剂型药品（雅培进口上市的0.25g克拉霉素片，商品名：克拉仙/KLACID）为参比制

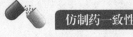

剂,进行以下研究:①从药物的理化性质、生物学性质、临床需要、患者的依从性、药物经济学、与原研剂型参比制剂的优劣比较等方面分析论证改剂型药品的科学性、合理性和必要性;②体外药学评价;③生物等效性试验。

63. 硝酸异山梨酯片

63.1 品种基本信息

硝酸异山梨酯(ISDN)的主要药理作用是松弛血管平滑肌。ISDN在体内可代谢生成单硝酸异山梨酯(ISMN),后者释放一氧化氮(NO),NO与内皮舒张因子相同,激活鸟苷酸环化酶,使平滑肌细胞内的环鸟苷酸(cGMP)增多,从而松弛血管平滑肌,使外周动脉和静脉扩张,对静脉的扩张作用更强。静脉扩张使血液潴留在外周,回心血量减少,左室舒张末压和肺毛细血管楔嵌压(前负荷)减低。动脉扩张使外周血管阻力、收缩期动脉压和平均动脉压(后负荷)减低。冠状动脉扩张,使冠脉灌注量增加。总的效应是使心肌耗氧量减少,供氧量增多,心绞痛得以缓解。

基本信息见表63-1:

表63-1 硝酸异山梨酯片基本信息汇总

通用名	硝酸异山梨酯片
英文名	Isosorbide Dinitrate Tablets
剂型规格	片剂,规格:5mg
主成分化学名	1,4:3,6-二脱水-D-山梨醇二硝酸酯
结构式	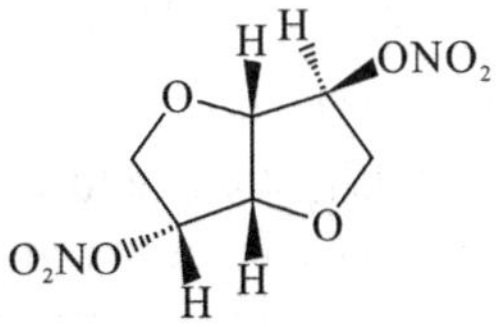
分子式 分子量	$C_6H_8N_2O_8$ 236.14
CAS号	87-33-2
适应证	冠心病的长期治疗;心绞痛的预防;心肌梗死后持续心绞痛的治疗;与洋地黄和(或)利尿剂联合应用,治疗慢性充血性心力衰竭;肺动脉高压的治疗
原研/品牌	/

63.2 国内外上市信息

批准情况见表63-2:

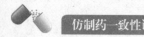

表63-2　硝酸异山梨酯片国内外上市信息

批准国家	类别	内容	
中国	国内上市的原研药品	进口原研药品:无	
		原研地产化药品:无	
	国内上市国际公认的同种药物	国际公认同种药物进口:无	
		国际公认地产化药品:无	
	其他进口	无	
	国产批文	原料11个批文,片剂有70个批文,有两种规格:5mg和10mg	
美国(FDA批准)	原研批准信息	无	
	仿制药信息	还有几家公司上市仿制药,包括 Hikma International Pharmaceuticals LLC、Sandoz Inc 等	
	RLD信息	硝酸异山梨酯片FDA有2个参比制剂: ①1988年1月获批上市,Pap Pharm 的硝酸异山梨酯片有4个规格,5mg、10mg、20mg和30mg,30mg为参比制剂 ②Valeant Pharms North 于1988年7月上市硝酸异山梨酯片,有5个规格,5mg、10mg、20mg、30mg和40mg(商品名:ISORDIL),40mg为参比制剂,10mg、20mg和30mg已退市	
日本	参比制剂信息	1994年4月,安斯泰来株式会社上市10mg和20mg,商品名为ITOROL	
	仿制药信息	其余还有5家公司上市仿制药,包括日新制药、武田Teva药品、泽井制药、Teva制药、东和药品等	
EMA	原研信息	无	
	仿制药信息	无	
英国	上市信息	Actavis UK Ltd 于1993年4月上市10mg和20mg片	
其他		硝酸异山梨酯片5mg于1963年由 Meda AB 在瑞典上市,随后又上市了20mg、40mg和10mg;法国最先由 Sanofi 于1980年上市;Teofarma S.R.L. 于1960年在意大利上市10mg,后又上市5mg和40mg	

63.3　理化性质

硝酸异山梨酯原料基本性质见表63-3:

表63-3　硝酸异山梨酯原料理化性质

pKa(25℃)	/
在各溶出介质中的溶解度(37℃)	/
稳定性	/

BCS分类	世界卫生组织公布(2005年): Ⅲ / Ⅰ
	NICHD和FDA研究归纳(2011年): Ⅲ
	tsrlinc网站: Ⅲ
	BDDCS分类: Ⅰ

63.4 质量标准

硝酸异山梨酯已收载入各国药典,具体如表63-4:

表63-4 硝酸异山梨酯各国药典收载信息

产品名称	收载药典
硝酸异山梨酯	ChP2015、EP8.0、BP2013、USP36、JP16
硝酸异山梨酯片	ChP2015、BP2013、USP36、IP2010、JP16

63.5 溶出度标准

溶出度标准比较如表63-5:

表63-5 硝酸异山梨酯片各国溶出度测定方法比较

序号	不同国家	要求
1	中国	ChP2015:桨法,水500ml,75rpm,45min,限度为70%
2	美国	USP36:桨法,水1000ml,75rpm,45min,限度为70%
		FDA推荐:同USP
3	日本	/

63.6 一致性评价策略

鉴于:

(1)原研药品未在国内进口上市。

(2)国际公认的同种药物未在国内上市。

(3)Valeant或Pap Pharm在美国上市的5mg片剂被FDA推荐为RLD。

因此,建议以Valeant或Pap Pharm在美国上市的5mg片剂作为参比制剂进行一致性评价。

64. 苯巴比妥片

64.1 品种基本信息

苯巴比妥为镇静催眠药、抗惊厥药,是长效巴比妥类的典型代表,对中枢神经的抑制作用随着剂量加大,表现为镇静、催眠、抗惊厥及抗癫痫,大剂量对心血管系统、呼吸系统有明显的抑制作用。

基本信息见表64-1:

表64-1 苯巴比妥片基本信息汇总

通用名	苯巴比妥片
英文名	Phenobarbital Tablets
剂型规格	片剂,规格:15mg、30mg、100mg,均需评价
主成分化学名	5-乙基-5-苯基-2,4,6(1H,3H,5H)-嘧啶三酮
结构式	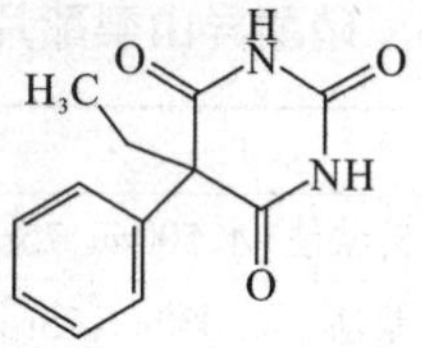
分子式 分子量	$C_{12}H_{12}N_2O_3$ 232.24
CAS号	50-06-6
适应证	主要用于治疗焦虑、失眠(用于睡眠时间短、早醒患者)、癫痫及运动障碍;是治疗癫痫大发作及局限性发作的重要药物;也可用作抗高胆红素血症药及麻醉前用药
原研/品牌	拜耳/LUMINAL

64.2 国内外上市信息

本品由拜耳开发,商品名为LUMINAL,目前在德国和意大利仍有上市,批准情况见表64-2:

表64-2 苯巴比妥片国内外上市信息

批准国家	类别	内容
中国	国内上市的原研药品	进口原研药品:无
		原研地产化药品:无
	国内上市国际公认的同种药物	国际公认同种药物进口:无
		国际公认地产化药品:无
	其他进口	无
	国产批文	原料3家,片剂67个批文
美国(FDA批准)	原研批准信息	无
	仿制药信息	无
	RLD信息	无
日本	参比制剂信息	1976年12月,藤永制药(第一三共)上市30mg片,商品名为PHENOBAL
	仿制药信息	无
EMA	原研信息	无
	仿制药信息	无
英国	上市信息	目前,英国 Actavis UK Ltd有15mg、30mg和60mg片上市
其他	上市信息	LUMINAL片剂由 Bracco S.P.A.在意大利上市,规格为15mg和100mg。目前在德国还有上市,规格为100mg,商品名为LUMINAL,持证商为Desitin

64.3 理化性质

苯巴比妥原料基本性质见表64-3:

表64-3 苯巴比妥原料理化性质

pKa(25℃)	pKa$_1$=7.3
	pKa$_2$=11.8
在各溶出介质中的溶解度(37℃)	pH1.2:1.6mg/ml
	pH4.0:1.8mg/ml
	pH 6.8:2.3mg/ml
	水:1.8mg/ml
稳定性	水:未测定
	各pH溶出介质中:在酸性至中性溶出介质中稳定,在强碱性溶出介质中,加水降解
	光:未测定
BCS分类	世界卫生组织公布(2005年):Ⅰ
	NICHD 和FDA研究归纳(2011年):/
	tsrlinc网站:Ⅳ
	BDDCS分类:Ⅰ

64.4　质量标准

苯巴比妥已收载入各国药典,具体见表64-4:

表64-4　苯巴比妥各国药典收载信息

产品名称	收载药典
苯巴比妥	ChP2015、EP8.0、BP2013、USP36、JP16
苯巴比妥片	ChP2015、BP2013、USP36

64.5　溶出度标准

溶出度标准比较见表64-5:

表64-5　苯巴比妥片各国溶出度测定方法比较

序号	不同国家	要求
1	中国	ChP2015:桨法,水900ml,50rpm,45min,限度为75%
2	美国	USP36:桨法,水900ml,50rpm,45min,限度为75%
		FDA推荐:/
3	日本	PMDA收载了4条溶出曲线,且CDE已翻译并公布,溶出度标准测定方法:桨法,水900ml,50rpm,30min,限度为75%

64.6　一致性评价策略

鉴于:

(1)原研药品未在国内进口上市。

(2)国际公认的同种药物未在国内上市。

(3)原研品LUMINAL片在德国有100mg上市,意大利有15mg和100mg上市。

(4)日本也有上市,且列为参比制剂。

因此,建议企业根据具体情况确定参比制剂:

(1)若企业仅有15mg,则建议以在意大利上市的15mg原研品(商品名:LUMINAL)为参比制剂,进行一致性评价。

(2)若企业仅有30mg,则建议以日本第一三共上市的30mg参比制剂(商品名:PHENOBAL)为参比制剂,进行一致性评价。

(3)若企业同时有30mg和15mg,则建议以日本第一三共上市的30mg参比制剂(商品名:PHENOBAL)为参比制剂,进行大规格的体外药学及体内BE试验一致性评价。根据《以药动学参数为终点评价指标的化学药物仿制药人体生物等效性研究技术指导原则》,若同时满足以下条件,即试验规格制剂符合生物等效性要求、各规格制剂在不同pH介质中体外溶出曲线相似、各规格制剂的处方比例相似,则可以申请小规格BE豁免。

(4)若企业仅有100mg,则建议以在意大利或德国上市的100mg原研品(商品名:LUMI-NAL)为参比制剂,进行一致性评价。

(5)若企业同时有100mg和其他规格,则建议以在意大利或德国上市的100mg原研品(商品名:LUMINAL)为参比制剂,进行大规格的体外药学及体内BE试验一致性评价。根据《以药动学参数为终点评价指标的化学药物仿制药人体生物等效性研究技术指导原则》,若同时满足以下条件,即试验规格制剂符合生物等效性要求、各规格制剂在不同pH介质中体外溶出曲线相似、各规格制剂的处方比例相似,则可以申请小规格BE豁免。

66. 艾司唑仑片

66.1 品种基本信息

艾司唑仑为苯二氮䓬类抗焦虑药,可引起中枢神经系统不同部位的抑制,随着用量的加大,临床表现可自轻度的镇静到催眠甚至昏迷。

(1)抗焦虑、镇静与催眠作用。作用于苯二氮䓬受体,加强中枢神经内GABA受体作用,影响边缘系统功能而抗焦虑。可明显缩短或取消NREM睡眠第四期,阻滞对网状结构的激活,对人有镇静催眠作用。

(2)抗惊厥作用。能抑制中枢内癫痫病灶异常放电的扩散,但不能阻止其异常放电。

(3)骨骼肌松弛作用。小剂量可抑制或减少网状结构对脊髓运动神经元的易化作用;较大剂量可促进脊髓中的突触前抑制,抑制多突触反射。

(4)遗忘作用。在治疗剂量时可能干扰记忆通路的建立,一过性影响近事记忆。

(5)可通过胎盘,可分泌入乳汁。

(6)有成瘾性,少数患者可引起过敏。

基本信息见表66-1:

表66-1 艾司唑仑片基本信息汇总

通用名	艾司唑仑片
英文名	Estazolam Tablets
剂型规格	片剂,规格:1mg、2mg
主成分化学名	6-苯基-8-氯-4H-(1,2,4)-三氮唑(4,3-α)(1,4)苯并二氮杂䓬
结构式	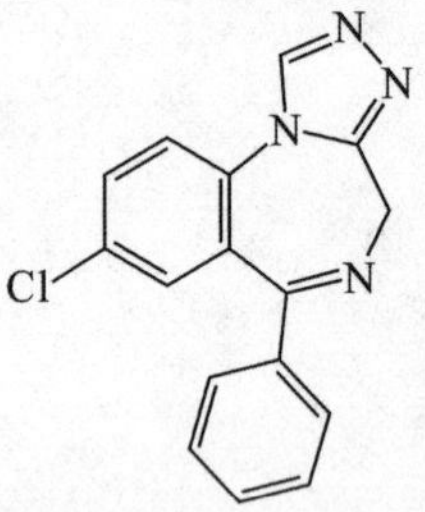
分子式	$C_{16}H_{11}ClN_4$
分子量	294.64
CAS号	29975-16-4
适应证	主要用于抗焦虑、失眠,也用于紧张、恐惧及抗癫痫和抗惊厥
原研/品牌	Upjohn/PROSOM,日本武田制药/EURODIN

66.2 国内外上市信息

本品于20世纪70年代由Upjohn开发,在美国上市,商品名为PROSOM,目前已停止上市。批准情况见表66-2:

表66-2 艾司唑仑片国内外上市信息

批准国家	类别	内容
中国	国内上市的原研药品	进口原研药品:无
		原研地产化药品:无
	国内上市国际公认的同种药物	国际公认同种药物进口:无
		国际公认地产化药品:无
	其他进口	无
	国产批文	原料4个批文,片剂有63个批文,规格有1mg和2mg
美国(FDA批准)	原研批准信息	雅培公司于1990年在美国上市了PROSOM,规格有1mg和2mg,现已停止上市
	仿制药信息	除MAYNE外还有2家公司上市仿制药,即Par Pharmaceutical Inc和Watson Laboratories Inc
	RLD信息	1997年7月,MAYNE上市1mg和2mg片剂(商品名:ESTAZOLAM),其2mg被列为RLD
日本	参比制剂信息	1975年12月,武田药品工业在日本上市本品,规格有1mg和2mg,商品名为EURODIN
	仿制药信息	另一家仿制药公司共和药品工业上市1mg和2mg片剂
EMA	原研信息	无
	仿制药信息	无
英国	上市信息	无
其他	上市信息	武田于1977年12月在法国上市2mg片剂,商品名为NUCTALON;于1983年在意大利上市2mg片剂和1mg片剂,商品名为ESILGAN

66.3 理化性质

艾司唑仑原料基本性质见表66-3:

表66-3 艾司唑仑原料理化性质

pKa(25℃)	pKa=2.84(采用吸光度法测定)
在各溶出介质中的溶解度(37℃)	pH1.2:5.3mg/ml
	pH4.0:0.15mg/ml
	pH6.8:0.14mg/ml
	水:0.14mg/ml

续表

稳定性	水:未测定
	各pH溶出介质中:未测定
	光:未测定
BCS分类	世界卫生组织公布(2005年):/
	NICHD和FDA研究归纳(2011年):/
	tsrlinc网站:/
	BDDCS分类:Ⅱ

66.4　质量标准

艾司唑仑已收载入各国药典,具体见表66-4:

表66-4　艾司唑仑各国药典收载信息

产品名称	收载药典
艾司唑仑	ChP2015、USP36、JP16
艾司唑仑片	ChP2015、USP36

66.5　溶出度标准

溶出度标准比较见表66-5:

表66-5　艾司唑仑片各国溶出度测定方法比较

序号	不同国家	要求
1	中国	ChP2015:小杯法,盐酸溶液(9→1000)100ml(1mg规格)或200ml(2mg规格),100rpm,30min,限度为80%
2	美国	USP36:桨法,水900ml,50rpm,30min,限度为80%
		FDA推荐:桨法,水900ml,50rpm,取样时间:10min、20min、30min、45min
3	日本	PMDA收载了4条溶出曲线,且CDE已翻译并公布,溶出度标准测定方法:桨法,水900ml,50rpm,15min,限度为80%(规格:1mg、2mg)

66.6　一致性评价策略

鉴于:

(1)原研药品未在国内进口上市。

(2)国际公认的同种药物未在国内上市。

（3）原研武田在日本上市了本品，且被列为参比制剂。

故建议以日本武田上市的1mg和2mg片剂作为参比制剂进行一致性评价，根据《以药动学参数为终点评价指标的化学药物仿制药人体生物等效性研究技术指导原则》，若同时满足以下条件，即试验规格制剂符合生物等效性要求、各规格制剂在不同pH介质中体外溶出曲线相似、各规格制剂的处方比例相似，则可以申请1mg片剂 BE豁免，仅进行体外质量一致性评价。

67. 尼莫地平片/152.尼莫地平胶囊

67.1 品种基本信息

尼莫地平是一种Ca^{2+}通道阻滞剂。正常情况下,平滑肌的收缩依赖于Ca^{2+}进入细胞内,引起跨膜电流的去极化。尼莫地平通过有效地阻止Ca^{2+}进入细胞内,抑制平滑肌收缩,达到解除血管痉挛的目的。

基本信息见表67-1:

表67-1 尼莫地平片/胶囊基本信息汇总

通用名	尼莫地平片/胶囊
英文名	Nimodipine Tablets/ Nimodipine Capsules
剂型规格	片剂,规格:20mg、30mg,均需评价 胶囊,规格:20mg、30mg,均需评价
主成分化学名	2,6-二甲基-4-(3-硝基苯基)-1,4-二氢-3,5-吡啶二甲酸2-甲氧乙酯异丙酯
结构式	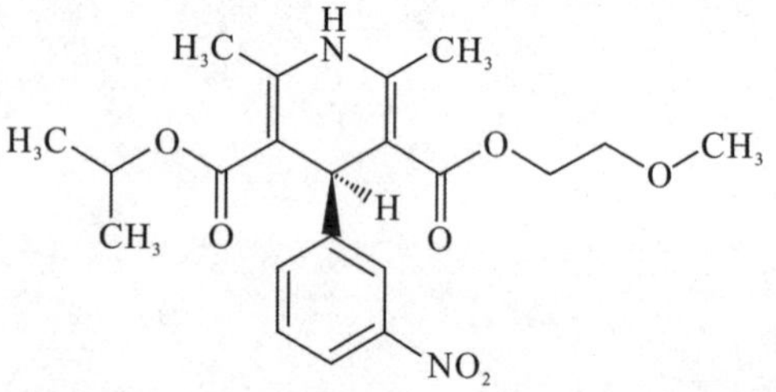
分子式 分子量	$C_{21}H_{26}N_2O_7$ 418.45
CAS号	66085-59-4
适应证	适用于各种原因的蛛网膜下隙出血后的脑血管痉挛和急性脑血管病恢复期的血液循环改善
原研/品牌	拜耳/NIMOTOP

67.2 国内外上市信息

本品由拜耳开发,商品名为NIMOTOP,批准情况见表67-2:

表67-2　尼莫地平片/胶囊国内外上市信息

批准国家	类别	内容
中国	国内上市的原研药品	进口原研药品:德国 Bayer Vital GmbH进口上市30mg片剂,商品名为尼膜同
		原研地产化药品:拜耳医药保健有限公司上市尼莫地平片(尼膜同),规格:30mg
	国内上市国际公认的同种药物	国际公认同种药物进口:无
		国际公认地产化药品:无
	其他进口	无
	国产批文	原料8个批文,片剂67个批文,有三种规格:20mg、30mg和50mg,胶囊剂12个批文
美国(FDA批准)	原研批准信息	1988年12月,拜耳批准上市 NIMOTOP胶囊30mg,现已停止上市,未上市片剂
	仿制药信息	Heritage Pharmaceuticals Inc、Sofgen Pharmaceuticals、Sun Pharmaceutical Industries Inc和Thepharmanetwork 4家企业上市胶囊剂
	RLD信息	目前,FDA参比制剂为Bionpharma Inc生产的尼莫地平30mg规格胶囊(商品名:NIMODIPINE)
日本	参比制剂信息	无
	仿制药信息	无
EMA	原研信息	2015年10月批准上市
	仿制药信息	无
英国	上市信息	拜耳于1989年2月在英国上市30mg片剂,未上市胶囊剂
其他	上市信息	拜耳于1987年7月在法国和意大利上市30mg片剂,未上市胶囊剂

67.3 理化性质

尼莫地平原料基本性质见表67-3:

表67-3　尼莫地平原料理化性质

pKa(25℃)	/
在各溶出介质中的溶解度(37℃)	/
稳定性	/
BCS分类	世界卫生组织公布(2005年):/
	NICHD和FDA研究归纳(2011年):/
	tsrlinc网站:/
	BDDCS分类:Ⅱ

67.4　质量标准

尼莫地平已收载入各国药典,具体见表67-4:

表67-4　尼莫地平各国药典收载信息

产品名称	收载药典
尼莫地平	ChP2015、USP36、EP8.0、BP2013
尼莫地平片	ChP2015、BP2013
尼莫地平胶囊	ChP2015

67.5　溶出度标准

溶出度标准比较见表67-5:

表67-5　尼莫地平片/胶囊各国溶出度测定方法比较

序号	不同国家	要求
1	中国	ChP2015 片:桨法,醋酸盐缓冲液(含 0.3%十二烷基硫酸钠,pH4.5)900ml,75rpm,30min,限度为85%
		ChP2015 胶囊:桨法,醋酸盐缓冲液(含 0.3%十二烷基硫酸钠,pH4.5)900ml,75rpm,30min,限度为80%
2	美国	/
3	日本	/

67.6　一致性评价策略

鉴于:

(1)原研拜耳尼莫地平片已在我国进口上市。

(2)国际公认的同种药物未在国内上市。

(3)原研拜耳曾在美国上市尼莫地平胶囊,目前已停止上市,原研在其他国家未上市尼莫地平胶囊。

(4)目前,FDA 参比制剂为 Bionpharma Inc 生产的尼莫地平胶囊(规格:30mg)。

因此,建议:

(1)以拜耳进口的 30mg 片剂作为参比制剂,对尼莫地平片 30mg 规格进行仿制药一致性评价,根据《以药动学参数为终点评价指标的化学药物仿制药人体生物等效性研究技术指导原则》,若同时满足以下条件,即试验规格制剂符合生物等效性要求、各规格制剂在不同 pH 介质中体外溶出曲线相似、各规格制剂的处方比例相似,则可以申请20mg BE 豁免,仅进行体外质量一致性评价。

（2）以Bionpharma Inc在美国上市的尼莫地平胶囊（规格：30mg）为参比制剂对尼莫地平胶囊进行一致性评价，根据《以药动学参数为终点评价指标的化学药物仿制药人体生物等效性研究技术指导原则》，若同时满足以下条件，即试验规格制剂符合生物等效性要求、各规格制剂在不同pH介质中体外溶出曲线相似、各规格制剂的处方比例相似，则可以申请20mg BE豁免，仅进行体外质量一致性评价。

68. 复方利血平片

品种基本信息

复方利血平片用于治疗早期和中期高血压病。利血平为肾上腺素能神经抑制药,可阻止肾上腺素能神经末梢内介质的贮存,将囊泡中具有升压作用的介质耗竭。硫酸双肼屈嗪为血管扩张药,可松弛小动脉平滑肌,降低外周阻力。氢氯噻嗪则为利尿降压药。

基本信息见表68-1:

表68-1　复方利血平片基本信息汇总

通用名	复方利血平片		
英文名	Phenolphthalein Tablets		
剂型规格	片剂,待评价:已批准的所有规格(规格有50mg和100mg)		
适应证	用于治疗早期和中期高血压病		
原研	不详		
主成分	结构式 化学名称	分子式 分子量	CAS号
利血平	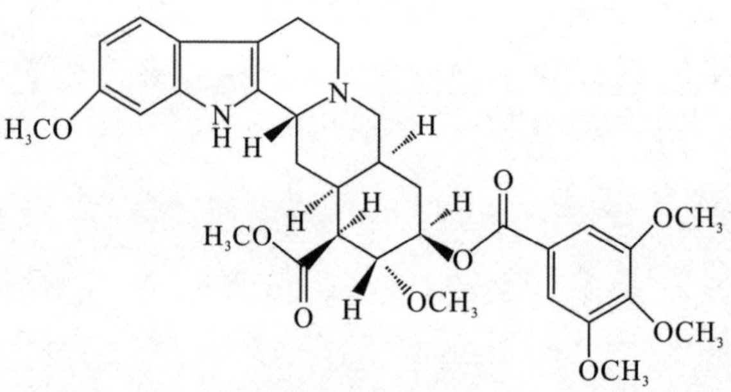 18β-(3,4,5-三甲氧基苯甲酰氧基)-11,17α-二甲氧基-3β,20α-育亨烷-16β-甲酸甲酯	$C_{33}H_{40}N_2O_9$ 608.69	50-55-5
氢氯噻嗪	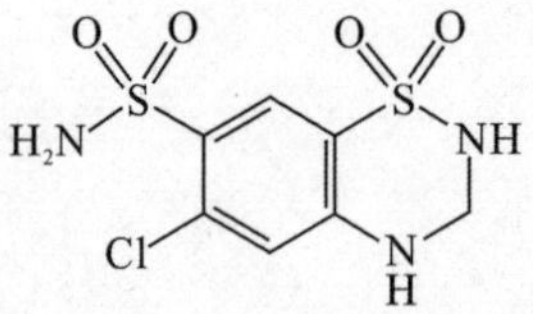 6-氯-3,4-二氢-2H-1,2,4-苯并噻二嗪-7-磺酰胺-1,1-二氧化物	$C_7H_8ClN_3O_4S_2$ 297.74	58-93-5

240

硫酸双肼屈嗪	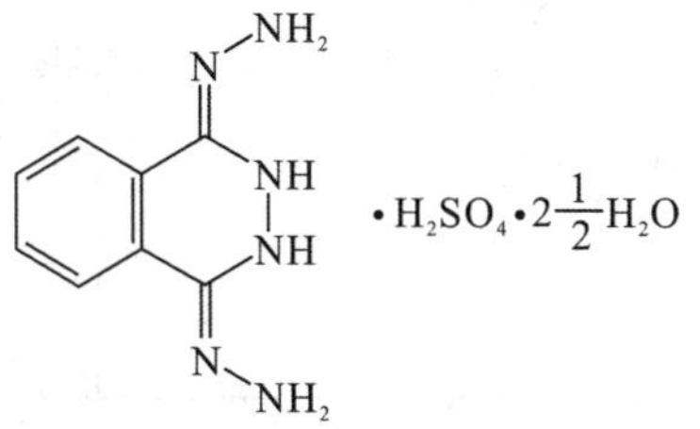 1,4-双肼基-2,3-二氮杂萘的硫酸盐二倍半水化物	$C_8H_{10}N_6 \cdot H_2SO_4 \cdot$ $2\frac{1}{2} H_2O$ 333.32	7327-87-9
盐酸异丙嗪	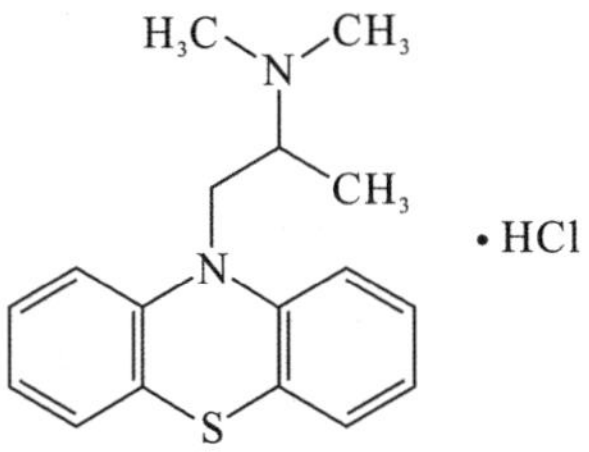 (±)-N,N,α-三甲基-10H-吩噻嗪-10-乙胺盐酸盐	$C_{17}H_{20}N_2S \cdot HCl$ 320.89	58-33-3
维生素B$_1$	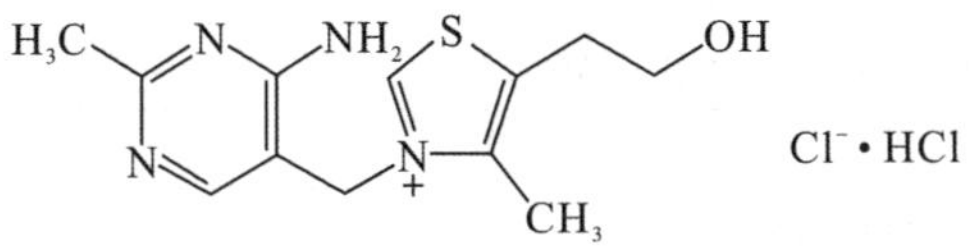 氯化-4-甲基-3-[(2-甲基-4-氨基-5-嘧啶基)甲基]-5-(2-羟基乙基)噻唑鎓盐酸盐	$C_{11}H_{17}ClN_4OS \cdot$ HCl 337.27	59-43-8
维生素B$_6$	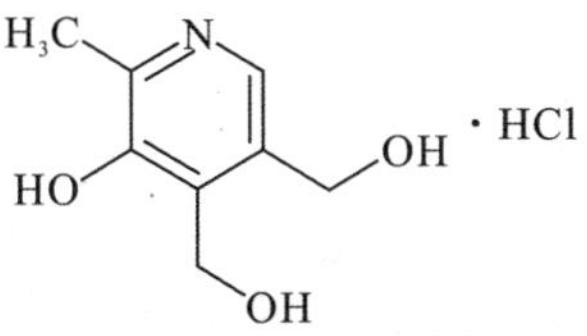 6-甲基-5-羟基-3,4-吡啶二甲醇盐酸盐	$C_8H_{11}NO_3 \cdot HCl$ 205.64	65-23-6
泛酸钙	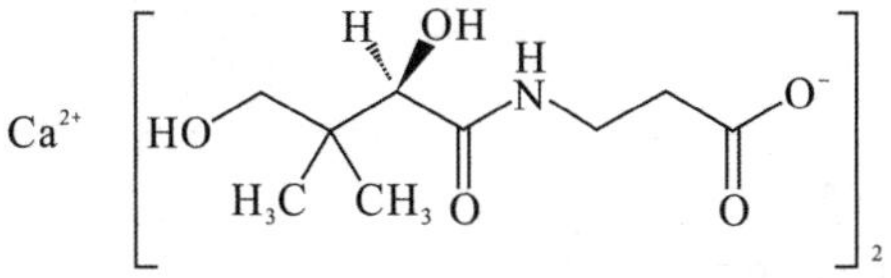 (R)-N-(3,3-二甲基-2,4-二羟基-1-氧代丁基)-3-丙氨酸钙盐	$C_{18}H_{32}CaN_2O_{10}$ 476.54	137-08-6

续表

三硅酸镁		$Mg_2Si_3O_8$ 260.86	14987-04-3
氯化钾	K-Cl	KCl 74.55	7447-40-7

68.2 国内外上市信息

批准情况见表68-2：

表68-2   复方利血平片国内外上市信息

批准国家	类别	内容	
中国	国内上市的原研药品	进口原研药品：无	
		原研地产化药品：无	
	国内上市国际公认的同种药物	国际公认同种药物进口：无	
		国际公认地产化药品：无	
	其他进口	无	
	国产批文	片剂59个批文	
美国 （FDA批准）	原研批准信息	无	
	仿制药信息	无	
	RLD信息	无	
日本	参比制剂信息	无	
	仿制药信息	无	
EMA	原研信息	无	
	仿制药信息	无	
其他		无	

68.3 理化性质

复方利血平原料药基本性质见表68-3：

表68-3   复方利血平原料理化性质

pKa（25℃）	无	
在各溶出介质中的溶解度（37℃）	无	
稳定性	无	

BCS分类	世界卫生组织公布(2005年):/
	NICHD和FDA研究归纳:/
	tsrlinc网站:/
	BDDCS分类:/

68.4 质量标准

复方利血平片仅收载入《中国药典》,具体见表68-4:

表68-4 复方利血平片各国药典收载信息

产品名称	收载药典
利血平	ChP2015、USP36、BP2013、JP16、EP8.0、IP2010
复方利血平片	ChP2015

68.5 溶出度标准

溶出度标准比较见表68-5:

表68-5 复方利血平片各国溶出度测定方法比较

序号	不同国家	要求
1	中国	ChP2015:桨法,0.1mol/L盐酸溶液900ml,50rpm,45min,限度为70%(氢氯噻嗪与盐酸异丙嗪)
2	美国	/
3	日本	/

68.6 一致性评价策略

参比制剂不详,一致性评价需谨慎。

69. 阿普唑仑片

阿普唑仑为苯二氮䓬类催眠镇静药和抗焦虑药,本品作用于中枢神经系统的苯二氮䓬受体(BZR),加强中枢抑制性神经递质γ-氨基丁酸(GABA)与GABA受体的结合,促进氯通道开放,使细胞超极化,增强GABA能神经元所介导的突触抑制,使神经元的兴奋性降低。BZR受体分为Ⅰ型和Ⅱ型,据认为Ⅰ型受体兴奋可以解释BZ类药物的抗焦虑作用,而Ⅱ型受体与该类药物的镇静和骨骼肌松弛等作用有关。

基本信息见表69-1:

表69-1 阿普唑仑片基本信息汇总

通用名	阿普唑仑片
英文名	Alprazolam Tablets
剂型规格	片剂,规格:0.4mg
主成分化学名	1-甲基-6-苯基-8-氯-4H-(1,2,4-三氮唑)并(4,3-α)(1,4)-苯并二氮杂草
结构式	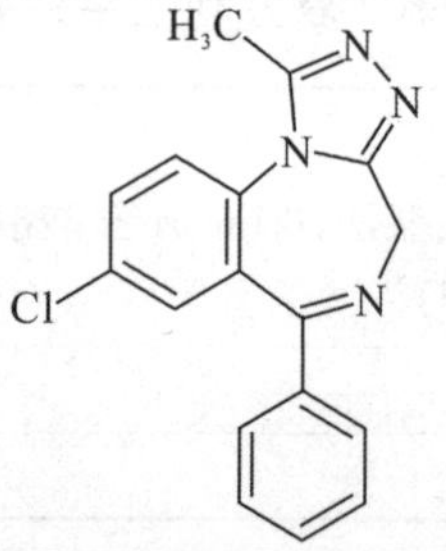
分子式 分子量	$C_{17}H_{13}ClN_4$ 308.67
CAS号	28981-97-7
适应证	主要用于焦虑、紧张、激动,也可用于催眠或焦虑的辅助用药,亦可作为抗惊恐药,并能缓解急性酒精戒断症状
原研/品牌	Pharmacia and Upjohn Co(现辉瑞子公司)/XANAX

69.2 国内外上市信息

本品由Pharmacia and Upjohn Co(现辉瑞子公司)开发,商品名为XANAX。批准情况见

表69-2:

表69-2 阿普唑仑片国内外上市信息

批准国家	类别	内容
中国	国内上市的原研药品	进口原研药品:无
		原研地产化药品:无
	国内上市国际公认的同种药物	国际公认同种药物进口:无
		国际公认地产化药品:无
	其他进口	无
	国产批文	原料6个批文,片剂有55个批文,规格为0.4mg
美国(FDA批准)	原研批准信息	Pharmacia and Upjohn于1981年在美国上市本品,商品名为XANAX,规格包括0.25mg、0.5mg、1mg和2mg
	仿制药信息	多家公司上市仿制药,包括Actavis Elizabeth LLC、Apotex Inc、Aurobindo Pharma Ltd、Dava International Inc、Mylan Pharmaceuticals Inc等
	RLD信息	FDA指定参比制剂为Pharmacia and Upjohn的阿普唑仑片,商品名为XANAX,规格为1mg
日本	参比制剂信息	本品在日本由辉瑞公司和武田制药联合开发。日本指定参比制剂分别为武田制药和辉瑞公司生产的阿普唑仑片,商品名分别为CONSTAN和SOLANAX,上市时间分别为1984年7月和1984年2月,规格包括0.4mg和0.8mg
	仿制药信息	有3家公司(泽井、东和药品、共和药品工业)上市仿制药
EMA	原研信息	无
	仿制药信息	无
英国	上市信息	辉瑞于1982年在英国上市0.25mg和0.5mg片,商品名为XANAX
其他	上市信息	辉瑞于1982年在法国上市XANAX片,规格有0.25mg、0.5mg和1mg,在意大利也上市了0.25mg、0.5mg和1mg片剂

69.3 理化性质

阿普唑仑原料基本性质见表69-3:

表69-3 阿普唑仑原料理化性质

pKa(25℃)	pKa=2.6(采用吸光度法测定)
在各溶出介质中的溶解度(37℃)	pH1.2:14.0mg/ml pH4.0:0.20mg/ml pH6.8:0.13mg/ml 水:0.15mg/ml

右上角：续表

稳定性	水:未测定
	在pH1.2、pH2.0、pKa附近以及pH5.0溶出介质中:37℃/24h内分别降解91.5%、85%、80%和2%
	在pH6.0~9.0溶出介质中:37℃/24h内稳定
	光:未测定
BCS分类	世界卫生组织公布(2005年):/
	NICHD和FDA研究归纳：Ⅰ
	tsrlinc网站：Ⅰ
	BDDCS分类：Ⅰ

69.4　质量标准

阿普唑仑已收载入各国药典,具体见表69-4:

表69-4　阿普唑仑各国药典收载信息

产品名称	收载药典
阿普唑仑	ChP2015、USP36、EP8.0、BP2013、IP2010、JP16
阿普唑仑片	ChP2015、USP36、IP2010

69.5　溶出度标准

溶出度标准比较见表69-5:

表69-5　阿普唑仑片各国溶出度测定方法比较

序号	不同国家	要求
1	中国	ChP2015:篮法,磷酸盐缓冲液(pH6.0±0.1)500ml,100rpm,30min,限度为80%
2	美国	USP36:篮法,磷酸盐缓冲液(pH6.0±0.1)500ml,100rpm,30min,限度为80%
		FDA推荐:同USP
3	日本	PMDA收载了4条溶出曲线,且CDE已翻译并公布,溶出度标准测定方法:桨法,水900ml,50rpm,45min,限度为85%(规格:0.4mg、0.8mg)

69.6　一致性评价策略

鉴于:

(1)原研产品未在我国进口上市。

（2）国际公认的同种药物未在国内上市。

（3）原研辉瑞在美国上市的阿普唑仑片，规格与我国上市的不同。

（4）原研辉瑞在日本上市了0.4mg和0.8mg规格片剂，与我国上市规格相同，且作为参比制剂。

因此，建议以辉瑞在日本上市的0.4mg片为参比制剂进行仿制药一致性评价。

70. 格列吡嗪片/138.格列吡嗪胶囊

70.1 品种基本信息

格列吡嗪为第二代磺脲类口服降血糖药,能促进胰岛β细胞分泌胰岛素,又能增强胰岛素对靶组织的作用。但先决条件是胰岛β细胞还有一定的合成及分泌胰岛素的功能。它还能通过增加门静脉胰岛素水平或对肝脏直接作用,抑制糖原分解和糖原异生作用,使肝输出及生成葡萄糖减少。它还可能增加胰腺外组织对胰岛素的敏感性和对糖的利用,使血糖水平降低。

基本信息见表70-1:

表70-1 格列吡嗪片/胶囊基本信息汇总

通用名	格列吡嗪片	格列吡嗪胶囊
英文名	Glipizide Tablets	Glipizide Capsules
剂型规格	片剂,规格:5mg	胶囊,规格:5mg
主成分化学名	5-甲基-N-〔2-〖4-【〖〔(环己基氨基)羰基〕氨基〗磺酰基】苯基〗乙基〕-吡嗪甲酰胺	
结构式	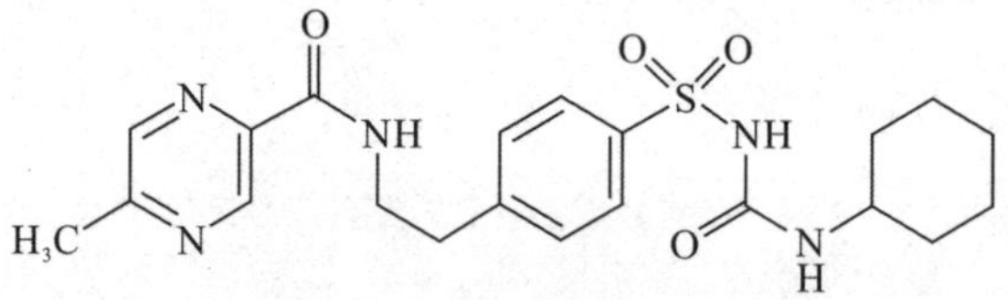	
分子式 分子量	$C_{21}H_{27}N_5O_4S$ 445.54	
CAS号	29094-61-9	
适应证	非胰岛素依赖型糖尿病;仅用于单用饮食控制无满意效果的轻、中度非胰岛素依赖型糖尿病(2型),并且无严重糖尿病并发症的患者	
原研/品牌	辉瑞/MINIDIAB;GLUCOTROL	

70.2 国内外上市信息

本品由辉瑞开发上市,商品名为MINIDIAB或GLUCOTROL。批准情况见表70-2:

表70-2　格列吡嗪片/胶囊国内外上市信息

批准国家	类别	内容
中国	国内上市的原研药品	进口原研药品:无
		原研地产化药品:有辉瑞制药公司(中国)生产的片剂,商品名为曼迪宝,规格为5mg,国药准字H20054471
	国内上市国际公认的同种药物	国际公认同种药物进口:无
		国际公认地产化药品:无
	其他进口	无
	国产批文	原料4个批文,片剂有63个批文,胶囊20个批文
美国(FDA批准)	原研批准信息	1984年5月,辉瑞公司格列吡嗪以商品名GLUCOTROL投入美国市场,为片剂,规格为2.5mg、5mg和10mg,目前2.5mg已撤市;无胶囊剂上市
	仿制药信息	7家公司上市仿制药,包括Accord Healthcare Inc、Ani Pharmaceuticals Inc、Apotex Inc、Mylan Pharmaceuticals Inc、Sandoz Inc等
	RLD信息	FDA指定片剂的参比制剂为辉瑞的GLUCOTROL,规格为10mg
日本	参比制剂信息	无
	仿制药信息	无
EMA	上市信息	无
英国	上市信息	辉瑞在英国上市5mg片剂,商品名为MINODIAB,无胶囊剂上市
其他	上市信息	辉瑞于1979年在意大利上市5mg片,商品名为MINIDIAB;1995年在法国上市5mg、10mg和20mg缓释片,商品名为OZIDIA,无胶囊剂上市

70.3　理化性质

格列吡嗪原料基本性质见表70-3:

表70-3　格列吡嗪原料理化性质

pKa(25℃)	/
在各溶出介质中的溶解度(37℃)	/
稳定性	/
BCS分类	世界卫生组织公布(2005年):/
	NICHD和FDA研究归纳:Ⅱ/Ⅳ
	tsrlinc网站:Ⅱ
	BDDCS分类:Ⅱ

70.4　质量标准

格列吡嗪已收载入各国药典,具体见表70-4:

表70-4　格列吡嗪各国药典收载信息

产品名称	收载药典
格列吡嗪	ChP2015、USP36、EP8.0、BP2013
格列吡嗪片	ChP2015、USP36、BP2013、IP2010
格列吡嗪胶囊	ChP2015

70.5　溶出度标准

溶出度标准比较见表70-5：

表70-5　格列吡嗪片/胶囊各国溶出度测定方法比较

序号	不同国家	要求
1	中国	片剂：ChP2015篮法，磷酸盐缓冲液(pH7.4)500ml，100rpm，30min，限度为80% 胶囊：ChP2015篮法，磷酸盐缓冲液(pH7.8～8.0)500ml，75rpm，30min，限度为80%
2	美国	USP片剂：桨法，模拟肠液试液900ml，50rpm，45min，限度为80% 胶囊：/ FDA推荐：片同USP 胶囊：/
3	日本	/

70.6　一致性评价策略

片剂，鉴于：

(1)原研辉瑞格列吡嗪片已在我国地产化上市，但需要自证才能成为参比制剂。

(2)国际公认的同种药物未在国内上市。

(3)原研在美国、英国、意大利上市了格列吡嗪片，且FDA推荐为参比制剂；但未能找到胶囊剂信息。

因此，建议以辉瑞上市的GLUCOTROL片作为参比制剂对国内格列吡嗪片进行一致性评价。

格列吡嗪胶囊：本品为改剂型，且不显著改变药代动力学行为的制剂。根据总局办公厅发布的《仿制药质量和疗效一致性评价工作中改剂型药品(普通口服固体制剂)评价一般考虑》，建议以原研剂型药品(辉瑞上市的5mg GLUCOTROL片)为参比制剂，进行以下研究：①从药物的理化性质、生物学性质、临床需要、患者的依从性、药物经济学、与原研剂型参比制剂的优劣比较等方面分析论证改剂型药品的科学性、合理性和必要性；②体外药学评价；③生物等效性试验。

72. 盐酸苯海拉明片

72.1 品种基本信息

苯海拉明为乙醇胺的衍生物,有:①抗组胺作用,可与组织中释放出来的组胺竞争效应细胞上的H$_1$受体,从而制止过敏反应;②对中枢神经活动的抑制引起镇静催眠作用;③加强镇咳药的作用;④也有抗眩晕、抗震颤麻痹作用。

基本信息见表72-1:

表72-1　盐酸苯海拉明片基本信息汇总

通用名	盐酸苯海拉明片
英文名	Diphenhydramine Hydrochloride Tablets
剂型规格	片剂,规格:25mg
主成分化学名	N,N-二甲基-2-(二苯基甲氧基)乙胺盐酸盐
结构式	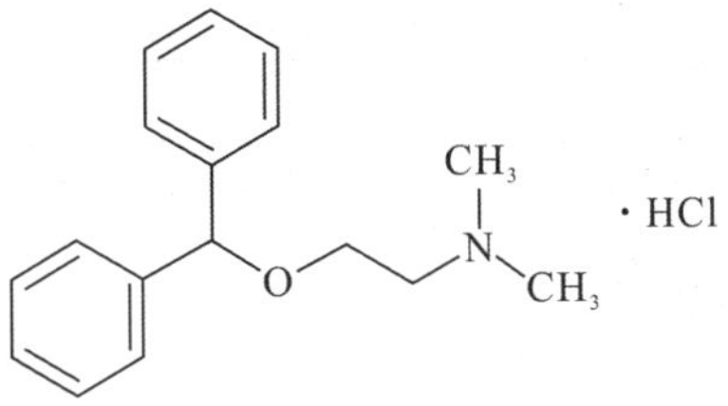
分子式 分子量	C$_{17}$H$_{21}$NO·HCl 291.82
CAS号	147-24-0
适应证	主要适用于:皮肤黏膜的过敏,如荨麻疹、血管神经性水肿、过敏性鼻炎、皮肤瘙痒症、药疹,对虫咬症和接触性皮炎也有效;晕动病的防治,有较强的镇吐作用;帕金森病和锥体外系症状;镇静,催眠;加强镇咳药的作用,适用于治疗感冒或过敏所致的咳嗽
原研/品牌	辉瑞/BENADRYL

72.2 国内外上市信息

本品由辉瑞上市,商品名为BENADRYL,批准情况见表72-2:

表72-2　盐酸苯海拉明片国内外上市信息

批准国家	类别	内容
中国	国内上市的原研药品	进口原研药品:无
		原研地产化药品:无
	国内上市国际公认的同种药物	国际公认同种药物进口:无
		国际公认地产化药品:无
	其他进口	无
	国产批文	原料6家,片剂54个批文,规格为25mg
美国(FDA批准)	原研批准信息	于1946年首次在美国上市,原研厂家为辉瑞公司,商品名为BENADRYL,包括多种剂型,如胶囊、片剂、咀嚼片和软膏等。目前原研制剂已经退市
	仿制药信息	无
	RLD信息	无
日本	参比制剂信息	1984年7月,兴和上市10mg,商品名为RESTAMIN;1986年3月,佐藤制药上市10mg,商品名为VENA,分别标为*a和*b
	仿制药信息	无
EMA	原研信息	无
	仿制药信息	无
英国	上市信息	The Boots于1997年和2007年分别上市25mg和50mg片,Omega Pharma于1992年上市25mg片
其他		无

72.3　理化性质

盐酸苯海拉明原料基本性质见表72-3:

表72-3　盐酸苯海拉明原料理化性质

pKa(25℃)	pKa=8.6(针对叔氨基,采用滴定法测定)
在各溶出介质中的溶解度(37℃)	pH1.2:1.0g/ml以上
	pH4.0:1.0g/ml以上
	pH6.8:1.0g/ml以上
	水:1.0g/ml以上
稳定性	水:未测定
	各pH溶出介质中:在酸性溶出介质中缓慢降解
	光:缓慢降解
BCS分类	世界卫生组织公布(2005年):/
	NICHD和FDA研究归纳:Ⅰ(苯海拉明)
	tsrlinc网站:/
	BDDCS分类:Ⅰ(苯海拉明)

72.4 质量标准

盐酸苯海拉明已收载入各国药典,具体见表72-4:

表72-4 盐酸苯海拉明各国药典收载信息

产品名称	收载药典
盐酸苯海拉明	ChP2015、USP36、EP8.0、BP2013、IP2010、JP16
盐酸苯海拉明片	ChP2015

72.5 溶出度标准

溶出度标准比较见表72-5:

表72-5 盐酸苯海拉明片各国溶出度测定方法比较

序号	不同国家	要求
1	中国	ChP2015:篮法,水500ml,100rpm,45min,限度为70%
2	美国	/
3	日本	PMDA收载了4条溶出曲线,且CDE已翻译并公布,溶出度标准测定方法:桨法,水900ml,50rpm,30min,限度为75%(规格:10mg)

72.6 一致性评价策略

鉴于:

(1)原研产品未在我国进口上市;

(2)国际公认的同种药物未在国内上市;

(3)日本佐藤制药或兴和制药的盐酸苯海拉明片已被列为参比制剂。

因此,建议以日本佐藤制药(商品名:VENA)或兴和制药(商品名:RESTAMIN)的10mg片剂为参比制剂进行一致性评价。

73. 消旋山莨菪碱片

73.1 品种基本信息

消旋山莨菪碱为抗胆碱药,具有外周抗 M 胆碱受体作用,能解除乙酰胆碱所致平滑肌痉挛,对胃肠道平滑肌有松弛作用,并抑制其蠕动,作用较阿托品稍弱。其抑制消化道腺体分泌作用为阿托品的 1/10,抑制唾液腺分泌及扩瞳作用较弱,为阿托品的 1/20～1/10。能解除微血管痉挛,改善微循环。因不易通过血-脑脊液屏障,故中枢作用弱于阿托品。

基本信息见表 73-1:

表 73-1　消旋山莨菪碱片基本信息汇总

通用名	消旋山莨菪碱片
英文名	Raceanisodamine Tablets
剂型规格	片剂,待评价规格:5mg、10mg
主成分化学名	(±)-6β-羟基-1αH-托烷-3α-醇托品酸酯
结构式	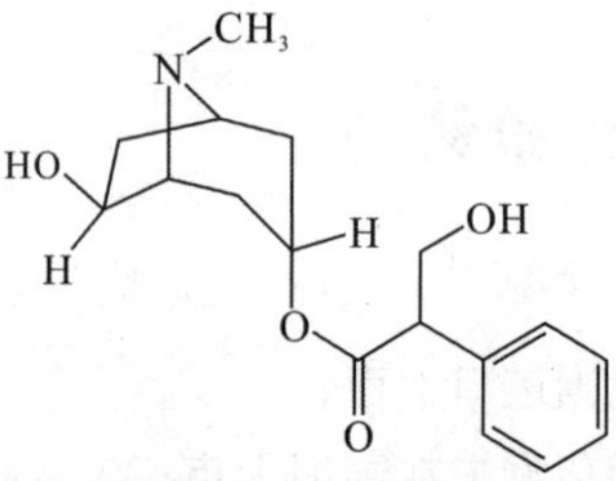
分子式 分子量	$C_{17}H_{23}NO_4$ 305.38
CAS 号	17659-49-3
适应证	主要用于解除平滑肌痉挛、胃肠绞痛、胆道痉挛以及有机磷中毒等
原研/品牌	无

73.2 国内外上市信息

批准情况见表 73-2:

表73-2　消旋山莨菪碱片国内外上市信息

批准国家	类别	内容
中国	国内上市的原研药品	进口原研药品:无
		原研地产化药品:无
	国内上市国际公认的同种药物	国际公认同种药物进口:无
		国际公认地产化药品:无
	其他进口	无
	国产批文	原料5家,片剂54个批文
美国 (FDA批准)	原研批准信息	无
	仿制药信息	无
	RLD信息	无
日本	参比制剂信息	无
	仿制药信息	无
EMA	原研信息	无
	仿制药信息	无
其他		无

73.3 理化性质

消旋山莨菪碱原料基本性质见表73-3：

表73-3　消旋山莨菪碱原料理化性质

pKa(25℃)	/
在各溶出介质中的溶解度(37℃)	/
稳定性	/
BCS分类	世界卫生组织公布(2005年):/
	NICHD和FDA研究归纳:/
	tsrlinc网站:/
	BDDCS分类:/

73.4 质量标准

消旋山莨菪碱仅收载入《中国药典》,具体见表73-4：

表73-4　消旋山莨菪碱各国药典收载信息

产品名称	收载药典
消旋山莨菪碱	ChP2015
消旋山莨菪碱片	ChP2015

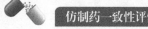

73.5 溶出度标准

溶出度标准比较见表73-5：

表73-5　消旋山莨菪碱片各国溶出度测定方法比较

序号	不同国家	要求
1	中国	ChP2015：小杯法，0.01mol/L盐酸溶液 100ml（5mg规格）或 200ml（10mg规格），50rpm，45min，限度为70%
2	美国	/
3	日本	/

73.6 一致性评价策略

本品为我国自主研发产品，建议进行临床有效性评价。

74. 呋塞米片

74.1 品种基本信息

呋塞米为强效利尿剂,其作用机制如下:

(1)对水和电解质排泄的作用:能增加水、钠、氯、钾、钙、镁、磷等的排泄,与噻嗪类利尿药不同,呋塞米等襻利尿药存在明显的剂量-效应关系,随着剂量加大,利尿效果明显增强,且药物剂量范围较大。

(2)对血流动力学的影响:呋塞米能抑制前列腺素分解酶的活性,使前列腺素 E_2 含量升高,从而具有扩张血管作用。扩张肾血管,降低肾血管阻力,使肾血流量尤其是肾皮质深部血流量增加,在呋塞米的利尿作用中具有重要意义,也是其用于预防急性肾功能衰竭的理论基础。另外,与其他利尿药不同,襻利尿药在肾小管液流量增加的同时肾小球滤过率不下降,可能与流经致密斑的氯减少,从而减弱或阻断了球-管平衡有关。呋塞米能扩张肺部容量静脉,降低肺毛细血管通透性,加上其利尿作用,使回心血量减少,左心室舒张末期压力降低,有助于急性左心衰竭的治疗。由于呋塞米可降低肺毛细血管通透性,为其治疗成人呼吸窘迫综合征提供了理论依据。

基本信息见表74-1:

表74-1　呋塞米片基本信息汇总

通用名	呋塞米片
英文名	Furosemide Tablets
剂型规格	片剂,规格:20mg
主成分化学名	2-[(2-呋喃甲基)氨基]-5-(氨磺酰基)-4-氯苯甲酸
结构式	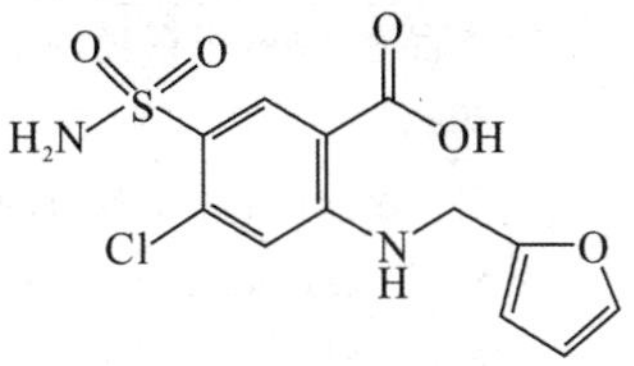
分子式 分子量	$C_{12}H_{11}ClN_2O_5S$ 330.65
CAS号	54-31-9

适应证	①水肿性疾病包括充血性心力衰竭、肝硬化、肾脏疾病(肾炎、肾病及各种原因所致的急、慢性肾功能衰竭),尤其是应用其他利尿药效果不佳时,应用本类药物仍可能有效,与其他药物合用治疗急性肺水肿和急性脑水肿等
	②高血压一般不作为治疗原发性高血压的首选药物,但当噻嗪类药物疗效不佳,尤其当伴有肾功能不全或出现高血压危象时,本类药物尤为适用
	③预防急性肾功能衰竭,用于各种原因导致肾脏血流灌注不足,例如失水、休克、中毒、麻醉意外以及循环功能不全等,在纠正血容量不足的同时及时应用,可减少急性肾小管坏死的机会
	④高钾血症及高钙血症
	⑤稀释性低钠血症尤其是当血钠浓度低于120mmol/L时
	⑥抗利尿激素分泌过多症(SIADH)
	⑦急性药物毒物中毒,如巴比妥类药物中毒等
原研/品牌	Hoechst(安万特)/LASIX

74.2 国内外上市信息

本品于1964年最早在比利时上市,商品名为LASIX,1966年在美国上市,片剂规格有20mg、40mg和80mg。批准情况见表74-2:

表74-2　呋塞米片国内外上市信息

批准国家	类别	内容
中国	国内上市的原研药品	进口原研药品:无
		原研地产化药品:无
	国内上市国际公认的同种药物	国际公认同种药物进口:无
		国际公认地产化药品:无
	其他进口	无
	国产批文	原料6家,片剂47个批文
美国(FDA批准)	原研批准信息	本品于1966年在美国上市,商品名为LASIX,片剂规格:20mg、40mg和80mg
	仿制药信息	有8家公司上市仿制药,包括Ipca Laboratories Ltd、Ivax Pharmaceuticals Inc Sub Teva Pharmaceuticals Usa、Mylan Pharmaceuticals Inc、Sandoz Inc等
	RLD信息	目前,FDA的参比制剂为Us Pharm Holdings生产的LASIX片,规格为80mg,持证人为赛诺菲
日本	参比制剂信息	2002年10月,赛诺菲(日医工)上市20mg和40mg片剂,2010年1月上市10mg片剂,商品名为LASIX
	仿制药信息	还有5家公司上市仿制药,包括Nipro、日本仿制药、Koaisei、Teva制药和东和药品等

批准国家	类别	内容
EMA	原研信息	2013年2月,40mg片剂上市
	仿制药信息	无
英国	上市信息	有多家公司上市仿制药,规格有20mg、40mg
其他	上市信息	1964年最早在比利时上市,商品名为LASIX

74.3 理化性质

呋塞米原料基本性质见表74-3:

表74-3 呋塞米原料理化性质

pKa(25℃)	pKa$_1$=3.6、3.65(分别采用溶解度法、分配法测定) pKa$_2$=3.8、3.9(采用滴定法测定)
在各溶出介质中的溶解度(37℃)	pH1.2:0.016mg/ml pH4.0:0.049mg/ml pH6.8:2.6mg/ml 水:0.049mg/ml
稳定性	水:水溶液中,24h稳定 各pH溶出介质中:在pH1.2溶出介质中,24h降解约5% 光:因光渐渐着色
BCS分类	世界卫生组织公布(2005年):Ⅳ NICHD和FDA研究归纳:Ⅱ/Ⅳ tsrlinc网站:Ⅳ BDDCS分类:Ⅳ

74.4 质量标准

呋塞米已收载入各国药典,具体见表74-4:

表74-4 呋塞米各国药典收载信息

产品名称	收载药典
呋塞米	ChP2015、USP36、EP8.0、BP2013、JP16
呋塞米片	ChP2015、USP36、BP2013、JP16

74.5　溶出度标准

溶出度标准比较见表74-5：

表74-5　呋塞米片各国溶出度测定方法比较

序号	不同国家	要求
1	中国	ChP2015：桨法，磷酸盐缓冲液(pH5.8)1000ml，50rpm，30min，限度为65%
2	美国	USP36： 法一：桨法，磷酸盐缓冲液(pH5.8)900ml，50rpm，60min，限度为80% 法二：桨法，磷酸盐缓冲液(pH5.8)900ml，65rpm，60min，限度为80% FDA推荐：同USP
3	日本	PMDA收载了4条溶出曲线，且CDE已翻译并公布，溶出度标准测定方法：桨法，磷酸盐缓冲液(pH6.8)900ml，50rpm，15min，限度为80%(规格：20mg)；15min或30min，限度为80%(规格：40mg)

74.6　一致性评价策略

鉴于：

(1)原研产品未在我国进口上市。

(2)国际公认的同种药物未在国内上市。

(3)原研已在美国上市呋塞米片，且80mg(商品名：LASIX)被FDA推荐为参比制剂，也有20mg上市。

(4)原研在日本上市呋塞米片，规格为20mg和40mg(商品名：LASIX)，也被推荐为参比制剂。

因此，建议以赛诺菲(日医工)在日本上市的20mg片剂或安万特在美国上市的20mg片剂作为参比制剂对国内呋塞米片进行一致性评价。

76. 枸橼酸铋钾颗粒/124.枸橼酸铋钾胶囊/195.枸橼酸铋钾片

76.1 品种基本信息

枸橼酸铋钾颗粒的主要成分是三钾二枸橼酸铋。在胃的酸性环境中形成弥散性的保护层覆盖于溃疡面上,阻止胃酸、酶及食物对溃疡的侵袭。本品还可降低胃蛋白酶活性,增加黏蛋白分泌,促进黏膜释放前列腺素,从而保护胃黏膜。另外,本品对幽门螺杆菌(HP)具有杀灭作用,因而可促进胃炎的愈合。

基本信息见表76-1:

表76-1 枸橼酸铋钾颗粒/胶囊/片基本信息汇总

通用名	枸橼酸铋钾颗粒	枸橼酸铋钾胶囊	枸橼酸铋钾片
英文名	Bismuth Potassium Citrate Granules	Bismuth Potassium Citrate Capsules	Bismuth Potassium Citrate Tablets
剂型规格	颗粒剂,规格: 每袋含 0.11g 铋	胶囊,规格: 0.3g(含铋 110mg)	片剂,规格: 0.3g(相当于铋 0.11g)
主成分化学名	三钾二枸橼酸铋		
结构式	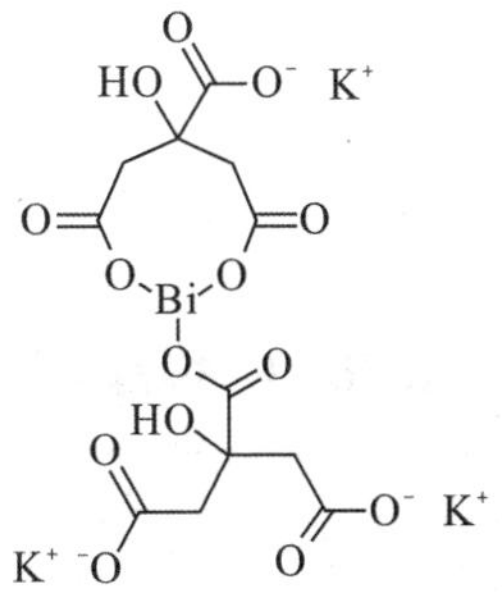		
分子式 分子量	$C_{12}H_{10}BiK_3O_{14}$ 704.47		
CAS号	57644-54-9		
适应证	用于慢性胃炎及缓解胃酸过多引起的胃痛、胃灼热感(烧心)和反酸		
原研/品牌	/		

76.2 国内外上市信息

批准情况见表76-2:

表76-2 枸橼酸铋钾颗粒/胶囊/片国内外上市信息

批准国家	类别	内容
中国	国内上市的原研药品	进口原研药品:无
		原研地产化药品:无
	国内上市国际公认的同种药物	国际公认同种药物进口:无
		国际公认地产化药品:无
	其他进口	无
	国产批文	原料12家,颗粒51个批文,胶囊22个批文,片剂7个批文
美国（FDA批准）	原研批准信息	无
	仿制药信息	无
	RLD信息	无
日本	参比制剂信息	无
	仿制药信息	无
EMA	原研信息	无
	仿制药信息	无
其他	上市信息	1986年12月,Astellas Pharma Ltd在英国上市120mg(以Bi_2O_3计)片剂,商品名为DE-NOLTAB

76.3 理化性质

枸橼酸铋钾原料基本性质见表76-3:

表76-3 枸橼酸铋钾原料理化性质

pKa(25℃)	/
在各溶出介质中的溶解度(37℃)	/
稳定性	/
BCS分类	世界卫生组织公布(2005年):/
	NICHD和FDA研究归纳:/
	tsrlinc网站:/
	BDDCS分类:/

76.4　质量标准

枸橼酸铋钾仅收载入《中国药典》,具体见表16-4:

表76-4　枸橼酸铋钾各国药典收载信息

产品名称	收载药典
枸橼酸铋钾	ChP2015
枸橼酸铋钾颗粒	ChP2015
枸橼酸铋钾胶囊	ChP2015
枸橼酸铋钾片	ChP2015

76.5　溶出度标准

溶出度标准比较见表76-5:

表76-5　枸橼酸铋钾颗粒/胶囊/片各国溶出度测定方法比较

序号	不同国家	要求
1	中国	/
2	美国	/
3	日本	/

76.6　一致性评价策略

鉴于:

(1)原研药品未在国内上市。

(2)国际公认的同种药物未在国内上市。

(3)仅Astellas Pharma Ltd在英国上市120mg枸橼酸铋钾片(商品名:DE-NOLTAB)。

因此,建议:

(1)以Astellas Pharma Ltd在英国上市的120mg枸橼酸铋钾片为片剂的参比制剂(可能已停止上市)。

(2)胶囊和颗粒参比制剂不详,一致性评价需谨慎。

77. 盐酸氟桂利嗪胶囊/164.盐酸氟桂利嗪片

77.1　品种基本信息

盐酸氟桂利嗪为选择性钙拮抗剂,可阻滞过量的钙离子跨膜进入细胞内,防止细胞内钙超载造成的损伤。本品对心脏收缩和传导无影响。

基本信息见表77-1:

表77-1　盐酸氟桂利嗪胶囊/片基本信息汇总

通用名	盐酸氟桂利嗪胶囊/片
英文名	Flunarizine Hydrochloride Capsules/ Tablets
剂型规格	胶囊,规格:5mg 片剂,规格:5mg
主成分化学名	(E)-1-[双-(4-氟苯基)甲基]-4-(2-丙烯基-3-苯基)哌嗪二盐酸盐
结构式	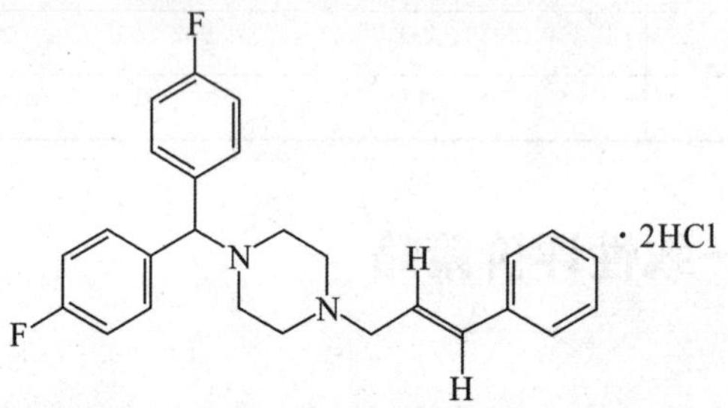
分子式 分子量	$C_{26}H_{26}F_2N_2 \cdot 2HCl$ 477.42
CAS号	30484-77-6
适应证	①脑供血不足、椎动脉缺血、脑血栓形成后等 ②耳鸣、脑晕 ③偏头痛预防 ④癫痫辅助治疗
原研/品牌	强生制药/MIGRAINE

77.2　国内外上市信息

1968年由强生开发,未在日本和美国上市,只在欧洲、亚洲和南美洲一些国家上市,商品

名为SIBELIUM。1981年在意大利上市,也在德国和西班牙上市。批准情况见表77-2:

表77-2 盐酸氟桂利嗪胶囊/片国内外上市信息

批准国家	类别	内容
中国	国内上市的原研药品	进口原研药品:无
		原研地产化药品:西安杨森生产的胶囊;商品名:西比灵;规格:5mg
	国内上市国际公认的同种药物	国际公认同种药物进口:无
		国际公认地产化药品:无
	其他进口	无
	国产批文	原料13个批文,胶囊55个批文,片剂11个批文
美国(FDA批准)	原研批准信息	无
	仿制药信息	无
	RLD信息	无
日本	参比制剂信息	无
EMA	原研信息	无
	仿制药信息	无
英国	上市信息	无
法国	上市信息	Janssen Cilag于1985年5月、1991年9月在法国上市刻痕片和片剂,均为10mg
德国	上市信息	Acis Arzneimittel GmbH和Abz-Pharma GmbH均上市了5mg和10mg胶囊
意大利	上市信息	Janssen于1981年在意大利上市了片剂(规格:5mg和10mg)和胶囊(规格:5mg)
其他	上市信息	1968年由强生制药开发,最早于1977年上市,国家未知,1981年在意大利上市,也在德国和西班牙上市

77.3 理化性质

盐酸氟桂利嗪原料基本性质见表77-3:

表77-3 盐酸氟桂利嗪原料理化性质

pKa(25℃)	/
在各溶出介质中的溶解度(37℃)	/
稳定性	/
BCS分类	世界卫生组织公布(2005年):/
	NICHD和FDA研究归纳:/
	tsrlinc网站:/
	BDDCS分类:Ⅱ(氟桂利嗪)

77.4 质量标准

盐酸氟桂利嗪仅收载入《中国药典》,具体见表77-4:

表77-4 盐酸氟桂利嗪各国药典收载信息

产品名称	收载药典
盐酸氟桂利嗪	ChP2015
盐酸氟桂利嗪片	ChP2015
盐酸氟桂利嗪胶囊	ChP2015

77.5 溶出度标准

溶出度标准比较见表77-5:

表77-5 盐酸氟桂利嗪胶囊/片各国溶出度测定方法比较

序号	不同国家	要求
1	中国	ChP2015胶囊:篮法,盐酸溶液(24→1000)600ml,100rpm,30min,限度为80%
		ChP2015片:篮法,盐酸溶液(24→1000)600ml,100rpm,30min,限度为80%
2	美国	/
3	日本	/

77.6 一致性评价策略

鉴于:

(1)原研产品已在我国地产化上市,只有自证后才能作为参比制剂。

(2)国际公认的同种药物未在国内上市。

(3)原研品未在美国、日本上市。

(4)原研Janssen Cilag在法国上市盐酸氟桂利嗪片,规格为10mg。

(5)原研Janssen在意大利上市盐酸氟桂利嗪胶囊,规格为5mg。

因此,建议以Janssen在法国上市的盐酸氟桂利嗪片(规格:10mg)为参比制剂,对国内盐酸氟桂利嗪片进行一致性评价;以Janssen在意大利上市的盐酸氟桂利嗪胶囊(规格:5mg)为参比制剂,对国内盐酸氟桂利嗪胶囊进行一致性评价。

78. 阿奇霉素片/88.阿奇霉素胶囊/119.阿奇霉素颗粒/265.阿奇霉素颗粒(Ⅱ)

78.1 品种基本信息

阿奇霉素为氮杂内酯类抗生素。其作用机制是通过与敏感微生物的50S核糖体的亚单位结合，从而干扰其蛋白的合成(不影响核酸的合成)。

基本信息见表78-1：

表78-1 阿奇霉素片/胶囊/颗粒/颗粒(Ⅱ)基本信息汇总

通用名	阿奇霉素片	阿奇霉素胶囊	阿奇霉素颗粒	阿奇霉素颗粒(Ⅱ)
英文名	Azithromycin Tablets	Azithromycin Capsules	Azithromycin Granules	Azithromycin Granules(Ⅱ)
剂型规格	片剂，规格：0.25g (25万单位)	胶囊剂，规格：0.25g (25万单位)	颗粒剂，规格：0.1g(10万单位)	颗粒剂，规格：0.1g(10万单位)
主成分化学名	(2R,3S,4R,5R,8R,10R,11R,12S,13S,14R)-13-[(2,6-二脱氧-3-C-甲基-3-O-甲基-α-L-核-己吡喃糖基)氧]-2-乙基-3,4,10-三羟基-3,5,6,8,10,12,14-七甲基-11-{[3,4,6-三脱氧-3-(二甲氨基)β-D-木-己吡喃糖基]氧}-1-氧杂-6-氮杂环十五烷-15-酮			
结构式	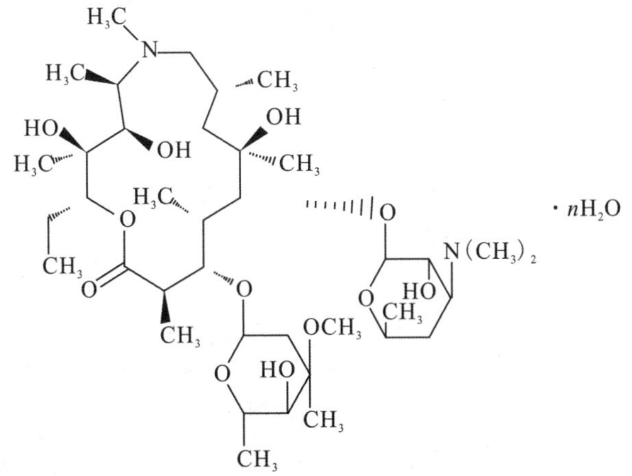			
分子式	$C_{38}H_{72}N_2O_{12}$			
分子量	749.00			
CAS号	83905-01-5(无水物)			

续表

适应证	①化脓性链球菌引起的急性咽炎、急性扁桃体炎 ②敏感细菌引起的鼻窦炎、急性中耳炎、急性支气管炎、慢性支气管炎急性发作 ③肺炎链球菌、流感嗜血杆菌以及肺炎支原体所致的肺炎 ④沙眼衣原体及非多种耐药淋病奈瑟菌所致的尿道炎和宫颈炎 ⑤敏感细菌引起的皮肤软组织感染
原研/品牌	Pliva&辉瑞/SUMAMED/舒美特、ZITHROMAX/希舒美

78.2 国内外上市信息

批准情况见表78-2：

表78-2　阿奇霉素片/胶囊/颗粒/颗粒(Ⅱ)国内外上市信息

批准国家	类别	内容
中国	国内上市的原研药品	进口原研药品：克罗地亚的Pliva Croatia Ltd(普利瓦医药工业股份有限公司)有进口片剂，规格为125mg和500mg，商品名为舒美特；进口胶囊，商品名为舒美特，规格为0.25g
		原研地产化药品：辉瑞制药有限公司生产的片剂，商品名为希舒美，规格为0.5g(50万单位)和0.25g(25万单位)
	国内上市国际公认的同种药物	国际公认同种药物进口：无
		国际公认地产化药品：无
	其他进口	无
	国产批文	原料23家，片剂93个批文，胶囊67个批文，颗粒54个批文，颗粒(Ⅱ)3个批文
美国(FDA批准)	原研批准信息	Pfizer于1991年11月上市阿奇霉素胶囊250mg；1996年7月、1996年6月、2002年5月分别上市阿奇霉素片250mg、600mg和500mg；1994年9月上市干混悬剂型1kg/包，1995年10月上市100mg/5ml和200mg/5ml，商品名均为ZITHROMAX，其中胶囊剂已退市
	仿制药信息	另外还有Apotex Corp、Lupin Ltd、Mylan Pharmaceuticals Inc、Sandoz Inc等多家企业上市片剂和干混悬剂，无胶囊剂上市
	RLD信息	辉瑞的ZITHROMAX 600mg片剂、1kg/包和200mg/5ml干混悬剂作为参比制剂
日本	参比制剂信息	辉瑞于2000年6月和2002年1月分别上市250mg和600mg片剂；2000年5月上市儿童用胶囊剂，规格为100mg；2009年9月上市100mg小儿用细粒剂(10%)，商品名均为ZITHROMAC，日本未指定参比制剂
	仿制药信息	有18家公司上市仿制片剂，包括第一三共、富士制药工业、小林化工、东和药品、日医工等

268

批准国家	类别	内容
EMA	原研信息	无
	仿制药信息	无
英国	上市信息	辉瑞在英国分别于1991年4月和1996年9月上市250mg胶囊和200mg/5ml干混悬剂,商品名为ZITHROMAX
其他	上市信息	意大利辉瑞上市250mg胶囊

78.3 理化性质

阿奇霉素原料基本性质见表78-3:

表78-3　阿奇霉素原料理化性质

pKa(25℃)	无
在各溶出介质中的溶解度(37℃)	无
稳定性	无
BCS分类	世界卫生组织公布(2005年):Ⅳ/Ⅱ
	NICHD和FDA研究归纳:Ⅳ
	tsrlinc网站:Ⅱ
	BDDCS分类:Ⅲ

78.4 质量标准

阿奇霉素已收载入各国药典,具体见表78-4:

表78-4　阿奇霉素各国药典收载信息

产品名称	收载药典
阿奇霉素	ChP2015、USP36、EP8.0、BP2013、IP2010、JP16
阿奇霉素片	ChP2015、USP36、IP2010
阿奇霉素胶囊	ChP2015、USP36、IP2010
阿奇霉素颗粒	ChP2015
阿奇霉素颗粒(Ⅱ)	《新药转正标准》第77册

78.5 溶出度标准

溶出度标准比较见表78-5:

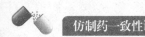

表78-5　阿奇霉素片、胶囊、颗粒和颗粒(Ⅱ)各国溶出度测定方法比较

序号	不同国家	要求
1	中国	ChP2015 片:桨法,磷酸盐缓冲液(pH6.0)900ml,100rpm,45min,限度为75%
		ChP2015 胶囊:桨法,磷酸盐缓冲液(pH6.0)900ml(0.125g 规格 500ml),100rpm,45min,限度为75%
		ChP2015 颗粒:无溶出度检查项
		《新药转正标准》第 77 册:颗粒(Ⅱ):桨法,0.1mol/L 盐酸溶液 500ml,100rpm,45min,限度为75%
2	美国	USP36 片:桨法,磷酸盐缓冲液(pH6.0)900ml,75rpm,30min,限度为80% USP36 胶囊:桨法,磷酸钠缓冲液(pH6.0)900ml,100rpm,45min,限度为75% USP36 干混悬剂:无溶出度检查项
		FDA 推荐: 片:桨法,0.1mol/L 磷酸盐缓冲液(pH6.0)900ml,75rpm,取样时间:10min、20min、30min、45min 胶囊:/ 干混悬剂:桨法,磷酸盐缓冲液(pH6.0)900ml,50rpm,取样时间:10min、20min、30min、45min
3	日本	无

78.6　一致性评价策略

片剂,鉴于:

(1)原研产品已在我国进口上市:克罗地亚的 Pliva Croatia Ltd(普利瓦医药工业股份有限公司)有进口片剂,规格为125mg 和500mg,商品名为舒美特;进口胶囊,商品名为舒美特,规格为0.25g。

(2)国际公认的同种药物未在国内上市。

(3)原研已在美国上市阿奇霉素片,且600mg 片被列为 RLD,其他还有250mg 和500mg上市。

(4)原研在日本上市250mg 和600mg 阿奇霉素片,但未被列为参比制剂。

因此,建议以辉瑞上市的250mg 片剂或进口的舒美特片为参比制剂。

胶囊,鉴于:

(1)原研产品已在我国进口上市:克罗地亚的 Pliva Croatia Ltd(普利瓦医药工业股份有限公司)有进口胶囊,商品名为舒美特,规格为0.25g。

(2)国际公认的同种药物未在国内上市。

(3)原研已在美国上市250mg 阿奇霉素胶囊,现已退市。

(4)原研在日本只上市了100mg 儿童用胶囊剂。

(5)原研在英国上市250mg胶囊。

因此,建议以辉瑞在英国上市的250mg胶囊、国内进口的0.25g舒美特胶囊为参比制剂。

颗粒及颗粒(Ⅱ),鉴于:

(1)原研产品未在我国进口上市中。

(2)国际公认的同种药物未在国内上市。

(3)原研已在美国上市1kg/包和200mg/5ml干混悬剂,且被列为参比制剂。

(4)原研在日本上市了100mg小儿用细粒剂(10%)。

(5)原研在英国上市了200mg/5ml干混悬剂。

因此,建议以辉瑞上市的200mg/5ml干混悬剂或小儿用细粒剂(100mg)为参比制剂。

79. 盐酸金刚烷胺片

79.1 品种基本信息

盐酸金刚烷胺原为抗病毒药,现主要作为抗帕金森病药,其抗帕金森病的机制主要是促进纹状体多巴胺的合成和释放,减少神经细胞对多巴胺的再摄取,并有抗乙酰胆碱作用,从而改善帕金森病患者的症状。

基本信息见表79-1:

表79-1 盐酸金刚烷胺片基本信息汇总

通用名	盐酸金刚烷胺片
英文名	Amantadine Hydrochloride Tablets
剂型规格	片剂,规格:0.1g
主成分化学名	三环(3.3.1.1^{3,7})癸烷-1-胺盐酸盐
结构式	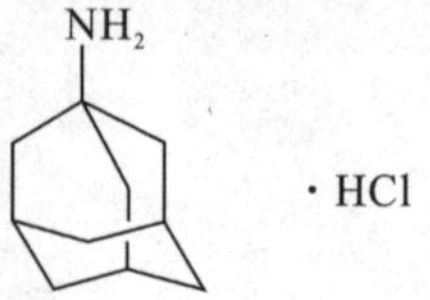
分子式 分子量	C$_{10}$H$_{17}$N·HCl 187.61
CAS号	665-66-7
适应证	用于帕金森病、帕金森综合征、药物诱发的锥体外系疾患,一氧化碳中毒后帕金森综合征及老年人合并有脑动脉硬化的帕金森综合征;也用于防治A型流感病毒所引起的呼吸道感染
原研/品牌	杜邦公司/SYMMETREL

79.2 国内外上市信息

本品由杜邦公司开发,商品名为SYMMETREL。批准情况见表79-2:

表79-2　盐酸金刚烷胺片国内外上市信息

批准国家	类别	内容
中国	国内上市的原研药品	进口原研药品:无
		原研地产化药品:无
	国内上市国际公认的同种药物	国际公认同种药物进口:无
		国际公认地产化药品:无
	其他进口	无
	国产批文	原料5个批文,片剂有45个批文,规格为0.1g
美国 (FDA批准)	原研批准信息	1966年由杜邦公司首次通过FDA批准,将其推向美国市场,商品名为SYMMETREL,剂型包括胶囊、干糖浆和片剂,目前已在美国停产
	仿制药信息	无
	RLD信息	目前,FDA参比制剂为Usl Pharma Inc生产,规格为100mg,于2002年12月上市
日本	参比制剂信息	SYMMETREL仍在日本上市,且为日本的参比制剂,由诺华制药生产,规格为50mg和100mg
	仿制药信息	还有6家公司上市仿制药,包括鹤原制药、全星药品工业、泽井制药、杏林制药、日医工等
EMA	原研信息	无
	仿制药信息	无
英国	上市信息	无,只有胶囊和干糖浆上市
其他	上市信息	Boehringer Ingelheim Italia 于1971年7月在意大利上市100mg片剂,商品名为MANTADAN;法国只有胶囊剂和口服液上市;德国有多家仿制药上市

79.3　理化性质

盐酸金刚烷胺原料基本性质见表79-3:

表79-3　盐酸金刚烷胺原料理化性质

pKa(25℃)	pKa＝10.3±0.2(针对氨基测定,采用滴定法)
在各溶出介质中的溶解度 (37℃)	pH1.2:1.3g/ml pH4.0:1.0g/ml pH6.8:$9×10^{-3}$g/ml 水:1.1g/ml
稳定性	水:未测定 各种pH溶出介质中:未测定 光:未测定

续表

BCS分类	世界卫生组织公布（2005年）:/
	NICHD和FDA研究归纳:/
	tsrlinc网站:/
	BDDCS分类:Ⅲ（金刚烷胺）

79.4　质量标准

盐酸金刚烷胺已收载入各国药典，具体见表79-4：

表79-4　盐酸金刚烷胺各国药典收载信息

产品名称	收载药典
盐酸金刚烷胺	ChP2015、USP36、EP8.0、BP2013、JP16
盐酸金刚烷胺片	ChP2015

79.5　溶出度标准

溶出度标准比较见表79-5：

表79-5　盐酸金刚烷胺片各国溶出度测定方法比较

序号	不同国家	要求
1	中国	ChP2015:无溶出度检查项
2	美国	USP36:/
		FDA推荐:桨法，水500ml，50rpm，取样时间:10min、20min、30min、45min、60min
3	日本	PMDA收载了4条溶出曲线，且CDE已翻译并公布，溶出度标准测定方法:桨法（使用沉降篮），水900ml，50rpm，30min，限度为85%（规格:50mg），限度为80%（规格:100mg）

79.6　一致性评价策略

鉴于：

（1）原研产品未在我国进口上市。

（2）国际公认的同种药物未在国内上市。

（3）原研已在美国上市盐酸金刚烷胺片，但已停产，目前RLD为Usl Pharma Inc生产的100mg规格片剂。

（4)SYMMETREL片仍在日本上市,且为日本的参比制剂,由诺华制药生产,规格为50mg和100mg。

因此,建议以诺华在日本上市的SYMMETREL 100mg片剂为参比制剂。

80. 奋乃静片

80.1 品种基本信息

奋乃静为吩噻嗪类的哌嗪衍生物,药理作用与氯丙嗪相似,抗精神病作用主要与其阻断与情绪思维的中脑边缘系统及中脑-皮层通路的多巴胺受体(DA₂)有关,而阻断网状结构上行激活系统的肾上腺素受体,则与镇静安定作用有关。本品镇吐作用较强,镇静作用较弱。

基本信息见表80-1:

表80-1 奋乃静片基本信息汇总

通用名	奋乃静片
英文名	Perphenazine Tablets
剂型规格	片剂,规格:2mg、4mg,均需评价
主成分化学名	4-[3-(2-氯吩噻嗪-10-基)丙基]-1-哌嗪乙醇
结构式	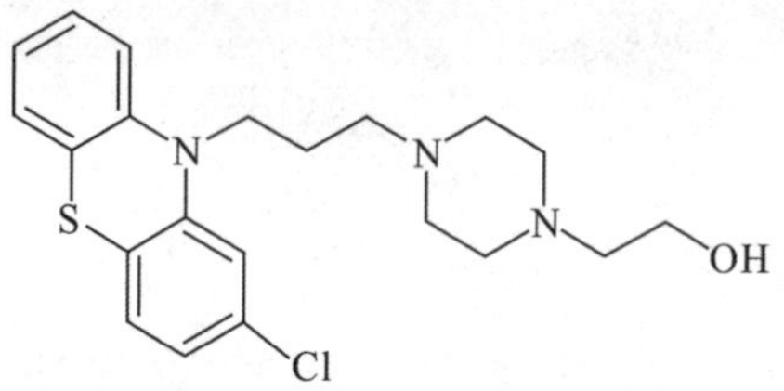
分子式 分子量	$C_{21}H_{26}ClN_3OS$ 403.97
CAS号	58-39-9
适应证	①对幻觉妄想、思维障碍、淡漠木僵及焦虑激动等症状有较好的疗效。用于精神分裂症或其他精神病性障碍。因镇静作用较弱,对血压的影响较小。适用于器质性精神病、老年性精神障碍及儿童攻击性行为障碍 ②止呕,各种原因所致的呕吐或顽固性呃逆
原研/品牌	Schering Plough Corp(先灵葆雅)/TRILAFON

80.2 国内外上市信息

本品由先灵葆雅上市,商品名为TRILAFON,批准情况见表80-2:

表80-2　奋乃静片国内外上市信息

表80-2　奋乃静片国内外上市信息

批准国家	类别	内容
中国	国内上市的原研药品	进口原研药品:无
		原研地产化药品:无
	国内上市国际公认的同种药物	国际公认同种药物进口:无
		国际公认地产化药品:无
	其他进口	无
	国产批文	原料4个批文,片剂有43个批文,规格有2mg和4mg
美国 (FDA批准)	原研批准信息	1957年,先灵葆雅率先在美国上市,商品名为TRILAFON,片剂,规格为2mg、4mg、8mg和16mg,现已停止上市
	仿制药信息	有3家公司上市仿制药,分别为Sandoz、Vintage Pharmaceuticals Inc和Wilshire Pharmaceuticals Inc,上市规格包括2mg、4mg、8mg和16mg
	RLD信息	Sandoz生产的仿制药,规格为16mg,商品名为PERPHENAZINE
日本	参比制剂信息	2002年10月开始销售,共和药品工业,规格为2mg、4mg和8mg,商品名为TRILAFON
	仿制药信息	无
EMA	上市信息	无
英国	上市信息	有仿制药上市,2mg和4mg
其他	上市信息	2012年12月,Orion Corporation在芬兰上市2mg、4mg和8mg包衣片

80.3　理化性质

奋乃静原料基本性质见表80-3:

表80-3　奋乃静原料理化性质

pKa(25℃)	pKa=7.80
在各溶出介质中的溶解度(37℃)	pH1.2:10mg/ml以上 pH4.0:10mg/ml以上 pH6.8:0.10mg/ml 水:0.057mg/ml 含0.4%吐温-80: pH1.2:10mg/ml以上 pH4.0:10mg/ml以上 pH6.8:0.92mg/ml 水:0.60mg/ml

	水：37℃/24h稳定
	在0.4%吐温-80溶液中、37℃/6h降解2%
稳定性	各pH溶出介质中： 37℃、完全避光条件下：在pH1.2、pH4.0和pH6.8溶出介质中，24h稳定 在0.4%吐温-80溶出介质中： pH1.2溶出介质中，2h降解3%，6h降解11% pH4.0溶出介质中，24h降解4% pH6.8溶出介质中，6h降解2%，24h降解6%
	光：37℃、室内光线下（光强约980lx·hr）： pH1.2溶出介质中，6h降解2%，24h降解11% pH4.0溶出介质中，6h降解4%，24h降解16% pH6.8溶出介质中，24h降解11% 在水中，24h降解2% 在0.4%吐温-80溶出介质中： pH1.2溶出介质中，6h降解13%，24h降解42% pH4.0溶出介质中，6h降解7%，24h降解26% pH6.8溶出介质中，6h降解7%，24h降解23% 在水中，6h降解7%，24h降解23%
BCS分类	世界卫生组织公布（2005年）：/
	NICHD和FDA研究归纳：/
	tsrlinc网站：/
	BDDCS分类：/

80.4　质量标准

奋乃静已收载入各国药典，具体见表80-4：

表80-4　奋乃静各国药典收载信息

产品名称	收载药典
奋乃静	ChP2015、USP36、EP8.0、BP2013、JP16、IP2010
奋乃静片	ChP2015、USP36、BP2013、JP16、IP2010

80.5　溶出度标准

溶出度标准比较见表80-5：

表80-5　奋乃静片各国溶出度测定方法比较

序号	不同国家	要求
1	中国	ChP2015：桨法，0.1mol/L盐酸溶液900ml，75pm，45min（糖衣片）或30min（薄膜衣片），限度为75%
2	美国	USP36：桨法，0.1mol/L盐酸溶液900ml，50rpm，45min，限度为75%
		FDA推荐：同USP
3	日本	PMDA收载了4条溶出曲线，且CDE已翻译并公布，溶出度标准测定方法：桨法，0.05mol/L醋酸-醋酸钠缓冲液（pH4.0）900ml，50rpm，15min，限度为80%

80.6　一致性评价策略

鉴于：

（1）原研产品未在我国进口上市。

（2）国际公认的同种药物未在国内上市。

（3）原研曾在美国上市片剂，现已停止上市，目前参比制剂为Sandoz生产的仿制药，规格为16mg。

（4）日本共和药品工业上市了2mg、4mg和8mg片剂，被列为参比制剂，商品名为TRILA-FON。

因此，建议以共和制药在日本上市的2mg和4mg片剂为参比制剂，对国内奋乃静片进行一致性评价。企业应根据具体情况选择不同规格的参比制剂，且根据《以药动学参数为终点评价指标的化学药物仿制药人体生物等效性研究技术指导原则》，若同时满足以下条件，即试验规格制剂符合生物等效性要求、各规格制剂在不同pH介质中体外溶出曲线相似、各规格制剂的处方比例相似，则可以申请2mg奋乃静片BE豁免，仅进行体外质量一致性评价。

81. 氟康唑胶囊/137.氟康唑片

81.1 品种基本信息

氟康唑属咪唑类抗真菌药,具广谱抗真菌作用。口服或静脉注射本品对人和各种动物真菌感染,如念珠菌感染(包括免疫正常或免疫缺损的人和动物的全身性念珠菌病)、新型隐球菌感染(包括颅内感染)、糠秕马拉色菌、小孢子菌属、毛癣菌属、表皮癣菌属、皮炎芽生菌、粗球孢子菌(包括颅内感染)及荚膜组织胞浆菌、斐氏着色菌、卡氏枝孢菌等有效。本品体外抗菌活性明显低于酮康唑,但体内活性明显高于体外作用。本品的作用机制主要为高度选择性干扰真菌的细胞色素 P-450 的活性,从而抑制真菌细胞膜上麦角固醇的生物合成。

基本信息见表81-1:

表81-1 氟康唑胶囊/片基本信息汇总

通用名	氟康唑胶囊/片
英文名	Fluconazole Capsules/Tablets
剂型规格	胶囊/片剂,规格:50mg、100mg、150mg 均需评价50mg和100mg
主成分化学名	α-(2,4-二氟苯基)-α-(1H-1,2,4-三唑-1-基甲基)-1H-1,2,4-三唑-1-基乙醇
结构式	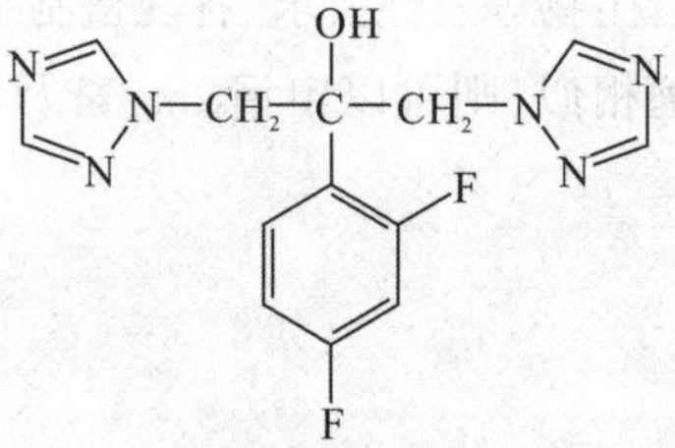
分子式 分子量	$C_{13}H_{12}F_2N_6O$ 306.28
CAS号	86386-73-4

280

适应证	本品主要用于以下适应证中病情较重的患者： ①念珠菌病:用于治疗口咽部和食管念珠菌感染;播散性念珠菌病,包括腹膜炎、肺炎、尿路感染等;念珠菌外阴阴道炎。尚可用于骨髓移植患者接受细胞毒类药物或放射治疗时,预防念珠菌感染的发生 ②隐球菌病:用于治疗脑膜炎以外的新型隐球菌病或治疗隐球菌脑膜炎时,本品可作为两性霉素B联合氟胞嘧啶初治后的维持治疗药物 ③球孢子菌病 ④用于接受化疗、放疗和免疫抑制治疗患者预防念珠菌感染的治疗 ⑤本品亦可替代伊曲康唑用于芽生菌病和组织胞浆菌病的治疗
原研/品牌	辉瑞/DIFLUCAN

81.2 国内外上市信息

本品由辉瑞研发,1988年率先在英国上市胶囊剂,商品名为DIFLUCAN,规格为50mg和100mg,1989年在日本和意大利上市,1990年在美国上市。西班牙的市场被辉瑞授权给宝洁子公司Vita Cientifica。批准情况见表81-2:

表81-2 氟康唑胶囊/片国内外上市信息

批准国家	类别	内容
中国	国内上市的原研药品	进口原研药品:无
		原研地产化药品:有辉瑞制药有限公司生产的氟康唑胶囊0.15g和50mg(商品名:大扶康)上市
	国内上市国际公认的同种药物	国际公认同种药物进口:无
		国际公认地产化药品:无
	其他进口	有Medochemie Ltd.进口的氟康唑胶囊50mg(商品名:MEDOFLUCON/麦道福慷)上市
	国产批文	原料9个批文,胶囊有77个批文,片剂有24个批文
美国（FDA批准）	原研批准信息	1990年1月,辉瑞在美国上市50mg、100mg、150mg和200mg片剂,商品名为DIFLUCAN,无胶囊剂上市
	仿制药信息	Apotex、Mylan Pharmaceuticals、Teva Pharmaceuticals等多家企业有片剂上市,但均无胶囊剂上市
	RLD信息	辉瑞的200mg片剂为RLD

续表

批准国家	类别	内容
日本	参比制剂信息	1989年3月,辉瑞上市50mg和100mg胶囊剂,商品名为DIFLUCAN,无片剂上市
	仿制药信息	还有7家公司上市仿制药,包括共和药品工业、泽井制药、日医工、富士制药工业等上市胶囊剂
EMA	上市信息	2011年6月上市50mg、100mg、150mg和200mg胶囊,商品名为DIFLUCAN
英国	上市信息	1996年5月,辉瑞在英国上市200mg规格胶囊,2000年1月上市50mg和150mg规格胶囊,无片剂上市
其他	上市信息	辉瑞于1988年在法国上市150mg规格胶囊,1995年上市50mg和100mg规格胶囊;1989年在意大利等国上市50mg、100mg和150mg规格胶囊

81.3　理化性质

氟康唑原料基本性质见表81-3:

表81-3　氟康唑原料理化性质

pKa(25℃)	pKa=1.81(针对三唑基,采用滴定法测定)
在各溶出介质中的溶解度（37℃）	pH1.2:16.0mg/ml pH4.0:4.6mg/ml pH6.8:4.5mg/ml 水:4.0mg/ml
稳定性	水:未测定 各pH溶出介质中:未测定 光:未测定
BCS分类	世界卫生组织公布(2005年):Ⅰ
	NICHD和FDA研究归纳:Ⅰ/Ⅲ
	tsrlinc网站:Ⅲ
	BDDCS分类:Ⅲ

81.4　质量标准

氟康唑已收载入各国药典,具体见表81-4:

表81-4　氟康唑各国药典收载信息

产品名称	收载药典
氟康唑	ChP2015、USP36、EP8.0、BP2013、JP16、IP2010
氟康唑胶囊	ChP2015、JP16、IP2010
氟康唑片	ChP2015、USP36、IP2010

81.5　溶出度标准

溶出度标准比较见表81-5：

表81-5　氟康唑胶囊/片各国溶出度测定方法比较

序号	不同国家	要求
1	中国	ChP2015胶囊：篮法，盐酸溶液（9→1000）500ml（50mg规格）或1000ml（100mg、150mg规格），100rpm，45min，限度为80% ChP2015片：篮法，盐酸溶液（9→1000）500ml（50mg规格）或1000ml（100mg、150mg规格），100rpm，45min，限度为80%
2	美国	USP36片： 法一：桨法，水500ml（50mg、100mg规格）或900ml（规格＞100mg），50rpm，45min，限度为75% 法二：桨法，水900ml，50rpm，45min，限度为75% FDA推荐：桨法，水500ml（50mg、100mg规格）或900ml（150mg、200mg、300mg、400mg规格），50rpm，取样时间：10min、20min、30min、45min、60min
3	日本	PMDA收载了氟康唑胶囊的4条溶出曲线，且CDE已翻译并公布，溶出度标准测定方法为：桨法（使用沉降篮），水900ml，50rpm，90min，限度为80%（规格：50mg），限度70%（规格：100mg）

81.6　一致性评价策略

片剂，鉴于：

(1)原研产品未在我国进口上市。

(2)国际公认的同种药物未在国内上市。

(3)原研已在美国上市，辉瑞的200mg片剂被列为RLD。

因此，建议以辉瑞在美国上市的片剂（规格：50mg和100mg）为参比制剂，对国内氟康唑片进行一致性评价。企业应根据具体情况选择不同规格的参比制剂，且根据《以药动学参数为终点评价指标的化学药物仿制药人体生物等效性研究技术指导原则》，若同时满足以下条件，即试验规格制剂符合生物等效性要求、各规格制剂在不同pH介质中体外溶出曲线相似、各规格制剂的处方比例相似,则可以申请50mg氟康唑片BE豁免,仅进行体外质量一致性评价。

胶囊,鉴于:

(1)原研胶囊已在我国地产化上市,但需要自证后才能成为参比制剂。

(2)国际公认的同种药物未在国内上市。

(3)原研未在美国上市胶囊剂。

(4)日本原研辉瑞上市了50mg和100mg胶囊剂,商品名为DIFLUCAN。

(5)辉瑞在英国上市200mg、50mg和150mg规格胶囊剂。

因此,建议以辉瑞上市的胶囊(规格:50mg和100mg)为参比制剂,对国内氟康唑胶囊进行一致性评价。企业应根据具体情况选择不同规格的参比制剂,且根据《以药动学参数为终点评价指标的化学药物仿制药人体生物等效性研究技术指导原则》,若同时满足以下条件,即试验规格制剂符合生物等效性要求、各规格制剂在不同pH介质中体外溶出曲线相似、各规格制剂的处方比例相似,则可以申请50mg氟康唑胶囊BE豁免,仅进行体外质量一致性评价。

83. 盐酸溴己新片

83.1 品种基本信息

盐酸溴己新片直接作用于支气管腺体,能使黏液分泌细胞的溶酶体释出,从而使黏液中的黏多糖解聚,降低黏液的黏稠度;还能引起呼吸道分泌黏性低的小分子黏蛋白,使痰液变稀,易于咳出。

基本信息见表83-1:

表83-1 盐酸溴己新片基本信息汇总

通用名	盐酸溴己新片
英文名	Bromhexine Hydrochloride Tablets
剂型规格	片剂,规格:8mg
主成分化学名	N-甲基-N-环己基-2-氨基-3,5-二溴苯甲胺盐酸盐
结构式	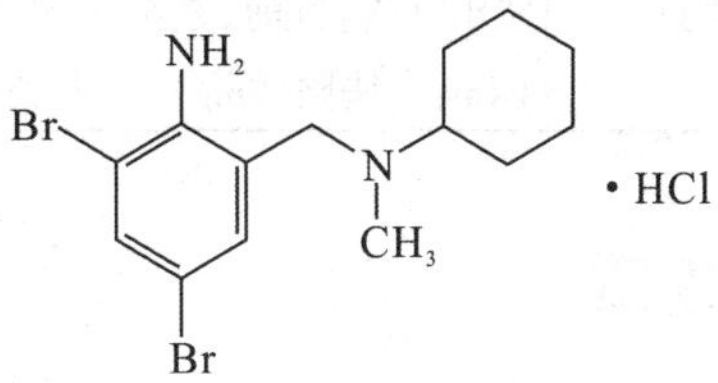
分子式 分子量	$C_{14}H_{20}Br_2N_2 \cdot HCl$ 412.60
CAS号	611-75-6
适应证	主要用于慢性支气管炎、哮喘等引起的黏痰不易咳出的患者
原研/品牌	Boehringer Ingelheim/BISOLVON

83.2 国内外上市信息

本品由勃林格殷格翰研发,于1963年在欧洲上市片剂,主要国家为德国、法国和西班牙,商品名为BISOLVON。1966年在日本上市,有片剂、颗粒和糖浆,持证人为勃林格殷格翰。批准情况见表83-2:

表83-2　盐酸溴己新片国内外上市信息

批准国家	类别	内容
中国	国内上市的原研药品	进口原研药品:无
		原研地产化药品:无
	国内上市国际公认的同种药物	国际公认同种药物进口:无
		国际公认地产化药品:无
	其他进口	无
	国产批文	原料6个批文,片剂41个批文
美国（FDA批准）	原研批准信息	无
	仿制药信息	无
	RLD信息	无
日本	参比制剂信息	1966年9月,日本勃林格殷格格翰4mg片剂上市,商品名为BISOLVON
	仿制药信息	有5家公司上市仿制药,包括泽井制药、Koaisei、皇汉堂制药、日医工、东和药品
EMA	原研信息	无
	仿制药信息	无
德国	上市信息	Boehringer Ingelheim在德国上市了盐酸溴己新片,规格为8mg
其他	上市信息	1963年在欧洲上市片剂,主要国家为德国、法国和西班牙,商品名为BISOLVON。目前,盐酸溴己新片原研品已上市国家包括德国(8mg)、日本(4mg)、法国(8mg)、意大利(8mg)等

83.3　理化性质

盐酸溴己新原料基本性质见表83-3:

表83-3　盐酸溴己新原料理化性质

pKa(25℃)	pKa＝7.3～7.6(针对叔胺基,采用滴定法)
在各溶出介质中的溶解度(37℃)	pH1.2:0.50mg/ml
	pH4.0:2.0mg/ml
	pH6.8:2.6×10^{-3}mg/ml
	水:1.1mg/ml
稳定性	水:未测定
	各pH溶出介质中:未测定
	光:未测定
BCS分类	世界卫生组织公布(2005年):/
	NICHD和FDA研究归纳:/
	tsrlinc网站:/
	BDDCS分类/

83.4 质量标准

盐酸溴己新已收载入各国药典,具体见表83-4:

表83-4 盐酸溴己新各国药典收载信息

产品名称	收载药典
盐酸溴己新	ChP2015、EP8.0、BP2013、JP16、IP2010
盐酸溴己新片	ChP2015

83.5 溶出度标准

溶出度标准比较见表83-5:

表83-5 盐酸溴己新片各国溶出度测定方法比较

序号	不同国家	要求
1	中国	ChP2015:桨法,水900ml,75rpm,45min,限度为70%
2	美国	/
3	日本	PMDA收载了4条溶出曲线,且CDE已翻译并公布,溶出度标准测定方法:桨法,水900ml,50rpm,30min,限度为75%(规格:4mg)

83.6 一致性评价策略

鉴于:

(1)原研产品未在我国进口上市。

(2)国际公认的同种药物未在国内上市。

(3)原研未在美国上市盐酸溴己新片。

(4)日本勃林格殷格翰上市了4mg片剂,商品名为BISOLVON。

(5)原研盐酸溴己新片已在德国、法国、意大利上市了8mg片剂。

因此,建议以勃林格殷格翰的BISOLVON片(规格:8mg)为参比制剂,对国内盐酸溴己新片进行一致性评价。

84. 盐酸维拉帕米片

84.1 品种基本信息

盐酸维拉帕米为钙离子拮抗剂,通过调节心肌传导细胞、心肌收缩细胞以及动脉血管平滑肌细胞细胞膜上的钙离子内流,发挥其药理学作用,但不改变血清钙浓度。

基本信息见表84-1:

表84-1 盐酸维拉帕米片基本信息汇总

通用名	盐酸维拉帕米片
英文名	Verapamil Hydrochloride Tablets
剂型规格	片剂,规格:40mg
主成分化学名	(±)-α-【3-{[2-(3,4-二甲氧苯基)乙基]甲氨基}丙基】-3,4-二甲氧基-α-异丙基苯乙腈盐酸盐
结构式	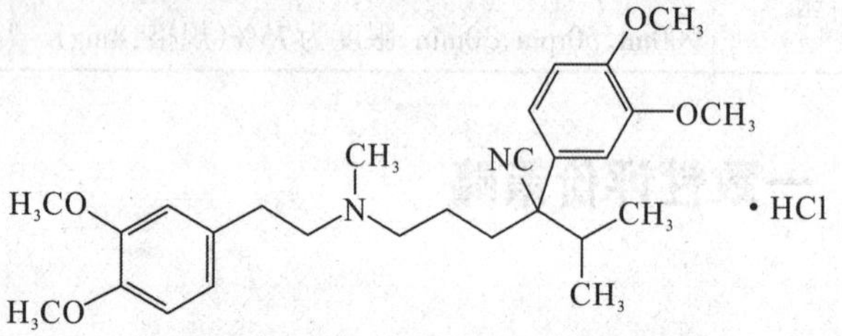
分子式 分子量	$C_{27}H_{38}N_2O_4 \cdot HCl$ 491.07
CAS号	152-11-4
适应证	①心绞痛:变异型心绞痛、不稳定性心绞痛、慢性稳定性心绞痛 ②心律失常:与地高辛合用控制慢性心房颤动和(或)心房扑动时的心室率;预防阵发性室上性心动过速的反复发作 ③原发性高血压
原研/品牌	雅培制药/ISOPTIN

84.2 国内外上市信息

本品由KNOLL公司(后被雅培合并)研发,最早于1965年在意大利上市片剂,商品名为ISOPTIN。随后在法国、德国、英国、日本和美国上市。批准情况见表84-2:

表84-2　盐酸维拉帕米片国内外上市信息

批准国家	类别	内容
中国	国内上市的原研药品	进口原研药品:无
		原研地产化药品:无
	国内上市国际公认的同种药物	国际公认同种药物进口:无
		国际公认地产化药品:无
	其他进口	无
	国产批文	原料2个批文,片剂42个批文,规格为40mg
美国（FDA批准）	原研批准信息	/
	仿制药信息	目前有3家公司上市仿制药,包括Heritage Pharmaceuticals Inc、Mylan Pharmaceuticals Inc和Watson Laboratories Inc,规格有40mg、80mg和120mg
	RLD信息	FDA分别于1984和1988年批准GD Searle LLC上市40mg、80mg、120mg和160mg片剂,商品名为CALAN,其中120mg被列为RLD,160mg已停止上市
日本	参比制剂信息	/
	仿制药信息	1965年9月,卫材和Mylan合作上市40mg,商品名为VASOLAN,此外还有4家公司上市仿制药,包括大兴制药、Teva制药、鹤原制药、寿制药
EMA	原研信息	无
	仿制药信息	无
英国	上市信息	有仿制药上市
其他	上市信息	本品最早由雅培制药于1965年先将40mg片投放在意大利市场,商品名为ISOPTIN,随后上市80mg片及120mg、180mg和240mg缓释片;Mylan于1983年和1985年在德国分别上市40mg和80mg片,于1989年在法国上市120mg片,商品名均为ISOPTIN

84.3 理化性质

盐酸维拉帕米原料基本性质见表84-3:

表84-3　盐酸维拉帕米原料理化性质

pKa(25℃)	/
在各溶出介质中的溶解度(37℃)	/
稳定性	/
BCS分类	世界卫生组织公布(2005年):/
	NICHD和FDA研究归纳:Ⅰ/Ⅱ
	tsrlinc网站:Ⅱ(维拉帕米)
	BDDCS分类:Ⅰ

84.4 质量标准

盐酸维拉帕米已收载入各国药典,具体见表84-4:

表84-4 盐酸维拉帕米各国药典收载信息

产品名称	收载药典
盐酸维拉帕米	ChP2015、USP36、EP8.0、BP2013、JP16、IP2010
盐酸维拉帕米片	ChP2015、USP36、JP16

84.5 溶出度标准

溶出度标准比较见表84-5:

表84-5 盐酸维拉帕米片各国溶出度测定方法比较

序号	不同国家	要求
1	中国	ChP2015:桨法,盐酸溶液(9→1000)900ml,50rpm,45min,限度为75%
2	美国	USP36:桨法,0.01mol/L盐酸溶液900ml,50rpm,30min,限度为75%
		FDA推荐:同USP
3	日本	/

84.6 一致性评价策略

鉴于:

(1)原研产品未在我国进口上市。

(2)国际公认的同种药物未在国内上市。

(3)原研在美国已退市,目前美国RLD为GD Searle LLC的120mg片剂,商品名为CA-LAN。

(4)雅培制药于1965年先将40mg片投放在意大利市场,商品名为ISOPTIN,随后上市80mg片剂。

(5)Mylan在德国上市40mg和80mg片,在法国上市120mg片,商品名均为ISOPTIN。

因此,建议以BGP Products S.R.L.在意大利上市的40mg片或Mylan在德国上市的40mg片剂或GD Searle LLC在美国上市的40mg片剂作为参比制剂,对我国盐酸维拉帕米片进行一致性评价。

85. 氢化可的松片/268.醋酸氢化可的松片

85.1 品种基本信息

氢化可的松是人工合成也是天然存在的肾上腺皮质激素类药物。超生理量的糖皮质激素具有抗炎、抗过敏和抑制免疫等多种药理作用:①抗炎作用。糖皮质激素减轻和防止组织对炎症的反应,从而减轻炎症的表现。②免疫抑制作用。防止或抑制细胞中介的免疫反应、延迟性的过敏反应,并减轻原发免疫反应的扩展。③抗毒、抗休克作用。糖皮质激素能对抗细菌内毒素对机体的刺激反应,减轻细胞损伤,发挥保护机体的作用。

基本信息见表85-1:

表85-1　氢化可的松片/醋酸氢化可的松片基本信息汇总

通用名	氢化可的松片	醋酸氢化可的松片
英文名	Hydrocortisone Tablets	Hydrocortisone Acetate Tablets
剂型规格	片剂,规格:10mg、20mg	片剂,规格:10mg、20mg
主成分化学名	11β,17α,21-三羟基孕甾-4-烯-3,20-二酮	11β,17α,21-三羟基孕甾-4-烯-3,20-二酮-21-醋酸酯
结构式	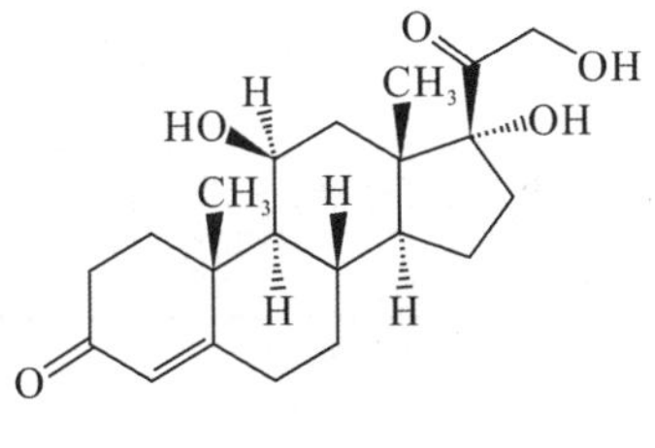	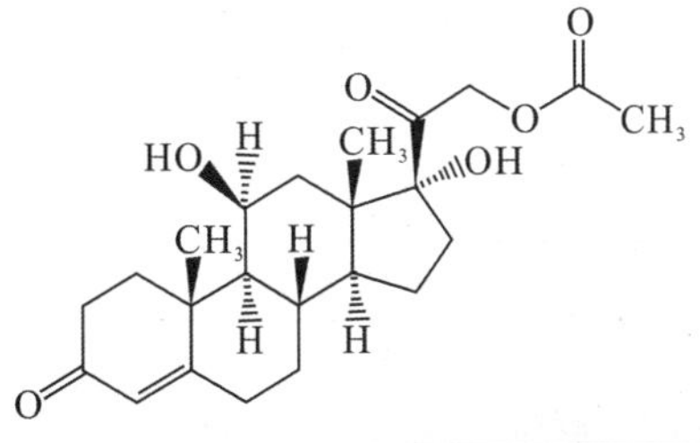
分子式 分子量	$C_{21}H_{30}O_5$ 362.47	$C_{23}H_{32}O_6$ 404.5
CAS号	50-23-7	50-03-3
适应证	主要用于肾上腺皮质功能减退症的替代治疗及先天性肾上腺皮质功能增生症的治疗,也可用于类风湿关节炎、风湿性发热、痛风、支气管哮喘、过敏性疾病,并可用于严重感染和抗休克治疗等	主要用于治疗肾上腺皮质功能减退症的替代治疗及先天性肾上腺皮质增生症
原研/品牌	辉瑞/CORTEF	/

85.2 国内外上市信息

氢化可的松片由辉瑞开发上市,商品名为CORTEF,醋酸氢化可的松片为改酸根产品。批准情况见表85-2:

表85-2 氢化可的松片/醋酸氢化可的松片国内外上市信息

批准国家	类别	内容
中国	国内上市的原研药品	进口原研药品:无
		原研地产化药品:无
	国内上市国际公认的同种药物	国际公认同种药物进口:无
		国际公认地产化药品:无
	其他进口	无
	国产批文	氢化可的松原料7个批文,片剂34个批文,醋酸氢化可的松原料6个批文,片剂1个批文
美国(FDA批准)	原研批准信息	1952年12月,FDA批准Pharmacia and Upjohn Co(已属辉瑞)上市氢化可的松片,商品名为CORTEF,规格为5mg、10mg和20mg
	仿制药信息	有3家公司上市仿制氢化可的松片剂,如Amedra Pharmaceuticals、Hikma International Pharmaceuticals和Pharmaceutics International Inc
	RLD信息	目前,FDA参比制剂为Pharmacia and Upjohn Co的CORTEF,规格为20mg
日本	参比制剂信息	1972年12月,辉瑞上市氢化可的松片(规格:10mg),商品名为CORTRIL
	仿制药信息	无
EMA	原研信息	无
	仿制药信息	无
英国	上市信息	有其他公司仿制药上市,规格有10mg和20mg
其他	上市信息	无

85.3 理化性质

氢化可的松原料基本性质见表85-3:

表85-3 氢化可的松原料理化性质

pKa(25℃)	不带有解离基团
在各溶出介质中的溶解度(37℃)	pH1.2:0.33mg/ml
	pH4.0:0.33mg/ml
	pH6.8:0.32mg/ml
	水:0.34mg/ml

稳定性	水:未测定
	各pH溶出介质中:未测定
	光:未测定
BCS分类	世界卫生组织公布(2005年):/
	NICHD和FDA研究归纳:/
	tsrlinc网站:/
	BDDCS分类:Ⅰ(氢化可的松)

85.4 质量标准

氢化可的松已收载入各国药典,具体见表85-4:

表85-4 氢化可的松各国药典收载信息

产品名称	收载药典
氢化可的松	ChP2015、USP36、EP8.0、BP2013、JP16、IP2010
氢化可的松片	ChP2015、USP36
醋酸氢化可的松	ChP2015、USP36、EP8.0、BP2013、JP16、IP2010
醋酸氢化可的松片	ChP2015

85.5 溶出度标准

溶出度标准比较见表85-5:

表85-5 氢化可的松片各国溶出度测定方法比较

序号	不同国家	要求
1	中国	ChP2015氢化可的松片:桨法,水900ml,50rpm,30min,限度为70% ChP2015醋酸氢化可的松片:无溶出度检查项
2	美国	USP36氢化可的松片:桨法,水900ml,50rpm,30min,限度为70% USP36醋酸氢化可的松片:/
		FDA推荐: 氢化可的松片:同USP 醋酸氢化可的松片:/
3	日本	PMDA收载了4条溶出曲线,且CDE已翻译并公布,溶出度标准测定方法:氢化可的松片:桨法,醋酸-醋酸钠缓冲液(pH4.0)900ml,50rpm,90min,限度为75%

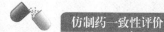

85.6　一致性评价策略

氢化可的松片,鉴于:

(1)原研产品未在我国进口上市。

(2)国际公认的同种药物未在国内上市。

(3)原研已在美国上市,且参比制剂为Pharmacia and Upjohn Co的CORTEF,规格为20mg。

(4)日本参比制剂为辉瑞上市的氢化可的松片,10mg,商品名为CORTRIL。

因此,建议以Pharmacia and Upjohn Co的CORTE(规格:10mg和20mg)为参比制剂,对国内氢化可的松片进行一致性评价,企业应根据具体情况选择不同规格的参比制剂,且根据《以药动学参数为终点评价指标的化学药物仿制药人体生物等效性研究技术指导原则》,若同时满足以下条件,即试验规格制剂符合生物等效性要求、各规格制剂在不同pH介质中体外溶出曲线相似、各规格制剂的处方比例相似,则可以申请10mg氢化可的松片BE豁免,仅进行体外质量一致性评价。

醋酸氢化可的松片:为改盐基(对游离形式药品成盐),但不改变其药理作用的制剂,根据总局办公厅发布的《仿制药质量和疗效一致性评价工作中改盐基药品(普通口服固体制剂)评价一般考虑》,建议以被改盐基药品(Pharmacia and Upjohn Co的10mg和20mg氢化可的松片CORTE)为参比制剂,进行以下研究:①从药品的理化性质、生物学特性、临床需要等方面分析论证改盐基药品的科学性、合理性和必要性;②体外药学评价;③非临床研究。原则上不需再开展非临床药效学和毒理学研究,应重点关注:成盐药品的毒性是否与成盐时结合的阴阳离子有密切关系;成盐的制备过程中是否可能产生新的潜在的毒性杂质;体内是否可能产生毒性代谢物,必要时按照化学药品新注册分类2.1类要求进行毒理学研究;④体内评价。以等效为立题依据的,需开展与被改盐基药品参比制剂的生物等效性研究;以优效为立题依据的,建议以被改盐基药品作为参比制剂,进行药代动力学研究、药代动力学/药效动力学研究和(或)相应的临床试验。

87. 茶碱缓释片

品种基本信息

茶碱缓释片对呼吸道平滑肌有直接松弛作用。其作用机制比较复杂,过去认为通过抑制磷酸二酯酶,使细胞内cAMP含量提高所致。近来实验认为茶碱的支气管扩张作用部分是由于内源性肾上腺素与去甲肾上腺素释放的结果,此外,茶碱是嘌呤受体阻滞剂,能对抗腺嘌呤等对呼吸道的收缩作用。茶碱能增强膈肌收缩力,尤其在膈肌收缩无力时作用更显著,因此有益于改善呼吸功能。

基本信息见表87-1:

表87-1　茶碱缓释片基本信息汇总

通用名	茶碱缓释片
英文名	Theophylline Sustained-release Tablets
剂型规格	片剂,规格:0.1g
主成分化学名	1,3-二甲基-3,7-二氢-1H-嘌呤-2,6,二酮一水合物或无水物
结构式	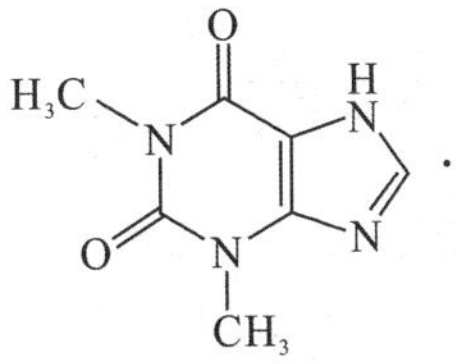
分子式 分子量	$C_7H_8N_4O_2(n=0)$ 180.17
CAS号	58-55-9(无水物)
适应证	适用于支气管哮喘、喘息型支气管炎、阻塞性肺气肿等缓解喘息症状;也可用于心力衰竭时喘息
原研/品牌	瑞士曼迪制药/ELIXOPHYLLIN

国内外上市信息

本品原研厂家为瑞士曼迪制药,商品名为ELIXOPHYLLIN,批准情况见表87-2:

表87-2　茶碱缓释片国内外上市信息

批准国家	类别	内容
中国	国内上市的原研药品	进口原研药品:无
		原研地产化药品:无
	国内上市国际公认的同种药物	国际公认同种药物进口:无
		国际公认地产化药品:无
	其他进口	无
	国产批文	原料8个批文,缓释片40个批文,规格为0.1g、0.2g和0.3g
美国（FDA批准）	原研批准信息	无
	仿制药信息	有4家公司上市仿制药,包括Nostrum Laboratories Inc、Alembic Ltd、Glenmark Generics Ltd和Rhodes Pharmaceuticals Lp
	RLD信息	FDA指定的茶碱缓释片参比制剂有4个,分别为Mylan Ireland 600mg规格、Pliva 100mg和200mg规格,以及Teva Pharms 450mg规格,商品名均为THEOPHYLLINE
日本	参比制剂信息	1987年10月,日本卫材上市50mg(*a)、100mg(*a)和200mg(*b)片,商品名为THEOLONG;1984年4月,田边三菱制药上市50mg(⁺b)、100mg(*b)和200mg(⁺a)片,商品名为THEODUR;此外,日医工上市的100mg(⁺)、200mg(*)和400mg(*)(商品名:UNICON)也为推荐参比制剂,日医工和大冢制药生产的茶碱缓释片均为瑞士曼迪制药授权
	仿制药信息	有多家公司上市仿制药,包括泽井制药、东和药品等
EMA	原研信息	无
	仿制药信息	无
英国	上市信息	有2家企业上市仿制药
其他	上市信息	无

87.3　理化性质

茶碱原料基本性质见表87-3:

表87-3　茶碱原料理化性质

pKa(25℃)	pKa＝8.67(针对咪唑环)
在各溶出介质中的溶解度(37℃)	pH1.2:14mg/ml
	pH4.0:13mg/ml
	pH6.8:12mg/ml
	水:12mg/ml
稳定性	水:未测定
	各pH溶出介质中:未测定
	光:未测定

BCS分类	世界卫生组织公布(2005年):/
	NICHD 和 FDA 研究归纳:Ⅲ/Ⅰ
	tsrlinc 网站:Ⅳ
	BDDCS分类:Ⅰ

87.4 质量标准

茶碱已收载入各国药典,具体见表87-4:

表87-4 茶碱各国药典收载信息

产品名称	收载药典
茶碱	ChP2015、USP36、EP8.0、BP2013、JP16、IP2010
茶碱缓释片	ChP2015、BP2013

87.5 溶出度标准

溶出度标准比较见表87-5:

表87-5 茶碱缓释片各国溶出度测定方法比较

序号	不同国家	要求
1	中国	ChP2015:桨法,水 900ml,50rpm,限度为 20%～40%(2h)、40%～65%(6h)和70%(12h)
2	美国	USP:/ FDA 推荐: 100mg 和 200mg 规格:桨法,SGF 液(无酶,pH1.2)900ml,50rpm,1h 后加入磷酸盐缓冲液(pH7.5),取样时间:1h、4h、8h、12h 300mg 和 450mg 规格:桨法,SGF 液(无酶,pH1.2)900ml,50rpm,1h 后加入磷酸盐缓冲液(pH7.5),取样时间:1h、4h、8h、12h 600mg 和 400mg 规格:篮法,SGF 液(无酶,pH1.2)900ml,100rpm,1h 后加入 SIF 溶液(无酶),取样时间:1h、2h、4h、8h、12h

序号	不同国家	要求
3	日本	PMDA收载了不同规格的溶出曲线,且CDE已翻译并公布,溶出度标准测定方法: 100mg和200mg规格: A型:桨法,以磷酸盐缓冲液(pH6.8)900ml,50rpm,限度: B型:桨法,以磷酸盐缓冲液(pH6.8)900ml,50rpm,限度: 50mg规格: A型:桨法,磷酸盐缓冲液(pH6.8)900ml,50rpm,经2h、4h、8h,限度分别为15%～45%、35%～65%和70%以上 B型:桨法,以磷酸盐缓冲液(pH6.8)900ml,50rpm,经1h、3h、12h,限度分别为15%～45%、35%～65%和80%以上 100mg、200mg和400mg规格: 桨法,水900ml,100rpm,

A型表:

规格	取样时间点	溶出限度
100mg	2h	15%～45%
	4h	35%～65%
	10h	75%以上
200mg	2h	10%～40%
	5h	40%～70%
	10h	70%以上

B型表:

规格	取样时间点	溶出限度
100mg	1.5h	15%～45%
	6h	35%～65%
	24h	85%以上
200mg	3h	10%～40%
	6h	30%～60%
	24h	85%以上

100mg、200mg和400mg规格表:

规格	取样时间点	溶出限度
100mg	4h	15%～45%
	8h	35%～65%
	24h	70%以上
200mg	4h	15%～45%
	10h	35%～65%
	24h	70%以上
400mg	8h	15%～45%
	16h	30%～60%
	24h	45%～75%

87.6 一致性评价策略

鉴于：

(1)原研产品未在我国进口上市。

(2)国际公认的同种药物未在国内上市。

(3)美国目前的RLD为Mylan Ireland的600mg规格缓释片、Pliva的100mg和200mg规格片剂，以及Teva Pharms的450mg规格缓释片。

(4)目前，日本卫材上市的50mg(*a)、100mg g(*a)和200mg(*b)缓释片(商品名：THEO-LONG)，田边三菱制药上市的50mg(+b)、100mg(*b)和200mg(+a)缓释片(商品名：THEO-DUr)，日医工上市的100mg(+)、200mg(*)和400mg(*)缓释片(商品名：UNICON)均为推荐参比制剂。

因此，建议以普利瓦(Pliva)在美国上市的100mg、日本卫材或田边三菱制药的100mg缓释片为参比制剂，对国内茶碱缓释片进行一致性评价。

89. 螺内酯片

89.1 品种基本信息

螺内酯结构与醛固酮相似,为醛固酮的竞争性抑制剂。作用于远曲小管和集合管,阻断 Na^+-K^+ 和 Na^+-H^+ 交换,结果 Na^+、Cl^- 和水排泄增多,K^+、Mg^{2+} 和 H^+ 排泄减少,对 Ca^{2+} 和 P^{3-} 的作用不定。由于本药仅作用于远曲小管和集合管,对肾小管其他各段无作用,故利尿作用较弱。另外,本药对肾小管以外的醛固酮靶器官也有作用。

基本信息见表89-1:

表89-1 螺内酯片基本信息汇总

通用名	螺内酯片
英文名	Spironolactone Tablets
剂型规格	片剂,规格:4mg、12mg、20mg
主成分化学名	17β-羟基-3-氧代-7α-(乙酰硫基)-17α-孕甾-4-烯-21-羧酸γ-内酯
结构式	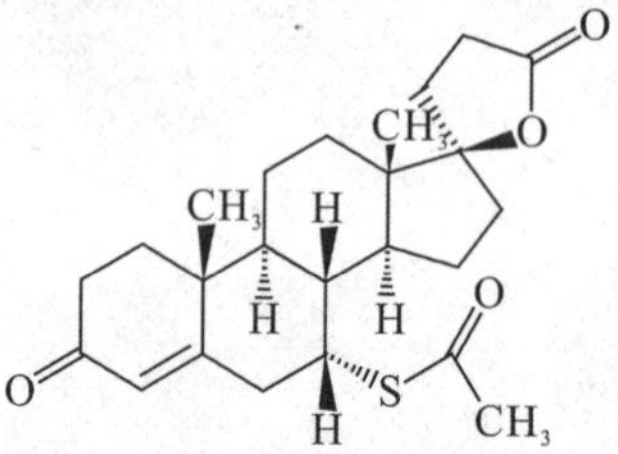
分子式 分子量	$C_{24}H_{32}O_4S$ 416.57
CAS号	52-01-7
适应证	①水肿性疾病:与其他利尿药合用,治疗充血性水肿、肝硬化腹水、肾性水肿等水肿性疾病,其目的在于纠正上述疾病伴发的继发性醛固酮分泌增多,并对抗其他利尿药的排钾作用。也用于特发性水肿的治疗 ②高血压:作为治疗高血压的辅助药物 ③原发性醛固酮增多症:可用于此病的诊断和治疗 ④低钾血症的预防:与噻嗪类利尿药合用,增强利尿效应和预防低钾血症
原研/品牌	辉瑞/ALDACTONE

89.2 国内外上市信息

1959年最早在加拿大上市,商品名为ALDACTONE,1960年在美国上市,1962年在意大利上市。批准情况见表89-2:

表89-2 螺内酯片国内外上市信息

批准国家	类别	内容
中国	国内上市的原研药品	进口原研药品:无
		原研地产化药品:无
	国内上市国际公认的同种药物	国际公认同种药物进口:无
		国际公认地产化药品:无
	其他进口	无
	国产批文	原料5个批文,片剂38个批文
美国（FDA批准）	原研批准信息	最早于1960年1月在美国上市,由美国GD Searle LLC生产销售,当时上市时共有3个规格,分别为25mg、50mg和100mg(商品名:ALDACTONE),目前3个规格均在销售
	仿制药信息	有8家公司上市仿制药,包括Actavis Elizabeth Llc、Amneal Pharmaceuticals、Jubilant Generics Ltd、Mylan Pharmaceuticals Inc、Orion Corp Orion Pharma等
	RLD信息	FDA将GD Searle LLC生产的100mg规格列为RLD
日本	参比制剂信息	辉瑞分别于1965年3月和1996年6月在日本上市25mg规格和50mg规格,商品名为ALDACTONE®A
	仿制药信息	有多家公司上市仿制药,包括辰巳化学、阳进堂、鹤原制药、Teva制药、东和药品等
EMA	原研信息	无
	仿制药信息	无
英国	上市信息	辉瑞在英国上市了25mg、50mg和100mg片剂,商品名为ALDACTONE,此外还有其他仿制药上市
其他	上市信息	意大利仅上市了100mg规格,辉瑞在法国上市了25mg、50mg和75mg规格

89.3 理化性质

螺内酯原料基本性质见表89-3:

表89-3 螺内酯原料理化性质

pKa(25℃)	不带有解离基团					
在各溶出介质中的溶解度(37℃)	单位：μg/ml					
		吐温-80浓度				
		0%	0.01%	0.10%	0.20%	5.00%
	pH1.2	28.9	32.0	40.2	51.9	520.2
	pH4.0	29.1	—	—	49.2	—
	pH6.8	23.1	—	—	48.3	—
	水	24.3	—	—	50.9	—
	—：未测定					
稳定性	水：饱和水溶液、37℃/24h降解约1.6% 各pH溶出介质中：pH1.2、pH4.0和pH6.8饱和溶液中，37℃/24h分别降解约5.8%、1.6%和1.6% 光：在pH1.2、pH4.0、pH6.8饱和溶液以及饱和水溶液中，室内光线(约3900lx)下、37℃/24h(总照度约10000lx·hr)分别降解约4.0%、1.2%、1.1%和1.2%					
BCS分类	世界卫生组织公布(2005年)：Ⅳ/Ⅲ					
	NICHD和FDA研究归纳：Ⅱ/Ⅳ/Ⅲ					
	tsrlinc网站：Ⅱ					
	BDDCS分类：Ⅱ					

89.4 质量标准

螺内酯已收载入各国药典，具体见表89-4：

表89-4 螺内酯各国药典收载信息

产品名称	收载药典
螺内酯	ChP2015、USP36、EP8.0、BP2013、JP16、IP2010
螺内酯片	ChP2015、USP36、BP2013、JP16、IP2010

89.5 溶出度标准

溶出度标准比较见表89-5：

表89-5　螺内酯片各国溶出度测定方法比较

序号	不同国家	要求
1	中国	ChP2015：桨法，0.1mol/L盐酸溶液（含0.1%十二烷基硫酸钠）1000ml，75rpm，60min，限度为80%
2	美国	USP36：桨法，0.1mol/L盐酸溶液（含0.1%十二烷基硫酸钠）1000ml，75rpm，60min，限度为75%
		FDA推荐：同USP
3	日本	PMDA收载了4条溶出曲线，且CDE已翻译并公布，溶出度标准测定方法：桨法，水900ml（25mg规格）或0.2%吐温-80溶液900ml（50mg规格），50rpm，45min（25mg规格）或30min（50mg规格），限度为70%

89.6　一致性评价策略

鉴于：

（1）原研产品未在我国进口上市。

（2）国际公认的同种药物未在国内上市。

（3）原研已在美国上市，GD Searle LLC生产的100mg规格片剂（商品名：ALDACTONE）被列为RLD。

（4）日本辉瑞上市的25mg规格和50mg规格片剂为参比制剂。

（5）辉瑞在英国上市了25mg、50mg和100mg片剂，商品名为ALDACTONE。

（6）辉瑞在意大利仅上市了100mg规格片剂。

（7）辉瑞在法国上市了25mg、50mg和75mg片剂。

因此，建议以辉瑞的100mg产品作为参比制剂，企业应根据具体情况对不同规格螺内酯片进行一致性评价，且根据《以药动学参数为终点评价指标的化学药物仿制药人体生物等效性研究技术指导原则》，若完成20mg螺内酯片BE试验，同时满足以下条件，即试验规格制剂符合生物等效性要求、各规格制剂在不同pH介质中体外溶出曲线相似、各规格制剂的处方比例相似，则可以申请12mg和4mg螺内酯片BE豁免，仅进行体外质量一致性评价。

91. 辛伐他汀片

91.1 **品种基本信息**

辛伐他汀本身无活性,口服吸收后的水解产物在体内竞争性地抑制胆固醇合成过程中的限速酶羟甲戊二酰辅酶A还原酶,使胆固醇的合成减少,也使低密度脂蛋白受体合成增加,主要作用部位在肝脏,结果使血清胆固醇和低密度脂蛋白胆固醇水平降低,中度降低血清甘油三酯水平和增高高密度脂蛋白胆固醇水平。由此对动脉粥样硬化和冠心病的防治产生作用。

基本信息见表91-1:

表91-1　辛伐他汀片基本信息汇总

通用名	辛伐他汀片
英文名	Simvastatin Tablets
剂型规格	片剂,规格:10mg、20mg,均需评价
主成分化学名	2,2-二甲基丁酸(4R,6R)-6{2-[(1S,2S,6R,8S,8αR)-1,2,6,7,8,8α-六氢-8-羟基-2,6-二甲基-1-萘基]乙基}四氢-4-羟基-2H-吡喃-2-酮-8-酯
结构式	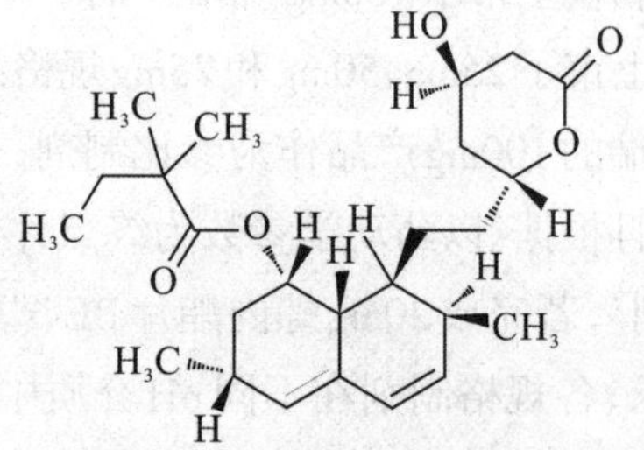
分子式 分子量	$C_{25}H_{38}O_5$ 418.57
CAS号	79902-63-9

适应证	(1)高脂血症： ①对于原发性高胆固醇血症、杂合子家族性高胆固醇血症或混合性高胆固醇血症的患者，当饮食控制及其他非药物治疗不理想时，辛伐他汀可用于降低升高的总胆固醇、低密度脂蛋白胆固醇、载脂蛋白B和甘油三酯。且辛伐他汀升高高密度脂蛋白胆固醇，从而降低低密度脂蛋白/高密度脂蛋白和总胆固醇/高密度脂蛋白的比率 ②对于纯合子家族性高胆固醇血症患者，当饮食控制及非饮食疗法不理想时，辛伐他汀可用于降低升高的总胆固醇、低密度脂蛋白胆固醇和载脂蛋白B (2)冠心病： ①减少死亡的危险性 ②减少冠心病死亡及非致死性心肌梗死的危险性 ③减少脑卒中和短暂性脑缺血的危险性 ④减少心肌血管再通手术(冠状动脉搭桥术及经皮气囊冠状动脉成形术)的危险性 ⑤延缓动脉粥样硬化的进展，包括新病灶及全堵塞的发生
原研/品牌	默沙东/ZOCOR

91.2 国内外上市信息

本品由默沙东上市，商品名为ZOCOR，批准情况见表91-2：

表91-2 辛伐他汀片国内外上市信息

批准国家	类别	内容
中国	国内上市的原研药品	进口原研药品：默沙东纯进口及进口国内分包装，有5mg、10mg、20mg和40mg，商品名为舒降之
		原研地产化药品：无
	国内上市国际公认的同种药物	国际公认同种药物进口：无
		国际公认地产化药品：无
	其他进口	无
	国产批文	原料24个批文，片剂有123个批文
美国（FDA批准）	原研批准信息	Merck于1991年12月在美国上市5mg、10mg、20mg、40mg和80mg，商品名为ZOCOR
	仿制药信息	还有多家公司上市仿制药，包括Accord Healthcare Inc、Aurobindo Pharma Ltd、Biocon Limited、Dr. Reddy's Laboratories Inc、Mylan Pharmaceuticals Inc等
	RLD信息	Merck Research Laboratories Div Merck Co Inc的ZOCOR 80mg作为参比制剂
日本	参比制剂信息	日本MSD的LIPOVAS片5mg、10mg和20mg规格作为参比制剂
	仿制药信息	还有14家公司上市仿制药，包括日医工、共和药品工业、大原药品工业、Teva制药、小林化工、东和药品等

续表

批准国家	类别	内容
EMA	原研信息	最早于2001年上市
	仿制药信息	无
英国	上市信息	MSD于1989年4月上市10mg、20mg和40mg辛伐他汀片,2000年上市80mg辛伐他汀片,此外还有多家仿制药上市
其他	上市信息	MSD在法国上市了辛伐他汀片,有五种规格,分别为:5mg、10mg、20mg、40mg和80mg

91.3 理化性质

辛伐他汀原料基本性质见表91-3:

表91-3 辛伐他汀原料理化性质

pKa(25℃)	中性化合物,不带有解离基团
在各溶出介质中的溶解度 (37℃)	水:0.00012mg/ml pH6.8(含0.05%吐温-80):0.023mg/ml pH6.8(含0.1%吐温-80):0.046mg/ml pH6.8(含0.2%吐温-80):0.092mg/ml pH6.8(含0.3%吐温-80):0.14mg/ml
稳定性	水:未测定 各pH溶出介质中:在pH1.2溶出介质中,迅速降解 光:未测定 备注:在pH1.2溶出介质中迅速降解是由辛伐他汀内酯环断裂所致
BCS分类	世界卫生组织公布(2005年):/ NICHD和FDA研究归纳:Ⅱ tsrlinc网站:Ⅱ BDDCS分类:Ⅱ

91.4 质量标准

辛伐他汀已收载入各国药典,具体见表91-4:

表91-4 辛伐他汀各国药典收载信息

产品名称	收载药典
辛伐他汀	ChP2015、USP36、EP8.0、BP2013、IP2010、JP16
辛伐他汀片	ChP2015、USP36、BP2013、IP2010、JP16

91.5 溶出度标准

溶出度标准比较见表91-5：

表91-5 辛伐他汀片各国溶出度测定方法比较

序号	不同国家	要求
1	中国	ChP2015：桨法，0.01mol/L磷酸二氢钠缓冲液（含0.5%十二烷基硫酸钠）900ml，50rpm，30min，限度为80%
2	美国	USP36：桨法，pH7.0的0.01mol/L磷酸二氢钠缓冲液（含0.5%十二烷基硫酸钠）900ml，50rpm，30min，限度为75%
		FDA推荐：同USP
3	日本	PMDA收载了4条溶出曲线，且CDE已翻译并公布，溶出度标准测定方法：桨法，0.3%吐温-80水溶液900ml，50rpm，30min（规格：5mg）或45min（规格：10mg和20mg），限度为70%

91.6 一致性评价策略

鉴于原研默沙东已在中国进口上市了10mg和20mg规格的辛伐他汀片，因此建议以默沙东进口的ZOCOR（舒降之，规格：10mg和20mg）为参比制剂。企业根据具体情况，选择不同规格的参比制剂，对不同规格辛伐他汀片进行一致性评价，且根据《以药动学参数为终点评价指标的化学药物仿制药人体生物等效性研究技术指导原则》，若完成20mg辛伐他汀片BE试验，同时满足以下条件，即试验规格制剂符合生物等效性要求、各规格制剂在不同pH介质中体外溶出曲线相似、各规格制剂的处方比例相似，则可以申请10mg辛伐他汀片BE豁免，仅进行体外质量一致性评价。

92. 制霉素片

92.1 品种基本信息

制霉素为多烯类抗真菌药,具广谱抗真菌作用,对念珠菌属的抗菌活性高,新型隐球菌、曲菌、毛霉菌、小孢子菌、荚膜组织胞浆菌、皮炎芽生菌及皮肤癣菌通常对本品亦敏感。本品可与真菌细胞膜上的甾醇相结合,引起细胞膜通透性的改变,以致重要细胞内容物漏失而发挥抗真菌作用。

基本信息见表92-1:

表92-1 制霉素片基本信息汇总

通用名	制霉素片
英文名	Nystatin Tablets
剂型规格	片剂,规格:10万单位、25万单位、50万单位,均需评价
主成分化学名	(1S,3R,4R,7R,9R,11R,15S,16R,17R,18S,−19E,21E,25E,27E,29E,31E,33R,35S,36R,37S)−33−[(3−amino−3,6−dideoxy−β−D−mannopyranosyl)oxy]−1,3,4,7,9,11,17,37−octahydroxy−15,16,18−trimethyl−13−oxo−14,39−dioxabicyclo−(33.3.1)non-atriaconta−19,21,25,27,29,31−hexaene−36−carboxylic acid
结构式	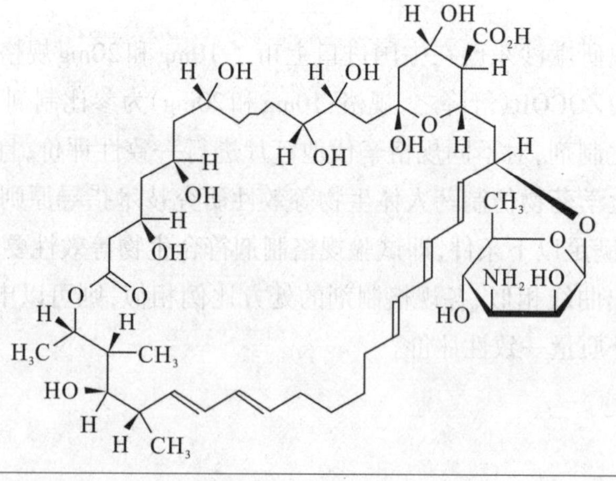
分子式 分子量	$C_{47}H_{75}NO_{17}$ 926.09
CAS号	1400−61−9
适应证	抗生素类药,用于白色念珠菌及其他念珠菌感染
原研/品牌	Bristol−Myers Squibb/MYCOSTATIN

308

92.2 国内外上市信息

本品由 Bristol-Myers Squibb 最先开发上市，商品名为 MYCOSTATIN，批准情况见表 92-2：

表 92-2　制霉素片国内外上市信息

批准国家	类别	内容
中国	国内上市的原研药品	进口原研药品：无
		原研地产化药品：无
	国内上市国际公认的同种药物	国际公认同种药物进口：无
		国际公认地产化药品：无
	其他进口	无
	国产批文	原料2个批文，片剂有29个批文
美国（FDA批准）	原研批准信息	1954年，制霉素最早在美国上市，由 Bristol-Myers Squibb 制药投放市场，商品名为 MYCOSTATIN，剂型为糖衣片，规格为50万单位，已经退市
	仿制药信息	除 Teva 外，还有2家公司上市仿制药，分别为 Heritage Pharmaceuticals Inc 和 Sun Pharmaceutical Industries Inc
	RLD 信息	目前，FDA 推荐参比制剂为 Teva 制药生产的仿制药，规格为50万单位，商品名为 NYSTATIN
日本	参比制剂信息	无
	仿制药信息	明治制果药业于2009年2月上市片剂，规格为50万单位
EMA	原研信息	无
	仿制药信息	无
英国	上市信息	无
其他	上市信息	Bristol-Myers Squibb 于1996年和1997年分别在法国上市10万单位和50万单位2个规格制霉素片，德国有仿制药上市

92.3 理化性质

制霉素原料基本性质见表 92-3：

表 92-3　制霉素原料理化性质

pKa(25℃)	/
在各溶出介质中的溶解度(37℃)	/
稳定性	/
BCS分类	世界卫生组织公布(2005年)：/
	NICHD 和 FDA 研究归纳：Ⅲ
	tsrlinc 网站：Ⅳ
	BDDCS分类：Ⅲ

92.4 质量标准

制霉素已收载入各国药典,具体见表92-4:

表92-4 制霉素各国药典收载信息

产品名称	收载药典
制霉素	USP36、EP8.0、BP2013、IP2010、JP16
制霉素片	USP36、BP2013、IP2010

92.5 溶出度标准

溶出度标准比较见表92-5:

表92-5 制霉素片各国溶出度测定方法比较

序号	不同国家	要求
1	中国	/
2	美国	/
3	日本	/

92.6 一致性评价策略

鉴于:

(1)原研产品未在我国进口上市国。

(2)国际公认的同种药物未在国内上市。

(3)原研已在美国退市,目前FDA推荐参比制剂为Teva制药生产的仿制药,规格为50万单位,商品名为NYSTATIN。

(4)原研未在日本上市,目前参比制剂为明治制果药业于2009年2月上市的片剂,规格为50万单位。

(5)Bristol-Myers Squibb在法国上市10万单位和50万单位2个规格。

(6)德国无原研上市信息,有仿制药上市。

因此,建议首选以原研Bristol-Myers Squibb在法国上市的制霉素片,次选Teva制药在美国上市的制霉素片作为参比制剂,对国内制霉素片进行一致性评价。企业应根据具体情况对不同规格制霉素片选择不同规格参比制剂,且根据《以药动学参数为终点评价指标的化学药物仿制药人体生物等效性研究技术指导原则》,若完成50万单位制霉素片BE试验,同时满足以下条件,即试验规格制剂符合生物等效性要求、各规格制剂在不同pH介质中体外溶出曲线相似、各规格制剂的处方比例相似,则可以申请10万单位和25万单位制霉素片BE豁免,仅进行体外质量一致性评价。

93. 熊去氧胆酸片

93.1 品种基本信息

熊去氧胆酸可增加胆汁酸的分泌,同时导致胆汁酸成分的变化,使本品在胆汁中的含量增加。本品还能显著降低人胆汁中胆固醇及胆固醇酯的摩尔浓度和胆固醇的饱和指数,从而有利于结石中胆固醇逐渐溶解。

基本信息见表93-1:

表93-1　熊去氧胆酸片基本信息汇总

通用名	熊去氧胆酸片
英文名	Ursodeoxycholic Acid Tablets/Ursodiol Tablets
剂型规格	片剂,规格:50mg
主成分化学名	3α,7β-二羟基-5β-胆甾烷-24-酸
结构式	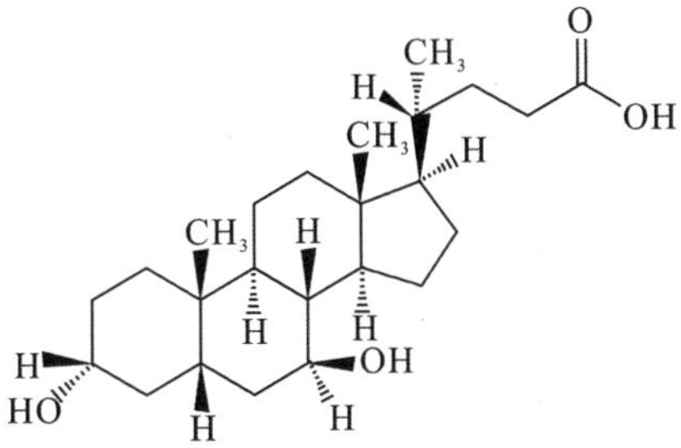
分子式 分子量	$C_{24}H_{40}O_4$ 392.58
CAS号	128-13-2
适应证	本品用于胆固醇型胆结石形成及胆汁缺乏性脂肪泻,也可用于预防药物性结石形成及治疗脂肪痢(回肠切除术后)
原研/品牌	赛诺菲/URSOLVAN、URSO

93.2 国内外上市信息

熊去氧胆酸最初从中国黑熊提取得到,1980年由赛诺菲在法国上市胶囊剂,商品名为URSOLVAN。片剂于2007年最早在日本上市,商品名为URSO FORTE。批准情况见表93-2:

表93-2　熊去氧胆酸片国内外上市信息

批准国家	类别	内容
中国	国内上市的原研药品	进口原研药品：无
		原研地产化药品：无
	国内上市国际公认的同种药物	国际公认同种药物进口：无
		国际公认地产化药品：无
	其他进口	无
	国产批文	原料8个批文，片剂38个批文
美国（FDA批准）	原研批准信息	无
	仿制药信息	有3家公司上市仿制药，包括 Glenmark Generics Ltd、Impax Laboratories Inc 和 Par Pharmaceutical Inc
	RLD信息	Forest Labs Inc 的片剂于1997年12月获FDA批准上市，规格为250mg和500mg，商品名为 URSO FORTE，其中500mg为推荐参比制剂
日本	参比制剂信息	田边三菱制药株式会社的片剂于1962年7月最早在日本上市，商品名为 URSO，规格为50mg和100mg
	仿制药信息	有6家公司上市仿制药，包括日本仿制药、辰巳化学、Teva制药、全星药品工业、泽井制药、东和药品
EMA	原研信息	无
	仿制药信息	无
英国	上市信息	有仿制药上市
其他	上市信息	熊去氧胆酸最初由 AXCAN、三菱制药（现田边三菱制药）和赛诺菲之间合作开发，后来授权给雅培、Provalis 和福尔克制药，后者已与美达共同开发协议

93.3 理化性质

熊去氧胆酸原料基本性质见表93-3：

表93-3　熊去氧胆酸原料理化性质

pKa(25℃)	pKa＝4.63（针对羧基，采用滴定法测定）
在各溶出介质中的溶解度(37℃)	pH1.2：0.0027mg/ml
	pH4.0：0.0036mg/ml
	pH6.8：0.222mg/ml
	pH7.0*：0.314mg/ml
	水：0.0064mg/ml
稳定性	水：未测定
	各pH溶出介质中：未测定
	光：未测定

	世界卫生组织公布(2005年):/
BCS分类	NICHD和FDA研究归纳:Ⅱ
	tsrlinc网站:Ⅱ
	BDDCS分类:Ⅱ

*:磷酸盐缓冲液。

93.4 质量标准

熊去氧胆酸已收载入各国药典,具体见表93-4:

表93-4　熊去氧胆酸各国药典收载信息

产品名称	收载药典
熊去氧胆酸	ChP2015、USP36、EP8.0、BP2013、JP16
熊去氧胆酸片	ChP2015、USP36、BP2013、JP16

93.5 溶出度标准

溶出度标准比较见表93-5:

表93-5　熊去氧胆酸片各国溶出度测定方法比较

序号	不同国家	要求
1	中国	ChP2015:无溶出度检查项
2	美国	USP36:桨法,pH8.0的模拟肠液试液900ml,75rpm,45min,限度为80%
		FDA推荐:同USP
3	日本	PMDA收载了4条溶出曲线,且CDE已翻译并公布,溶出度标准测定方法为:桨法,磷酸盐缓冲液(pH6.8)900ml,50rpm,30min,限度为80%(规格:50mg)或45min,限度为70%(规格:100mg)

93.6 一致性评价策略

鉴于:

(1)原研产品未在我国进口上市。

(2)国际公认的同种药物未在国内上市。

(3)原研未在美国上市,目前Forest Labs Inc的片剂(规格:500mg),商品名为URSO FORTE,为推荐参比制剂。

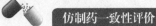

（4）田边三菱制药株式会社的片剂于1962年7月最早在日本上市，商品名为URSO，规格为50mg和100mg。

因此，建议以田边三菱制药在日本上市的50mg片为参比制剂，对国内熊去氧胆酸片进行一致性评价。

94. 氯雷他定片/150.氯雷他定胶囊/284.盐酸氯雷他定胶囊/285.盐酸氯雷他定片

94.1 品种基本信息

氯雷他定为高效、作用持久的三环类抗组胺药,为选择性外周H_1受体拮抗剂,可缓解过敏反应引起的各种症状。

基本信息见表94-1:

表94-1 氯雷他定片/胶囊/盐酸氯雷他定胶囊/片基本信息汇总

通用名	氯雷他定片	氯雷他定胶囊	盐酸氯雷他定胶囊	盐酸氯雷他定片
英文名	Loratadine Tablets	Loratadine Capsules	Loratadine Hydrochloride Capsules	Loratadine Hydrochloride Tablets
剂型规格	片剂,规格:5mg、10mg	胶囊,规格:5mg、10mg	胶囊,规格:5mg、10mg	片剂,规格:5mg、10mg
主成分化学名	4-[8-氯-5,6-二氢-11H-苯丙(5,6)环庚并(1,2-b)吡啶-11-亚基]-1-哌啶羧酸乙酯			
结构式	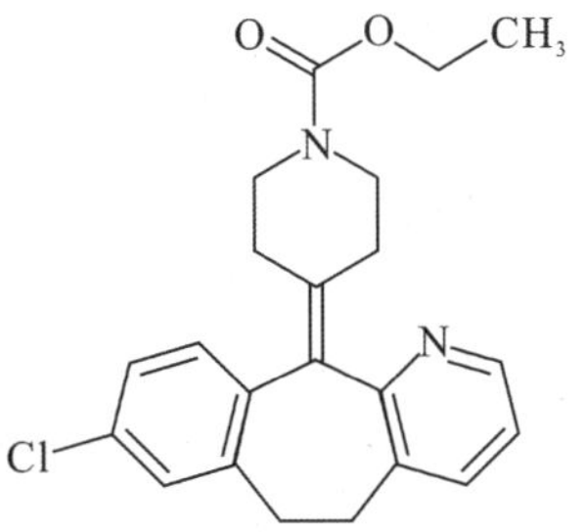			
分子式 分子量	$C_{22}H_{23}ClN_2O_2$ 382.89			
CAS号	79794-75-5			
适应证	用于缓解过敏性鼻炎有关的症状,如喷嚏、流涕、鼻痒、鼻塞以及眼部痒及烧灼感。口服药物后,鼻和眼部症状及体征得以迅速缓解;亦适用于缓解慢性荨麻疹、瘙痒性皮肤病及其他过敏性皮肤病的症状及体征			
原研/品牌	先灵葆雅(现默克公司)/CLARITIN、CLARITYNE			

94.2 国内外上市信息

本品由先灵葆雅(现默克公司)开发上市,商品名为CLARITIN、CLARITYNE,批准情况见表94-2:

表94-2　氯雷他定片/胶囊/盐酸氯雷他定胶囊/片国内外上市信息

批准国家	类别	内容
中国	国内上市的原研药品	进口原研药品:由 Bayer SA-NV 进口上市的氯雷他定片剂 10mg,商品名为 CLARITYNE
		原研地产化药品:由上海先灵葆雅制药有限公司生产的氯雷他定片,商品名为开瑞坦
	国内上市国际公认的同种药物	国际公认同种药物进口:无
		国际公认地产化药品:无
	其他进口	无
	国产批文	原料28个批文,氯雷他定片35个批文,盐酸氯雷他定胶囊1个批文,盐酸氯雷他定片1个批文
美国（FDA批准）	原研批准信息	仙灵制药于1993年上市了氯雷他定片剂,规格为10mg,商品名为开瑞坦(CLARITYNE),后将产品权益转让给 Bayer 公司,2008年拜耳上市了10mg胶囊,商品名为 CLARITIN
	仿制药信息	有5家公司上市仿制药,包括 Apotex Inc Etobicoke Site、L Perrigo Co、Mylan Pharmaceuticals Inc、Sandoz Inc 和 Sun Pharmaceutical Industries Ltd
	RLD信息	FDA指定的氯雷他定片的参比制剂为拜耳公司的10mg片剂和10mg胶囊剂,商品名为 CLARITIN
日本	参比制剂信息	日本指定的参比制剂为2002年7月由拜耳生产的片剂,商品名为 CLARITIN,规格为10mg,无胶囊剂上市
	仿制药信息	有多家公司上市仿制药,包括长生堂制药、小林化工、武田 Teva 药品、泽井制药、日医工等
EMA	原研信息	无
	仿制药信息	无
英国	上市信息	仙灵在英国上市了10mg片剂,商品名为 CLARITYN,现转为 Bayer 公司,无胶囊剂上市
其他	上市信息	欧洲国家仅有片剂上市,规格为10mg

94.3 理化性质

氯雷他定原料基本性质见表94-3:

表94-3 氯雷他定原料理化性质

pKa(25℃)	pKa＝4.33（强碱）
在各溶出介质中的溶解度（37℃）	pH1.0：未知 pH4.5：未知 pH6.8：未知 水：0.134mg/ml
稳定性	水：未测定 各pH溶出介质中：未测定 光：未测定
BCS分类	世界卫生组织公布（2005年）：/ NICHD和FDA研究归纳：Ⅱ（氯雷他定） tsrlinc网站：Ⅱ（氯雷他定） BDDCS分类：Ⅱ（氯雷他定）

94.4 质量标准

氯雷他定已收载入各国药典，具体见表94-4：

表94-4 氯雷他定各国药典收载信息

产品名称	收载药典
氯雷他定	ChP2015、USP36、EP8.0、BP2013
氯雷他定片	ChP2015、USP36、BP2013
氯雷他定胶囊	ChP2015
盐酸氯雷他定胶囊	/
盐酸氯雷他定片	/

94.5 溶出度标准

溶出度标准比较见表94-5：

表94-5 氯雷他定片/胶囊各国溶出度测定方法比较

序号	不同国家	要求
1	中国	ChP2015氯雷他定片：桨法，盐酸溶液（9→1000）500ml，50rpm，45min，限度为80% ChP2015氯雷他定胶囊：篮法，盐酸溶液（9→1000）900ml，100rpm，30min，限度为80%
2	美国	USP36片：桨法，0.1mol/L盐酸900ml，50rpm，60min，限度为80% FDA推荐：/
3	日本	/

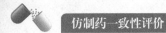

94.6　一致性评价策略

氯雷他定片,鉴于:已有 Bayer SA-NV 进口上市的氯雷他定片剂 10mg(商品名:CLARI-TYNE),因此建议以 Bayer SA-NV 进口上市的氯雷他定片剂 10mg 作为参比制剂,对国内氯雷他定片进行一致性评价。

氯雷他定胶囊,鉴于:

(1)原研产品未在我国进口上市。

(2)国际公认的同种药物未在国内上市。

(3)原研已在美国上市,参比制剂为拜耳公司的 10mg 胶囊剂,商品名为 CLARITIN。

因此,建议以 Bayer 公司在美国上市的商品名为 CLARITYN 的 10mg 胶囊作为参比制剂,对国内氯雷他定片进行一致性评价。

盐酸氯雷他定胶囊:为改盐基(对游离形式药品成盐),但不改变其药理作用的制剂。根据总局办公厅发布的《仿制药质量和疗效一致性评价工作中改盐基药品(普通口服固体制剂)评价一般考虑》,建议以被改盐基药品(Bayer 在美国上市的 10mg 氯雷他定胶囊 CLARI-TYN)为参比制剂,进行以下研究:①从药品的理化性质、生物学特性、临床需要等方面分析论证改盐基药品的科学性、合理性和必要性。②体外药学评价。③非临床研究。原则上不需再开展非临床药效学和毒理学研究,应重点关注:成盐药品的毒性是否与成盐时结合的阴阳离子有密切关系;成盐的制备过程中是否可能产生新的潜在的毒性杂质;体内是否可能产生毒性代谢物,必要时按照化学药品新注册分类 2.1 类要求进行毒理学研究。④体内评价。以等效为立题依据的,需开展与被改盐基药品参比制剂的生物等效性研究;以优效为立题依据的,建议以被改盐基药品作为参比制剂,进行药代动力学研究、药代动力学/药效动力学研究和(或)相应的临床试验。

盐酸氯雷他定片:为改盐基(对游离形式药品成盐),但不改变其药理作用的制剂。根据总局办公厅发布的《仿制药质量和疗效一致性评价工作中改盐基药品(普通口服固体制剂)评价一般考虑》,建议以被改盐基药品(Bayer SA-NV 进口上市的 10mg 氯雷他定片 CLARI-TYNE)为参比制剂,进行以下研究:①从药品的理化性质、生物学特性、临床需要等方面分析论证改盐基药品的科学性、合理性和必要性。②体外药学评价。③非临床研究。原则上不需再开展非临床药效学和毒理学研究,应重点关注:成盐药品的毒性是否与成盐时结合的阴阳离子有密切关系;成盐的制备过程中是否可能产生新的潜在的毒性杂质;体内是否可能产生毒性代谢物,必要时按照化学药品新注册分类 2.1 类要求进行毒理学研究。④体内评价。以等效为立题依据的,需开展与被改盐基药品参比制剂的生物等效性研究;以优效为立题依据的,建议以被改盐基药品作为参比制剂,进行药代动力学研究、药代动力学/药效动力学研究和(或)相应的临床试验。

95. 盐酸地芬尼多片

95.1 品种基本信息

盐酸地芬尼多可改善椎底动脉供血,调节前庭系统功能,抑制呕吐中枢,有抗眩晕及镇吐作用。

基本信息见表95-1:

表95-1　盐酸地芬尼多片基本信息汇总

通用名	盐酸地芬尼多片
英文名	Difenidol/Diphenidol Hydrochloride Tablets
剂型规格	片剂,规格:25mg
主成分化学名	α,α-二苯基-1-哌啶丁醇盐酸盐
结构式	
分子式	$C_{21}H_{27}NO \cdot HCl$
分子量	345.91
CAS号	3254-89-5
适应证	用于防治多种原因或疾病引起的眩晕、恶心、呕吐,如乘车、船、飞机时的晕动病等
原研/品牌	葛兰素史克/VONTROL

95.2 国内外上市信息

本品由葛兰素史克开发上市,商品名为VONTROL,批准情况见表95-2:

表95-2　盐酸地芬尼多片国内外上市信息

批准国家	类别		内容
中国	国内上市的原研药品		进口原研药品:无
			原研地产化药品:无
	国内上市国际公认的同种药物		国际公认同种药物进口:无
			国际公认地产化药品:无
	其他进口		无
	国产批文		原料7个批文,片剂33个批文

续表

批准国家	类别	内容
美国 （FDA批准）	原研批准信息	葛兰素史克于1967年4月上市25mg规格片剂,商品名为VONTROL,现已退市(美国英文名为Diphenidol)
	仿制药信息	无
	RLD信息	无
日本	参比制剂信息	1974年4月,日本新药上市25mg(RLD),商品名为CEPHADOL
	仿制药信息	有9家公司上市仿制药,包括鹤原制药、辰巳化学、Teva制药、日医工、东和药品等
EMA	原研信息	无
	仿制药信息	无
其他	上市信息	墨西哥有上市

95.3　理化性质

盐酸地芬尼多原料基本性质见表95-3:

表95-3　盐酸地芬尼多原料理化性质

pKa(25℃)	pKa=9.5(针对哌啶环,采用滴定法测定)
在各溶出介质中的溶解度 （37℃）	pH1.2:12.5mg/ml pH4.0:25.4mg/ml pH6.8:3.6mg/ml 水:12.1mg/ml
稳定性	水:未测定 各pH溶出介质中:未测定 光:未测定
BCS分类	世界卫生组织公布(2005年):/ NICHD和FDA研究归纳:/ tsrlinc网站:/ BDDCS分类:/

95.4　质量标准

盐酸地芬尼多已收载入各国药典,具体见表95-4:

表95-4　盐酸地芬尼多各国药典收载信息

产品名称	收载药典
盐酸地芬尼多	ChP2015、JP16
盐酸地芬尼多片	ChP2015

95.5 溶出度标准

溶出度标准比较见表95-5：

表95-5　盐酸地芬尼多片各国溶出度测定方法比较

序号	不同国家	要求
1	中国	ChP2015：桨法，水900ml，50rpm，30min，限度为75%
2	美国	/
3	日本	PMDA收载了4条溶出曲线，且CDE已翻译并公布，溶出度标准测定方法：桨法，水900ml，50rpm，30min，限度为85%

95.6 一致性评价策略

鉴于：

（1）原研产品未在我国进口上市。

（2）国际公认的同种药物未在国内上市。

（3）原研已在美国退市。

（4）日本新药上市的25mg被列为参比制剂，商品名为CEPHADOL。

因此，建议以日本新药上市的25mg（CEPHADOL）片为参比制剂，对国内盐酸地芬尼多片进行一致性评价。

96. 盐酸美西律片

品种基本信息

盐酸美西律属Ⅰb类抗心律失常药,可以抑制心肌细胞钠内流,降低动作电位0相除极速度,缩短浦氏纤维的有效不应期。在心脏传导系统正常的患者中,美西律对心脏冲动的产生和传导作用不大,临床试验中未发现美西律引起Ⅱ度或Ⅲ度房室传导阻滞。美西律不延长心室除极和复极时程,因此可用于QT间期延长的室性心律失常。该药具有抗心律失常、抗惊厥及局部麻醉作用。

基本信息见表96-1:

表96-1　盐酸美西律片基本信息汇总

通用名	盐酸美西律片
英文名	Mexiletine Hydrochloride Tablets
剂型规格	片剂,规格:50mg、100mg
主成分化学名	(±)-1-(2,6-二甲基苯氧基)-2-丙胺盐酸盐
结构式	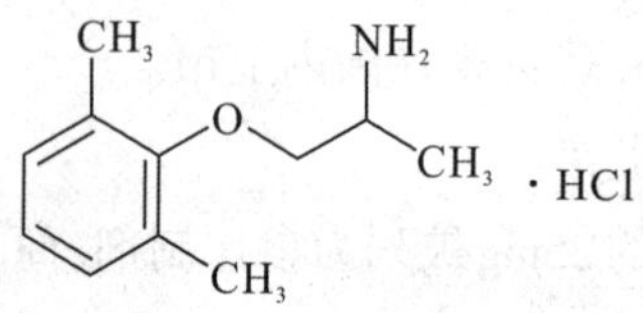
分子式 分子量	$C_{11}H_{17}NO \cdot HCl$ 215.62
CAS号	5370-01-4
适应证	主要用于慢性室性心律失常,如室性早搏、室性心动过速
原研/品牌	德国 Boehringer Ingelheim/MEXITIL

国内外上市信息

1976年,Boehringer Ingelheim在德国上市了胶囊和片剂,商品名为MEXITIL。MEXITIL于1985年在美国上市,目前已停止上市。批准情况见表96-2:

表96-2 盐酸美西律片国内外上市信息

批准国家	类别	内容
中国	国内上市的原研药品	进口原研药品：无
		原研地产化药品：无
	国内上市国际公认的同种药物	国际公认同种药物进口：无
		国际公认地产化药品：无
	其他进口	无
	国产批文	原料3个批文，片剂36个批文
美国（FDA批准）	原研批准信息	1985年，Boehringer Ingelheim的盐酸美西律胶囊（商品名：MEXITIL）在美国上市，规格有150mg、200mg和250mg，目前已停止上市
	仿制药信息	无
	RLD信息	目前，FDA推荐的参比制剂为Teva生产的盐酸美西律胶囊250mg（另还有2个规格上市，分别为150mg和200mg）
日本	参比制剂信息	片剂参比制剂：为共和制药的50mg和100mg片，于1994年上市，商品名为MEXIRATE
		胶囊参比制剂：日本勃林格殷格翰的MEXITIL，规格：50mg和100mg
	仿制药信息	片剂：小林化工上市50mg和100mg片剂
		胶囊：上市的仿制药较多，如杏林制药、大原药品、新日本制药、Teva制药、辰巳化学、长生堂制药、鹤原制药、东和药品、日医工、泽井制药等
EMA	原研信息	无
	仿制药信息	无
英国	上市信息	无
其他	上市信息	美西律由德国Boehringer Ingelheim开发，并于1968年投放市场，同时申请了该化合物专利。1976年，Boehringer Ingelheim在德国市场上市了胶囊和片剂，商品名为MEXITIL。目前，英国、法国、意大利已无该产品销售

96.3 理化性质

盐酸美西律原料基本性质见表96-3：

表96-3 盐酸美西律原料理化性质

pKa（25℃）	pKa＝9.06
在各溶出介质中的溶解度（37℃）	pH1.2：100mg/ml以上 pH4.0：100mg/ml以上 pH6.8：100mg/ml以上 水：100mg/ml以上

续表

稳定性	水:未测定 各pH溶出介质中:未测定 光:未测定
BCS分类	世界卫生组织公布(2005年):/
	NICHD和FDA研究归纳:Ⅰ(美西律)
	tsrlinc网站:Ⅰ(美西律)
	BDDCS分类:Ⅰ(美西律)

96.4　质量标准

盐酸美西律已收载入各国药典,具体见表96-4:

表96-4　盐酸美西律各国药典收载信息

产品名称	收载药典
盐酸美西律	ChP2015、USP36、EP8.0、BP2013、JP16、IP2010
盐酸美西律片	ChP2015

96.5　溶出度标准

溶出度标准比较见表96-5:

表96-5　盐酸美西律片各国溶出度测定方法比较

序号	不同国家	要求
1	中国	ChP2015:无溶出度检查项
2	美国	/
3	日本	PMDA收载了4条溶出曲线,且CDE已翻译并公布,溶出度标准测定方法:桨法,水900ml,50rpm,30min,限度为85%

96.6　一致性评价策略

鉴于:

(1)原研产品未在我国进口上市。

(2)国际公认的同种药物未在国内上市。

(3)原研在美国上市的为胶囊剂,且现已停止上市,FDA推荐参比制剂为Teva生产的胶囊剂,规格:250mg。

（4）日本片剂参比制剂为共和制药的盐酸美西律片，规格：50mg和100mg。

因此，建议以日本共和制药上市的50mg和100mg盐酸美西律片作为参比制剂，对国内美西律片进行一致性评价。企业应根据具体情况，选择不同规格的参比制剂，对不同规格盐酸美西律片进行一致性评价，且根据《以药动学参数为终点评价指标的化学药物仿制药人体生物等效性研究技术指导原则》，若完成100mg盐酸美西律片BE试验，同时满足以下条件，即试验规格制剂符合生物等效性要求、各规格制剂在不同pH介质中体外溶出曲线相似、各规格制剂的处方比例相似，则可以申请50mg盐酸美西律片BE豁免，仅进行体外质量一致性评价。

97. 复方甘草片

97.1 **品种基本信息**

复方甘草片为镇咳祛痰类非处方药。其中甘草流浸膏为保护性镇咳祛痰剂；阿片粉有较强镇咳作用；樟脑及八角茴香油能刺激支气管黏膜，反射性地增加腺体分泌，稀释痰液，使痰易于咳出；苯甲酸钠为防腐剂。上述成分组成复方制剂，有镇咳祛痰的协同作用。

基本信息见表97-1：

表97-1　复方甘草片基本信息汇总

通用名	复方甘草片
英文名	Compound Liquorice Tablets
剂型规格	片剂，规格：甘草浸膏粉112.5mg、阿片粉4mg、樟脑2mg、八角茴香油2mg、苯甲酸钠2mg
主成分化学名	/
结构式	/
分子式 分子量	/
CAS号	/
适应证	用于镇咳祛痰
原研	/

97.2 **国内外上市信息**

本品在美国、欧盟、日本、英国均无上市信息，国内批准情况见表97-2：

表97-2　复方甘草片国内外上市信息

批准国家	类别	内容
中国	国内上市的原研药品	进口原研药品：无
		原研地产化药品：无
	国内上市国际公认的 同种药物	国际公认同种药物进口：无
		国际公认地产化药品：无
	其他进口	无
	国产批文	34个批文

97.3 理化性质

复方甘草片原料药基本性质见表97-3:

表97-3 复方甘草片原料理化性质

pKa(25℃)	/
在各溶出介质中的溶解度(37℃)	/
稳定性	/
BCS分类	世界卫生组织公布(2005年):/
	NICHD 和 FDA 研究归纳:/
	tsrlinc网站:/
	BDDCS分类:/

97.4 质量标准

复方甘草片仅收载入《中国药典》,具体见表97-4:

表97-4 复方甘草片各国药典收载信息

产品名称	收载药典
甘草	ChP2015
复方甘草片	ChP2015

97.5 溶出度标准

溶出度标准比较见表97-5:

表97-5 复方甘草片各国溶出度测定方法比较

序号	不同国家	要求
1	中国	/
2	美国	/
3	日本	/

97.6 一致性评价策略

参比制剂不详,一致性评价需谨慎。

99. 叶酸片

99.1 **品种基本信息**

叶酸系由蝶啶、对氨基苯甲酸及谷氨酸的残基组成的水溶性B族维生素,为机体细胞生长和繁殖必需物质。存在于肝、肾、酵母及蔬菜如豆类、菠菜、番茄、胡萝卜等内,现已能人工合成。叶酸经二氢叶酸还原酶及维生素B_{12}的作用,形成四氢叶酸(THFA),后者与多种一碳单位(包括CH_3、CH_2、CHO等)结合成四氢叶酸类辅酶,传递一碳单位,参与体内很多重要反应及核酸和氨基酸的合成。THFA在丝氨酸转羟基酶的作用下,形成N5、10-甲烯基四氢叶酸,能促使尿嘧啶核苷酸(dUMP)形成胸腺嘧啶核苷酸(dTMP),后者可参与细胞的DNA合成,促进细胞的分裂与成熟。在DNA合成过程中,脱氧尿苷酸转变为脱氧胸苷酸,其间所需的甲基由亚甲基四氢叶酸提供。叶酸缺乏时,DNA合成减慢,但RNA合成不受影响,结果在骨髓中生成细胞体积较大而细胞核发育较幼稚的血细胞,尤以红细胞最为明显,及时补充可有治疗效应。

基本信息见表99-1:

表99-1　叶酸片基本信息汇总

通用名	叶酸片
英文名	Folic Acid Tablets
剂型规格	片剂:0.4mg、5mg,均需评价
主成分化学名	N-{4-[(2-氨基-4-氧代-1,4-二氢-6-蝶啶)甲氨基]苯甲酰基}-L-谷氨酸
结构式	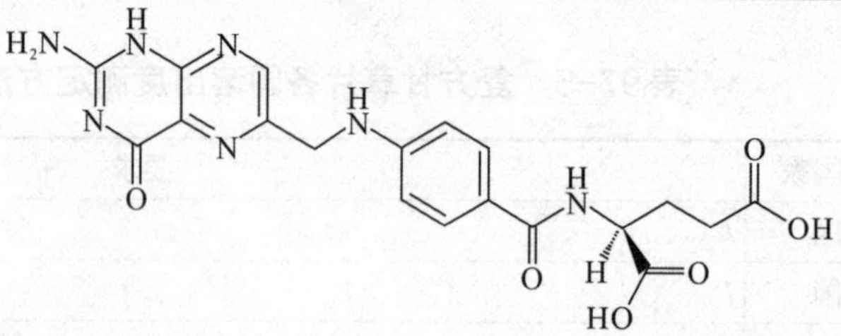
分子式	$C_{19}H_{19}N_7O_6$
分子量	441.40
CAS号	59-30-3
适应证	①各种原因引起的叶酸缺乏及叶酸缺乏所致的巨幼红细胞贫血 ②妊娠期、哺乳期妇女预防给药 ③慢性溶血性贫血所致的叶酸缺乏
原研	/

99.2 国内外上市信息

批准情况见表99-2：

表99-2 叶酸片国内外上市信息

批准国家	类别	内容
中国	国内上市的原研药品	进口原研药品：无
		原研地产化药品：无
	国内上市国际公认的同种药物	国际公认同种药物进口：无
		国际公认地产化药品：无
	其他进口	无
	国产批文	原料6个批文，片剂37个批文，规格为0.4mg和5mg
美国（FDA批准）	原研批准信息	无
	仿制药信息	有8家公司上市仿制药，包括 Aiping Pharmaceutical Inc、Cadila Pharmaceuticals Ltd、Contract Pharmacal Corp、Hikma Pharmaceuticals LLC、Invagen Pharmaceuticals Inc等
	RLD信息	FDA橙皮书RLD有2家：一家为Watson Labs公司1mg片，批准日期为1971年12月；另一家为Amneal Pharm公司1mg片，于2005年7月批准
日本	参比制剂信息	无
	仿制药信息	日本制药株式会社有5mg上市
EMA	原研信息	无
	仿制药信息	无
英国	上市信息	Activis UK 于1987年1月上市5mg叶酸片，Wockhardt UK 也上市了5mg片剂
其他	上市信息	德国有 Excella Gmbh、Biosyn Arzneimittel Gmbh Stadapharm Gmbh 等22家企业上市5mg叶酸片，无0.4mg片剂上市；意大利有 Effik Italia S.P.A.、Laboratori Baldacci S.P.A.、Italfarmaco S.P.A.三家企业上市0.4mg叶酸片，Italfarmaco S.P.A.、Medic Italia S.R.L.、Lifepharma S.P.A.、Doc Generici S.R.L. 四家企业上市5mg叶酸片

99.3 理化性质

叶酸原料药基本性质见表99-3：

表99-3　叶酸原料理化性质

pKa（25℃）	pKa$_1$＝4.65 pKa$_2$＝6.65 pKa$_3$＝9.00
在各溶出介质中的溶解度 （37℃）	pH1.2：1.6μg/ml pH5.0：3.0μg/ml pH6.8：719μg/ml 水：1.1μg/ml
稳定性	水：未测定 各pH溶出介质中：未测定 光：日光直射下，在pH6.8溶出介质中，7h降解约10%（浓度为1.0g/150ml）
BCS分类	世界卫生组织公布（2005年）：Ⅲ/Ⅰ
	NICHD和FDA研究归纳：Ⅲ
	tsrlinc网站：Ⅳ
	BDDCS分类：Ⅱ

99.4　质量标准

叶酸已收载入各国药典，具体见表99-4：

表99-4　叶酸各国药典收载信息

产品名称	收载药典
叶酸	ChP2015、USP36、EP8.0、BP2013、IP2010、JP16
叶酸片	ChP2015、USP36、IP2010、JP16

99.5　溶出度标准

溶出度标准比较见表99-5：

表99-5　叶酸片各国溶出度测定方法比较

序号	不同国家	要求
1	中国	ChP2015：篮法，pH6.8的磷酸盐缓冲液900ml，100rpm，45min，限度为70%（5mg规格）；小杯法，pH6.8的磷酸盐缓冲液100ml，50rpm，30min，限度为75%（0.4mg规格）
2	美国	USP：桨法，水500ml，50rpm，45min，限度为75%
3	日本	PMDA收载了4条溶出曲线，且CDE已翻译并公布，溶出度标准测定方法：桨法，pH5.0的磷酸氢二钠-枸橼酸缓冲液900ml，50rpm，90min，限度为70%

99.6 一致性评价策略

鉴于:

(1)原研品和参比制剂信息不详。

(2)原研产品未在我国进口上市。

(3)国际公认的同种药物未在国内上市。

(4)原研未在美国上市,FDA橙皮书RLD有2家:一家为Watson Labs的1mg叶酸片;另一家为Amneal Pharm的1mg叶酸片。

(5)英国Activis UK上市了5mg叶酸片,Wockhardt UK也上市了5mg叶酸片。

(6)德国仅有5mg片剂上市。

(7)意大利有0.4mg和5mg规格片剂上市。

且不同规格适应证不同,因此,建议企业根据具体情况选择参比制剂,对国内叶酸片进行一致性评价。

100. 利巴韦林片/249.利巴韦林胶囊

100.1 品种基本信息

利巴韦林为广谱抗病毒药,体外具有抑制呼吸道合胞病毒、流感病毒、甲肝病毒、腺病毒等多种病毒生长的作用,其机制不全清楚。本品并不改变病毒吸附、侵入和脱壳,也不诱导干扰素的产生。药物进入被病毒感染的细胞后迅速磷酸化,其产物作为病毒合成酶的竞争性抑制剂,抑制肌苷单磷酸脱氢酶、流感病毒RNA多聚酶和mRNA鸟苷转移酶,从而引起细胞内鸟苷三磷酸的减少,损害病毒RNA和蛋白合成,使病毒的复制与传播受抑。对呼吸道合胞病毒也可能具有免疫作用及中和抗体作用。

基本信息见表100-1:

表100-1 利巴韦林片/胶囊基本信息汇总

通用名	利巴韦林片	利巴韦林胶囊
英文名	Ribavirin Tablets	Ribavirin Capsules
剂型规格	片剂,规格:20mg、50mg、0.1g,需评价:0.1g	胶囊,规格:0.1g、0.15g,需评价:0.1g
主成分化学名	1-β-D-呋喃核糖基-1H-1,2,4-三氮唑-3-羧酰胺	
结构式	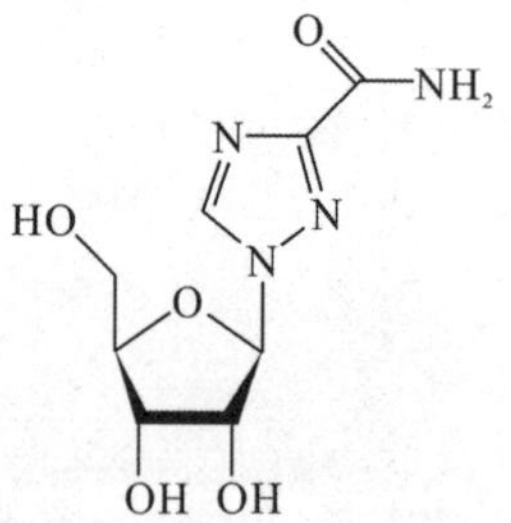	
分子式	$C_8H_{12}N_4O_5$	
分子量	244.21	
CAS号	36791-04-5	
适应证	适用于呼吸道合胞病毒引起的病毒性肺炎与支气管炎,皮肤疱疹病毒感染	
原研	ICH(现Valeant)/VIRAZOLE	先灵葆雅公司(现MSD)/REBETOL

100.2 国内外上市信息

利巴韦林片由ICH(现Valeant)开发上市,商品名为VIRAZOLE;利巴韦林胶囊由先灵葆

雅公司(现MSD)上市,商品名为REBETOL。批准情况见表100-2:

表100-2　利巴韦林片/胶囊国内外上市信息

批准国家	类别	内容
中国	国内上市的原研药品	进口原研药品:无
		原研地产化药品:无
	国内上市国际公认的同种药物	国际公认同种药物进口:无
		国际公认地产化药品:无
	其他进口	无
	国产批文	原料17个批文,片剂173个批文,胶囊6个批文
美国(FDA批准)	原研批准信息	片:无 胶囊:1998年6月,Merck Sharp and Dohme 在美国上市200mg胶囊,商品名为REBETOL
	仿制药信息	有5家公司上市仿制片剂,包括Hoffmann La Roche Inc、Aurobindo Pharma Ltd、Sandoz Inc、Teva Pharmaceuticals USA Inc、Zydus Pharmaceuticals USA Inc,还有5家公司上市仿制胶囊,包括Three Rivers、Aurobindo Pharma Ltd、Sandoz Inc、Teva Pharmaceuticals、Zydus Pharmaceuticals
	RLD信息	Three Rivers Pharms 的600mg利巴韦林片(商品名:RIBAVIRIN)被列为RLD,MERCK 的200mg利巴韦林胶囊(商品名:REBETOL)被列为RLD
日本	参比制剂信息	未指定参比制剂
	仿制药信息	中外制药和高田制药均有200mg利巴韦林片上市;2001年11月,MSD株式会社上市200mg利巴韦林胶囊
EMA	原研信息	1999年5月,MSD的200mg利巴韦林胶囊获批上市,商品名为REBETOL
	仿制药信息	Teva、Mylan也有上市
英国	上市信息	2002年11月,罗氏200mg利巴韦林片在英国上市;2006年10月,罗氏400mg利巴韦林片在英国上市;1999年5月,Merck的200mg利巴韦林胶囊在英国上市
其他	上市信息	Merck于1999年在法国上市200mg利巴韦林胶囊

100.3　理化性质

利巴韦林原料药基本性质见表100-3:

表100-3　利巴韦林原料理化性质

pKa(25℃)	/
在各溶出介质中的溶解度（37℃）	/
稳定性	/
BCS分类	世界卫生组织公布(2005年)：/
	NICHD和FDA研究归纳：Ⅲ
	tsrlinc网站：Ⅲ
	BDDCS分类：Ⅰ

100.4　质量标准

利巴韦林已收载入各国药典，具体见表100-4：

表100-4　利巴韦林各国药典收载信息

产品名称	收载药典
利巴韦林	ChP2015、USP36、EP8.0、BP2013、IP2010
利巴韦林片	ChP2015、USP36
利巴韦林胶囊	ChP2015

100.5　溶出度标准

溶出度标准比较见表100-5：

表100-5　利巴韦林片/胶囊各国溶出度测定方法比较

序号	不同国家	要求
1	中国	ChP2015片：无溶出度检查项 ChP2015胶囊：无溶出度检查项
2	美国	USP36片：桨法，水900ml，50rpm，30min，限度为80% USP36胶囊：/
		FDA推荐： 片：桨法，水900ml，50rpm，取样时间：10min、20min、30min、45min 胶囊：篮法，水900ml，100rpm，取样时间：10min、20min、30min、45min
3	日本	/

100.6 一致性评价策略

片剂,鉴于:

(1)原研产品未在我国进口上市。

(2)国际公认的同种药物未在国内上市。

(3)美国 FDA 推荐 Three Rivers Pharms 的 600mg 利巴韦林片(商品名:RIBAVIRIN)为 RLD。

(4)日本中外制药和高田制药均有 200mg 利巴韦林片上市,无参比制剂。

(5)英国罗氏上市了 400mg 和 200mg 利巴韦林片。

因此,建议以 Three Rivers Pharms 在美国上市的 600mg 利巴韦林片(商品名:RIBAVI-RIN)为参比制剂,对国内利巴韦林片进行一致性评价。

胶囊,鉴于:

(1)原研产品未在我国进口上市。

(2)国际公认的同种药物未在国内上市。

(3)原研 Merck 已在美国上市 200mg 胶囊(商品名:REBETOL),并被列为 RLD。

(4)MSD 株式会社在日本上市 200mg 利巴韦林胶囊,但日本未列出参比制剂。

(5)Merck 在英国、法国上市 200mg 利巴韦林胶囊。

因此,建议以 MSD 上市的利巴韦林胶囊(商品名:REBETOL,规格: 200mg)为参比制剂,对国内利巴韦林胶囊进行一致性评价。

101. 醋酸甲萘氢醌片

品种基本信息

醋酸甲萘氢醌片为维生素类药,主要适用于维生素K缺乏所致的凝血障碍性疾病,如肠道吸收不良所致维生素K缺乏、各种原因所致的阻塞性黄疸、慢性溃疡性结肠炎、慢性胰腺炎和广泛小肠切除后肠道吸收功能减低;长期应用抗生素可导致体内维生素K缺乏,广谱抗生素或肠道灭菌药可杀灭或抑制正常肠道内的细菌群落,致使肠道内细菌合成的维生素减少;双香豆素等抗凝剂的分子结构与维生素K相似,在体内干扰其代谢,使环氧叶绿醌不能被还原成维生素K,使体内的维生素K不能发挥其作用,造成与维生素K缺乏相类似的后果。

基本信息见表101-1:

表101-1 醋酸甲萘氢醌片基本信息汇总

通用名	醋酸甲萘氢醌片
英文名	Menadiol Diacetate Tablets
剂型规格	片剂,规格:2mg、4mg、5mg 待评价规格:2mg、4mg
主成分化学名	2-甲基-1,4-萘二酚双醋酸酯
结构式	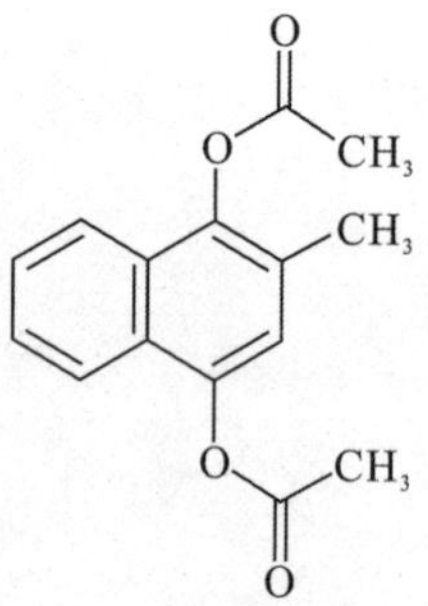
分子式 分子量	$C_{15}H_{14}O_4$ 258.27
CAS号	573-20-6
适应证	适用于维生素K缺乏所致的凝血障碍性疾病
原研/品牌	/

101.2 国内外上市信息

批准情况见表101-2：

表101-2　醋酸甲萘氢醌片国内外上市信息

批准国家	类别	内容
中国	国内上市的原研药品	进口原研药品:无
		原研地产化药品:无
	国内上市国际公认的同种药物	国际公认同种药物进口:无
		国际公认地产化药品:无
	其他进口	无
	国产批文	原料3家,制剂34个批准文号,规格为2mg、4mg和5mg
美国（FDA批准）	原研批准信息	无
	仿制药信息	无
	RLD信息	无
日本	参比制剂信息	无
	仿制药信息	无
EMA	原研信息	无
	仿制药信息	无
其他	上市信息	无

101.3 理化性质

醋酸甲萘氢醌原料基本性质见表101-3：

表101-3　醋酸甲萘氢醌原料理化性质

pKa(25℃)	/
在各溶出介质中的溶解度(37℃)	/
稳定性	/
BCS分类	世界卫生组织公布(2005年):/
	NICHD和FDA研究归纳:/
	tsrlinc网站:/
	BDDCS分类:/

101.4　质量标准

醋酸甲萘氢醌仅收载入《中国药典》,具体见表101-4:

表101-4　醋酸甲萘氢醌各国药典收载信息

产品名称	收载药典
醋酸甲萘氢醌	ChP2015
醋酸甲萘氢醌片	ChP2015

101.5　溶出度标准

溶出度标准比较见表101-5:

表101-5　醋酸甲萘氢醌片各国溶出度测定方法比较

序号	不同国家	要求
1	中国	ChP2015:小杯法,0.5mol/L十二烷基硫酸钠溶液250ml(5mg规格)或200ml(4mg规格)或100ml(2mg规格),50rpm,45min,限度为70%
2	美国	/
3	日本	/

101.6　一致性评价策略

参比制剂不详,一致性评价需谨慎。

102. 法莫替丁片/204.法莫替丁胶囊

102.1　品种基本信息

法莫替丁为组胺H_2受体阻滞药,对胃酸分泌具有明显的抑制作用,也可抑制胃蛋白酶的分泌,对动物实验性溃疡有一定保护作用。

基本信息见表102-1:

表102-1　法莫替丁片/胶囊基本信息汇总

通用名	法莫替丁片/胶囊
英文名	Famotidine Tablets/Famotidine Capsules
剂型规格	片剂,规格:20mg 胶囊,规格:20mg
主成分化学名	〔1-氨基-3-〖【｛2-[（二氨基亚甲基）氨基]-4-噻唑基｝甲基】硫基〗亚丙基]硫酰胺
结构式	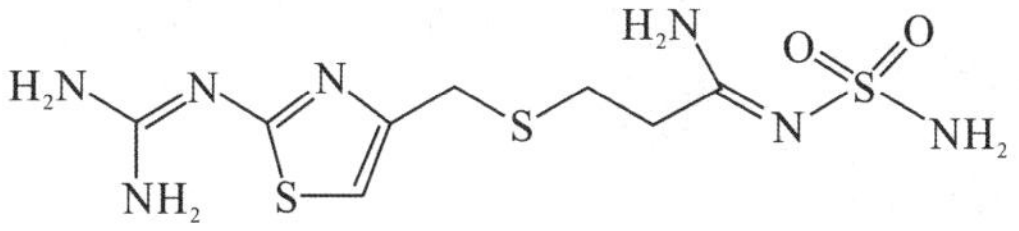
分子式 分子量	$C_8H_{15}N_7O_2S_3$ 337.45
CAS号	76824-35-6
适应证	用于缓解胃酸过多所致的胃痛、胃灼热感(烧心)、反酸
原研/品牌	安斯泰来制药(之前的山之内)/GASTER、PEPDINE、PEPDUL、FAMODIL、GASTRIDIN 和PEPCID

102.2　国内外上市信息

1985年,本品最早在日本上市。1986年,山之内与 Merck Sharp & Dohme 和 Sigma-Tau 共同开发反流性食管炎适应证。法莫替丁授权的公司有:默克(美国)、默沙东(美国之外)、Salix、强生等公司。批准情况见表102-2:

表102-2 法莫替丁片/胶囊国内外上市信息

批准国家	类别	内容
中国	国内上市的原研药品	进口原研药品：无
		原研地产化药品：安斯泰来制药（中国）有限公司生产的法莫替丁片，商品名为高舒达，规格为10mg和20mg
	国内上市国际公认的同种药物	国际公认同种药物进口：无
		国际公认地产化药品：无
	其他进口	无
	国产批文	原料8家，片35个批准文号，胶囊有6个批文
美国（FDA批准）	原研批准信息	无
	仿制药信息	美国上市的有三种规格，分别为20mg、40mg和10mg，目前上市的有Teva、Wockhardt、Johnson and Johnson Consumer、Mylan Pharmaceuticals和Sun Pharmaceutical Industries等16家公司
	RLD信息	Valeant Pharms North于1986年10月在美国上市20mg和40mg片剂，商品名为PEPCID，其中40mg为RLD，Johnson and Johnson Consumer Inc McNeil Consumer Healthcare Division的20mg片剂（商品名：PEPCID AC）为RLD
日本	参比制剂信息	安斯泰来制药分别于1985年7月、1988年9月上市20mg和10mg法替莫丁片，商品名为GASTER
	仿制药信息	目前上市的有Teva、泽井制药、杏林制药、大原制药、皇汉堂、Mylan等21家公司
EMA	原研信息	无
	仿制药信息	无
法国	上市信息	MSD于1987年3月上市20mg和40mg片剂，商品名为PEPDINE，此外Teva、Mylan、McNeil等公司也有上市
其他	上市信息	法莫替丁授权给默克（美国）、默沙东（美国之外）、Salix、强生等公司，目前法莫替丁在超过110个国家销售，包括法国、德国、意大利、日本、美国和英国

102.3 理化性质

法莫替丁原料基本性质见表102-3：

表102-3 法莫替丁原料理化性质

pKa(25℃)	pKa＝7.06
在各溶出介质中的溶解度(37℃)	pH1.2：29.0mg/ml
	pH4.0：15.6mg/ml
	pH6.8：2.8mg/ml
	水：1.9mg/ml

稳定性	水:未测定 各pH溶出介质中:在pH1.2溶出介质中,24h降解86.5% 光:未测定
BCS分类	世界卫生组织公布(2005年):/
	NICHD和FDA研究归纳:Ⅲ
	tsrlinc网站:Ⅳ
	BDDCS分类:Ⅲ

102.4 质量标准

法莫替丁已收载入各国药典,具体见表102-4:

表102-4 法莫替丁各国药典收载信息

产品名称	收载药典
法莫替丁	ChP2015、USP36、EP8.0、BP2013、JP16、IP2010
法莫替丁片	ChP2015、USP36、BP2013、IP2010
法莫替丁胶囊	ChP2015

102.5 溶出度标准

溶出度标准比较见表102-5:

表102-5 法莫替丁片/胶囊各国溶出度测定方法比较

序号	不同国家	要求
1	中国	ChP2015片:篮法,pH4.5磷酸盐缓冲液900ml,100rpm,30min,限度为80% ChP2015胶囊:篮法,pH4.5磷酸盐缓冲液900ml,50rpm,30min,限度为80%
2	美国	USP36片:桨法,pH4.5,0.1mol/L磷酸盐缓冲液900ml(13.6g/L磷酸二氢钾),50rpm,30min,限度为80% USP36胶囊:/ FDA推荐: 片:同USP 胶囊:/
3	日本	PMDA收载了片剂的4条溶出曲线,且CDE已翻译并公布,溶出度标准测定方法:桨法,0.05mol/L醋酸-醋酸钠缓冲液(pH4.0)900ml,50rpm,45min(10mg)或60min(20mg),限度为70%(10mg和20mg规格)

102.6　一致性评价策略

鉴于：

（1）原研产品未在我国进口上市。

（2）国际公认的同种药物未在国内上市。

（3）原研未在美国上市，Valeant Pharms North 于1986年10月在美国上市20mg和40mg片剂，商品名为 PEPCID，其中40mg 为 RLD，Johnson and Johnson Consumer Inc McNeil Consumer Healthcare Division 的20mg 片剂（商品名：PEPCID AC）为 RLD。

（4）日本安斯泰来制药上市20mg和10mg片剂，商品名为 GASTER。

因此，建议：

（1）以安斯泰来在日本上市的20mg片剂为参比制剂，对国内法莫替丁片进行一致性评价；

（2）胶囊剂：本品为改剂型，且不显著改变药代动力学行为的制剂。根据总局办公厅发布的《仿制药质量和疗效一致性评价工作中改剂型药品（普通口服固体制剂）评价一般考虑》，建议以原研剂型药品（安斯泰来在日本上市的20mg法莫替丁片）为参比制剂，进行以下研究：①从药物的理化性质、生物学性质、临床需要、患者的依从性、药物经济学、与原研剂型参比制剂的优劣比较等方面分析论证改剂型药品的科学性、合理性和必要性；②体外药学评价；③生物等效性试验。

103. 胶体果胶铋胶囊

103.1 品种基本信息

胶体果胶铋胶囊口服后可在胃黏膜上形成保护性薄膜,并能刺激胃黏膜上皮细胞分泌黏液,增加对黏膜的保护作用。此外,能杀灭幽门螺杆菌,促进胃炎愈合。

基本信息见表103-1:

表103-1 胶体果胶铋胶囊基本信息汇总

通用名	胶体果胶铋胶囊
英文名	Colloidal Bismuth Pectin Capsules
剂型规格	胶囊规格:50mg(以铋计)
主成分化学名	一种果胶与铋生成的组成不定的复合物
结构式	/
分子式 分子量	/
CAS号	2034-00-2
适应证	治疗消化性溃疡,特别是幽门螺杆菌相关性溃疡,亦可用于慢性浅表性胃炎和慢性萎缩性胃炎
原研/品牌	/

103.2 国内外上市信息

批准情况见表103-2:

表103-2 胶体果胶铋胶囊国内外上市信息

批准国家	类别	内容
中国	国内上市的原研药品	进口原研药品:无
		原研地产化药品:无
	国内上市国际公认的同种药物	国际公认同种药物进口:无
		国际公认地产化药品:无
	其他进口	无
	国产批文	原料12家,制剂58个批准文号

续表

批准国家	类别	内容
美国 （FDA批准）	原研批准信息	无
	仿制药信息	无
	RLD信息	无
日本	参比制剂信息	无
	仿制药信息	无
EMA	原研信息	无
	仿制药信息	无
其他	上市信息	无

103.3 理化性质

胶体果胶铋原料基本性质见表103-3：

表103-3　胶体果胶铋原料理化性质

pKa（25℃）	/
在各溶出介质中的溶解度（37℃）	/
稳定性	/
BCS分类	世界卫生组织公布（2005年）：/
	NICHD和FDA研究归纳：/
	tsrlinc网站：/
	BDDCS分类：/

103.4 质量标准

胶体果胶铋仅收载入《中国药典》，具体情况见表103-4：

表103-4　胶体果胶铋各国药典收载信息

产品名称	收载药典
胶体果胶铋	ChP2015
胶体果胶铋胶囊	ChP2015

103.5 溶出度标准

溶出度标准比较见表103-5：

表 103-5　胶体果胶铋胶囊各国溶出度测定方法比较

序号	不同国家	要求
1	中国	ChP2015:无溶出度检查项
2	美国	/
3	日本	/

103.6 一致性评价策略

参比制剂不详,一致性评价需谨慎。

104. 磷酸氯喹片

104.1 品种基本信息

磷酸氯喹片为抗疟药,用于恶性疟、间日疟及三日疟。已知氯喹并不能直接杀死疟原虫,但能干扰它的繁殖。本品与核蛋白有较强的结合力,通过其喹啉环上带负电的7-氯基与DNA鸟嘌呤上的2-氨基接近,使氯喹插入到DNA的双螺旋两股之间,与DNA形成复合物,从而阻止DNA的复制与RNA的转录。氯喹还能抑制磷酸掺入疟原虫的DNA与RNA,由于核酸的合成减少,而干扰疟原虫的繁殖。

基本信息见表104-1:

表104-1　磷酸氯喹片基本信息汇总

通用名	磷酸氯喹片
英文名	Chloroquine Phosphate Tablets
剂型规格	片剂,规格:75mg、250mg,均需评价
主成分化学名	N'N'-二乙基-N4-(7-氯-4-喹啉基)-1,4-戊二胺二磷酸盐
结构式	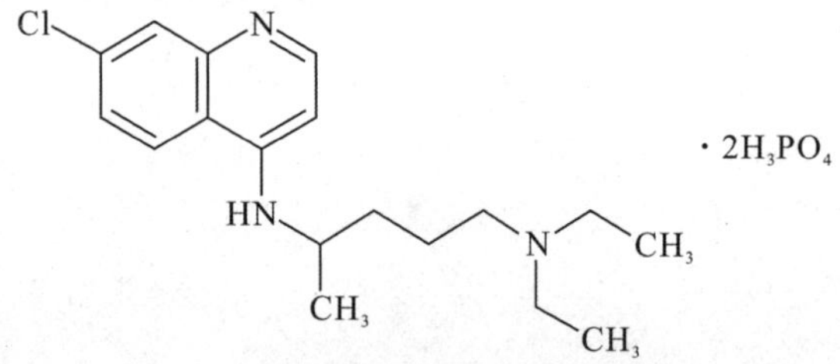
分子式 分子量	$C_{18}H_{26}ClN_3 \cdot 2H_3PO_4$ 515.87
CAS号	50-63-5
适应证	用于治疗对氯喹敏感的恶性疟、间日疟及三日疟,并可用于疟疾症状的抑制性预防;也可用于治疗肠外阿米巴病、结缔组织病、光敏感性疾病(如日晒红斑)等
原研/品牌	赛诺菲/ARALEN

104.2 国内外上市信息

氯喹于1934年在拜耳实验室开发,但由于毒性太大而被人们忽略。"二战"期间,美国政府赞助赛诺菲开发抗疟药物,发现磷酸氯喹具有显著的抗疟作用。1949年磷酸氯喹片在美国上市,规格为300mg,商品名为ARALEN。磷酸氯喹权利后来被阿斯利康、拜耳、Nicholas Piramal、Pathogenics和辉瑞公司等得到。批准情况见表104-2:

表104-2 磷酸氯喹片国内外上市信息

批准国家	类别	内容
中国	国内上市的原研药品	进口原研药品:无
		原研地产化药品:无
	国内上市国际公认的同种药物	国际公认同种药物进口:无
		国际公认地产化药品:无
	其他进口	无
	国产批文	原料5家,制剂31个批准文号,规格有75mg、100mg和250mg
美国(FDA批准)	原研批准信息	1949年,赛诺菲在美国上市磷酸氯喹片,规格为300mg,商品名为ARALEN
	仿制药信息	美国上市的有两种规格,分别为150mg和300mg,目前上市的其他公司分别为Hikma、Ipca Labs和Natco Pharma
	RLD信息	Sanofi Aventis的300mg片剂(商品名:ARALEN)和Hikma Pharmaceuticals的150mg片剂(商品名:CHLOROQUINE PHOSPHATE)为RLD
日本	参比制剂信息	无
	仿制药信息	无
EMA	原研信息	无
	仿制药信息	无
英国	上市信息	仅Alliance Pharmaceuticals上市250mg磷酸氯喹片,商品名为AVLOCLOR
法国	上市信息	Sanofi于1988年1月上市100mg和300mg磷酸氯喹片,商品名为NIVAQUINE
其他	上市信息	拜耳在德国上市250mg磷酸氯喹片,商品名为RESOCHIN

104.3 理化性质

磷酸氯喹原料基本性质见表104-3:

表104-3 磷酸氯喹原料理化性质

pKa(25℃)	/
在各溶出介质中的溶解度(37℃)	/
稳定性	/
BCS分类	世界卫生组织公布(2005年):Ⅰ
	NICHD和FDA研究归纳:Ⅰ
	tsrlinc网站:Ⅱ(氯喹)
	BDDCS分类:Ⅲ(氯喹)

104.4 质量标准

磷酸氯喹已收载入各国药典,具体见表104-4:

表104-4　磷酸氯喹各国药典收载信息

产品名称	收载药典
磷酸氯喹	ChP2015、USP36、EP8.0、BP2013、IP2010
磷酸氯喹片	ChP2015、USP36、BP2013、IP2010

104.5 溶出度标准

溶出度标准比较见表104-5:

表104-5　磷酸氯喹片各国溶出度测定方法比较

序号	不同国家	要求
1	中国	ChP2015:篮法,盐酸溶液1000ml,100rpm,45min,限度为75%
2	美国	USP36:桨法,水900ml,100rpm,45min,限度为75%
		FDA推荐:/
3	日本	/

104.6 一致性评价策略

鉴于:

(1)原研产品未在我国进口上市。

(2)国际公认的同种药物未在国内上市。

(3)原研已在美国上市,Sanofi Aventis的300mg片剂(商品名:ARALEN)和Hikma Pharmaceuticals的150mg磷酸氯喹片(商品名:CHLOROQUINE PHOSPHATE)为RLD。

(4)英国Alliance Pharmaceuticals上市250mg磷酸氯喹片,商品名为AVLOCLOR。

(5)法国Sanofi于1988年1月上市100mg和300mg磷酸氯喹片,商品名为NIVAQUINE。

(6)拜耳在德国上市250mg磷酸氯喹片,商品名为RESOCHIN。

因此,建议以Hikma Pharmaceuticals在美国上市的150mg磷酸氯喹片作为75mg片剂的参比制剂,以德国拜耳上市的250mg磷酸氯喹片为250mg片剂的参比制剂,对国内磷酸氯喹片进行一致性评价。企业应根据具体情况,选择不同规格的参比制剂,对不同规格的磷酸氯喹片进行一致性评价,且根据《以药动学参数为终点评价指标的化学药物仿制药人体生物等效性研究技术指导原则》,若完成250mg磷酸氯喹片BE试验,同时满足以下条件,即试验规格制剂符合生物等效性要求、各规格制剂在不同pH介质中体外溶出曲线相似、各规格制剂的处方比例相似,则可以申请75mg磷酸氯喹片BE豁免,仅进行体外质量一致性评价。

105. 复方地芬诺酯片

105.1 品种基本信息

地芬诺酯是哌替啶的衍生物，代替阿片制剂。对肠道作用类似吗啡，直接作用于肠平滑肌，通过抑制肠黏膜感受器，消除局部黏膜的蠕动反射而减弱蠕动，同时可增加肠的节段性收缩，从而延长肠内容物与肠黏膜的接触，促进肠内水分的回吸收。配以抗胆碱药阿托品，协同加强对肠管蠕动的抑制作用。

基本信息见表105-1：

表105-1 复方地芬诺酯片基本信息汇总

通用名	复方地芬诺酯片	
英文名	Compound Diphenoxylate Tablets	
剂型规格	片剂，规格为每片含盐酸地芬诺酯2.5mg，硫酸阿托品25μg	
主成分名称	盐酸地芬诺酯	硫酸阿托品
主成分化学名	1-(3,3-二苯基-3-氰基丙基)-4-苯基-4-哌啶甲酸乙酯盐酸盐	α-(羟甲基)苯乙酸-8-甲基-8-氮杂二环(3.2.1)-3-辛酯硫酸盐一水合物
结构式	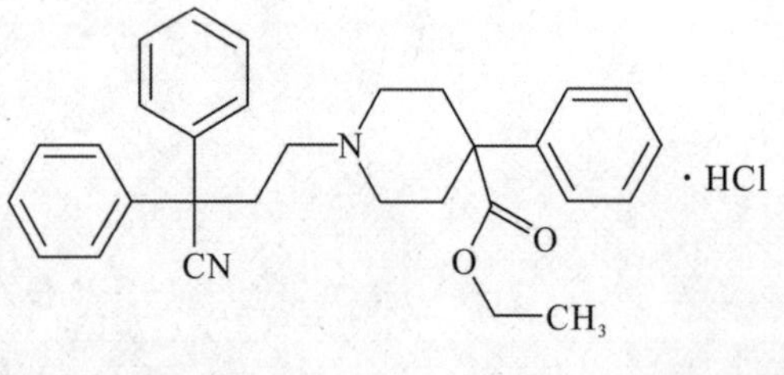	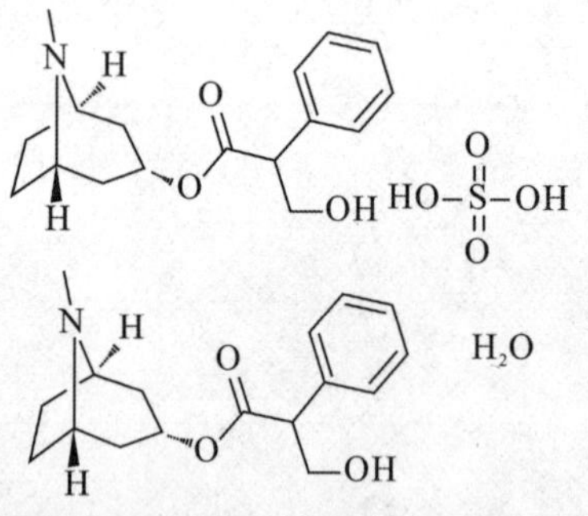
分子式 分子量	$C_{30}H_{32}N_2O_2 \cdot HCl$ 489.06	$[(C_{17}H_{23}NO_3)_2 \cdot H_2SO_4 \cdot H_2O]$ 676.82
CAS号	915-30-0	5908-99-6
适应证	用于急、慢性功能性腹泻及慢性肠炎	
原研/品牌	GD Searle LLC(现已属辉瑞)/LOMOTIL	

105.2 国内外上市信息

本品由GD Searle LLC(现已属辉瑞)上市,商品名为LOMOTIL。批准情况见表105-2:

表105-2 复方地芬诺酯片国内外上市信息

批准国家	类别	内容	
中国	国内上市的原研药品	进口原研药品:无	
		原研地产化药品:无	
	国内上市国际公认的同种药物	国际公认同种药物进口:无	
		国际公认地产化药品:无	
	其他进口	无	
	国产批文	共34个批准文号,每片含盐酸地芬诺酯2.5mg,硫酸阿托品25μg	
美国(FDA批准)	原研批准信息	GD Searle LLC生产的复方地芬诺酯片于1960年9月上市,商品名为LOMOTIL,每片含盐酸地芬诺酯2.5mg,硫酸阿托品25μg	
	仿制药信息	美国上市的其他公司有Lannett、Mylan和Par Pharmaceutical 3家公司	
	RLD信息	GD Searle LLC的0.025mg/2.5mg片剂被列为RLD	
日本	参比制剂信息	无	
	仿制药信息	无	
EMA	原研信息	无	
	仿制药信息	无	
英国	上市信息	Concordia International-formerly AMCo 于1999年11月在英国上市0.025mg/2.5mg片,商品名为LOMOTIL	
其他	上市信息	Sanofi于1995年6月在法国上市0.025mg/2.5mg片,商品名为DIARSED	

105.3 理化性质

复方地芬诺酯片的原料药为盐酸地芬诺酯和硫酸阿托品,基本性质见表105-3:

表105-3 盐酸地芬诺酯和硫酸阿托品的理化性质

pKa(25℃)		/	
在各溶出介质中的溶解度(37℃)		/	
稳定性		/	
BCS分类	/	盐酸地芬诺酯	硫酸阿托品
	世界卫生组织公布(2005年)	/	/
	NICHD和FDA研究归纳	/	I(阿托品)
	tsrlinc网站	/	III(阿托品)
	BDDCS分类	/	/

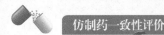

105.4　质量标准

复方地芬诺酯片已收载入各国药典,具体见表105-4:

表105-4　复方地芬诺酯各国药典收载信息

产品名称	收载药典
复方地芬诺酯片	ChP2015、USP36

105.5　溶出度标准

溶出度标准比较见表105-5:

表105-5　复方地芬诺酯片各国溶出度测定方法比较

序号	不同国家	要求
1	中国	ChP2015:无溶出度检查项
2	美国	USP36:篮法,0.2mol/L醋酸溶液500ml,150rpm,45min,限度为75%
3	日本	/

105.6　一致性评价策略

鉴于:

(1)原研产品未在我国进口上市。

(2)国际公认的同种药物未在国内上市。

(3)原研已在美国上市,GD Searle LLC的0.025mg/2.5mg片剂(商品名:LOMOTIL)被列为RLD。

(4)Concordia International-formerly AMCo于1999年11月在英国上市0.025mg/2.5mg片,商品名为LOMOTIL。

(5)Sanofi于1995年6月在法国上市0.025mg/2.5mg片,商品名为DIARSED。

因此,建议以GD Searle LLC在美国上市的0.025mg/2.5mg片(商品名:LOMOTIL)作为参比制剂,对国内复方地芬诺酯片进行一致性评价。

106. 替硝唑片/*220.*替硝唑胶囊

106.1 品种基本信息

替硝唑为硝基咪唑类抗菌药,对原虫及厌氧菌有较高活性;对脆弱拟杆菌等拟杆菌属、梭杆菌属、梭菌属、消化球菌、消化链球菌、韦容球菌属及加得纳菌等具抗菌活性,2~4mg/L的浓度可抑制大多数厌氧菌;微需氧菌、幽门螺杆菌对其敏感;对阴道滴虫的MIC与甲硝唑相仿,其代谢物对加得纳菌的活性较替硝唑为强。

基本信息见表106-1:

表106-1 替硝唑片/胶囊基本信息汇总

通用名	替硝唑片/胶囊
英文名	Tinidazole Tablets/Tinidazole Capsules
剂型规格	片剂/胶囊,规格:0.5g
主成分化学名	2-甲基-1-[2-(乙基磺酰基)乙基]-5-硝基-1H-咪唑
结构式	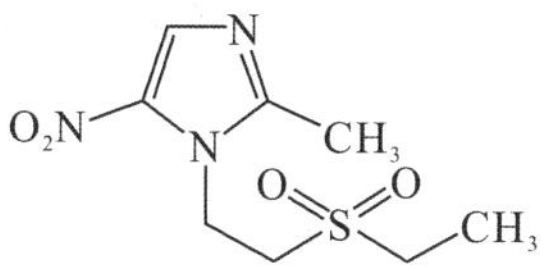
分子式 分子量	$C_8H_{13}N_3O_4S$ 247.28
CAS号	19387-91-8
适应证	用于各种厌氧菌感染;结肠直肠手术、妇产科手术及口腔手术等的术前预防用药;用于肠道及肠道外阿米巴病、阴道滴虫病、贾第虫病、加得纳菌阴道炎等的治疗;也可作为甲硝唑的替代药用于幽门螺杆菌所致的胃窦炎及消化性溃疡的治疗
原研	辉瑞/FASIGYN(SIMPLOTAN)

106.2 国内外上市信息

1972年在美国上市,目前辉瑞的FASIGYN在欧洲、亚洲、非洲和美洲等多个国家有上市。批准情况见表106-2:

表106-2 替硝唑片/胶囊国内外上市信息

批准国家	类别	内容
中国	国内上市的原研药品	进口原研药品:无
		原研地产化药品:无
	国内上市国际公认的同种药物	国际公认同种药物进口:无
		国际公认地产化药品:无
	其他进口	无
	国产批文	原料4家,片剂36个批文,胶囊17个批文
美国（FDA批准）	原研批准信息	1972年,辉瑞上市替硝唑片,商品名为FASIGYN(Simplotan),规格为500mg
	仿制药信息	美国上市规格为250mg和500mg,目前上市的有Mission Pharmacal、Edenbridge Pharmaceuticals、Novel Laboratories、Roxane Laboratories和Unique Pharmaceutical Laboratories等5家公司,无胶囊剂上市
	RLD信息	FDA推荐Mission Pharmacal Co的500mg片剂(商品名:TINDAMAX)为RLD
日本	参比制剂信息	1992年7月,富士制药工业上市200mg和500mg片剂,商品名为TINIDAZOLE,均标为"+",无胶囊剂上市
	仿制药信息	无
EMA	原研信息	无
	仿制药信息	无
英国	上市信息	辉瑞上市FASIGYN 500mg片剂,无胶囊剂上市
其他	上市信息	Teofarma于1986年5月在法国上市500mg片,商品名为FASIGYN,无胶囊剂上市

106.3 理化性质

替硝唑原料药基本性质见表106-3:

表106-3 替硝唑原料理化性质

pKa(25℃)	pKa＝1.84(采用吸光度法测定)
在各溶出介质中的溶解度（37℃)	pH1.2:27.5mg/ml
	pH4.0:14.3mg/ml
	pH6.8:13.2mg/ml
	水:14.0mg/ml
稳定性	水:室温/24h稳定 各pH溶出介质中:在pH1.2、pH4.0和pH6.8溶出介质中,室温/24h稳定 光:在光强240000lx·hr条件下,固态由淡黄色变为淡黄褐色,但含量没有变化,而水溶液含量降低;在pH1.2、pH4.0、pH6.8溶出介质及水溶液中,含量分别降低1.3%、15.3%、7.1%和6.1%

BCS 分类	世界卫生组织公布(2005年):/
	NICHD 和 FDA 研究归纳:/
	tsrlinc 网站:/
	BDDCS 分类:I

106.4 质量标准

替硝唑已收载入各国药典,具体见表106-4:

表106-4 替硝唑各国药典收载信息

产品名称	收载药典
替硝唑	ChP2015、BP2013、EP8.0、IP2010、JP16、USP36
替硝唑片	ChP2015、IP2010
替硝唑胶囊	ChP2015

106.5 溶出度标准

溶出度标准比较见表106-5:

表106-5 替硝唑片/胶囊各国溶出度测定方法比较

序号	不同国家	要求
1	中国	ChP2015 片:篮法,盐酸溶液(9→1000)或水(素片)900ml,100rpm,30min,限度为80%
		ChP2015 胶囊:篮法,水 900ml,100rpm,30min,限度为80%
2	美国	USP36 片:/
		USP36 胶囊:/
		FDA 推荐: 片:篮法,水 900ml,100rpm,取样时间:10min、20min、30min、45min 胶囊:/
3	日本	PMDA 收载了片剂的4条溶出曲线,且CDE已翻译并公布,溶出度标准测定方法: 200mg规格:桨法,水 900ml,50rpm,30min,限度为85% 500mg规格:桨法,水 900ml,50rpm,45min,限度为75%

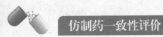

106.6　一致性评价策略

鉴于：

（1）原研产品未在我国进口上市。

（2）国际公认的同种药物未在国内上市。

（3）原研辉瑞已在美国上市替硝唑片（商品名：FASIGYN，规格：500mg），非参比制剂，FDA推荐Mission Pharmacal Co的500mg片剂（商品名：TINDAMAX）为RLD。

（4）日本参比制剂为富士制药工业上市的200mg和500mg片剂，商品名为TINIDAZOLE，均标为"+"，无胶囊剂上市。

因此，建议：

（1）选择辉瑞在英国上市的500mg替硝唑片（商品名：FASIGYN）为参比制剂，对国内替硝唑片进行一致性评价。

（2）胶囊：本品为改剂型，且不显著改变药代动力学行为的制剂。根据总局办公厅发布的《仿制药质量和疗效一致性评价工作中改剂型药品（普通口服固体制剂）评价一般考虑》，建议以原研剂型药品（辉瑞在英国上市的500mg替硝唑片，商品名：FASIGYN）为参比制剂，进行以下研究：①从药物的理化性质、生物学性质、临床需要、患者的依从性、药物经济学、与原研剂型参比制剂的优劣比较等方面分析论证改剂型药品的科学性、合理性和必要性；②体外药学评价；③生物等效性试验。

107. 盐酸哌唑嗪片

107.1 品种基本信息

盐酸哌唑嗪为选择性突触后 α 受体阻滞剂,是喹唑啉衍生物,本品可松弛血管平滑肌,扩张周围血管,降低周围血管阻力,降低血压。

基本信息见表107-1:

107-1 盐酸哌唑嗪片基本信息汇总

通用名	盐酸哌唑嗪片
英文名	Prazosin Hydrochloride Tablets
剂型规格	片剂,规格:0.5mg、1mg、2mg,需评价:1mg和2mg
主成分化学名	1-(4-氨基-6,7-二甲氧基-2-喹唑啉基)-4-(2-呋喃甲酰)哌嗪盐酸盐
结构式	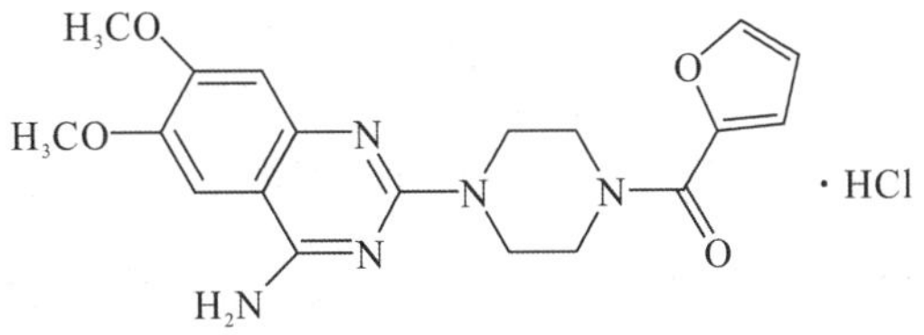
分子式 分子量	$C_{19}H_{21}N_5O_4 \cdot HCl$ 419.87
CAS号	19237-84-4
适应证	用于轻、中度高血压
原研/品牌	辉瑞/HYPOVASE、MINIPRESS

107.2 国内外上市信息

1974年,盐酸哌唑嗪片在英国上市,商品名为HYPOVASE;分别于1977年、1979年、1981年在德国、法国和日本上市盐酸哌唑嗪片,商品名为MINIPRESS。1976年在美国上市胶囊,规格为1mg、2mg和5mg,商品名为MINIPRESS。批准情况见表107-2:

表107-2　盐酸哌唑嗪片国内外上市信息

批准国家	类别	内容
中国	国内上市的原研药品	进口原研药品：无
		原研地产化药品：无
	国内上市国际公认的同种药物	国际公认同种药物进口：无
		国际公认地产化药品：无
	其他进口	无
	国产批文	原料3家，制剂29个批准文号，规格有0.5mg、1mg和2mg
美国（FDA批准）	原研批准信息	1976年，辉瑞在美国上市胶囊剂，规格为1mg、2mg和5mg，商品名为MINI-PRESS，未上市片剂
	仿制药信息	无
	RLD信息	无
日本	参比制剂信息	1981年9月，辉瑞在日本上市0.5mg和1mg片，商品名为MINIPRESS，均为推荐参比制剂
	仿制药信息	无
EMA	原研信息	无
	仿制药信息	无
英国	上市信息	1994年1月，辉瑞在英国上市1mg和0.5mg片剂，商品名为HYPOVASE
其他	上市信息	Laboratoire Cutis于1981年4月在法国上市1mg和5mg片剂，1986年1月上市2mg片剂，商品名为MINIPRESS；德国仅上市5mg片，商品名为MINIPRESS

107.3　理化性质

盐酸哌唑嗪原料基本性质见表107-3：

表107-3　盐酸哌唑嗪原料理化性质

pKa（25℃）	/
在各溶出介质中的溶解度（37℃）	/
稳定性	/
BCS分类	世界卫生组织公布（2005年）：/
	NICHD和FDA研究归纳：/
	tsrlinc网站：/
	BDDCS分类：Ⅰ（哌唑嗪）

107.4 质量标准

盐酸哌唑嗪已收载入各国药典,具体见表107-4:

表107-4 盐酸哌唑嗪各国药典收载信息

产品名称	收载药典
盐酸哌唑嗪	ChP2015、USP36、EP8.0、BP2013、JP16
盐酸哌唑嗪片	ChP2015

107.5 溶出度标准

溶出度标准比较见表107-5:

表107-5 盐酸哌唑嗪片各国溶出度测定方法比较

序号	不同国家	要求
1	中国	ChP2015:桨法,0.1mol/L盐酸溶液500ml,75rpm,30min,限度为75%
2	美国	/
3	日本	/

107.6 一致性评价策略

鉴于:

(1)原研产品未在我国进口上市。

(2)国际公认的同种药物未在国内上市。

(3)原研辉瑞于1976年在美国上市胶囊剂,规格为1mg、2mg和5mg,商品名为MINI-PRESS,未上市片剂。

(4)日本辉瑞上市0.5mg和1mg片剂,商品名为MINIPRESS,均为推荐参比制剂。

(5)辉瑞在英国上市1mg和0.5mg片剂,商品名为HYPOVASE。

(6)Laboratoire Cutis在法国上市1mg、2mg和5mg片剂,商品名为MINIPRESS。

(7)德国仅上市5mg片,商品名为MINIPRESS。

因此,建议以辉瑞上市的1mg片剂作为参比制剂,对国内盐酸哌唑嗪片进行一致性评价。

108. 口服补液盐散(Ⅰ)/*121.*口服补液盐散(Ⅱ)

108.1 品种基本信息

钠离子、钾离子为维持体内恒定的渗透压所必需,而恒定的渗透压则为维持生命所必需,若体内的钠和钾丢失过多,则会出现低钠综合征或低钾综合征。急性腹泻、暑天高温、劳动大量出汗均可导致上述症候,口服补液盐散可以补充钠、钾及体液,调节水及电解质的平衡。

基本信息见表108-1:

表108-1 口服补液盐散(Ⅰ)/(Ⅱ)基本信息汇总

通用名	口服补液盐散(Ⅰ)				口服补液盐散(Ⅱ)			
英文名	Oral Rehydration Salts powder(Ⅰ)				Oral Rehydration Salts powder(Ⅱ)			
剂型规格	散剂,规格:14.65g				散剂,规格:13.95g			
主成分化学名	氯化钠	氯化钾	碳酸氢钠	葡萄糖	氯化钠	氯化钾	枸橼酸钠	无水葡萄糖
分子式	NaCl	KCl	NaHCO$_3$	C$_6$H$_{12}$O$_6$·H$_2$O	NaCl	KCl	C$_6$H$_5$Na$_3$O$_7$·2H$_2$O	C$_6$H$_{12}$O$_6$
分子量	58.44	74.55	84.01	198.17	58.44	74.55	294.1	180.16
CAS号	7647-14-5	7447-40-7	144-55-8	14431-43-7	7647-14-5	7447-40-7	6132-04-3	50-99-7
适应证	治疗和预防急、慢性腹泻造成的轻度脱水							
原研/品牌	/							

108.2 国内外上市信息

批准情况见表108-2:

表108-2 口服补液盐散(Ⅰ)/(Ⅱ)国内外上市信息

批准国家	类别	内容
中国	国内上市的原研药品	进口原研药品:无
		原研地产化药品:无
	国内上市国际公认的同种药物	国际公认同种药物进口:无
		国际公认地产化药品:无
	其他进口	无
	国产批文	(Ⅰ)共29个批准文号,(Ⅱ)17个批文

批准国家	类别	内容
美国 （FDA批准）	原研批准信息	无
	仿制药信息	无
	RLD信息	无
日本	参比制剂信息	无
	仿制药信息	无
EMA	原研信息	无
	仿制药信息	无
其他	上市信息	无

108.3 理化性质

口服补液盐散(Ⅰ)/(Ⅱ)原料基本性质见表108-3：

表108-3 口服补液盐散(Ⅰ)/(Ⅱ)原料理化性质

pKa(25℃)	/
在各溶出介质中的溶解度(37℃)	/
稳定性	/
BCS分类	世界卫生组织公布(2005年)：/
	NICHD和FDA研究归纳：/
	tsrlinc网站：/
	BDDCS分类：/

108.4 质量标准

口服补液盐散(Ⅰ)/(Ⅱ)已收载入各国药典,具体见表108-4：

表108-4 口服补液盐散(Ⅰ)/(Ⅱ)各国药典收载信息

产品名称	收载药典
口服补液盐	ChP2015、BP2013、IP2010、USP36
口服补液盐散(Ⅰ)	ChP2015
口服补液盐散(Ⅱ)	ChP2015

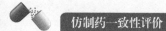

108.5　溶出度标准

溶出度标准比较见表108-5：

表108-5　口服补液盐散(Ⅰ)/(Ⅱ)各国溶出度测定方法比较

序号	不同国家	要求
1	中国	/
2	美国	/
3	日本	/

108.6　一致性评价策略

参比制剂不详，一致性评价需谨慎。

109. 吲达帕胺片/210.吲达帕胺缓释片

109.1 品种基本信息

吲达帕胺片是一种磺胺类利尿剂,通过抑制远端肾小管皮质稀释段的再吸收水与电解质而发挥作用,具有利尿和钙拮抗作用,是一种强效、长效的降压药。本品降压时对心排血量、心率及心律影响小或无。长期使用本品很少影响肾小球滤过率或肾血流量,不影响血脂及碳水化合物的代谢。

基本信息见表109-1:

109-1 吲达帕胺片/缓释片基本信息汇总

通用名	吲达帕胺片	吲达帕胺缓释片
英文名	Indapamide Tablets	Indapamide Sustained-release Tablets
剂型规格	片剂,规格:2.5mg	片剂,规格:1.5mg
主成分化学名	N-(2-甲基-2,3-二氢-1H-吲哚基)-3-氨磺酰基-4-氯-苯甲酰胺	
结构式	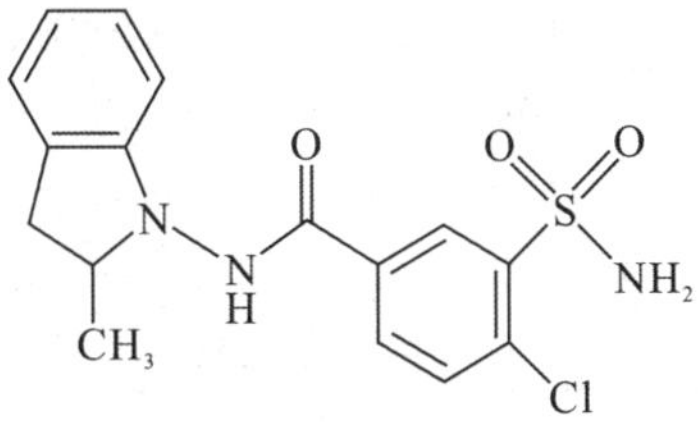	
分子式	$C_{16}H_{16}ClN_3O_3S$	
分子量	365.83	
CAS号	26807-65-8	
适应证	用于治疗高血压	
原研/品牌	法国Les Laboratories Servier/ 片剂商品名:FLUDEX(法国),NATRILIX(英国) 缓释片商品名:NATRILIX SR	

109.2 国内外上市信息

本品由法国Les Laboratories Servier开发,1977年在法国和英国上市片剂,规格为2.5mg,商品名为FLUDEX(法国)、NATRILIX(英国)。1980年在意大利上市,商品名为NATRIL-IX。吲达帕胺缓释片原研品目前在英国有售,商品名:NATRILIX SR。批准情况见表109-2:

表109-2 吲达帕胺片/缓释片国内外上市信息

批准国家	类别	内容
中国	国内上市的原研药品	进口原研药品：有法国Les Laboratories Servier进口上市的2.5mg片和1.5mg缓释片，商品名为纳催离（NATRILIX）
		原研地产化药品：有地产化药品上市，施维雅（天津）制药有限公司的纳催离，规格为1.5mg
	国内上市国际公认的同种药物	国际公认同种药物进口：无
		国际公认地产化药品：无
	其他进口	无
	国产批文	原料8个批文，片剂30个批文，缓释片5个批文
美国（FDA批准）	原研批准信息	无
	仿制药信息	美国上市的有两种规格片剂，分别为1.25mg和2.5mg，目前上市的公司有Mylan、Actavis Elizabeth和Ani Pharms，无缓释片上市
	RLD信息	Mylan公司生产的2.5mg片剂（商品名：INDAPAMIDE）被列为RLD
日本	参比制剂信息	大日本住友制药分别于1985年2月、1990年12月上市1mg和2mg片，商品名为NATRIX
	仿制药信息	Alfresa制药分别于1990年12月、1992年7月上市1mg和2mg片，商品名为TENAXIL；无缓释片上市
EMA	原研信息	无
	仿制药信息	无
英国	上市信息	Les Laboratories Servier于1977年12月在英国上市片剂，规格为2.5mg；1996年1月上市1.5mg缓释片，商品名均为NATRILIX
其他	上市信息	Les Laboratories Servier于1986年12月在法国上市片剂，规格为2.5mg；1994年12月上市1.5mg缓释片，商品名均为FLUDEX；在意大利也上市了2.5mg片和1.5mg缓释片，商品名为NATRILIX

109.3 理化性质

吲达帕胺原料基本性质见表109-3：

表109-3 吲达帕胺原料理化性质

pKa（25℃）	pKa＝9.22
在各溶出介质中的溶解度（37℃）	pH1.2：108.8μg/ml
	pH4.0：110.3μg/ml
	pH6.8：106.3μg/ml
	水：110.0μg/ml

稳定性	水：未测定 在pH1.86～2.84溶出介质和pH7.06～8.26溶出介质中（37℃）：略微不稳定 光：在254nm波长下照射4周。于第一周时观察，粉末变为微黄色，但熔点、有关物质、干燥失重和含量等指标皆无明显变化
BCS分类	世界卫生组织公布（2005年）：/
	NICHD和FDA研究归纳：I
	tsrlinc网站：I
	BDDCS分类：I

109.4 质量标准

吲达帕胺已收载入各国药典，具体见表109-4：

表109-4 吲达帕胺各国药典收载信息

产品名称	收载药典
吲达帕胺	ChP2015、USP36、BP2013、JP16、EP8.0
吲达帕胺片	ChP2015、USP36、BP2013、JP16、IP2010
吲达帕胺缓释片	/

109.5 溶出度标准

溶出度标准比较见表109-5：

表109-5 吲达帕胺片/缓释片各国溶出曲线比较

序号	不同国家	要求
1	中国	ChP2015片：篮法，pH6.8磷酸盐900ml，100rpm，45min，限度为75% ChP2015缓释片：/
2	美国	USP36片：篮法，0.05mol/L pH6.8磷酸盐900ml，100rpm，45min，限度为75% USP36缓释片：/ FDA推荐： 片：同USP 缓释片：/
3	日本	/

109.6　一致性评价策略

由于有法国Les Laboratories Servier进口上市的2.5mg片和1.5mg缓释片(商品名:纳催离/NATRILIX),建议以法国Les Laboratories Servier进口上市的吲达帕胺片和缓释片(商品名:纳催离/NATRILIX)为参比制剂,对国内吲达帕胺片和缓释片进行一致性评价。

110. 乳酶生片

品种基本信息

乳酶生片为活肠球菌的干燥制剂,在肠内分解糖类生成乳酸,使肠内酸度增高,从而抑制腐败菌的生长繁殖,并防止肠内发酵,减少产气,因而有促进消化和止泻作用。

基本信息见表110-1:

表110-1　乳酶生片基本信息汇总

通用名	乳酶生片
英文名	Lactasin Tablets
剂型规格	片剂,规格:0.15g、0.3g
主成分化学名	/
结构式	/
分子式 分子量	/
CAS号	/
适应证	用于消化不良、腹胀及小儿饮食失调所引起的腹泻、绿便等
原研	/

110.2　国内外上市信息

批准情况见表110-2:

表110-2　乳酶生片国内外上市信息

批准国家	类别	内容	
中国	国内上市的原研药品	进口原研药品:无	
		原研地产化药品:无	
	国内上市国际公认的 同种药物	国际公认同种药物进口:无	
		国际公认地产化药品:无	
	其他进口	无	
	国产批文	原料7家,制剂28个批准文号,规格有0.15g和0.3g	
美国 (FDA批准)	原研批准信息	无	
	仿制药信息	无	
	RLD信息	无	

续表

批准国家	类别	内容
日本	参比制剂信息	无,日本仅有乳酶生粉上市
	仿制药信息	无
EMA	原研信息	无
	仿制药信息	无
其他	上市信息	无

110.3　理化性质

未能查询到乳酶生的pKa(25℃)、在各溶出介质中的溶解度(37℃)及稳定性、BCS分类信息。

110.4　质量标准

乳酶生及乳酶生片仅收载入《中国药典》(2015版),未见收载入其他药典。

110.5　溶出度标准

乳酶生片《中国药典》(2015版)标准中未列有溶出度指标。

110.6　一致性评价策略

本品参比制剂不详,一致性评价需谨慎。

111. 盐酸胺碘酮片

111.1 品种基本信息

盐酸胺碘酮片属Ⅲ类抗心律失常药。主要电生理效应是延长各部心肌组织的动作电位及有效不应期,有利于消除折返激动;同时具有轻度非竞争性的β及α肾上腺素受体阻滞和轻度Ⅰ及Ⅳ类抗心律失常药性质,减低窦房结自律性,对冠状动脉及周围血管有直接扩张作用。

基本信息见表111-1:

表111-1 盐酸胺碘酮片基本信息汇总

通用名	盐酸胺碘酮片
英文名	Amiodarone Hydrochloride Tablets
剂型规格	片剂,规格:0.2g
主成分化学名	(2-丁基-3-苯并呋喃基){4-[2-(二乙氨基)乙氧基]-3,5-二碘苯基}甲酮盐酸盐
结构式	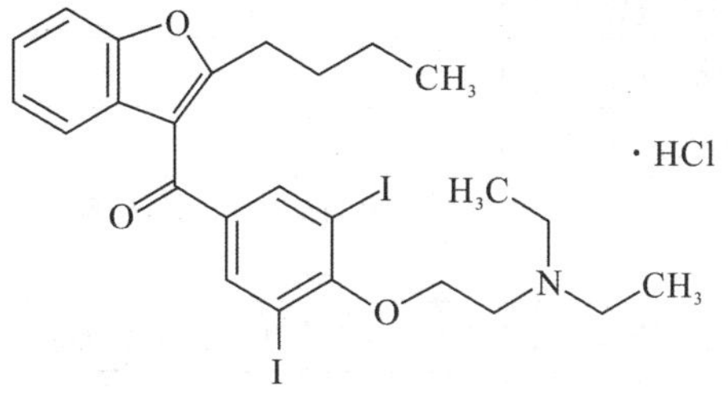
分子式 分子量	$C_{25}H_{29}I_2NO_3 \cdot HCl$ 681.68
CAS号	19774-82-4
适应证	适用于危及生命的阵发性室性心动过速及室颤的预防,也可用于其他药物无效的阵发性室上性心动过速、阵发性心房扑动、阵发性心房颤动,包括合并预激综合征者及持续心房颤动、心房扑动电转复后的维持治疗。可用于持续房颤、房扑时室率的控制。除有明确指征外,一般不宜用于治疗房性、室性早搏
原研/品牌	Wyeth Pharms Inc/CORDARONE

111.2 国内外上市信息

1966年12月首次在法国上市片剂,规格为200mg,商品名为CORDARONE,1981年在德

国上市,1984年在英国上市,1985年在美国上市,1992年在日本上市。批准情况见表111-2:

表111-2　盐酸胺碘酮片国内外上市信息

批准国家	类别	内容
中国	国内上市的原研药品	进口原研药品:有Sanofi-Aventis France进口上市的盐酸胺碘酮片,商品名为可达龙(CORDARONE),规格为0.2g
		原研地产化药品:有赛诺菲(杭州)制药有限公司生产的0.2g盐酸胺碘酮片,商品名为可达龙
	国内上市国际公认的同种药物	国际公认同种药物进口:无
		国际公认地产化药品:无
	其他进口	无
	国产批文	原料2家,制剂26个批准文号
美国(FDA批准)	原研信息	1985年12月,Wyeth Pharms Inc的200mg片剂在美国获批上市,商品名:CORDARONE
	仿制药信息	美国上市的有四种规格,分别为100m、200mg、300mg和400mg,目前上市的有Teva、Sandoz、Aurobindo Pharma、Murty Pharms和taro Pharms等10家公司
	RLD信息	Wyeth Pharms Inc的200mg盐酸胺碘酮片为RLD
日本	参比制剂信息	无
	仿制药信息	无
EMA	原研信息	无
	仿制药信息	无
法国	上市信息	1987年10月,Sanofi在法国上市片剂,规格为200mg,商品名为CORDARONE
其他	上市信息	CORDARONE 100mg和200mg片于2012年在英国由Zentiva上市

111.3　理化性质

盐酸胺碘酮原料基本性质见表111-3:

表111-3　盐酸胺碘酮原料理化性质

pKa(20℃)	pKa=8.97(针对叔胺基,采用滴定法测定)
在各溶出介质中的溶解度(37℃)	pH1.2:10.6μg/ml pH4.0:11.1×10³μg/ml pH6.8:0.6μg/ml 水:433.1μg/ml

稳定性	水:未测定
	各pH溶出介质中:未测定
	光:未测定
BCS分类	世界卫生组织公布(2005年):/
	NICHD和FDA研究归纳:/
	tsrlinc网站:/
	BDDCS分类:Ⅱ

111.4 质量标准

盐酸胺碘酮已收载入各国药典,具体见表111-4:

表111-4 盐酸胺碘酮各国药典收载信息

产品名称	收载药典
盐酸胺碘酮	ChP2015、USP36、BP2013、JP16、IP2010、EP8.0
盐酸胺碘酮片	ChP2015、JP16

111.5 溶出度标准

溶出度标准比较见表111-5:

表111-5 盐酸胺碘酮片各国溶出度测定方法比较

序号	不同国家	要求
1	中国	ChP2015:桨法,0.25%十二烷基硫酸钠溶液1000ml,75rpm,45min,限度为70%
2	美国	USP36:/
		FDA推荐: 方法一:桨法,1%十二烷基硫酸钠溶液1000ml,100rpm,取样时间:10min、20min、30min、45min、60min、90min 方法二:篮法,1%醋酸缓冲液(pH4.0,加1%吐温-80)900ml,50rpm,取样时间:10min、20min、30min、45min、60min、90min
3	日本	PMDA收载了4条溶出曲线,且CDE已翻译并公布,溶出度标准测定方法:桨法,0.05mol/L醋酸/醋酸钠缓冲液(pH4.0)900ml,50rpm,30min,限度为80%

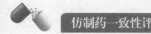

111.6 一致性评价策略

已有 Sanofi-Aventis France 进口上市的盐酸胺碘酮片，商品名为可达龙（CORDA-RONE），规格：0.2g，因此建议以 Sanofi-Aventis France 进口上市的盐酸胺碘酮片（商品名：可达龙/CORDARONE，规格：0.2g）作为参比制剂，对国内盐酸胺碘酮片进行一致性评价。

112. 丙硫氧嘧啶片

112.1 品种基本信息

丙硫氧嘧啶片为抗甲状腺药物,其作用机制是抑制甲状腺内过氧化物酶,从而阻止甲状腺内酪氨酸碘化及碘化酪氨酸的缩合,从而抑制甲状腺素的合成;同时,在外周组织中抑制T_4变为T_3,使血清中活性较强的T_3含量较快降低。

基本信息见表112-1:

表112-1　丙硫氧嘧啶片基本信息汇总

通用名	丙硫氧嘧啶片
英文名	Propylthiouracil Tablets
剂型规格	片剂,规格:50mg、100mg,均需评价
主成分化学名	6-丙基-2-硫代-2,3-二氢-4(1H)嘧啶酮
结构式	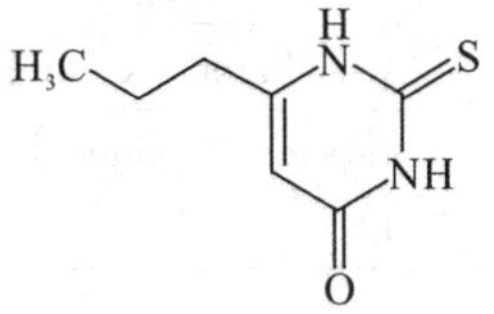
分子式 分子量	$C_7H_{10}N_2OS$ 170.24
CAS号	51-52-5
适应证	用于各种类型的甲状腺功能亢进症,尤其适用于: ①病情较轻,甲状腺轻至中度肿大患者 ②青少年及儿童、老年患者 ③甲状腺手术后复发,又不适于放射性[131]I治疗者 ④手术前准备 ⑤作为[131]I放疗的辅助治疗
原研/品牌	Dava Pharms Inc/无商品名

112.2 国内外上市信息

丙硫氧嘧啶片最早于1947年7月在美国上市,规格为50mg,目前为FDA参比制剂。1968年,DAVA授权田边三菱制药在日本上市片剂,规格为50mg,商品名为THIURAGYL。目前本品在欧洲、亚洲、北美、南美等多个国家上市。批准情况见表112-2：

表112-2　丙硫氧嘧啶片国内外上市信息

批准国家	类别	内容
中国	国内上市的原研药品	进口原研药品：无
		原研地产化药品：无
	国内上市国际公认的同种药物	国际公认同种药物进口：无
		国际公认地产化药品：无
	其他进口	有德国 Herbrand Pharma Chemicals GmbH 进口上市的丙硫嘧啶片，规格为50mg
	国产批文	原料4家，片剂25个批准文号
美国（FDA批准）	原研批准信息	丙硫氧嘧啶片于1947年7月在美国上市，由 Dava Pharms Inc 生产，规格为50mg，无商品名
	仿制药信息	仅有 Actavis Elizabeth LLC 上市片剂（规格：50mg）
	RLD信息	Dava Pharms Inc 的50mg丙硫氧嘧啶片被列为RLD
日本	参比制剂信息	无
	仿制药信息	无
EMA	原研信息	无
	仿制药信息	无
英国	上市信息	仅 Wockhardt UK Ltd 于2008年3月上市丙硫氧嘧啶片（规格：50mg）
其他	上市信息	Assistance Publique 于2001年4月在法国上市50mg片剂，商品名为PROPYLEX

112.3　理化性质

丙硫氧嘧啶原料基本性质见表112-3：

表112-3　丙硫氧嘧啶原料理化性质

pKa(25℃)	/
在各溶出介质中的溶解度(37℃)	/
稳定性	/
BCS分类	世界卫生组织公布(2005年)：I
	NICHD和FDA研究归纳：III
	tsrlinc网站：IV
	BDDCS分类：I

112.4　质量标准

丙硫氧嘧啶已收载入各国药典,具体见表112-4:

表112-4　丙硫氧嘧啶各国药典收载信息

产品名称	收载药典
丙硫氧嘧啶	ChP2015、IP2010、JP16、USP36、BP2013、EP8.0
丙硫氧嘧啶片	ChP2015、IP2010、JP16、USP36、BP2013

112.5　溶出度标准

溶出度标准比较见表112-5:

表112-5　丙硫氧嘧啶片各国溶出度测定方法比较

序号	不同国家	要求
1	中国	ChP2015:篮法,水900ml,100rpm,30min,限度为80%
2	美国	USP36:篮法,水900ml,100rpm,30min,限度为85%
		FDA推荐:同USP
3	日本	/

112.6　一致性评价策略

鉴于:

(1)原研产品未在我国进口上市。

(2)国际公认的同种药物未在国内上市。

(3)原研品已在美国上市,Dava Pharms Inc生产的50mg丙硫氧嘧啶片被列为RLD。

因此,建议以原研Dava Pharms Inc在美国上市的50mg丙硫氧嘧啶片作为参比制剂。国内企业应根据具体情况对丙硫氧嘧啶片进行一致性评价,且根据《以药动学参数为终点评价指标的化学药物仿制药人体生物等效性研究技术指导原则》,若完成50mg丙硫氧嘧啶片BE试验,同时满足以下条件,即试验规格制剂符合生物等效性要求、各规格制剂在不同pH介质中体外溶出曲线相似、各规格制剂的处方比例相似,则可以申请100mg丙硫氧嘧啶片BE豁免,仅进行体外质量一致性评价。

113. 盐酸地尔硫䓬片

113.1 品种基本信息

盐酸地尔硫䓬为钙通道阻滞药,可以有效扩张心外膜和心内膜下的冠状动脉,缓解自发性心绞痛或由麦角新诱发冠状动脉痉挛所致心绞痛;通过减慢心率和降低血压,减少心肌需氧量,增加运动耐量并缓解劳力型心绞痛。本品使血管平滑肌松弛,周围血管阻力下降,血压降低。本品有负性肌力作用,并可减慢窦房结和房室结的传导。

基本信息见表113-1:

表113-1　盐酸地尔硫䓬片基本信息汇总

通用名	盐酸地尔硫䓬片
英文名	Diltiazem Hydrochloride Tablets
剂型规格	片剂,规格:30mg
主成分化学名	顺-(＋)-5-[(2-二甲氨基)乙基]-2-(4-甲氧基苯基)-3-乙酰氧基-2,3-二氢-1,5-苯丙硫氮杂䓬-4(5H)-酮盐酸盐
结构式	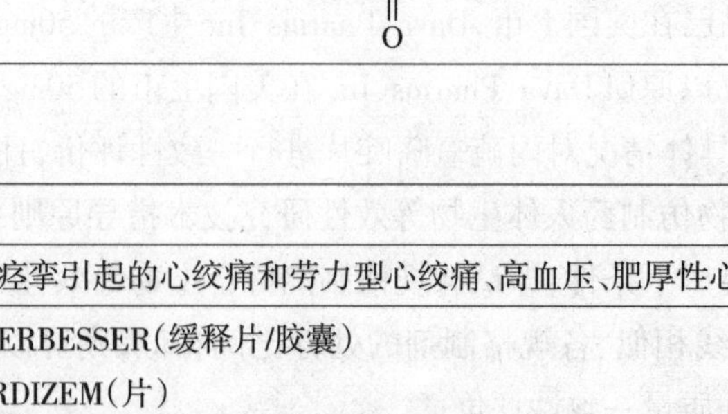
分子式 分子量	$C_{22}H_{26}N_2O_4S \cdot HCl$ 450.99
CAS号	33286-22-5
适应证	适用于冠状动脉痉挛引起的心绞痛和劳力型心绞痛、高血压、肥厚性心肌病
原研/品牌	田边三菱制药/HERBESSER(缓释片/胶囊) Valeant公司/CARDIZEM(片)

113.2 国内外上市信息

本品于1974年率先在日本上市,剂型有片剂和胶囊,规格有30mg和60mg,商品名为

HERBESSER,为目前日本的参比制剂。

盐酸地尔硫䓬片于1982年在美国上市,由Valeant生产,商品名为CARDIZEM,为目前FDA的参比制剂。本品被授权给雅培、赛诺菲等多个公司,在全球多个国家上市销售。批准情况见表113-2:

表113-2　盐酸地尔硫䓬片国内外上市信息

批准国家	类别	内容
中国	国内上市的原研药品	进口原研药品:无
		原研地产化药品:无
	国内上市国际公认的同种药物	国际公认同种药物进口:无
		国际公认地产化药品:无
	其他进口	无
	国产批文	原料2家,片剂22个批准文号,规格有30mg、45mg和60mg
美国（FDA批准）	上市信息	1982年,Valeant公司在美国上市盐酸地尔硫䓬片,规格为30mg、60mg、90mg和120mg,商品名为CARDIZEM
	仿制药信息	目前上市的有Teva、Mylan Pharms两家公司产品,上市有四种规格,分别为30mg、60mg、90mg和120mg
	RLD信息	Valeant International Barbados Srl的120mg片剂被推荐为RLD
日本	参比制剂信息	田边三菱制药分别于1974年2月、1987年10月上市30mg和60mg缓释片,商品名为HERBESSER,无片剂上市
	仿制药信息	有多家企业上市缓释片与缓释胶囊,无片剂上市
EMA	原研信息	无
	仿制药信息	无
英国	上市信息	均为缓释片或控释片
法国	上市信息	最早由Ratiopharm Gmbh在法国上市60mg片剂
其他	上市信息	无

113.3　理化性质

盐酸地尔硫䓬原料基本性质见表113-3:

表113-3　盐酸地尔硫䓬原料理化性质

pKa(20℃)	pKa＝7.6(针对叔胺基,采用滴定法测定)
在各溶出介质中的溶解度(37℃)	pH1.2:443mg/ml
	pH4.0:476mg/ml
	pH6.8:30mg/ml以上
	水:477mg/ml

稳定性	水:未测定 在pH1.2和pH6.8溶出介质中:37℃/24h,分别有24%和5%降解 在pH4.0溶出介质中:37℃/24h,稳定 光:未测定
BCS分类	世界卫生组织公布(2005年):/
	NICHD和FDA研究归纳(2011年):/
	tsrlinc网站:Ⅰ
	BDDCS分类:/
	其他:Ⅰ(Dissolution Technologies｜FEBRUARY 2011dx.doi.org/10.14227/DT180111P31)

113.4　质量标准

盐酸地尔硫䓬已收载入各国药典,具体见表113-4:

表113-4　盐酸地尔硫䓬各国药典收载信息

产品名称	收载药典
盐酸地尔硫䓬	ChP2015、BP2013、JP16、IP2010、EP8.0
盐酸地尔硫䓬片	ChP2015、USP36

113.5　溶出度标准

溶出度标准比较见表113-5:

表113-5　盐酸地尔硫䓬片各国溶出度测定方法比较

序号	不同国家	要求
1	中国	ChP2015:桨法,水900ml,75rpm,30min和180min,限度30min不得过60%,180min不低于80%
2	美国	USP36:桨法,水900ml,75rpm,30min和3h,限度30min不得过60%,3h不低于75%
3	日本	PMDA收载了缓释片的4条溶出曲线,且CDE已翻译并公布,溶出度标准测定方法: 30mg缓释片:桨法,水900ml,50rpm,180min,限度75% 60mg缓释片:桨法,水900ml,50rpm,180min,限度80%

113.6　一致性评价策略

鉴于:

（1）原研产品未在我国进口上市；

（2）国际公认的同种药物未在国内上市；

（3）原研已在美国上市，Valeant International Barbados Srl 的 120mg 片剂被推荐为 RLD，且 Valeant 上市了多种规格：30mg、60mg、90mg 和 120mg；

（4）日本田边三菱制药上市了 30mg 和 60mg 缓释片，商品名为 HERBESSER，无片剂上市。

因此，建议以 Valeant 在美国上市的 30mg 片剂（商品名：CARDIZEM）作为参比制剂，对国内盐酸地尔硫䓬片进行一致性评价。

114. 盐酸赛庚啶片

114.1　品种基本信息

盐酸赛庚啶,H₁受体拮抗剂,为第一代抗组胺药,可与组织中释放出来的组胺竞争效应细胞上的 H_1 受体,从而阻止过敏反应的发作,解除组胺的致痉和充血作用。

基本信息见表114-1:

表114-1　盐酸赛庚啶片基本信息汇总

通用名	盐酸赛庚啶片
英文名	Cyproheptadine Hydrochloride Tablets
剂型规格	片剂,规格:2mg
主成分化学名	1-甲基-4-[5H-二苯并(a,d)环庚三烯-5-亚基]哌啶盐酸盐倍半水合物
结构式	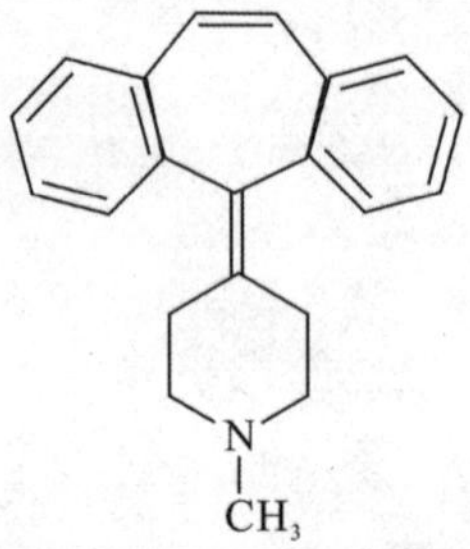 $\cdot HCl \cdot 1\frac{1}{2}H_2O$
分子式 分子量	$C_{21}H_{21}N \cdot HCl \cdot 1\frac{1}{2}H_2O$ 350.89
CAS号	969-33-5
适应证	用于过敏性疾病,如荨麻疹、丘疹性荨麻疹、湿疹、皮肤瘙痒
原研/品牌	默克/PERIACTIN

114.2　国内外上市信息

盐酸赛庚啶片于1961年在美国上市,商品名为PERIACTIN,规格为4mg,1983年已停止上市。PERIACTIN片剂于1963年在日本上市,目前为日本的参比制剂。PERIACTIN也在英国上市。批准情况见表114-2:

表114-2　盐酸赛庚啶片国内外上市信息

批准国家	类别	内容
中国	国内上市的原研药品	进口原研药品:无
		原研地产化药品:无
	国内上市国际公认的同种药物	国际公认同种药物进口:无
		国际公认地产化药品:无
	其他进口	无
	国产批文	24个批准文号,规格均为2mg
美国（FDA批准）	原研批准信息	1961年10月,Merck And Co Inc在美国获批上市4mg片剂,商品名为PERIACTIN,现已停止上市
	仿制药信息	美国上市有Ivax Sub Teva Pharms、Pliva、Corepharma、Sandoz、Vitarine Pharms、Merck And Co Inc和Watson Laboratories等19家公司,仅有4mg规格
	RLD信息	目前,FDA推荐以Ivax Pharmaceuticals Inc Sub Teva Pharms于1980年1月上市的4mg片作为RLD
日本	参比制剂信息	2008年4月,日医工株式会社上市Periactin片,规格为4mg
	仿制药信息	无
EMA	原研信息	无
	仿制药信息	无
英国	上市信息	1990年10月,在英国上市4mg片,商品名为PERIACTIN
法国	上市信息	Teofarma于1997年12月在法国上市4mg片,商品名为PERIACTIN
其他	上市信息	Avantgarde S.P.A.在意大利上市4mg片,商品名为PERIACTIN

114.3 理化性质

盐酸赛庚啶原料基本性质见表114-3:

表114-3　盐酸赛庚啶原料理化性质

pKa(25℃)	未测定
在各溶出介质中的溶解度(37℃)	pH1.2:0.62mg/ml pH4.0:4.39mg/ml pH6.8:0.89mg/ml 水:4.23mg/ml
稳定性	水:未测定 各pH溶出介质中:未测定 光:未测定

BCS分类	世界卫生组织公布（2005年）：/
	NICHD和FDA研究归纳（2011年）：/
	tsrlinc网站：/
	BDDCS分类：/
	其他：Ⅰ类（International Journal of Pharmaceutical Sciences Review and Research，Volume 9，Issue1，July‐August 2011；Article-025）

114.4　质量标准

盐酸赛庚啶已收载入各国药典，具体见表114-4：

表114-4　盐酸赛庚啶各国药典收载信息

产品名称	收载药典
盐酸赛庚啶	ChP2015、IP2010、JP16、USP36、BP2013、EP8.0
盐酸赛庚啶片	ChP2015、USP36

114.5　溶出度标准

溶出度标准比较见表114-5：

表114-5　盐酸赛庚啶片各国溶出度测定方法比较

序号	不同国家	要求
1	中国	ChP2015：桨法，0.1mol/L盐酸溶液900ml，50rpm，30min，限度为80%
2	美国	USP36：桨法，0.1mol/L盐酸溶液900ml，50rpm，30min，限度为80%
3	日本	PMDA收载了4条溶出曲线，且CDE已翻译并公布，溶出度标准测定方法：桨法，水900ml，50rpm，30min，限度为80%

114.6　一致性评价策略

鉴于：

（1）原研产品未在我国进口上市。

（2）国际公认的同种药物未在国内上市。

（3）原研已在美国停止上市，目前FDA推荐以Ivax Pharmaceuticals Inc Sub Teva Pharms上市的4mg片剂为RLD。

（4）日医工株式会社上市PERIACTIN片，规格为4mg。

（5）原研在英国上市4mg片，商品名为PERIACTIN。

（6）法国Teofarma上市4mg片，商品名为PERIACTIN。

（7）Avantgarde S.P.A.在意大利上市4mg片，商品名为PERIACTIN。

建议以FDA推荐的Ivax Pharmaceuticals Inc Sub Teva Pharms在美国上市的4mg片，或在英国上市的4mg规格PERIACTIN片作为参比制剂，应注意规格问题，对国内盐酸赛庚啶片进行一致性评价。

115. 244、264.阿莫西林克拉维酸钾片/212.阿莫西林克拉维酸钾颗粒剂

115.1 品种基本信息

阿莫西林克拉维酸钾片和颗粒剂为阿莫西林和克拉维酸钾的复方制剂。阿莫西林为广谱青霉素类抗生素,克拉维酸钾本身只有微弱的抗菌活性,但具有强大的广谱β内酰胺酶抑制作用,两者合用,可保护阿莫西林免遭β内酰胺酶水解。

基本信息见表115-1:

表115-1　阿莫西林克拉维酸钾片/颗粒基本信息汇总

通用名	阿莫西林克拉维酸钾片/颗粒	
英文名	Amoxicillin and Clavulanate Potassium Tablets/Granubes	
剂型规格	片剂,规格:阿莫西林:克拉维酸=2:1 阿莫西林:克拉维酸=4:1 阿莫西林:克拉维酸=7:1 颗粒剂,规格:125mg:31.25mg(4:1) 200mg:28.5mg(7:1) 上述两种剂型5种规格都需要评价	
主成分化学名	阿莫西林:(2S,5R,6R)-3,3-二甲基-6-[(R)-(-)-2-氨基-2-(4-羟基苯基)乙酰氨基]-7-氧代-4-硫杂-1-氮杂双环(3.2.0)庚烷-2-甲酸三水合物	克拉维酸钾:(Z)-(2S,5R)-3-(2-羟亚乙基)-7-氧代-4-氧杂-1-氮杂双环-3.2.0-庚烷-2-羧酸钾
结构式		
分子式 分子量	$C_{16}H_{19}N_3O_5S \cdot 3H_2O$ 419.46	$C_8H_9KNO_5$ 237.25
CAS号	26787-78-0	61177-45-5
适应证	适用于敏感菌引起的各种感染,如上呼吸道感染、下呼吸道感染、泌尿系统感染、皮肤和软组织感染等其他感染	
原研/品牌	GSK/AUGMENTIN(力百汀)	

115.2 国内外上市信息

本品由GSK开发,于1982年率先在法国上市,商品名:AUGMENTIN,1984年在美国上市,1987年在意大利上市,现已在世界范围内上市。本品授权给安斯泰来、Almirall Prodes-farma、Ferrer、Uriach、Rotta Pharm和Dr. Reddy's等。批准情况见表115-2:

表115-2　阿莫西林克拉维酸钾片/颗粒国内外上市信息

批准国家	类别	内容
中国	国内上市的原研药品	进口原研药品:SmithKline Beecham Limited的阿莫西林克拉维酸钾片(7:1和4:1)和干混悬剂都已进口上市,商品名:力百汀/AUGMENTIN 片剂:进口有0.625g(0.5g/0.125g),即4:1和7:1两种规格 干混悬剂:进口有0.228g(0.2g/0.028g)和0.457g(0.4g/0.057g),规格为7:1
		原研地产化药品:无
	国内上市国际公认的同种药物	国际公认同种药物进口:无
		国际公认地产化药品:无
	其他进口	干混悬剂:Bright Future Pharmaceuticals Factory澳美制药厂进口上市的干混悬剂(商品名:奥先)、斯洛文尼亚Lek Pharmaceuticals d.d.进口上市的干混悬剂(商品名:莱得怡、AMOKSIKLAV) 片剂:Sandoz GmbH进口上市的片剂(商品名:莱得怡、AMOKSIKLAV),澳美制药厂进口上市的片剂(商品名:奥先)
	国产批文	原料3个批文,片剂22个批文,规格有0.375g、1.0g和0.457g,即2:1、4:1和7:1都有。阿莫西林克拉维酸钾颗粒:共7个批文,其中6个是0.15625g(0.125g/0.03125g),只有黑龙江乌苏里江制药有限公司迎春分公司是0.228g(0.2g/0.028g)
美国(FDA批准)	原研批准信息	Dr. Reddy's Labs Inc(原GSK,后转让给Dr. Reddy's)于1984年8月上市250mg/125mg及500mg/125mg片剂;1996年2月上市875mg/125mg片剂。目前上市的剂型有:干混悬剂、片剂、缓释片、咀嚼片
	仿制药信息	片剂:美国上市的有3种规格,分别为250mg、500mg和875mg,目前上市的有Teva、Apotex、Sun Pharmaceutical Industries、Aurobindo Pharma和Hikma Pharms等6家公司 干混悬剂:Aurobindo Pharma Ltd(3种规格)、Wockhardt、Hikma Pharms、Sandoz Inc、Sun Pharm Inds Ltd、Sandoz、Dr. Reddy's Labs Inc
	RLD信息	片剂:Dr. Reddy's Labs Inc有3个规格片剂作为RLD,分别为250mg/125mg、500mg/125mg和875mg/125mg 颗粒剂:无

批准国家	类别	内容
日本	参比制剂信息	片剂:1985年8月上市了两个规格的复方片剂,分别为125mg/62.5mg和250mg/125mg,且均为参比制剂 颗粒:2006年1月葛兰素史克(阿莫西林三水合物600mg/g+克拉维酸钾42.9mg/g,每袋装0.5g和1.0g),商品名:AUGMENTIN,GSK上市的阿莫西林克拉维酸钾颗粒(100mg/g+50mg/g)为参比制剂
	仿制药信息	无
EMA	上市信息	GSK在欧盟上市了2:1和4:1复方片剂,参照国为英国 GSK在欧盟上市了4:1、7:1、10:1和16:1的复方干混悬剂,参照国有英国、葡萄牙、比利时、法国和意大利
	仿制药信息	无
英国	上市信息	GSK在英国上市了2:1和4:1复方片剂,GSK在英国上市了4:1、7:1、10:1和16:1的复方干混悬剂
其他	上市信息	无

115.3　理化性质

阿莫西林和克拉维酸钾原料基本性质见表115-3:

表115-3　阿莫西林克拉维酸钾原料理化性质

	阿莫西林	克拉维酸钾
pKa(20℃)	pKa_1=2.6(羧基,滴定法) pKa_2=7.3(氨基,滴定法) pKa_3=9.6(苯酚的醇羟基,用滴定法测定)	pKa=2.36
在各溶出介质中的溶解度 (37℃)	pH1.2:30.6mg/ml pH4.0:3.8mg/ml pH6.8:4.9mg/ml 水:3.6mg/ml	pH1.2:2.5g/ml pH4.0:2.5g/ml pH6.8:2.5g/ml 水:2.5g/ml

续表

		阿莫西林	克拉维酸钾
稳定性		水：未测定 各pH溶出介质中：在pH1.2的溶出介质中1h降解11%，2h降解21% 在弱酸性至中性溶出介质中稳定 光：未测定	水溶液：主要降解为二氧化碳和碱性物质，随降解进行，溶液愈发呈碱性，再进一步促进降解。由于粒子荷电效应，导致愈是高浓度，溶液愈发不稳定 各pH溶出介质中：各pH溶出介质中的降解速率，均以一级反应速率降解，并皆因缓冲盐的存在，对降解速率产生显著的催化作用。使用三种缓冲盐测定了催化反应速率常数，结果速率常数kpH的pH依赖性皆与盐种类和浓度无关，仅与酸碱性相关——碱性溶液中降解速率约为酸性溶液中的10倍；并测得pH3.94、pH6.67、pH8.64溶液中的阿雷尼厄斯活化能分别为19.0kcl/mol、14.6kcl/mol、18.3kcl/mol 光：未测定
BCS 分类	世界卫生组织公布 （2005年）	I	Ⅲ/ I
	NICHD和FDA研究归纳 （2011年）	I /Ⅲ	Ⅲ
	tsrlinc网站	Ⅳ	/
	BDDCS分类	I /Ⅲ	/

115.4 质量标准

阿莫西林克拉维酸钾已收载入各国药典，具体见表115-4：

表115-4 阿莫西林克拉维酸钾各国药典收载信息

产品名称	收载药典
阿莫西林	ChP2015、USP36、JP16、EP8.0
克拉维酸钾	ChP2015、USP36
阿莫西林克拉维酸钾片	ChP2015、USP36
阿莫西林克拉维酸钾颗粒	ChP2015

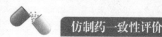

115.5 溶出度标准

溶出度标准比较见表115-5：

表115-5　阿莫西林克拉维酸钾片/颗粒各国溶出度测定方法比较

序号	不同国家	要求
1	中国	ChP2015颗粒:无溶出度检查项 ChP2015片:桨法,水900ml,75rpm,15min,阿莫西林和克拉维酸限度均为80%
2	美国	USP36片: 方法1:桨法,水900ml,75rpm,30min,阿莫西林限度为85%,克拉维酸限度为80% 方法2:桨法,水900ml,75rpm,阿莫西林为45min,限度为85%/克拉维酸30min,限度为80% USP36颗粒:/ FDA推荐:/
3	日本	/

115.6 一致性评价策略

鉴于:

(1)原研GSK已在我国进口上市了阿莫西林克拉维酸钾片(4:1)和(7:1)两个规格。

(2)GSK颗粒剂未在我国上市。

(3)国际公认的同种药物未在国内上市。

(4)欧盟有GSK复方片及干混悬剂上市。

因此,建议:

(1)以GSK进口的阿莫西林克拉维酸钾片(4:1)和(7:1)两个规格产品作为参比制剂,进行同规格一致性评价;而对于阿莫西林克拉维酸钾片0.375g(0.25g/0.125g,2:1),建议以GSK在英国上市的AUGMENTIN片(0.375g,0.25g/0.125g,2:1)作为参比制剂进行一致性评价。

(2)颗粒:GSK在英国上市的AUGMENTIN两种规格(4:1、7:1)干混悬剂分别作为参比制剂进行一致性评价。

116. 阿昔洛韦片/*174.*阿昔洛韦胶囊

116.1 品种基本信息

阿昔洛韦片为抗病毒药,体外对单纯性疱疹病毒、水痘带状疱疹病毒、巨细胞病毒等具有抑制作用。

基本信息见116-1:

表116-1 阿昔洛韦片/胶囊基本信息汇总

通用名	阿昔洛韦片	阿昔洛韦胶囊
英文名	Acyclovir/Aciclovir Tablets	Acyclovir/Aciclovir Capsules
剂型规格	片剂和胶囊,规格:0.2g	
主成分化学名	9-(2-羟乙氧甲基)鸟嘌呤	
结构式	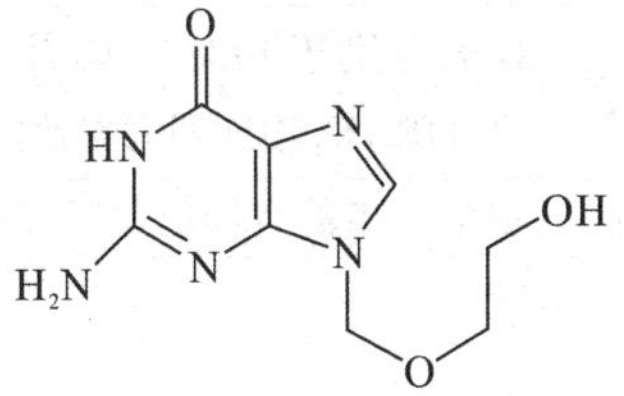	
分子式 分子量	$C_8H_{11}N_5O_3$ 225.21	
CAS号	59277-89-3	
适应证	①适用于单纯疱疹病毒感染:用于生殖器疱疹病毒感染初发和复发病例,对反复发作病例口服本品用作预防 ②带状疱疹:适用于免疫功能正常者带状疱疹和免疫缺陷者轻症病例的治疗 ③免疫缺陷者水痘的治疗	
原研/品牌	GSK/ZOVIRAX	

116.2 国内外上市信息

本品由GSK开发上市,商品名为ZOVIRAX。批准情况见表116-2:

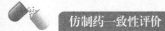

表116-2　阿昔洛韦片/胶囊国内外上市信息

批准国家	类别	内容
中国	国内上市的原研药品	进口原研药品：无
		原研地产化药品：无
	国内上市国际公认的同种药物	国际公认同种药物进口：无
		国际公认地产化药品：无
	其他进口	无
	国产批文	原料14个批文，片剂99个批文，胶囊8个批文
美国（FDA批准）	原研批准信息	Delcor Asset于1985年1月上市200mg胶囊，1991年4月上市400mg和800mg片，商品名为ZOVIRAX
	仿制药信息	目前上市阿昔洛韦片的有Teva、Apotex Inc Etobicoke Site、Cadila Pharms、Carlsbad Technology、Dava Pharms和Mylan Labs等8家公司，规格有400mg和800mg
		目前上市阿昔洛韦胶囊的有Teva、Apotex Inc Etobicoke Site、Cadila Pharms、Dava Pharms和Mylan Labs等7家公司，规格为200mg
	RLD信息	Delcor Asset的800mg片和200mg胶囊（商品名：ZOVIRAX），Cipher Pharmaceuticals US的50mg片被列为RLD
日本	参比制剂信息	GSK分别于1988年10月、1992年4月上市200mg和400mg片，商品名为ZOVIRAX，均被列为参比制剂，无胶囊剂
	仿制药信息	目前上市的有辰巳化工、泽井制药、Teva、东和制药、Mylan等多家公司产品
EMA	原研信息	无
	仿制药信息	无
法国	上市信息	GSK于1984年、1992年分别上市了200mg和800mg片，商品名为ZOVIRAX，无胶囊剂上市
英国	上市信息	GSK于1997年、2001年在英国上市了200mg和800mg片，商品名为ZOVIRAX，无胶囊剂上市
意大利	上市信息	GSK于1987年、1990年、1993年分别上市200mg、400mg和800mg片，商品名为ZOVIRAX
其他	上市信息	GSK在德国也有上市200mg、400mg和800mg片剂

116.3　理化性质

阿昔洛韦原料的基本性质见表116-3：

表116-3 阿昔洛韦片/胶囊原料理化性质

pKa(25℃)	pKa$_1$=2.52(采用吸光度法测定) pKa$_2$=9.35(采用吸光度法测定)
在各溶出介质中的溶解度(37℃)	pH1.2:13.2mg/ml pH4.0:3.0mg/ml pH6.8:2.6mg/ml 水:2.3mg/ml
稳定性	水:未测定 各pH溶出介质中:未测定 光:未测定
BCS分类	世界卫生组织公布(2005年):/ NICHD和FDA研究归纳(2011年):Ⅳ/Ⅲ tsrlinc网站:/ BDDCS分类:Ⅳ/Ⅲ

116.4 质量标准

阿昔洛韦已收载入各国药典,具体见表116-4:

表116-4 阿昔洛韦各国药典收载信息

产品名称	收载药典
阿昔洛韦	ChP2015、BP2013、JP16、EP8.0、IP2010
阿昔洛韦片	ChP2015、BP2013、IP2010、JP16
阿昔洛韦胶囊	ChP2015

116.5 溶出度标准

溶出度标准比较见表116-5:

表116-5 阿昔洛韦片/胶囊各国溶出度测定方法比较

序号	不同国家	要求
1	中国	ChP2015片剂:桨法,0.1mol/L盐酸900ml,50rpm,30min,限度为80% ChP2015胶囊:篮法,0.1mol/L盐酸900ml,100rpm,30min,限度为80%
2	美国	USP36片剂:桨法,0.1mol/L盐酸900ml,50rpm,45min,限度为80% USP36胶囊:/
3	日本	FDA推荐:/ PMDA收载了片剂的4条溶出曲线,且CDE已翻译并公布,溶出度标准测定方法:桨法,水900ml,50rpm,30min,限度为80%

116.6　一致性评价策略

鉴于:

(1)原研产品未在我国进口上市。

(2)国际公认的同种药物未在国内上市。

(3)原研已在美国上市,Delcor Asset 的800mg片和200mg胶囊被列为RLD,商品名为ZOVIRAX。

(4)日本GSK上市200mg和400mg片,商品名为ZOVIRAX,均被列为参比制剂,无胶囊剂。

(5)法国GSK上市了200mg和800mg片,商品名为ZOVIRAX,无胶囊剂上市。

(6)GSK在英国上市了200mg和800mg片,商品名为ZOVIRAX,无胶囊剂上市。

(7)GSK在德国上市200mg、400mg和800mg片,商品名为ZOVIRAX。

(8)GSK在德国也有上市200mg、400mg和800mg片剂。

因此,建议:

(1)片剂:以GSK上市的200mg ZOVIRAX片作为参比制剂,对国内阿昔洛韦片进行一致性评价。

(2)胶囊剂:以Delcor Asset在美国上市的ZOVIRAX 200mg胶囊作为参比制剂,对国内阿昔洛韦胶囊进行一致性评价。

117. 甲状腺片

117.1 品种基本信息

甲状腺片为甲状腺激素药。本品主要成分甲状腺激素包括甲状腺素(T_4)和三碘甲状腺原氨酸(T_3)两种。有促进分解代谢(升热作用)和合成代谢的作用,对人体正常代谢及生长发育有重要影响,对婴幼儿中枢神经的发育甚为重要。甲状腺激素的基本作用是诱导新生蛋白质包括特殊酶系的合成,调节蛋白质、碳水化合物和脂肪三大物质,以及水、盐和维生素的代谢。

基本信息见表117-1:

表117-1 甲状腺片基本信息汇总

通用名	甲状腺片
英文名	Thyroid Tablets
剂型规格	片剂,规格:10mg、40mg、60mg 待评价:40mg
主成分化学名	/
结构式	/
分子式 分子量	/
CAS号	/
适应证	适用于各种原因引起的甲状腺功能减退症
原研/品牌	/

117.2 国内外上市信息

批准情况见表117-2:

表117-2 甲状腺片国内外上市信息

批准国家	类别	内容
中国	国内上市的原研药品	进口原研药品:无
		原研地产化药品:无
	国内上市国际公认的同种药物	国际公认同种药物进口:无
		国际公认地产化药品:无
	其他进口	无
	国产批文	共37个批准文号,规格有10mg、40mg和60mg

续表

批准国家	类别	内容
美国 （FDA批准）	原研批准信息	无
	仿制药信息	无
	RLD信息	无
日本	参比制剂信息	无
	仿制药信息	无
EMA	原研信息	无
	仿制药信息	无
其他	上市信息	1983年6月，Teofarma S.R.L.在意大利上市75mg片剂，商品名为CINETIC

117.3　理化性质

甲状腺原料基本性质见表117-3：

表117-3　甲状腺原料理化性质

pKa（25℃）	/
在各溶出介质中的溶解度（37℃）	/
稳定性	/
BCS 分类	世界卫生组织公布（2005年）：/
	NICHD和FDA研究归纳（2011年）：Ⅲ
	tsrlinc网站：/
	BDDCS分类：/

117.4　质量标准

甲状腺片已收载入《中国药典》（2015版），未收载入其他药典。

117.5　溶出度标准

甲状腺片《中国药典》标准中未列入溶出度项。

117.6　一致性评价策略

参比制剂不详，一致性评价需谨慎。

118. 己烯雌酚片

118.1 品种基本信息

己烯雌酚为人工合成的非甾体雌激素。主要作用有：促使女性器官及副性征正常发育；促使子宫内膜增生和阴道上皮角化；增强子宫收缩，提高子宫对催产素的敏感性；小剂量刺激而大剂量抑制垂体前叶促性腺激素及催乳激素的分泌；抗雄激素作用。

基本信息见表118-1：

表118-1 己烯雌酚片基本信息汇总

通用名	己烯雌酚片
英文名	Diethylstilbestrol Tablets
剂型规格	片剂，规格：0.5mg、1mg、2mg
主成分化学名	(E)-4,4'-(1,2-二乙基-1,2-亚乙烯基)双苯酚
结构式	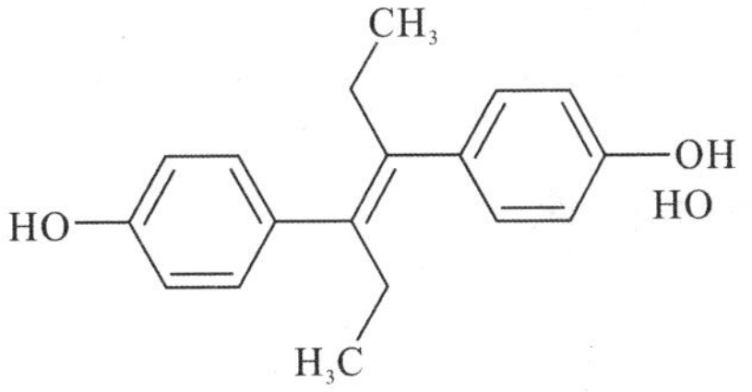
分子式 分子量	$C_{18}H_{20}O_2$ 268.36
CAS号	56-53-1
适应证	①补充体内雌激素不足，如萎缩性阴道炎、女性性腺发育不良、绝经期综合征、老年性外阴干枯症及阴道炎、卵巢切除后、原发性卵巢缺如 ②乳腺癌、绝经后及男性晚期乳腺癌、不能进行手术治疗者 ③前列腺癌不能手术治疗的晚期患者 ④预防产后泌乳、退（或回）乳
原研/品牌	/

118.2 国内外上市信息

批准情况见表118-2：

表118-2　己烯雌酚片国内外上市信息

批准国家	类别	内容
中国	国内上市的原研药品	进口原研药品:无
		原研地产化药品:无
	国内上市国际公认的同种药物	国际公认同种药物进口:无
		国际公认地产化药品:无
	其他进口	无
	国产批文	制剂共18个批准文号,规格为0.5mg、1mg和2mg
美国(FDA批准)	原研批准信息	BMS,商品名为STILBETIN,上市产品规格为0.1mg、0.5mg、1mg和5mg。目前已经停止上市
	仿制药信息	仿制药有礼来的片剂,目前停止上市
	RLD信息	无
日本	参比制剂信息	无
	仿制药信息	无
EMA	原研信息	无
	仿制药信息	无
英国	上市信息	有1mg和5mg片剂,持证商为Teva,于2001年上市
其他	上市信息	Laboratoires Gerda于1997年12月在法国上市1mg片剂,商品名为DIS-TILBENE

118.3　理化性质

己烯雌酚原料基本性质见表118-3:

表118-3　己烯雌酚原料理化性质

pKa(25℃)	/
在各溶出介质中的溶解度(37℃)	/
稳定性	/
BCS分类	世界卫生组织公布(2005年):/
	NICHD和FDA研究归纳(2011年):/
	tsrlinc网站:/
	BDDCS分类:/
	其他:Ⅱ*

*文献来源:http://c.ymcdn.com/sites/www.aavpt.org/resource/resmgr/imported/diethylstilbestrol.pdf

118.4　质量标准

己烯雌酚已收载入各国药典,具体见表118-4:

表118-4　己烯雌酚各国药典收载信息

产品名称	收载药典
己烯雌酚	ChP2015、USP36、BP2013
己烯雌酚片	ChP2015、USP36、BP2013

118.5　溶出度标准

溶出度标准比较见表118-5:

表118-5　己烯雌酚片各国溶出度测定方法比较

序号	不同国家	要求
1	中国	ChP2015:小杯法,0.1%十二烷基硫酸钠溶液250ml,50rpm,45min,限度为75%
2	美国	/
3	日本	/

118.6　一致性评价策略

鉴于:

(1)原研产品未在我国进口上市。

(2)国际公认的同种药物未在国内上市。

(3)原研已在美国停止上市,无其他仿制药上市。

(4)英国有1mg和5mg片剂上市,持证商为Teva。

(5)Laboratoires Gerda在法国上市1mg片剂,商品名为DISTILBENE。

因此,建议以Laboratoires Gerda在法国上市或Teva在英国上市的1mg片剂作为参比制剂。国内企业应根据具体情况对己烯雌酚片进行一致性评价,且根据《以药动学参数为终点评价指标的化学药物仿制药人体生物等效性研究技术指导原则》,若完成1mg己烯雌酚片BE试验,同时满足以下条件,即试验规格制剂符合生物等效性要求、各规格制剂在不同pH介质中体外溶出曲线相似、各规格制剂的处方比例相似,则可以申请0.5mg和2mg己烯雌酚片BE豁免,仅进行体外质量一致性评价。

122. 对氨基水杨酸钠肠溶片

122.1　品种基本信息

对氨基水杨酸钠肠溶片只对结核杆菌有抑菌作用。本品为对氨基苯甲酸(PABA)的同类物,通过对叶酸合成的竞争抑制作用而抑制结核分枝杆菌的生长繁殖。

基本信息见表122-1:

表122-1　对氨基水杨酸钠肠溶片基本信息汇总

通用名	对氨基水杨酸钠肠溶片
英文名	Sodium Aminosalicylate Enteric-coated Tablets
剂型规格	肠溶片,规格:0.5g
主成分化学名	4-氨基-2-羟基苯甲酸钠盐二水合物
结构式	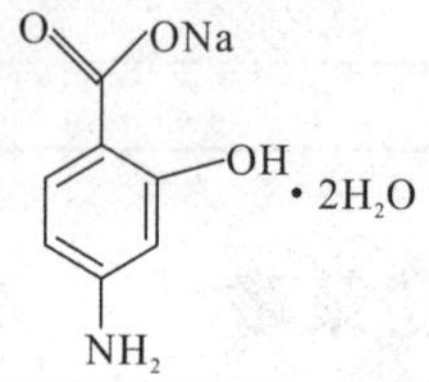
分子式	$C_7H_6NNaO_3 \cdot 2H_2O$
分子量	211.14
CAS号	/
适应证	适用于结核分枝杆菌所致的肺及肺外结核病
原研/品牌	/

122.2　国内外上市信息

批准情况见表122-2:

表122-2　对氨基水杨酸钠肠溶片国内外上市信息

批准国家	类别		内容
中国	国内上市的原研药品	进口原研药品:无	
		原研地产化药品:无	
	国内上市国际公认的同种药物	国际公认同种药物进口:无	
		国际公认地产化药品:无	
	其他进口	无	
	国产批文	原料6家,制剂16个批准文号,均为0.5g	

批准国家	类别	内容
美国（FDA批准）	原研批准信息	无
	仿制药信息	均已退市
	RLD信息	无
日本	参比制剂信息	无
	仿制药信息	无
EMA	原研信息	无
	仿制药信息	无
其他	上市信息	无

122.3 理化性质

对氨基水杨酸钠原料基本性质见表122-3：

表122-3 对氨基水杨酸钠原料理化性质

pKa(25℃)	/
在各溶出介质中的溶解度(37℃)	/
稳定性	/
BCS分类	世界卫生组织公布(2005年)：/
	NICHD和FDA研究归纳(2011年)：/
	tsrlinc网站：/
	BDDCS分类：/
	其他：/

122.4 质量标准

对氨基水杨酸钠已收载入各国药典，具体见表122-4：

表122-4 对氨基水杨酸钠各国药典收载信息

产品名称	收载药典
对氨基水杨酸钠	ChP2015、USP36、IP2010
对氨基水杨酸钠肠溶片	ChP2015

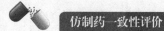

122.5　溶出度标准

对氨基水杨酸钠肠溶片《中国药典》标准中未列入溶出度项目。

122.6　一致性评价策略

参比制剂不详，一致性评价需谨慎。

123. 格列美脲片

123.1 品种基本信息

　　格列美脲片为第二代磺酰脲类口服降血糖药,其降血糖作用的主要机制是刺激胰岛细胞分泌胰岛素,部分提高周围组织对胰岛素的敏感性。本品与胰岛素受体结合及离解的速度较格列本脲为快,较少引起较重低血糖。

　　基本信息见表123-1:

表123-1　格列美脲片基本信息汇总

通用名	格列美脲片
英文名	Glimepiride Tablets
剂型规格	片剂,规格:1mg、2mg,均需评价
主成分化学名	1-{4-[2-(3-乙基-4-甲基-2-氧代-3-吡咯啉-1-甲酰胺基)-乙基]-苯磺酰}-3-(反式-4-甲基环己基)-脲
结构式	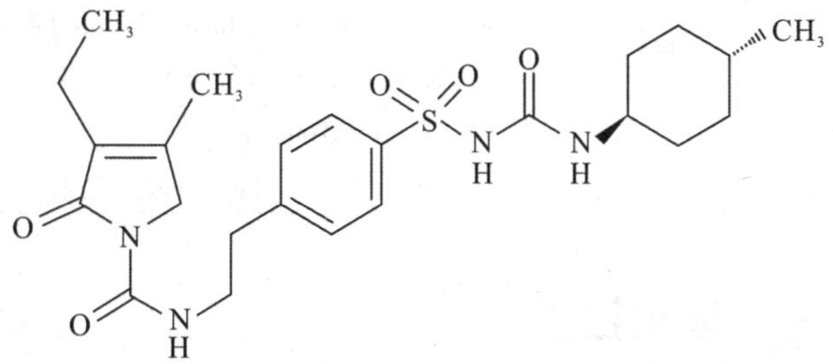
分子式 分子量	$C_{24}H_{34}N_4O_5S$ 490.6
CAS号	93479-97-1
适应证	适用于控制饮食、运动疗法及减轻体重均不能充分控制血糖的2型糖尿病
原研/品牌	赛诺菲/AMARYL

123.2 国内外上市信息

　　本品由Sanofi研发,最早由Sanofi于1996年11月在法国上市片剂,规格:1mg、2mg、3mg和4mg;2003年3月上市6mg片剂,商品名为AMAREL。批准情况见表123-2:

表123-2　格列美脲片国内外上市信息

批准国家	类别	内容
中国	国内上市的原研药品	进口原研药品:德国赛诺菲公司,规格为1mg、2mg和3mg,商品名为亚莫利
		原研地产化药品:赛诺菲(北京)制药有限公司生产,规格为1mg和2mg,商品名为亚莫利
	国内上市国际公认的同种药物	国际公认同种药物进口:无
		国际公认地产化药品:无
	其他进口	无
	国产批文	原料11家,片剂16个批准文号,规格为1mg和2mg
美国(FDA批准)	原研批准信息	Sanofi Aventis US 于1995年10月在美国获准上市,有1mg、2mg和4mg,商品名为AMARYL
	仿制药信息	美国目前上市的有Teva、Mylan Pharms、Ranbaxy Labs、Watson Labs和Vintage Pharms等16家公司,有五种规格,分别为1mg、2mg、4mg、6mg和8mg
	RLD信息	Sanofi Aventis Us LLC的1mg片剂被列为RLD
日本	参比制剂信息	赛诺菲于2000年4月上市1mg和3mg格列美脲片;2010年6月上市0.5mg格列美脲片,商品名为AMARYL,其中1mg和3mg均为推荐参比制剂
	仿制药信息	有日医工、Teva、小林化工、高田制药、武田等多家仿制药上市
EMA	原研信息	无
	仿制药信息	无
英国	上市信息	Zentiva和Accord Healthcare Limited两家企业均上市1mg、2mg、3mg和4mg格列美脲片,前者商品名为AMARYL
其他	上市信息	最早由Sanofi于1996年11月在法国上市1mg、2mg、3mg和4mg,2003年3月上市6mg,商品名为AMAREL;此外还有Teva、Mylan、Sandoz等多家企业上市

123.3　理化性质

格列美脲原料基本性质见表123-3:

表123-3　格列美脲原料理化性质

pKa(25℃)	pKa=6.2
在各溶出介质中的溶解度(37℃)	pH1.2:7.0×10^{-6}mg/ml
	pH4.0:9.4×10^{-6}mg/ml
	pH6.8:1.0×10^{-3}mg/ml
	水:2.6×10^{-4}mg/ml
	pH7.8(磷酸盐缓冲液):7.1×10^{-3}mg/ml
	pH7.8(稀McIlvaine缓冲液):8.4×10^{-3}mg/ml

稳定性	水:未测定 各 pH 溶出介质中:在酸性至中性介质稳定;在 pH9.1 和 pH11.0 介质中,10h 分别降解 2.6% 和 4.2% 光:日光照射下/96h 稳定
BCS 分类	世界卫生组织公布(2005 年):/
	NICHD 和 FDA 研究归纳(2011 年):Ⅱ
	tsrlinc 网站:Ⅱ
	BDDCS 分类:/

123.4 质量标准

格列美脲已收载入各国药典,具体见表 123-4:

表 123-4 格列美脲各国药典收载信息

产品名称	收载药典
格列美脲	ChP2015、IP2010、JP16、USP36、BP2013、EP8.0
格列美脲片	ChP2015、IP2010、JP16、USP36

123.5 溶出度标准

溶出度标准比较见表 123-5:

表 123-5 格列美脲片各国溶出曲线比较

序号	不同国家	要求
1	中国	ChP2015:桨法,磷酸盐缓冲液 900ml,75rpm,15min,限度为 80%
2	美国	USP36: 方法一:桨法,pH7.8 磷酸盐缓冲液 900ml,75rpm,15min,限度为 80% 方法二:桨法,pH7.8 磷酸盐缓冲液 900ml,75rpm,45min,限度为 80%
		FDA 推荐:桨法,pH7.8 磷酸盐缓冲液 900ml,75rpm,取样时间:5min、10min、15min、30min
3	日本	PMDA 收载了不同规格片剂的 4 条溶出曲线,且 CDE 已翻译并公布,溶出度标准测定方法: 1mg 片剂:桨法,磷酸氢二钠-枸橼酸缓冲液(pH7.5)900ml,50rpm,15min,限度为 75% 3mg 片剂:桨法,磷酸氢二钠-枸橼酸缓冲液(pH7.5)900ml,50rpm,60min,限度为 80%

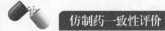

123.6　一致性评价策略

　　鉴于德国赛诺菲公司的格列美脲片已进口我国,规格为1mg、2mg和3mg,商品名为亚莫利,因此建议以Sanofi进口的AMARYL片作为参比制剂,对国内格列美脲片进行一致性评价。

125. 氨苯蝶啶片

125.1 品种基本信息

氨苯蝶啶片直接抑制肾脏远端小管和集合管的Na^+–K^+交换,从而使Na^+、Cl^-、水排泄增多,而K^+排泄减少。

基本信息见表125–1:

表125–1 氨苯蝶啶片基本信息汇总

通用名	氨苯蝶啶片
英文名	Triamterene Tablets
剂型规格	片剂,规格:50mg
主成分化学名	2,4,7-三氨基-6-苯基-蝶啶
结构式	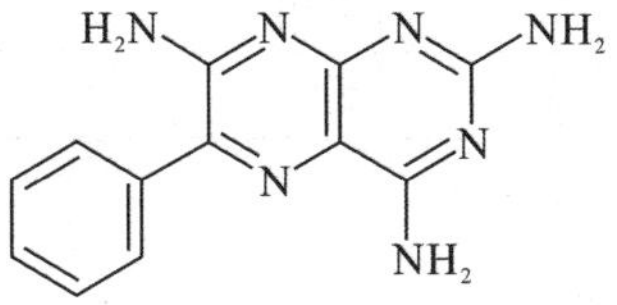
分子式 分子量	$C_{12}H_{11}N_7$ 253.27
CAS号	396–01–0
适应证	主要治疗水肿性疾病,包括充血性心力衰竭、肝硬化腹水、肾病综合征等,以及肾上腺糖皮质激素治疗过程中发生的水钠潴留;也可用于治疗特发性水肿
原研/品牌	GSK/DYRENIUM(胶囊)

125.2 国内外上市信息

本品由GSK开发,1962年日本住友在日本上市氨苯蝶啶胶囊,规格为50mg,商品名为TRITEREN;GSK于1964年在美国上市氨苯蝶啶胶囊,商品名为DYRENIUM,规格为50mg和100mg;1964年GSK在英国上市氨苯蝶啶胶囊,商品名为DYTAC,规格为50mg。未查询到欧洲、美国与日本有片剂上市。批准情况见表125–2:

表125-2　氨苯蝶啶片国内外上市信息

批准国家	类别	内容
中国	国内上市的原研药品	进口原研药品:无
		原研地产化药品:无
	国内上市国际公认的同种药物	国际公认同种药物进口:无
		国际公认地产化药品:无
	其他进口	无
	国产批文	原料1家,制剂17个批准文号,规格为50mg
美国(FDA批准)	原研批准信息	无片剂,有胶囊剂(商品名:DYRENIUM)上市
	仿制药信息	无
	RLD信息	无
日本	参比制剂信息	无。日本住友制药有胶囊剂上市,商品名为TRITEREN,规格为50mg,为目前日本的参比制剂
	仿制药信息	无
EMA	原研信息	无
	仿制药信息	无
英国	上市信息	1994年在英国上市胶囊剂,商品名为DYTAC,规格为50mg,无片剂上市
其他	上市信息	无

125.3　理化性质

氨苯蝶啶原料基本性质见表125-3:

表125-3　氨苯蝶啶原料理化性质

pKa(25℃)	pKa=6.20
在各溶出介质中的溶解度(37℃)	pH1.2:388.3μg/ml
	pH4.0:759.5μg/ml
	pH6.8:41.5μg/ml
	水:40.8μg/ml
稳定性	水:未测定
	各pH溶出介质中:未测定
	光:未测定
BCS分类	世界卫生组织公布(2005年):/
	NICHD和FDA研究归纳(2011年):Ⅱ
	tsrlinc网站:/
	BDDCS分类:/

125.4 质量标准

氨苯蝶啶已收载入各国药典,具体见表125-4:

表 125-4 氨苯蝶啶各国药典收载信息

产品名称	收载药典
氨苯蝶啶	ChP2015、USP36、EP8.0、BP2013、JP16、IP2010
氨苯蝶啶片	ChP2015

125.5 溶出度标准

溶出度标准比较见表125-5:

表 125-5 氨苯蝶啶片各国溶出度测定方法比较

序号	不同国家	要求
1	中国	ChP2015:篮法,盐酸溶液900ml,100rpm,45min,限度为75%
2	美国	/
3	日本	PMDA收载了氨苯蝶啶胶囊4条溶出曲线,且CDE已翻译并公布,溶出度标准测定方法为:桨法,pH1.2盐酸溶液900ml,50rpm,45min,限度为85%

125.6 一致性评价策略

本品为改剂型,且不显著改变药代动力学行为的制剂。根据总局办公厅发布的《仿制药质量和疗效一致性评价工作中改剂型药品(普通口服固体制剂)评价一般考虑》,建议以原研剂型药品(GSK在美国上市的50mg氨苯蝶啶胶囊DYRENIUM或在英国上市的50mg氨苯蝶啶胶囊DYTAC)为参比制剂,进行以下研究:①从药物的理化性质、生物学性质、临床需要、患者的依从性、药物经济学、与原研剂型参比制剂的优劣比较等方面分析论证改剂型药品的科学性、合理性和必要性;②体外药学评价;③生物等效性试验。

127. 苯磺酸氨氯地平片/*198.*马来酸氨氯地平片

127.1 品种基本信息

苯磺酸氨氯地平是二氢吡啶类钙拮抗剂(钙离子拮抗剂或慢通道阻滞剂)。本品是外周动脉扩张剂,直接作用于血管平滑肌,降低外周血管阻力,从而降低血压。本品不影响血浆钙浓度。

基本信息见表127-1:

表127-1　苯磺酸/马来酸氨氯地平片基本信息汇总

通用名	苯磺酸氨氯地平片	马来酸氨氯地平片
英文名	Amlodipine Besylate Tablets	Amlodipine Maleate Tablets
剂型规格	片剂,规格:5mg	片剂,规格:5mg
主成分化学名	3-乙基-5-甲基-2-(2-氨乙氧甲基)-4-(2-氯苯基)-1,4-二氢-6-甲基-3,5-吡啶二羧酸酯苯磺酸盐	3-乙基-5-甲基-2-(2-氨乙氧甲基)-4-(2-氯苯基)-1,4-二氢-6-甲基-3,5-吡啶二羧酸酯顺丁烯二酸盐
结构式		
分子式 分子量	$C_{20}H_{25}ClN_2O_5 \cdot C_6H_6O_3S$ 567.1	$C_{20}H_{25}N_2O_5Cl \cdot C_4H_4O_4$ 524.96
CAS号	111470-99-6	88150-47-4
适应证	适用于高血压、冠心病(CAD)、心绞痛(尤其是自发性心绞痛)	
原研/品牌	辉瑞/AMLOR、NORVASC、ISTIN	Dr. Reddy's/AMVAZ(现已在美国停止上市,在英国仍有上市)

127.2 国内外上市信息

苯磺酸氨氯地平由辉瑞研发,于1989年在英国上市,1990年在意大利和法国上市,1992年在美国上市,1993年在日本上市。批准情况见表127-2:

表127-2　苯磺酸/马来酸氨氯地平片国内外上市信息

批准国家	类别	内容
中国	国内上市的原研药品	进口原研药品:无
		原研地产化药品:辉瑞制药生产的5mg和10mg苯磺酸氨氯地平片上市,商品名为络活喜
	国内上市国际公认的同种药物	国际公认同种药物进口:无
		国际公认地产化药品:无
	其他进口	有斯洛文尼亚Lek Pharmaceuticals d.d.进口,山德士(中国)制药有限公司分包装的5mg苯磺酸氨氯地平片上市
	国产批文	苯磺酸氨氯地平片:原料7个批文,片剂66个批文,规格为2.5mg、5mg和10mg
		马来酸氨氯地平片:原料7个批文,片剂7个批文,规格均为5mg
美国(FDA批准)	原研批准信息	苯磺酸氨氯地平片:1992年7月,FDA批准辉瑞2.5mg、5mg和10mg片剂上市,商品名为NORVASC
		马来酸氨氯地平片:2003年10月,FDA批准Dr. Reddy's Labs Inc 2.5mg、5mg和10mg片剂上市,现已停止上市
	仿制药信息	美国目前有Accord Healthcare、Alkem Labs、Epic Pharma、Mylan Labs、Teva、Watson Labs等34家公司上市苯磺酸氨氯地平片,有三种规格:2.5mg,5mg和10mg
	RLD信息	Pfizer Inc的10mg苯磺酸氨氯地平片被列为RLD,未指定马来酸氨氯地平片参比制剂
日本	参比制剂信息	辉瑞于1993年10月上市2.5mg和5mg苯磺酸氨氯地平片,2010年7月上市10mg片剂,商品名为NORVASC;大日本住友于1993年12月上市2.5mg和5mg苯磺酸氨氯地平片,2010年12月上市10mg片剂,商品名为AMLODIN,其中大日本住友和辉瑞的2.5mg和5mg均为参比制剂,分别标为*a和*b
	仿制药信息	有富士制药、日医工、高田制药、第一三共、日新制药等多家企业上市了仿制药,无马来酸氨氯地平上市
EMA	原研信息	无
	仿制药信息	只有复方制剂上市
英国	上市信息	辉瑞于1989年9月在英国上市5mg和10mg苯磺酸氨氯地平片,商品名为ISTIN,此外还有FDC、Sandoz等多家仿制药上市;同时也有多家马来酸氨氯地平片上市
法国	上市信息	1990年8月,辉瑞上市5mg和10mg苯磺酸氨氯地平胶囊,商品名为AMLOR,无片剂上市,也无马来酸氨氯地平片上市

127.3 理化性质

苯磺酸/马来酸氨氯地平原料基本性质见表127-3：

表127-3 苯磺酸/马来酸氨氯地平原料理化性质

	苯磺酸氨氯地平	马来酸氨氯地平
pKa(25℃)	pKa = 8.85(针对氨基,采用滴定法测定)	/
在各溶出介质中的溶解度(37℃)	pH1.2：3.3mg/ml pH4.0：3.3mg/ml pH6.8：1.0mg/ml 水：3.5mg/ml	/
稳定性	水：37℃/26h稳定 各pH溶出介质中：在pH1.2溶出介质中,37℃/6h降解约5%,在pH4.0溶出介质中,37℃/26h降解约3%,在pH6.8溶出介质中,37℃/26h稳定 光：未测定	/
BCS分类	世界卫生组织公布(2005年)：Ⅰ(氨氯地平)	Ⅰ(氨氯地平)
	NICHD和FDA研究归纳(2011年)：Ⅰ/Ⅲ	/
	tsrlinc网站：Ⅰ(氨氯地平)	Ⅰ(氨氯地平)
	BDDCS分类：Ⅰ(氨氯地平)	Ⅰ(氨氯地平)

127.4 质量标准

苯磺酸氨氯地平已收载入各国药典,马来酸氨氯地平未收载入各国药典,具体见表127-4：

表127-4 苯磺酸氨氯地平各国药典收载信息

产品名称	收载药典
苯磺酸氨氯地平	ChP2015、USP36、EP8.0、BP2013、JP16、IP2010
苯磺酸氨氯地平片	ChP2015、JP16、USP36

127.5 溶出度标准

溶出度标准比较见表127-5：

表127-5 苯磺酸氨氯地平片各国溶出度测定方法比较

序号	不同国家	要求
1	中国	ChP2015：桨法,盐酸溶液500ml,75rpm,30min,限度为80%

续表

序号	不同国家	要求
2	美国	USP36:桨法,0.01mol/L盐酸500ml,75rpm,30min,限度为75% FDA推荐:桨法,0.01mol/L盐酸500ml,75rpm,取样时间:10min、20min、30min、45min、60min
3	日本	PMDA收载了4条溶出曲线,且CDE已翻译并公布,溶出度标准测定方法:桨法,水900ml,75rpm,45min,限度为70%

127.6 一致性评价策略

鉴于:

(1)原研产品已在我国地产化上市,但只有通过自证后才能作为参比制剂。

(2)国际公认的同种药物未在国内上市。

(3)原研已在美国上市:辉瑞2.5mg、5mg和10mg苯磺酸氨氯地平片上市,商品名为NORVASC;Dr. Reddy's Labs Inc的2.5mg、5mg和10mg片剂马来酸氨氯地平片曾上市,现已停止上市;目前,Pfizer Inc的10mg苯磺酸氨氯地平片被列为RLD,未指定马来酸氨氯地平片参比制剂。

(4)日本只有苯磺酸氨氯地平片:辉瑞上市2.5mg、5mg和10mg片剂,商品名为NORVASC;大日本住友2.5mg、5mg和10mg片剂,商品名为AMLODIN,其中大日本住友和辉瑞的2.5mg和5mg均为参比制剂,分别标为*a和*b;日本无马来酸氨氯地平片上市。

(5)辉瑞在英国上市5mg和10mg苯磺酸氨氯地平片,商品名为ISTIN,此外还有FDC、Sandoz等多家仿制药上市;同时也有多家马来酸氨氯地平片上市。

(6)辉瑞在法国上市5mg和10mg苯磺酸氨氯地平胶囊,商品名为AMLOR,无片剂上市,也无马来酸氨氯地平片上市。

因此,建议:

(1)以辉瑞上市的NORVASC片作为苯磺酸氨氯地平片的参比制剂,对国内苯磺酸氨氯地平片进行一致性评价。

(2)马来酸氨氯地平片:为改变已上市盐类药物的酸根,但不改变其药理作用的制剂。根据总局办公厅发布的《仿制药质量和疗效一致性评价工作中改盐基药品(普通口服固体制剂)评价一般考虑》,建议以被改盐基药品(辉瑞上市的5mg苯磺酸氨氯地平片,商品名:NORVASC)为参比制剂,进行以下研究:①从药品的理化性质、生物学特性、临床需要等方面分析论证改盐基药品的科学性、合理性和必要性。②体外药学评价。③非临床研究。原则上不需再开展非临床药效学和毒理学研究,应重点关注:成盐药品的毒性是否与成盐时结合的阴阳离子有密切关系;成盐的制备过程中是否可能产生新的潜在的毒性杂质;体内是否可能产生毒性代谢物,必要时按照化学药品新注册分类2.1类要求进行毒理学研究。④体内评价。以等效为立题依据的,需开展与被改盐基药品参比制剂的生物等效性研究;以优效为立题依据的,建议以被改盐基药品作为参比制剂,进行药代动力学研究、药代动力学/药效动力学研究和(或)相应的临床试验。

128. 吡喹酮片

128.1 品种基本信息

吡喹酮对血吸虫、绦虫、囊虫、华支睾吸虫、肺吸虫、姜片虫均有效。吡喹酮还能引起继发性变化,使虫体表膜去极化,皮层碱性磷酸酶活性明显降低,致使葡萄糖的摄取受抑制,内源性糖原耗竭。吡喹酮还可抑制虫体核酸与蛋白质的合成。

基本信息见表128-1:

表128-1　吡喹酮片基本信息汇总

通用名	吡喹酮片
英文名	Praziquantel Tablets
剂型规格	片剂,规格:0.2g
主成分化学名	2-(环己基羰基)-1,2,3,6,7,11b-六氢-4H-吡嗪并(2,1-α)异喹啉-4-酮
结构式	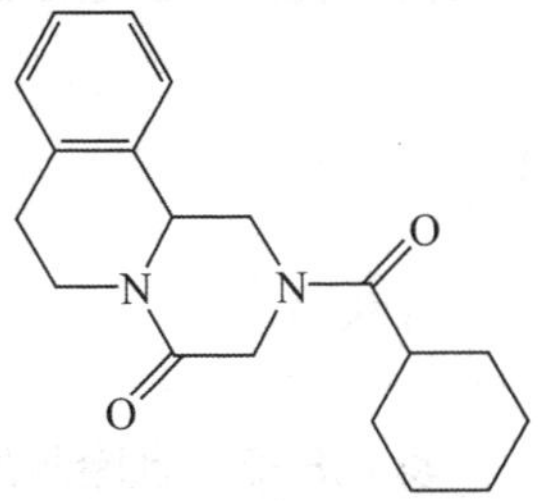
分子式 分子量	$C_{19}H_{24}N_2O_2$ 312.41
CAS号	55268-74-1
适应证	适用于各种血吸虫病、华支睾吸虫病、肺吸虫病、姜片虫病以及绦虫病和囊虫病
原研/品牌	德国拜耳/BILTRICIDE

128.2 国内外上市信息

本品由Bayer研发,具体批准情况见表128-2:

表 128-2　吡喹酮片国内外上市信息

批准国家	类别	内容
中国	国内上市的原研药品	进口原研药品:无
		原研地产化药品:无
	国内上市国际公认的同种药物	国际公认同种药物进口:无
		国际公认地产化药品:无
	其他进口	无
	国产批文	原料5家,制剂17个批准文号,均为0.2g
美国（FDA批准）	原研批准信息	Bayer于1982年12月在美国上市600mg片剂,商品名为BILTRICIDE
	仿制药信息	无
	RLD信息	FDA推荐拜耳公司生产的600mg为RLD
日本	参比制剂信息	Bayer于1989年1月在日本上市BILTRICIDE,规格为600mg
	仿制药信息	无
EMA	原研信息	无
	仿制药信息	无
法国	上市信息	Bayer于1981年12月在法国上市600mg片剂,商品名为BILTRICIDE,无其他仿制药上市
其他	上市信息	无

128.3　理化性质

吡喹酮原料基本性质见表 128-3:

表 128-3　吡喹酮原料理化性质

pKa(25℃)	无法测定(水中未显示可测定的碱性)	
在各溶出介质中的溶解度（37℃）	不添加表面活性剂: pH1.2:0.26mg/ml pH4.0:0.28mg/ml pH6.8:0.26mg/ml 水:0.27mg/ml	添加2.0%吐温-80: pH1.2:0.61mg/ml pH4.0:0.61mg/ml pH6.8:0.69mg/ml 水:0.60mg/ml
稳定性	水:37℃/2h稳定 各pH溶出介质中:在pH1.2、pH4.0和pH6.8溶出介质中,37℃/2h稳定 光:水溶液在室内光线(光强1000lx·hr)下,3h稳定	
BCS分类	世界卫生组织公布(2005年):/	
	NICHD和FDA研究归纳(2011年):Ⅱ	
	tsrlinc网站:Ⅱ	
	BDDCS分类:/	

128.4 质量标准

吡喹酮已收载入各国药典,具体见表128-4:

表128-4　吡喹酮各国药典收载信息

产品名称	收载药典
吡喹酮	ChP2015、IP2010、USP36、BP2013、EP8.0
吡喹酮片	ChP2015、USP36、IP2010

128.5 溶出度标准

溶出度标准比较见表128-5:

表128-5　吡喹酮片各国溶出度测定方法比较

序号	不同国家	要求
1	中国	ChP2015:桨法,以含0.2%十二烷基硫酸钠的盐酸溶液(9→1000)900ml,50rpm,60min,限度为75%
2	美国	USP36:桨法,0.1mol/L盐酸溶液(含2.0mg/ml十二烷基硫酸钠)900ml,50rpm,60min,限度为75%
		FDA推荐:同USP
3	日本	PMDA收载了4条溶出曲线,且CDE已翻译并公布,溶出度标准测定方法:桨法,2.0%(w/v)吐温-80溶液900ml,50rpm,45min,限度为70%

128.6 一致性评价策略

鉴于:

(1)原研产品未在我国进口上市。

(2)国际公认的同种药物未在国内上市。

(3)原研Bayer在美国上市600mg片剂,商品名为BILTRICIDE,被列为RLD。

(4)日本Bayer上市BILTRICIDE片剂,规格为600mg。

(5)法国Bayer上市600mg片剂,商品名为BILTRICIDE。

因此,建议以Bayer上市的600mg片剂作为参比制剂(应注意规格问题),对国内吡喹酮片进行一致性评价。

130. 醋酸甲羟孕酮片/*267.*醋酸甲羟孕酮胶囊

130.1 品种基本信息

醋酸甲羟孕酮为孕激素类药,作用于子宫内膜,能促进子宫内膜的增殖分泌,通过对下丘脑的负反馈,抑制垂体前叶促黄体生成激素的释放,抑制卵巢的排卵过程。

基本信息见表130-1:

表130-1 醋酸甲羟孕酮片/胶囊基本信息汇总

通用名	醋酸甲羟孕酮片	醋酸甲羟孕酮胶囊
英文名	Medroxyprogesterone Acetate Tablets	Medroxyprogesterone Acetate Capsules
剂型规格	片剂,规格:2mg、4mg、0.1g、0.25g、0.5g,需评价2mg、4mg、0.1g、0.25g	胶囊,规格:0.1g、0.25g,均需评价
主成分化学名	6α-甲基-17α-羟基孕甾-4-烯-3,20-二酮醋酸酯	
结构式		
分子式 分子量	$C_{24}H_{34}O_4$ 386.53	
CAS号	71-58-9	
适应证	适用于月经不调、功能性子宫出血及子宫内膜异位症等,还可用于晚期乳腺癌、子宫内膜癌	
原研/品牌	Wyeth Pharmaceuticais(被辉瑞收购)/PROVERA、FARLUTAL、PRODOSONE	

130.2 国内外上市信息

本品由惠氏研发,于1959年在美国上市片剂,商品名为PROVERA,规格有2.5mg、5mg和10mg,随后在欧洲各国上市。100mg、200mg和400mg片剂于1980年在意大利上市,1983年在英国上市,商品名均为PROVERA。本品大小、规格、适应证不同,根据仿制药的情况选择参比制剂。批准情况见表130-2:

表130-2　醋酸甲羟孕酮片和胶囊国内外上市信息

批准国家	类别	内容
中国	国内上市的原研药品	进口原研药品：Pfizer Italia S.R.L.进口上市的醋酸甲羟孕酮片，商品名为法禄达（FARLUTAL），规格为500mg；商品名为普维拉（PROVERA），规格为5mg和100mg
		原研地产化药品：无
	国内上市国际公认的同种药物	国际公认同种药物进口：无
		国际公认地产化药品：无
	其他进口	无
	国产批文	原料3个批文，片剂20个批文，胶囊1个批文
美国（FDA批准）	原研批准信息	Pharmacia and Upjohn于1959年6月在美国上市片剂，商品名为PROVERA，规格为2.5mg、5mg和10mg；无胶囊剂上市
	仿制药信息	目前上市的有Barr Laboratories Inc的2.5mg、5mg和10mg片剂，无胶囊剂上市
	RLD信息	Pharmacia and Upjohn的10mg片剂被列为RLD
日本	参比制剂信息	协和发酵麒麟分别于1967年7月、1987年5月上市5mg和200mg片，商品名为HYSRON；辉瑞于2009年11月上市2.5mg片，商品名为PROVERA，均被列为参比制剂，未上市胶囊剂
	仿制药信息	上市仿制片剂的公司有东和药品和富士制药工业
EMA	原研信息	无
	仿制药信息	无
英国	上市信息	辉瑞最先于1983年11月在英国上市100mg和200mg片剂，随后又陆续上市400mg、10mg、2.5mg和5mg，商品名为PROVERA，英国无胶囊剂上市
法国	上市信息	辉瑞于1983年7月在法国上市600mg、500mg片（FARLUTAL），随后又上市了200mg（PRODOSONE）、10mg（PROVERA），无胶囊剂上市
其他	上市信息	辉瑞在意大利也有上市，商品名为PROVERA，规格包括2.5mg、5mg、10mg、100mg和250mg；商品名为FARLUTAL，规格包括5mg、10mg、20mg、250mg和500mg

130.3　理化性质

醋酸甲羟孕酮原料基本性质见表130-3：

表130-3　醋酸甲羟孕酮原料理化性质

pKa(25℃)	未测定			
在各溶出介质中的溶解度（37℃）	单位：μg/ml			
	溶出介质	十二烷基硫酸钠含量		
		0%	0.5%	1.0%
	pH1.2	1.6	290	540
	pH4.0	1.6	330	740
	pH6.8	1.5	310	630
	水	1.5	310	800
稳定性	水：未测定 各pH溶出介质中：未测定 光：未测定			
BCS分类	世界卫生组织公布（2005年）：Ⅲ/Ⅰ			
	NICHD和FDA研究归纳（2011年）：/			
	tsrlinc网站：Ⅱ			
	BDDCS分类：/			

130.4　质量标准

醋酸甲羟孕酮已收载入各国药典，具体见表130-4：

表130-4　醋酸甲羟孕酮各国药典收载信息

产品名称	收载药典
醋酸甲羟孕酮	ChP2015、BP2013、USP36、IP2010
醋酸甲羟孕酮片	ChP2015、USP36
醋酸甲羟孕酮胶囊	ChP2015

130.5　溶出度标准

溶出度标准比较见表130-5：

表130-5　醋酸甲羟孕酮片/胶囊各国溶出度测定方法比较

序号	不同国家	要求
1	中国	ChP2015片剂： 方法一（2mg、4mg与10mg规格）：桨法，5%十二烷基硫酸钠溶液500ml（2mg、4mg规格）或900ml（10mg规格），50rpm，45min，限度为60% 方法二（200mg规格）：桨法，异丙醇–水（40:60）900ml，100rpm，45min，限度为70% ChP2015胶囊：桨法，5%十二烷基硫酸钠溶液900ml，50rpm，45min，限度为50%

续表

序号	不同国家	要求
2	美国	USP36片剂:桨法,0.5%十二烷基硫酸钠溶液900ml,50rpm,45min,限度为50%
		FDA推荐:同USP
3	日本	PMDA收载了不同规格片剂的溶出曲线,且CDE已翻译并公布,溶出度标准测定方法: 2.5mg和5mg片剂:桨法,0.5%十二烷基硫酸钠溶液900ml,50rpm,45min,限度为70% 200mg片剂:桨法,1%十二烷基硫酸钠溶液900ml,50rpm,60min,限度为75%

130.6 理化性质

片剂,鉴于:

(1)原研产品未在我国进口上市。

(2)国际公认的同种药物未在国内上市。

(3)原研已在美国上市:Pharmacia and Upjohn在美国上市片剂,商品名为PROVERA,规格为2.5mg、5mg和10mg,其中10mg被列为RLD。

(4)协和发酵麒麟上市5mg和200mg片,商品名为HYSRON;辉瑞上市2.5mg片,商品名为PROVERA,均被列为参比制剂。

(5)辉瑞在英国上市100mg、200mg、400mg、10mg、2.5mg和5mg片剂,商品名为PROVERA。

(6)辉瑞在法国上市600mg、500mg片(商品名:FARLUTAL),随后又上市了200mg(商品名:PRODOSONE)、10mg(商品名:PROVERA)。

(7)辉瑞在意大利也有上市,商品名为PROVERA,规格包括2.5mg、5mg、10mg、100mg和250mg;商品名为FARLUTAL,规格包括5mg、10mg、20mg、250mg和500mg。

因此,建议:

(1)片剂:醋酸甲羟孕酮由Wyeth Pharmaceuticals(被辉瑞收购)开发,其专利权被授予Pfizer和Amarin。本品大规格和小规格适应证不同,请根据仿制药的情况选择合适的参比制剂,对国内醋酸甲羟孕酮片进行一致性评价。

(2)胶囊:本品为改剂型,且不显著改变药代动力学行为的制剂。根据总局办公厅发布的《仿制药质量和疗效一致性评价工作中改剂型药品(普通口服固体制剂)评价一般考虑》,建议以原研剂型药品(辉瑞上市的醋酸甲羟孕酮片)为参比制剂,进行以下研究:①从药物的理化性质、生物学性质、临床需要、患者的依从性、药物经济学、与原研剂型参比制剂的优劣比较等方面分析论证改剂型药品的科学性、合理性和必要性;②体外药学评价;③生物等效性试验。

131. 氯硝西泮片

品种基本信息

氯硝西泮片为苯二氮䓬类抗癫痫抗惊厥药。该药对多种动物癫痫模型有对抗作用,对戊四唑所致的阵挛性惊厥模型对抗作用尤佳,对最大电休克惊厥、士的宁和印防己毒素惊厥等均有较强的对抗作用;对各种类型的癫痫有抑制作用。氯硝西泮既抑制癫痫病灶的发作性放电,也抑制放电活动向周围组织的扩散。

基本信息见表131-1:

表131-1 氯硝西泮片基本信息汇总

通用名	氯硝西泮片
英文名	Clonazepam Tablets
剂型规格	片剂,规格:0.5mg、2mg,均需评价
主成分化学名	1,3-二氢-7-硝基-5-(2-氯苯基)-2H-1,4-苯并二氮杂䓬-2-酮
结构式	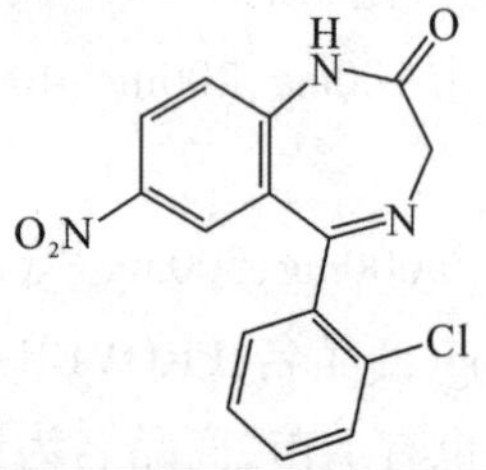
分子式 分子量	$C_{15}H_{10}ClN_3O_3$ 315.62
CAS号	1622-61-3
适应证	适用于控制各型癫痫,尤其适用于失神发作、婴儿痉挛症、肌阵挛性发作、运动不能性发作及Lennox-Gastaut综合征
原研	罗氏制药/KLONOPIN、RIVOTRIL

131.2 国内外上市信息

本品于1975年在美国和意大利上市,商品名分别为KLONOPIN和RIVOTRIL,片剂规格:0.5mg、1mg和2mg。随后在日本、德国、法国和英国等国家上市。

批准情况见表131-2:

表131-2　氯硝西泮片国内外上市信息

批准国家	类别	内容
中国	国内上市的原研药品	进口原研药品：无
		原研地产化药品：无
	国内上市国际公认的同种药物	国际公认同种药物进口：无
		国际公认地产化药品：无
	其他进口	无
	国产批文	原料1家，制剂16个批准文号，规格有0.5mg和2mg
美国（FDA批准）	原研批准信息	Hoffmann La Roche 于1975年6月在美国上市0.125mg、0.25mg、0.5mg、1mg和2mg，商品名为KLONOPIN，其中0.125mg和0.25mg已退市
	仿制药信息	美国上市的有5种规格，分别为0.125mg、0.25mg、0.5mg、1mg和2mg，目前上市的有Teva、Hoffmann La Roche、Sandoz、Apotex、Mylan Pharms和Watson Labs等10家公司
	RLD信息	Roche的KLONOPIN，规格1mg片剂被列为RLD
日本	参比制剂信息	大日本住友制药于1981年1月上市0.5mg和2mg，于1981年9月上市1mg，商品名为LANDSEN，标为*a
		中外制药于1981年1月上市0.5mg和2mg，于1981年9月上市1mg，商品名为RIVOTRIL，标为*b
	仿制药信息	无
EMA	原研信息	无
	仿制药信息	无
英国	上市信息	仅Auden Mckenzie于2008年上市了0.5mg和2mg片
法国	上市信息	Roche于1989年9月、1995年2月分别上市0.5mg和2mg片，商品名为RIVOTRIL
其他	上市信息	Roche在意大利和德国也有上市，商品名为RIVOTRIL，规格为0.5mg和2mg

131.3　理化性质

氯硝西泮原料基本性质见表131-3：

表131-3　氯硝西泮原料理化性质

pKa（25℃）	pKa$_1$＝1.63（采用吸光度法测定） pKa$_2$＝10.35（采用吸光度法测定）
在各溶出介质中的溶解度（37℃）	pH4.0：10.8μg/ml pH6.8：10.3μg/ml 水：10.6μg/ml
稳定性	水：未测定 各pH溶出介质中：在pH1.2溶出介质中降解 光：未测定

BCS分类	世界卫生组织公布(2005年):/
	NICHD和FDA研究归纳(2011年):/
	tsrlinc网站:/
	BDDCS分类:/
	其他:Ⅲ*

*文献来源:Trop J Pharm Res,April 2012,11(2):326:http://www.tjpr.org/vol11_no2/2012_11_2_20.pdf

131.4　质量标准

氯硝西泮已收载入各国药典,具体见表131-4:

表131-4　氯硝西泮各国药典收载信息

产品名称	收载药典
氯硝西泮	ChP2015、IP2010、JP16、USP36、BP2013、EP8.0
氯硝西泮片	ChP2015、USP36、BP2013、IP2010、JP16

131.5　溶出度标准

溶出度标准比较见表131-5:

表131-5　氯硝西泮片各国溶出度测定方法比较

序号	不同国家	要求
1	中国	ChP2015:桨法,水900ml,75rpm,45min,限度为75%
2	美国	USP36:桨法,脱气水900ml,75rpm,45min,限度为75%
3	日本	PMDA收载了不同规格片剂的溶出曲线,且CDE已翻译并公布,溶出度标准测定方法: 0.5mg片剂:桨法,水900ml,50rpm,30min,限度为80% 1mg片剂:桨法,水900ml,50rpm,30min,限度为80% 2mg片剂:桨法,水900ml,50rpm,30min,限度为85%

131.6　一致性评价策略

鉴于:

(1)原研产品未在我国进口上市。

(2)国际公认的同种药物未在国内上市。

（3）原研 Hoffmann La Roche 已在美国上市本品,规格为 0.125mg、0.25mg、0.5mg、1mg 和 2mg,商品名为 KLONOPIN,其中 0.125mg 和 0.25mg 已退市,而 1mg 被列为 RLD。

（4）大日本住友制药于 1981 年 1 月上市 0.5mg 和 2mg,于 1981 年 9 月上市 1mg,商品名为 LANDSEN；中外制药于 1981 年 1 月上市 0.5mg 和 2mg,于 1981 年 9 月上市 1mg,商品名为 RIVOTRIL,分别标为*a 和*b。

（5）Roche 在法国上市 0.5mg 和 2mg 片,商品名为 RIVOTRIL。

（6）Roche 在意大利和德国也有上市,商品名为 RIVOTRIL,规格为 0.5mg 和 2mg。

因此,建议以 Roche 上市的 0.5mg 和 2mg 片作为参比制剂,国内企业应根据具体情况对氯硝西泮片进行一致性评价,且根据《以药动学参数为终点评价指标的化学药物仿制药人体生物等效性研究技术指导原则》,若完成 2mg 氯硝西泮片 BE 试验,同时满足以下条件,即试验规格制剂符合生物等效性要求、各规格制剂在不同 pH 介质中体外溶出曲线相似、各规格制剂的处方比例相似,则可以申请 0.5mg 和 2mg 氯硝西泮片 BE 豁免,仅进行体外质量一致性评价。

132. 别嘌醇片

132.1 品种基本信息

别嘌醇片是抑制尿酸合成的药物。别嘌醇及其代谢产物氧嘌呤醇均能抑制黄嘌呤氧化酶,阻止次黄嘌呤和黄嘌呤代谢为尿酸,从而减少尿酸的生成,使血和尿中的尿酸含量降低到溶解度以下水平,防止尿酸形成结晶沉积在关节及其他组织内,也有助于痛风患者组织内的尿酸结晶重新溶解。别嘌醇亦通过对次黄嘌呤–鸟嘌呤磷酸核酸转换酶的作用抑制体内新的嘌呤的合成。

基本信息见表132-1:

表132-1 别嘌醇片基本信息汇总

通用名	别嘌醇片
英文名	Allopurinol Tablets
剂型规格	片剂,规格:0.1g
主成分化学名	1H-吡唑并(3,4-d)嘧啶-4醇
结构式	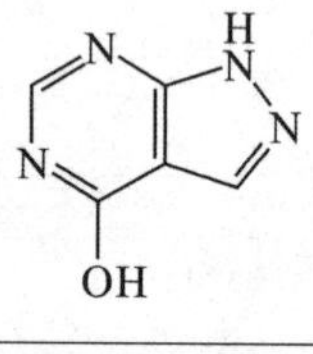
分子式 分子量	$C_5H_4N_4O$ 136.11
CAS号	315-30-0
适应证	适用于原发性和继发性高尿酸血症,尤其是尿酸生成过多而引起的高尿酸血症;反复发作或慢性痛风者;痛风石;尿酸性肾结石和(或)尿酸性肾病;有肾功能不全的高尿酸血症
原研/品牌	GSK/ZYLOPRIM

132.2 国内外上市信息

本品由GSK开发上市,商品名为ZYLOPRIM,批准情况见表132-2:

表132-2　别嘌醇片国内外上市信息

批准国家	类别	内容
中国	国内上市的原研药品	进口原研药品:无
		原研地产化药品:无
	国内上市国际公认的同种药物	国际公认同种药物进口:无
		国际公认地产化药品:无
	其他进口	无
	国产批文	原料6家,制剂15个批准文号,均为0.1g
美国（FDA批准）	原研批准信息	1966年8月,Sebela Ireland Ltd首次被美国批准上市ZYLOPRIM片剂,规格为300mg
	仿制药信息	美国上市的规格有100mg和300mg,目前有Sandoz、Accord Healthcare、Indoco Remedies、Ipca Labs和Watson Labs等19家公司上市本品
	RLD信息	Sebela Ireland Ltd的300mg片被列为RLD
日本	参比制剂信息	葛兰素史克于1977年12月上市100mg,2002年3月上市50mg,商品名为ZYLORIC,其中100mg规格为参比制剂
	仿制药信息	有日医工、高田制药、Teva、田边三菱、大日本住友等多家企业上市
EMA	原研信息	无
	仿制药信息	无
英国	上市信息	英国最早由Aspen Pharma Trading Limited于1980年上市100mg和300mg片剂,商品名为ZYLORIC
法国	上市信息	由Aspen Pharma Trading Limited于1978年10月上市300mg片,随后又上市200mg和100mg规格,商品名为ZYLORIC
其他	上市信息	无

132.3　理化性质

别嘌醇原料基本性质见表132-3:

表132-3　别嘌醇原料理化性质

pKa(25℃)	pKa$_1$＝9.50 pKa$_2$＝12～13(20℃,离子强度μ≈0.152)
在各溶出介质中的溶解度（37℃）	pH1.2:5.20×10^{-4}g/ml pH4.0:4.53×10^{-4}g/ml pH6.8:4.46×10^{-4}g/ml 水:4.61×10^{-4}g/ml

续表

稳定性	水：未测定 各pH溶出介质中：在pH9.45、pH12.25的缓冲液中，100℃加热1h产生降解产物 在pH7.10、pH9.45、pH12.25的缓冲液中，100℃加热10h产生降解产物 光：未测定
BCS分类	世界卫生组织公布（2005年）：Ⅰ
	NICHD和FDA研究归纳（2011年）：Ⅲ/Ⅰ
	tsrlinc网站：Ⅳ
	BDDCS分类：/

132.4 质量标准

别嘌醇已收载入各国药典，具体见表132-4：

表132-4　别嘌醇各国药典收载信息

产品名称	收载药典
别嘌醇	ChP2015、BP2013、USP36、IP2010
别嘌醇片	ChP2015、USP36

132.5 溶出度标准

溶出度标准比较见表132-5：

表132-5　别嘌醇片各国溶出度测定方法比较

序号	不同国家	要求
1	中国	ChP2015：桨法，盐酸溶液（9→1000）1000ml，100rpm，45min，限度为70%
2	美国	USP36：桨法，0.01mol/L盐酸900ml，75rpm，45min，限度为75%
		FDA推荐：同USP
3	日本	PMDA收载了4条溶出曲线，且CDE已翻译并公布，溶出度标准测定方法：桨法，水900ml，50rpm，30min，限度为80%

132.6 一致性评价策略

鉴于：

（1）原研产品未在我国进口上市。

（2）国际公认的同种药物未在国内上市。

（3）原研已在美国上市，Sebela Ireland Ltd首次被美国批准上市ZYLOPRIM片剂，规格为300mg，且被列为RLD。

（4）日本葛兰素史克上市100mg和50mg片剂，商品名为ZYLORIC，其中100mg规格为参比制剂。

（5）英国最早由Aspen Pharma Trading Limited于1980年上市100mg和300mg片剂，商品名为ZYLORIC。

（6）法国Aspen Pharma Trading Limited上市300mg、200mg和100mg规格片剂，商品名为ZYLORIC。

因此，建议以GSK上市的100mg片剂作为参比制剂。

134. 酒石酸美托洛尔片

134.1 品种基本信息

　　酒石酸美托洛尔片属于2A类即无部分激动活性的β_1-受体阻断药(心脏选择性β-受体阻断药)。它对β_1-受体有选择性阻断作用,无PAA(部分激动活性),无膜稳定作用。

　　基本信息见表134-1:

表134-1　酒石酸美托洛尔片基本信息汇总

通用名	酒石酸美托洛尔片
英文名	Metoprolol Tartrate Tablets
剂型规格	片剂,规格:25mg、50mg
主成分化学名	1-异丙氨基-3-[对-(2-甲氧乙基)苯氧基]-2-丙醇 L(+)-酒石酸盐
结构式	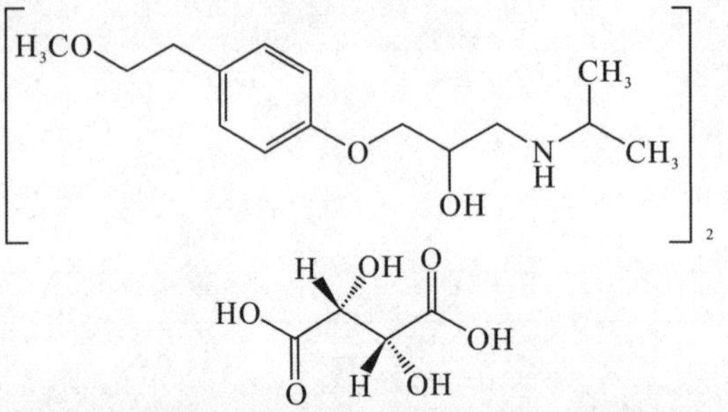
分子式 分子量	$(C_{15}H_{25}NO_3)_2 \cdot C_4H_6O_6$ 684.82
CAS号	56392-17-7
适应证	适用于治疗高血压、心绞痛、心肌梗死、肥厚型心肌病、主动脉夹层、心律失常、甲状腺功能亢进症、心脏神经官能症等。近年来尚用于心力衰竭的治疗,此时应在有经验的医师指导下使用
原研	阿斯利康(阿斯利康和诺华制药共同开发)/LOPRESSOR

134.2 国内外上市信息

　　本品于1975年最先在瑞典上市,于1978年在意大利和美国上市,1980年在法国上市,1983年在日本上市,商品名:SELOKEN、LOPRESSOR和BETALOC。批准情况见表134-2:

表134-2 酒石酸美托洛尔片国内外上市信息

批准国家	类别	内容
中国	国内上市的原研药品	进口原研药品：无
		原研地产化药品：阿斯利康制药公司的倍他乐克，规格包括25mg、50mg和0.1g
	国内上市国际公认的同种药物	国际公认同种药物进口：无
		国际公认地产化药品：无
	其他进口	无
	国产批文	原料4家，制剂24个批准文号，规格有25mg、50mg和100mg
美国（FDA批准）	原研批准信息	1978年，US Pharmaceuticals Holdings LLC在美国上市50mg和100mg片剂，商品名为LOPRESSOR
	仿制药信息	美国上市的有5种规格，分别为25mg、37.5mg、50mg、75mg和100mg，目前上市的有Teva、Alembic Pharms、Aurobindo Pharma、Rubicon Research Pvt、Mylan Pharms和Watson Labs等10家公司
	RLD信息	US Pharmaceuticals Holdings LLC的100mg片剂被列为RLD
日本	参比制剂信息	1983年2月，阿斯利康上市20mg片（商品名：SELOKEN），标为*a，诺华制药上市20mg和40mg片（商品名：LOPRESOR），标为*b
	仿制药信息	有Teva、东和药品、辰巳化学等多家企业上市仿制药
EMA	原研信息	无
	仿制药信息	无
法国	上市信息	1979年，Daiichi Sankyo France Sas在法国上市100mg和50mg片，商品名为LOPRESSOR
意大利	上市信息	阿斯利康于1978年在意大利上市100mg，1982年上市200mg，商品名为SELOKEN

134.3 理化性质

酒石酸美托洛尔原料基本性质见表134-3：

表134-3 酒石酸美托洛尔原料理化性质

pKa(25℃)	pKa≈9.6
在各溶出介质中的溶解度（37℃）	pH1.2：1.0g/ml以上
	pH4.0：1.0g/ml以上
	pH6.8：1.0g/ml以上
	水：1.0g/ml以上
稳定性	水：未测定
	各pH溶出介质中：未测定
	光：未测定

	世界卫生组织公布(2005年)：Ⅰ
BCS分类	NICHD和FDA研究归纳(2011年)：/
	tsrlinc网站：Ⅰ
	BDDCS分类：/

134.4 质量标准

酒石酸美托洛尔已收载入各国药典,具体见表134-4：

表134-4 酒石酸美托洛尔各国药典收载信息

产品名称	收载药典
酒石酸美托洛尔	ChP2015、IP2010、JP16、USP36、BP2013、EP8.0
酒石酸美托洛尔片	ChP2015、USP36、BP2013、JP16

134.5 溶出度标准

溶出度标准比较见表134-5：

表134-5 酒石酸美托洛尔片各国溶出度测定方法比较

序号	不同国家	要求
1	中国	ChP2015：篮法,氯化钠的盐酸溶液(取氯化钠2g,加盐酸7ml,加水至1000ml) 900ml(100mg规格)或500ml(25mg、50mg规格),100rpm,30min,限度为75%
2	美国	USP36：篮法,人工胃液(无酶)900ml,100rpm,30min,限度为75%
		FDA推荐：同USP
3	日本	PMDA收载了不同规格片剂的溶出曲线,且CDE已翻译并公布,溶出度标准测定方法： 20mg和40mg：桨法,水900ml,50rpm,30min,限度为80% 120mg：桨法,水900ml,50rpm,经过1h、3h、8h,限度分别为15%~45%、40%~70%和75%以上

134.6 一致性评价策略

鉴于：

(1)原研产品已在我国地产化上市,但只有通过自证后才能作为参比制剂;

(2)国际公认的同种药物未在国内上市。

（3）原研US Pharmaceuticals Holdings LLC已在美国上市50mg和100mg片剂,商品名为LOPRESSOR,其中100mg片剂为RLD。

（4）日本阿斯利康上市20mg片,标为*a,诺华制药上市20mg和40mg片,标为*b。

（5）法国Daiichi Sankyo France Sas上市100mg和50mg片,商品名为LOPRESSOR。

（6）阿斯利康在意大利上市100mg与200mg片,商品名为SELOKEN。

因此,建议以US Pharmaceuticals Holdings LLC在美国上市的50mg片剂（商品名:LOPRESSOR）作为参比制剂。

136. 盐酸多塞平片

136.1　品种基本信息

多塞平为三环类抗抑郁药,主要用于治疗抑郁症及焦虑性神经症。

基本信息见表136-1:

表136-1　盐酸多塞平片基本信息汇总

通用名	盐酸多塞平片
英文名	Doxepin Hydrochloride Tablets
剂型规格	片剂,规格:25mg
主成分化学名	N,N-二甲基-3-二苯并(6,e)噁庚英-11(6H)亚基-1-丙胺盐酸盐顺反异构
结构式	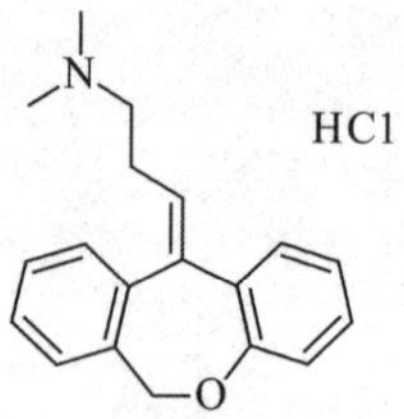
分子式 分子量	$C_{19}H_{22}ClNO$ 315.84
CAS号	1229-29-4
适应证	用于治疗抑郁症及焦虑性神经症
原研/品牌	PFIZER(勃林格殷格翰与辉瑞共同开发)/SINEQUAN

136.2　国内外上市信息

1964年最早在美国上市,商品名为SINEQUAN,胶囊剂,规格为10mg、25mg和50mg。随后在欧洲各国上市,法国和德国由罗氏销售,辉瑞负责德国、英国和美国市场。

本品片剂主要由罗氏在法国和德国销售,规格包括25mg和50mg。

批准情况见表136-2:

表136-2　盐酸多塞平片国内外上市信息

批准国家	类别	内容
中国	国内上市的原研药品	进口原研药品：无
		原研地产化药品：无
	国内上市国际公认的同种药物	国际公认同种药物进口：无
		国际公认地产化药品：无
	其他进口	无
	国产批文	3个原料药批文，15个片剂批文
美国（FDA批准）	原研批准信息	1964年，Pfizer上市SINEQUAN胶囊（规格：50mg、25mg、10mg、75mg、100mg），用于治疗抑郁症及焦虑性神经症，但现已停止上市
	仿制药信息	有多家公司上市仿制药，包括Mylan Pharms Inc、Actavis Elizabeth、Purepac Pharm、Watson Labs、Quantum Pharmics、Par Pharm、Dava Pharms Inc、Sun Pharm Inds、Sandoz等
	RLD信息	2010年3月，FDA批准Pernix Therapeutics LLC申请的SILENOR片（规格：6mg）为参比制剂，用于治疗失眠 1986年5月，FDA批准Mylan Pharms Inc申请的DOXEPIN HYDRO-CHLORIDE 25mg胶囊剂为参比制剂，用于治疗抑郁症及焦虑性神经症
日本	参比制剂信息	无
	仿制药信息	无
EMA	原研信息	无
	仿制药信息	无
其他	上市信息	德国Hexal AG Industriestr.25D-83607Holzkirchen（DONEURIN，10mg、25mg、100mg），阿根廷DOXEDERM，澳大利亚DEPTRAN、SINEQUAN，奥地利SINEQUAN，比利时SINEQUAN，加拿大SINEQUAN、ZONALON，丹麦SINEQUAN，中国香港QUALIQUAN、SINEQUAN，印度SPECTRA，爱尔兰SINEQUAN、XEPIN，以色列GILEX，墨西哥SINEQUAN，西班牙SINEQUAN，瑞士SINQUANE，泰国SINEQUAN，英国SINEPIN、SINEQUAN、XEPIN等

136.3 理化性质

盐酸多塞平原料的基本性质见表136-3：

表136-3　盐酸多塞平片原料理化性质

pKa(25℃)	/
在各溶出介质中的溶解度(37℃)	/
稳定性	/

BCS分类	世界卫生组织:/
	NICHD和FDA研究归纳:I
	tsrlinc网站:/
	BDDCS:I

136.4 质量标准

盐酸多塞平已收载入多国药典,具体见表136-4:

表136-4　盐酸多塞平及制剂药典收载信息

产品名称	收载药典
盐酸多塞平	ChP2015、USP36、BP2015、EP8.6、IP2010
盐酸多塞平胶囊	BP2013、USP36、、IP2010
盐酸多塞平片	ChP2015

136.5 溶出度标准

溶出度标准比较见表136-5:

表136-5　盐酸多塞平制剂各国溶出度测定方法比较

序号	国家	剂型	要求
1	中国	片剂	ChP2015:篮法,100rpm,纯化水900ml,45min,限度为70%
2	美国	胶囊剂	USP36:篮法,50rpm,纯化水900ml,30min,限度为80%
			FDA推荐:篮法,50rpm,纯化水900ml,30min,限度为80%
		片剂	FDA:桨法,50rpm,模拟胃液(含酶)(pH1.1～1.3)900ml,取样时间:5min、10min、15min、20min、30min、45min
3	日本		/

136.6 一致性评价策略

鉴于:

(1)原研药品未在国内上市。

(2)国际公认的同种药物未在国内上市。

(3)同规格同适应证原研为25mg胶囊剂,同品种片剂规格及适应证与国内上市品种均不一致。

因此，建议以辉瑞在美国上市的 DOXEPIN HYDROCHLORIDE 胶囊（规格：25mg）为参比制剂，按改剂型且不显著改变药代动力学行为的制剂对国内盐酸多塞平片进行一致性评价。根据总局办公厅发布的《仿制药质量和疗效一致性评价工作中改剂型药品（普通口服固体制剂）评价一般考虑》，进行以下研究：①从药物的理化性质、生物学性质、临床需要、患者的依从性、药物经济学、与原研剂型参比制剂的优劣比较等方面分析论证改剂型药品的科学性、合理性和必要性；②体外药学评价；③生物等效性试验。

139. 环孢素软胶囊/274.环孢素胶囊

139.1 品种基本信息

环孢素为免疫抑制剂,主要用于肝、肾以及心脏移植的抗排异反应,可与肾上腺皮质激素同用,也可用于一些免疫性疾病的治疗。

基本信息见表139-1:

表139-1 环孢素软胶囊/胶囊基本信息汇总

通用名	环孢素软胶囊	环孢素胶囊
英文名	Ciclosporin/Cyclosporine Soft Capsules	Ciclosporin/Cyclosporine Capsules
剂型规格	软胶囊,规格:10mg、25mg、50mg、100mg 待评价:已批准的所有规格	胶囊,规格:25mg 待评价:已批准的所有规格
主成分化学名	环{[(E)-(2S,3R,4R)-3-羟基-4-甲基-2-(甲氨基)-6-辛烯酰]-L-2-氨基丁酰-N-甲基甘氨酰-N-甲基-L-亮氨酰-L-缬氨酰-N-甲基-L-亮氨酰-L-丙氨酰-D-丙氨酰-N-甲基-L-亮氨酰-N-甲基-L-亮氨酰-N-甲基-L-缬氨酰}	
结构式	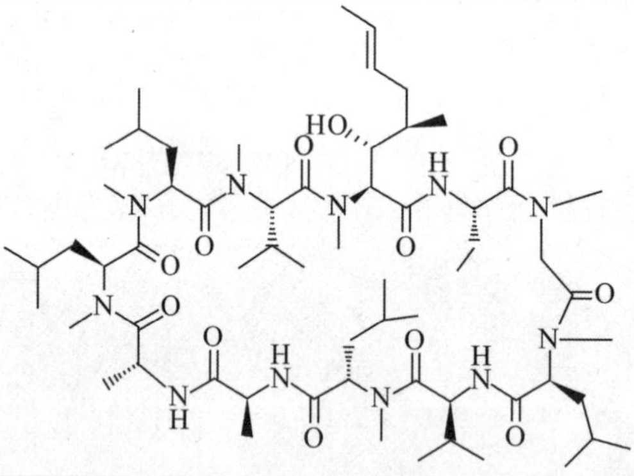	
分子式 分子量	$C_{62}H_{111}N_{11}O_{12}$ 1202.61	
CAS号	59865-13-3	
适应证	适用于肝、肾以及心脏移植的抗排异反应,可与肾上腺皮质激素同用,也可用于一些免疫性疾病的治疗	
原研/品牌	Novartis Pharma/SANDIMMUNE(1983)、NEORAL(1995)	

139.2 国内外上市信息

环孢素软胶囊由Novartis Pharma开发上市,商品名为SANDIMMUNE(1983)和NEORAL(1995),未上市胶囊剂。批准情况见表139-2:

表139-2 环孢素软胶囊/胶囊国内外上市信息

批准国家	类别	内容	
		环孢素软胶囊	环孢素胶囊
中国	国内上市的原研药品	进口原研药品:Novartis Pharma Schweiz AG上市的新山地明,规格为10mg、25mg、50mg和100mg	进口原研药品:无
		原研地产化药品:无	原研地产化药品:无
	国内上市国际公认的同种药物	国际公认同种药物进口:无	国际公认同种药物进口:无
		国际公认地产化药品:无	国际公认地产化药品:无
	其他进口	韩国Hanmi Pharm Co., Ltd进口环孢素软胶囊,商品名为因普兰他,规格为25mg和100mg	无
	国产批文	6个原料药批文,21个软胶囊批文	2个胶囊批文
美国（FDA批准）	原研批准信息	美国最早于1990年由Novartis Pharma上市环孢素软胶囊,商品名为SANDIMMUNE,规格有25mg、100mg和50mg,其中100mg被列为RLD;Novartis于1995年7月获批上市商品名为NEORAL的软胶囊,规格有25mg、100mg和50mg,其中100mg也被列为RLD	无
	仿制药信息	有多家公司上市仿制药,包括Ivax Sub Teva Pharms、Watson Labs Inc、Apotex、Sandoz、Abbvie等	无
	RLD信息	1990年3月,FDA批准Novartis申请的SANDIMMUNE(100mg)为参比制剂 1995年7月,FDA批准Novartis申请的NEORAL(100mg)为参比制剂	无
日本	参比制剂信息	Novartis于1991年上市商品名为SANDIMMUNE的软胶囊(规格:25mg、50mg)	无
	仿制药信息	东洋カプセル、マイラン制药、日医工、ビオメディクス、ビオメディクス等公司有上市软胶囊,规格有10mg、25mg和50mg	无
EMA	原研信息	无	无
	仿制药信息	无	无

批准国家	类别	内容	
		环孢素软胶囊	环孢素胶囊
其他	上市信息	爱尔兰（持证商：Alpharma ApS Dalslands-gade 11 Copenhagen S DK-2300 Denmark，2006年，25mg、50mg、100mg）；荷兰［持证商：IDL（International Drug Licencing）Avenue Hoche 36，750008 Paris France，2009年，50mg、100mg］；英国（持证商：Morningside Healthcare Limited 115 Narborough Road Leicester LE3 0PA United Kingdom，2007年，25mg、50mg、100mg）；德国（持证商：Novartis Pharma GmbH Roonstr.25 90429 Nürnberg Germany，2014，25mg、50mg、100mg）	无

139.3　理化性质

环孢素原料基本性质见表139-3：

表139-3　环孢素原料理化性质

pKa（25℃）	/
在各溶出介质中的溶解度（37℃）	水：＜0.03μg/ml；0.1mol/L HCl：＜0.03μg/ml；0.1mol/L NaOH：＜0.03μg/ml；pH7.0磷酸盐缓冲液：＜0.02μg/ml
稳定性	室温36个月稳定
BCS分类	世界卫生组织：Ⅲ/Ⅳ
	NICHD和FDA研究归纳：Ⅱ/Ⅲ/Ⅳ
	tsrlinc网站：Ⅱ
	BDDCS：Ⅱ

139.4　质量标准

环孢素已收载入各国药典，具体见表139-4：

表139-4　环孢素各国药典收载信息

产品名称	收载药典
环孢素	ChP2015、USP35、BP2013、JP16、EP8.6
环孢素软胶囊	USP36
环孢素胶囊	USP36

139.5　溶出度标准

溶出度标准比较见表139-5：

表139-5　环孢素制剂各国溶出度测定方法比较

序号	国家	剂型	要求
1	中国	软胶囊	药典委公示稿(2015)：桨法，75rpm，模拟胃液(取胰酶3.2g、氯化钠2.0g、浓盐酸7.0ml，N，N-二甲基十二烷基胺-N-氧化物6.9ml，加水稀释至1000ml)1000ml，45min，限度为75%
2	美国	胶囊剂(内容物液态)	USP36：桨法，50rpm，纯化水500ml，15min，胶囊破裂
			FDA推荐：桨法，75rpm，0.1mol/L HCl(每毫升含N，N-二甲基十二胺-N-氧化物)1000ml，取样时间：10min、20min、30min、45min、60min、90min
		胶囊剂(内容物粉末)	USP36：篮法，150rpm，0.1mol/L HCl(含0.5%SDS)1000ml，90min，限度为80%
			FDA推荐：同USP
3	日本	/	

139.6　一致性评价策略

环孢素软胶囊：鉴于：

(1)原研药品已在国内进口上市(商品名：新山地明，规格：10mg、25mg、50mg和100mg)。

(2)国际公认的同种药物未在国内上市。

(3)FDA公布的参比制剂为1990年的SANDIMMUNE(规格：100mg)和1995年的NE-ORAL(规格：100mg)，均为Novartis Pharmaceuticals申请。

因此，建议：

(1)环孢素软胶囊：以国内进口的Novartis Pharmaceuticals上市的新山地明软胶囊为参比制剂。国内企业应根据具体情况对环孢素软胶囊进行一致性评价，且根据《以药动学参数为终点评价指标的化学药物仿制药人体生物等效性研究技术指导原则》，若完成高规格环孢素软胶囊BE试验，同时满足以下条件，即试验规格制剂符合生物等效性要求、各规格制剂在不同pH介质中体外溶出曲线相似、各规格制剂的处方比例相似，则可以申请低规格环孢素软胶囊BE豁免，仅进行体外质量一致性评价。

(2)环孢素胶囊：本品为改剂型，且不显著改变药代动力学行为的制剂。根据总局办公厅发布的《仿制药质量和疗效一致性评价工作中改剂型药品(普通口服固体制剂)评价一般考虑》，建议以原研剂型药品(Novartis Pharmaceuticals进口上市的50mg环孢素软胶囊剂，商品名：新山地明)为参比制剂，进行以下研究：①从药物的理化性质、生物学性质、临床需要、患者的依从性、药物经济学、与原研剂型参比制剂的优劣比较等方面分析论证改剂型药品的科学性、合理性和必要性；②体外药学评价；③生物等效性试验。

140. 马来酸依那普利片

140.1 品种基本信息

马来酸依那普利是血管紧张素转换酶抑制剂,口服后在体内水解成依那普利拉,后者抑制血管紧张素转换酶,降低血管紧张素 II 含量,造成全身血管舒张,引起降压。适用于各期原发性高血压、肾性高血压、充血性心力衰竭。

基本信息见表140-1:

表140-1 马来酸依那普利片基本信息汇总

通用名	马来酸依那普利片
英文名	Enalapril Maleate Tablets
剂型规格	片剂,规格:5mg、10mg
主成分化学名	N-[(S)-1-乙氧羰基-3-苯丙基]-L-丙氨酰-L-脯氨酸顺丁烯二酸盐
结构式	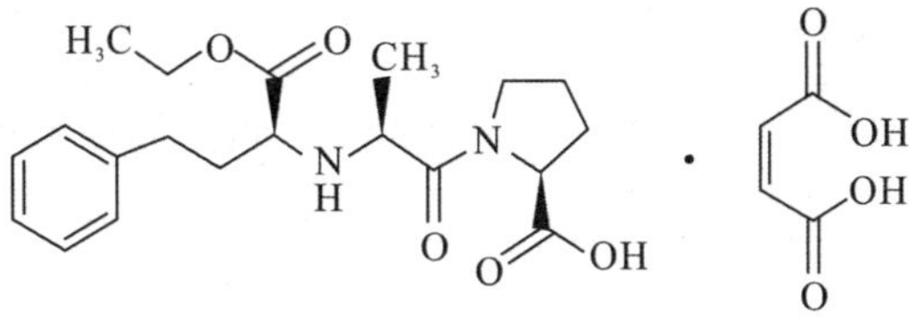
分子式 分子量	$C_{20}H_{28}N_2O_5 \cdot C_4H_4O_4$ 492.52
CAS号	76095-16-4
适应证	适用于各期原发性高血压、肾性高血压、充血性心力衰竭
原研/品牌	Merck/VASOTEC

140.2 国内外上市信息

本品由 Merck Sharp & Dohme 开发,1984年最先在法国和德国上市片剂,商品名为 RE-NITEC 和 XANEF,随后在欧洲其他国家、日本和美国上市。后授权给西班牙 Uriach、Biovail 等公司。批准情况见表140-2:

表140-2 马来酸依那普利片国内外上市信息

批准国家	类别	内容
中国	国内上市的原研药品	进口原研药品:Merck Sharp & Dohme进口了5mg和10mg片剂(商品名:悦宁定)
		原研地产化药品:无
	国内上市国际公认的同种药物	国际公认同种药物进口:无
		国际公认地产化药品:无
	其他进口	德国Berlin-Chemie AG进口上市5mg片,商品名:柏纳力/BENALAPRZL
	国产批文	原料7家,制剂24个批准文号
美国(FDA批准)	原研信息	1985年首次被美国批准,Valeant Pharms North(原Merck公司)生产的VASOTEC,规格为2.5mg、5mg、10mg、20mg,20mg为参比制剂
	仿制药信息	美国目前有Taro、Sandoz Inc、Apothecon、Sun Pharm Inds Ltd、Watson Labs和Teva等多家公司上市仿制药
	RLD信息	Valeant Pharms North生产的20mg规格为VASOTEC
日本	参比制剂信息	1986年6月上市,参比制剂为MSD K.K.的RENIVACE片,规格为2.5mg、5mg和10mg
	仿制药信息	サンノーバ、长生堂制药、泽井制药、メディサ新药、日本药品工业、日本ジェネリック等
EMA	原研信息	无
	仿制药信息	无
英国	上市信息	Merck上市了5mg、10mg和20mg规格的片剂,商品名为INNOVACE
其他	上市信息	英国、德国、芬兰、丹麦、法国、瑞典等国均有上市

140.3 理化性质

马来酸依那普利原料基本性质见表140-3:

表140-3 马来酸依那普利原料理化性质

pKa(25℃)	pKa$_1$=1.92(针对马来酸,采用滴定法测定)
	pKa$_2$=3.00(针对依那普利,采用滴定法测定)
	pKa$_3$=5.40(针对依那普利,采用滴定法测定)
	pKa$_4$=6.23(针对马来酸,采用滴定法测定)
在各溶出介质中的溶解度(37℃)	pH1.2:49mg/ml
	pH4.0:34mg/ml
	pH6.8:34mg/ml
	水:32mg/ml
稳定性	水:未测定
	各pH溶出介质中:在pH2~7溶出介质中,稳定
	光:未测定

续表

BCS分类	世界卫生组织：Ⅲ
	NICHD 和 FDA 研究归纳：Ⅰ/Ⅲ
	tsrlinc 网站：Ⅰ
	BDDCS：Ⅰ

140.4 质量标准

马来酸依那普利已收载入各国药典，具体见表140-4：

表140-4 马来酸依那普利各国药典收载信息

产品名称	收载药典
马来酸依那普利	ChP2015、USP36、EP8.0、BP2013、JP16
马来酸依那普利片	ChP2015、USP36、BP2013、JP16

140.5 溶出度标准

溶出度标准比较见表140-5：

表140-5 马来酸依那普利片各国溶出度测定方法比较

序号	不同国家	要求
1	中国	ChP2015：篮法，纯化水 500ml，100rpm，30min，限度为75%
2	美国	USP36：桨法，pH6.8磷酸盐缓冲液 900ml，50rpm，30min，限度为80%
		FDA：同USP
3	日本	PMDA 收载了4条溶出曲线，且CDE已翻译并公布，溶出度标准测定方法：桨法，纯化水 900ml，50rpm，15min(2.5mg 和 5mg)，限度为85%；30min(10mg)，限度为85%

140.6 一致性评价策略

鉴于：

(1)原研Merck的悦宁定已进口上市。

(2)国际公认的同种药物未在国内上市。

(3)美国橙皮书中收载有RLD，为 Valeant Pharms North 生产的 20mg 规格 VASOTEC。

因此，建议以进口的悦宁定作为参比制剂，对国内马来酸依那普利片进行一致性评价。

国内企业应根据具体情况对马来酸依那普利片进行一致性评价，且根据《以药动学参数为终点评价指标的化学药物仿制药人体生物等效性研究技术指导原则》,若完成10mg规格马来酸依那普利片BE试验,同时满足以下条件,即试验规格制剂符合生物等效性要求、各规格制剂在不同pH介质中体外溶出曲线相似、各规格制剂的处方比例相似,则可以申请5mg规格马来酸依那普利片BE豁免,仅进行体外质量—致性评价。

141. 硫酸亚铁片/*216.*硫酸亚铁缓释片

141.1 品种基本信息

铁是红细胞中血红蛋白的组成元素。缺铁时,红细胞合成血红蛋白量减少,致使红细胞体积变小,携氧能力下降,形成缺铁性贫血。口服本品可补充铁元素,纠正缺铁性贫血。

基本信息见表141-1:

表141-1　硫酸亚铁片/缓释片基本信息汇总

通用名	硫酸亚铁片	硫酸亚铁缓释片
英文名	Ferrous Sulfate Tablets	Ferrous Sulfate Sustained Release Tablets
剂型规格	片剂,规格:0.3g	片剂,规格:0.45g
主成分化学名	硫酸亚铁	
结构式	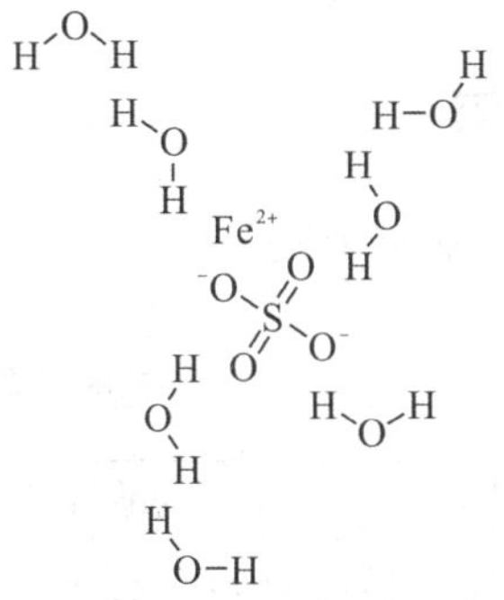	
分子式 分子量	$FeSO_4 \cdot 7H_2O$ 278.01	
CAS号	7720-78-7	
适应证	适用于各种原因(如慢性失血、营养不良、妊娠、儿童发育期等)引起的缺铁性贫血	
原研/品牌	/	

141.2 国内外上市信息

批准情况见表141-2:

表141-2　硫酸亚铁片/缓释片国内外上市信息

批准国家	类别	内容
中国	国内上市的原研药品	进口原研药品:无
		原研地产化药品:无
	国内上市国际公认的同种药物	国际公认同种药物进口:无
		国际公认地产化药品:无
	其他进口	无
	国产批文	原料3个批文,片剂14个批文,缓释片4个批文
美国（FDA批准）	原研批准信息	无
	仿制药信息	无
	RLD信息	无
日本	参比制剂信息	Mylan(*)105mg缓释片和武田制药(＋)100mg缓释片均为参比制剂
	仿制药信息	无片剂上市信息,1964年11月マイランEPD(Mylan)105mg缓释片上市;1976年11月武田制药100mg缓释片上市
EMA	原研信息	无
	仿制药信息	无
其他	上市信息	无

141.3　理化性质

硫酸亚铁原料基本性质见表141-3:

表141-3　硫酸亚铁原料理化性质

pKa(25℃)	pKa＝1.59(针对硫酸氢根,采用滴定法测定)
在各溶出介质中的溶解度（37℃）（以FeSO$_4$计）	pH1.2:320mg/ml pH1.2:320mg/ml pH6.8*:360mg/ml 水:127mg/ml
稳定性	水:未测定 各pH溶出介质中:在pH6.8磷酸盐缓冲液中,生成不溶性磷酸盐沉淀 光:未测定
BCS分类	世界卫生组织公布(2005年):/ NICHD和FDA研究归纳(2011年):/ tsrlinc网站:/ BDDCS分类:Ⅲ

*:除pH6.8的磷酸盐缓冲液外。

141.4 质量标准

硫酸亚铁已收载入各国药典,具体如下:

表141-4 硫酸亚铁各国药典收载信息

产品名称	收载药典
硫酸亚铁	ChP2015、USP36、BP2013、JP14
硫酸亚铁片	ChP2015、USP35、BP2013
硫酸亚铁缓释片	ChP2015

141.5 溶出度标准

溶出度标准比较如表141-5:

表141-5 硫酸亚铁片/缓释片各国溶出度测定方法比较

序号	不同国家	要求
1	中国	硫酸亚铁片:桨法,以0.1mol/L盐酸溶液900ml为溶出介质,50rpm,45min,限度为70%
		硫酸亚铁缓释片:篮法,以0.1mol/L盐酸溶液900ml为溶出介质,100rpm,2h和6h,限度20%~40%(2h),50%~75%(6h)
2	美国	/
3	日本	PMDA收载了缓释片的4条溶出曲线,且CDE已翻译并公布,溶出度标准测定方法:桨法,水900ml,50rpm

规格	取样时间点	溶出限度
50mg	30min	15%~45%
	60min	35%~65%
	3h	85%以上
100mg	90min	20%~50%
	2h	30%~60%
	5h	80%以上
105mg	60min	10%~40%
	2h	30%~60%
	6h	75%以上

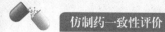

141.6　一致性评价策略

缓释片,鉴于:

(1)原研产品未在我国进口上市。

(2)国际公认的同种药物未在国内上市。

(3)日本Mylan(*)105mg缓释片和武田制药(+)100mg缓释片均为参比制剂。

(4)无片剂上市。

因此,建议:

(1)缓释片:以日本Mylan(*)105mg缓释片为参比制剂。

(2)片剂:本品为改剂型,且不显著改变药代动力学行为的制剂。根据总局办公厅发布的《仿制药质量和疗效一致性评价工作中改剂型药品(普通口服固体制剂)评价一般考虑》,建议以原研剂型药品(日本Mylan　105mg缓释片)为参比制剂,进行以下研究:①从药物的理化性质、生物学性质、临床需要、患者的依从性、药物经济学、与原研剂型参比制剂的优劣比较等方面分析论证改剂型药品的科学性、合理性和必要性;②体外药学评价;③生物等效性试验。(备注:本品为缓释片改为普通片,一致性评价风险较大,需谨慎)

142. 枸橼酸他莫昔芬片

142.1 品种基本信息

他莫昔芬为非固醇类抗雌激素药物,其结构与雌激素相似,存在Z型和E型两个异构体。两者物理化学性质各异,生理活性也不同,E型具有弱雌激素活性,Z型则具有抗雌激素作用。

基本信息见表142-1:

表142-1 枸橼酸他莫昔芬片基本信息汇总

通用名	枸橼酸他莫昔芬片
英文名	Tamoxifen Citrate Tablets
剂型规格	片剂,规格:10mg
主成分化学名	(Z)-N,N-二甲基-2-[4-(1,2-二苯基-1-丁烯基)苯氧基]-乙胺枸橼酸盐
结构式	
分子式	$C_{26}H_{29}NO \cdot C_6H_8O_7$
分子量	563.65
CAS号	54965-24-1
适应证	治疗女性复发转移乳腺癌;用作乳腺癌手术后转移的辅助治疗,预防复发
原研/品牌	阿斯利康/NOLVADEX

142.2 国内外上市信息

本品由阿斯利康率先上市,商品名为NOLVADEX,批准情况见表142-2:

表142-2 枸橼酸他莫昔芬片国内外上市信息

批准国家	类别	内容
中国	国内上市的原研药品	进口原研药品:无
		原研地产化药品:无
	国内上市国际公认的同种药物	国际公认同种药物进口:无
		国际公认地产化药品:无
	其他进口	无
	国产批文	原料7个批文,制剂13个批准文号,规格均为10mg

449

续表

批准国家	类别	内容
美国 (FDA批准)	原研批准信息	Astrazeneca 于 1977 年 12 月在美国上市 10mg 和 20mg 片剂，商品名为 NOLVADEX，目前均已停止上市
	仿制药信息	美国上市的规格有 10mg 和 20mg，目前有 Actavis Labs、Mylan Pharmaceuticals Inc、Apotex Inc 的片剂上市，规格有 10mg 和 20mg
	RLD信息	Mayne Pharma LLC 生产的 20mg 片剂被列为 RLD
日本	参比制剂信息	阿斯利康 10mg 和 20mg 片剂于 1981 年在日本上市，商品名为 NOLVADEX，被列为参比制剂
	仿制药信息	目前有泽井制药、日医工、Medisa新药、バイエル药品等上市片剂，规格有 10mg 和 20mg
EMA	原研信息	无
	仿制药信息	无
其他	上市信息	无

142.3 理化性质

枸橼酸他莫昔芬片的原料为枸橼酸他莫昔芬，基本性质见表142-3：

表142-3 枸橼酸他莫昔芬原料理化性质

pKa(25℃)	pKa＝8.27±0.30
在各溶出介质中的溶解度(37℃)	pH1.2：0.004mg/ml pH3.0(磷酸盐缓冲液)：0.035mg/ml pH4.0：0.033mg/ml pH6.8：0.000mg/ml 水：0.030mg/ml
稳定性	水：未测定 各pH溶出介质中：未测定 光：未测定
BCS 分类	世界卫生组织公布(2005年)：Ⅰ
	NICHD 和 FDA 研究归纳(2011年)：/
	tsrlinc网站：Ⅰ
	BDDCS分类：Ⅰ

142.4　质量标准

枸橼酸他莫昔芬已收载入各国药典,具体见表142-4:

表142-4　枸橼酸他莫昔芬各国药典收载信息

产品名称	收载药典
枸橼酸他莫昔芬	ChP2015、USP36、EP8.0、BP2013、JP16、IP2010
枸橼酸他莫昔芬片	ChP2015、USP36

142.5　溶出度标准

溶出度标准比较见表142-5:

表142-5　枸橼酸他莫昔芬片各国溶出度测定方法比较

序号	不同国家	要求
1	中国	ChP2015:桨法,以0.02mol/L盐酸溶液100ml为溶出介质,100rpm,30min,限度为75%
2	美国	USP36:桨法,以0.02mol/L盐酸溶液100ml为溶出介质,100rpm,30min,限度为75%
3	日本	PMDA收载了4条溶出曲线,且CDE已翻译并公布,溶出度标准测定方法:桨法,以磷酸氢二钠-枸橼酸缓冲液(pH3.0)900ml为溶剂,50rpm,90min,限度为75%(10mg规格)或70%(20mg规格)

142.6　一致性评价策略

鉴于:

(1)原研药品未在国内上市。

(2)国际公认的同种药物未在国内上市。

(3)日本橙皮书中收载有参比制剂,为阿斯利康上市的10mg片剂(商品名:NOLVADEX)。

(4)Astrazeneca于1977年12月在美国上市10mg和20mg片剂,商品名为Nolvadex,目前均已停止上市,目前美国RLD为Mayne Pharma LLC生产的20mg片剂。

因此,建议以日本阿斯利康上市的NOLVADEX作为参比制剂,对国内枸橼酸他莫昔芬片进行一致性评价研究。

143. 甲巯咪唑片

143.1 品种基本信息

甲巯咪唑为抗甲状腺药物,其作用机制是抑制甲状腺内过氧化物酶,从而阻碍吸聚到甲状腺内碘化物的氧化及酪氨酸的偶联,阻碍甲状腺素(T_4)和三碘甲状腺原氨酸(T_3)的合成。动物实验观察到可抑制B淋巴细胞合成抗体,降低血循环中甲状腺刺激性抗体的水平,使抑制性T细胞功能恢复正常。

基本信息见表143-1:

表143-1 甲巯咪唑片基本信息汇总

通用名	甲巯咪唑片
英文名	Thiamazole/Methimazole Tablets
剂型规格	片剂,规格:5mg
主成分化学名	1-甲基咪唑-2-硫醇
结构式	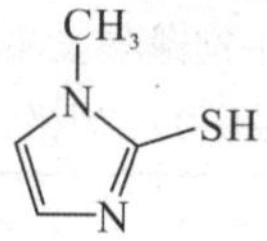
分子式 分子量	$C_4H_6N_2S$ 114.16
CAS号	60-56-0
适应证	抗甲状腺药物。适用于各种类型的甲状腺功能亢进症,尤其适用于:①病情较轻,甲状腺轻至中度肿大患者;②青少年及儿童、老年患者;③甲状腺手术后复发,又不适于用放射性^{131}I治疗者;④手术前准备;⑤作为^{131}I放疗的辅助治疗
原研/品牌	Lilly/TAPAZOLE

143.2 国内外上市信息

本品由Lilly开发上市,商品名为TAPAZOLE,批准情况见表143-2:

表 143-2　甲巯咪唑片国内外上市信息

批准国家	类别	内容
中国	国内上市的原研药品	进口原研药品:德国 Merck Serono GmbH 的 Thyrozol(赛治)已经进口,规格有 5mg、10mg 和 20mg
		原研地产化药品:无
	国内上市国际公认的同种药物	国际公认同种药物进口:无
		国际公认地产化药品:无
	其他进口	无
	国产批文	原料 3 个批文,片剂 13 个批文,均为 5mg
美国(FDA批准)	原研批准信息	1950 年 6 月,Lilly(后转为 King Pharmas)在美国上市了 5mg 和 10mg 规格片剂,商品名为 TAPAZOLE,目前均已停止上市。King Pharmas 于 2000 年 3 月又获批上市了 5mg 规格片剂,商品名为 TAPAZOLE
	仿制药信息	有 6 家公司上市仿制药,包括 Eci Pharmaceuticals LLC、Heritage Pharma Labs Inc、Rising Pharmaceuticals Inc、Sandoz Inc、Sun Pharmaceutical Industries Inc 等
	RLD信息	目前,FDA 的参比制剂为 Mylan 于 2000 年 3 月上市的 10mg 规格片剂,商品名为 METHIMAZOLE
日本	参比制剂信息	无
	仿制药信息	无
EMA	原研信息	无
	仿制药信息	无
其他	上市信息	Merck 的 THYROZOL 片剂在欧盟上市,仍在德国销售,有 5mg、10mg 和 20mg 三个规格

143.3　理化性质

甲巯咪唑原料基本性质如下:

表 143-3　甲巯咪唑原料理化性质

pKa(25℃)	无
在各溶出介质中的溶解度(37℃)	无
稳定性	无
BCS分类	世界卫生组织公布(2005年):/
	NICHD 和 FDA 研究归纳(2011年):/
	tsrlinc网站:/
	BDDCS分类:/

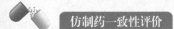

143.4 质量标准

甲巯咪唑已收载入各国药典,具体见表143-4:

表143-4　甲巯咪唑各国药典收载信息

产品名称	收载药典
甲巯咪唑	ChP2015、EP8.0、BP2013、USP36、JP16
甲巯咪唑片	ChP2015、USP35、JP16

143.5 溶出度标准

溶出度标准比较见表143-5:

表143-5　甲巯咪唑片各国溶出度测定方法比较

序号	不同国家	要求
1	中国	/
2	美国	USP35:篮法,以水500ml为溶出介质,100rpm,30min,限度为80%
3	日本	/

143.6 一致性评价策略

鉴于原研品已进口上市,因此建议以 Merck Serono GmbH 在中国进口上市的赛治(THYROZOL)作为参比制剂,对国内甲巯咪唑片进行一致性评价。

144. 秋水仙碱片

144.1　品种基本信息

秋水仙碱通过以下机制达到控制关节局部疼痛、肿胀及炎症反应：①和中性粒细胞微管蛋白的亚单位结合而改变细胞膜功能，包括抑制中性白细胞的趋化、黏附和吞噬作用；②抑制磷脂酶 A2，减少单核细胞和中性白细胞释放前列腺素和白三烯；③抑制局部细胞产生白介素 6 等。秋水仙碱不影响尿酸盐的生成、溶解及排泄，因而无降血尿酸作用。急性痛风性关节炎于口服后 12～24h 起效，90% 的患者在服药 24～48h 疼痛消失。

基本信息见表 144-1：

表 144-1　秋水仙碱片基本信息汇总

通用名	秋水仙碱片
英文名	Colchicine Tablets
剂型规格	片剂，规格：0.5mg
主成分化学名	N-[5,6,7,9-四氢-1,2,3,10-四甲氧基-9-氧-苯并(a)庚间三烯并庚间三烯-7-基]乙酰胺
结构式	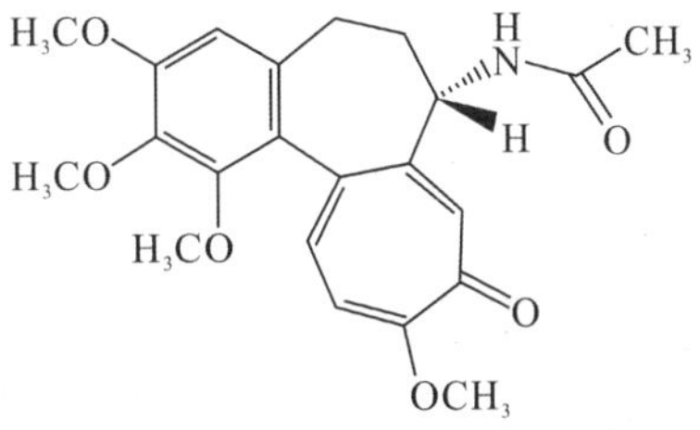
分子式 分子量	$C_{22}H_{25}NO_6$ 399.44
CAS 号	64-86-8
适应证	治疗痛风性关节炎的急性发作，预防复发性痛风性关节炎的急性发作
原研/品牌	Takeda/COLCRYS

144.2　国内外上市信息

本品由 Takeda 研发上市，商品名为 COLCRYS，批准情况见表 144-2：

表 144-2　秋水仙碱片国内外上市信息

批准国家	类别	内容	
中国	国内上市的原研药品	进口原研药品:无	
		原研地产化药品:无	
	国内上市国际公认的同种药物	国际公认同种药物进口:无	
		国际公认地产化药品:无	
	其他进口	有3个进口批文,中国台湾景德制药股份有限公司,0.5mg 片剂	
	国产批文	原料2个批文,片剂15个批文,0.5mg 和 1mg	
美国(FDA批准)	原研批准信息	Takeda 和 Ar Holding Co Inc 于 2009 年 7 月获批上市 0.6mg 片剂,商品名为 COLCRYS	
	仿制药信息	无	
	RLD 信息	目前,FDA 将 Takeda 的 0.6mg 规格片剂列为 RLD	
日本	参比制剂信息	高田制药于 1964 年 11 月获批上市 0.5mg 片剂,商品名为 COLCHICINE,被列为参比制剂	
	仿制药信息	无	
EMA	上市信息	上市规格 0.5mg	
英国	上市信息	Actavis UK Ltd 在英国上市了 500mg 片剂,商品名为 COLCHICINE	
意大利	上市信息	无	
其他	上市信息	波兰持证商 Sigillata Limited Suite 23 Park Royal House 23 Park Royal Road London Nw10 7jh United Kingdom 上市了 0.5mg 片剂,瑞典 ELC GROUP sro Czech Republic 上市了 500μg 片剂	

144.3　理化性质

秋水仙碱原料基本性质见表 144-3:

表 144-3　秋水仙碱原料理化性质

pKa(25℃)	pKa=12.35(针对酰胺基,采用滴定法测定)
在各溶出介质中的溶解度(37℃)	pH1.2:13.9mg/ml
	pH4.0:15.6mg/ml
	pH6.8:11.9mg/ml
	水:12.6mg/ml
稳定性	水:未测定
	各 pH 溶出介质中:未测定
	光:原料遇光着色
BCS分类	世界卫生组织公布(2005年):/
	NICHD 和 FDA 研究归纳(2011年):Ⅲ
	tsrlinc 网站:Ⅲ
	BDDCS分类:Ⅰ

144.4　质量标准

秋水仙碱已收载入各国药典,具体见表144-4:

表144-4　秋水仙碱各国药典收载信息

产品名称	收载药典
秋水仙碱	ChP2015、USP36、EP8.0、BP2013、IP2010、JP16
秋水仙碱片	ChP2015、USP36、BP2013、IP2010

144.5　溶出度标准

溶出度标准比较如表144-5:

表144-5　秋水仙碱片各国溶出度测定方法比较

序号	不同国家	要求
1	中国	ChP2015:小杯法,以水200ml为溶出介质,50rpm,30min,限度为80%
2	美国	USP36:篮法,以水500ml为溶出介质,100rpm,30min,限度为75%
		FDA推荐:同USP
3	日本	PMDA收载了4条溶出曲线,且CDE已翻译并公布,溶出度标准测定方法:浆法,pH6.8的磷酸盐缓冲液900ml,50rpm,30min,限度为85%

144.6　一致性评价策略

鉴于:

(1)原研产品未在我国进口上市。

(2)国际公认的同种药物未在国内上市。

(3)原研未在美国上市,目前Takeda的0.6mg规格片剂(商品名:COLCRYS)被列为RLD。

(4)高田制药于1964年11月获批上市0.5mg片剂,商品名为COLCHICINE,被列为参比制剂。

(5)英国Actavis UK Ltd上市了500mg片剂,商品名为COLCHICINE。

因此,建议以高田制药在日本上市的0.5mg秋水仙碱片作为参比制剂,对国内秋水仙碱片进行一致性评价。

145. 硝酸甘油片

品种基本信息

主要药理作用是松弛血管平滑肌。

基本信息见表145-1：

表 145-1　硝酸甘油片基本信息汇总

通用名	硝酸甘油片
英文名	Nitroglycerin Tablets
剂型规格	片剂，规格：0.5mg
主成分化学名	三硝酸甘油酯
结构式	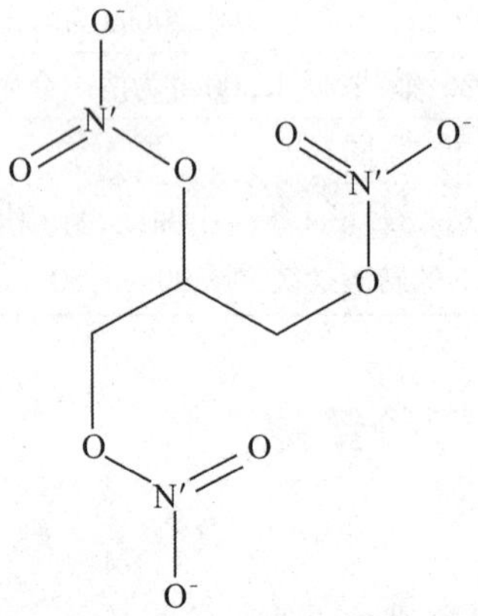
分子式 分子量	$C_3H_5N_3O_9$ 227.09
CAS号	55-63-0
适应证	用于冠心病心绞痛的治疗及预防，也可用于降低血压或治疗充血性心力衰竭
原研/品牌	辉瑞/NITROSTAT

145.2 **国内外上市信息**

硝酸甘油原研为 Sanwa 和 Nisshin Pharma，片剂由辉瑞投放市场，批准情况见表145-2：

表145-2　硝酸甘油片国内外上市信息

批准国家	类别	内容
中国	国内上市的原研药品	进口原研药品:辉瑞的舌下片耐较咛NITROSTAT,规格为0.6mg
		原研地产化药品:无
	国内上市国际公认的同种药物	国际公认同种药物进口:无
		国际公认地产化药品:无
	其他进口	无
	国产批文	制剂13个批准文号,规格均为0.5mg
美国(FDA批准)	原研批准信息	硝酸甘油片最早于1959年由辉瑞制药投放美国市场,商品名为NITRO-STAT
	仿制药信息	美国上市的有三种规格,分别为0.3mg、0.4mg和0.6mg,目前上市的公司有Dr. Reddy's Labs和Pfizer Pharms
	RLD信息	Pfizer Pharmaceuticals Ltd生产的0.6mg片剂被列为RLD
日本	参比制剂信息	无
	仿制药信息	无
EMA	原研信息	无
	仿制药信息	无
其他	上市信息	1985年以后仿制药在世界各国上市

145.3　理化性质

硝酸甘油原料基本性质见表145-3:

表145-3　硝酸甘油原料理化性质

pKa(25℃)	/
在各溶出介质中的溶解度(37℃)	/
稳定性	/
BCS分类	世界卫生组织公布(2005年):/
	NICHD和FDA研究归纳(2011年):Ⅰ
	tsrlinc网站:Ⅰ/Ⅲ
	BDDCS分类:Ⅰ

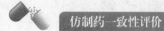

145.4 质量标准

硝酸甘油已收载入各国药典,具体见表145-4:

表145-4 硝酸甘油各国药典收载信息

产品名称	收载药典
硝酸甘油片	ChP2015、JP16

145.5 溶出度标准

溶出度标准比较如表145-5:

表145-5 硝酸甘油片各国溶出度测定方法比较

序号	不同国家	要求
1	中国	/
2	美国	/
3	日本	/

145.6 一致性评价策略

鉴于:

(1)原研药品已在我国进口上市(进口产品为硝酸甘油舌下片,国产品为硝酸甘油片,但用法为舌下含服,因此与原研品相同)。

(2)国际公认的同种药物未在国内上市。

(3)美国橙皮书中有RLD收载,为原研Pfizer Pharmaceuticals Ltd生产的NITROSTAT,规格为0.6mg片剂(舌下片,TABLET;SUBLINGUAL)。

因此,建议将原研进口我国的硝酸甘油舌下片(商品名:耐较咛,NITROSTAT,规格:0.6mg)作为参比制剂,对国内硝酸甘油片进行一致性评价。

146. 盐酸苯海索片

146.1 品种基本信息

盐酸苯海索片为中枢抗胆碱抗帕金森病药,作用在于选择性阻断纹状体的胆碱能神经通路,而对外周作用较小,从而有利于恢复帕金森病患者脑内多巴胺和乙酰胆碱的平衡,改善患者的帕金森病症状。

基本信息见表146-1:

表146-1 盐酸苯海索片基本信息汇总

通用名	盐酸苯海索片
英文名	Trihexyphenidyl Hydrochloride Tablets
剂型规格	片剂,规格:2mg
主成分化学名	(±)-α-环己基-α-苯基-1-哌啶丙醇盐酸盐
结构式	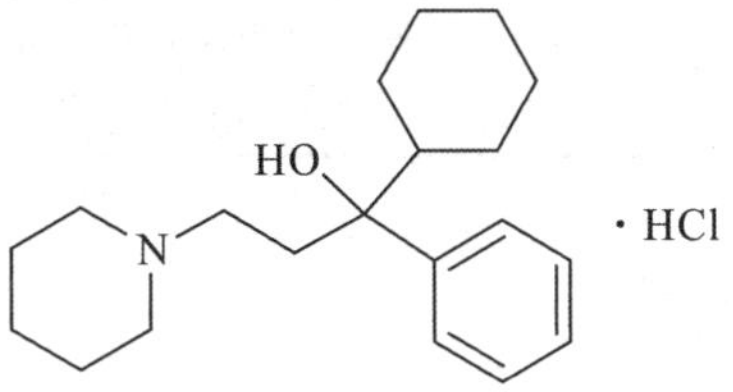
分子式 分子量	$C_{20}H_{31}NO \cdot HCl$ 337.93
CAS号	55-63-0
适应证	适用于帕金森病、帕金森综合征,也可用于药物引起的锥体外系疾患
原研/品牌	Wyeth Pharmaceuticals(被辉瑞收购)/ARTANE

146.2 国内外上市信息

本品由惠氏开发,1949年最早在美国上市片剂,商品名为ARTANE,规格有2mg和5mg。随后在法国、德国、意大利和西班牙等欧洲国家上市。批准情况见表146-2:

表146-2　盐酸苯海索片国内外上市信息

批准国家	类别	内容
中国	国内上市的原研药品	进口原研药品：无
		原研地产化药品：无
	国内上市国际公认的同种药物	国际公认同种药物进口：无
		国际公认地产化药品：无
	其他进口	无
	国产批文	原料3家，制剂13个批准文号，规格均为2mg
美国（FDA批准）	原研批准信息	1949年，Lederle Laboratories Div American Cyanamid Co最早在美国上市片剂，商品名为ARTANE，规格为2mg和5mg，现已停止上市
	仿制药信息	美国上市的公司有Natco Pharma、Vintage Pharms，规格有2mg和5mg
	RLD信息	Watson Laboratories Inc生产的2mg和5mg片剂被列为RLD
日本	参比制剂信息	无参比制剂
	仿制药信息	有多家公司上市了片剂，如Teva、第一三共、共和药品工业、长生堂、辉瑞、杏林制药等，规格均为2mg
EMA	原研信息	无
	仿制药信息	无
英国	上市信息	Genus Pharmaceuticals在英国上市了盐酸苯海索片，规格为2mg和5mg
其他	上市信息	盐酸苯海索由Wyeth Pharmaceuticals（被辉瑞收购）开发，1949年最早在美国上市，随后在法国、德国、意大利和西班牙等欧洲国家上市

146.3　理化性质

盐酸苯海索原料基本性质见表146-3：

表146-3　盐酸苯海索原料理化性质

pKa（25℃）	无法测定（因有游离碱基析出）
在各溶出介质中的溶解度（37℃）	pH1.2：2.4mg/ml
	pH4.0：10.2mg/ml
	pH6.8：8.2mg/ml
	水：10.0mg/ml
稳定性	水：未测定
	各pH溶出介质中：未测定
	光：未测定
BCS分类	世界卫生组织公布（2005年）：/
	NICHD和FDA研究归纳（2011年）：/
	tsrlinc网站：/
	BDDCS分类：I

146.4 质量标准

盐酸苯海索已收载入各国药典，具体见表146-4：

表146-4　盐酸苯海索各国药典收载信息

产品名称	收载药典
盐酸苯海索	ChP2015、JP16、BP2013、EP8.0、USP36
盐酸苯海索片	ChP2015、JP16、USP36

146.5 溶出度标准

溶出度标准比较见表146-5：

表146-5　盐酸苯海索片各国溶出度测定方法比较

序号	不同国家	要求
1	中国	/
2	美国	/
3	日本	/

146.6 一致性评价策略

鉴于：

(1)原研药品未在国内上市。

(2)国际公认的同种药物未在国内上市。

(3)美国FDA将Watson Laboratories Inc生产的2mg和5mg片剂列为RLD。

因此，建议以美国Watson Laboratories Inc生产并上市的2mg盐酸苯海索片作为参比制剂，对国内盐酸苯海索片进行一致性评价。

147. 碳酸锂片

147.1 品种基本信息

碳酸锂以锂离子形式发挥作用,其抗躁狂发作的机制是能抑制神经末梢Ca^{2+}依赖性的去甲肾上腺素和多巴胺释放,促进神经细胞对突触间隙中去甲肾上腺素的再摄取,增加其转化和灭活,从而使去甲肾上腺素浓度降低,还可促进5-羟色胺合成和释放,有助于情绪稳定。

基本信息见表147-1:

表147-1 碳酸锂片基本信息汇总

通用名	碳酸锂片
英文名	Lithium Carbonate Tablets
剂型规格	片剂,规格:0.25g
主成分化学名	碳酸锂
结构式	/
分子式	Li_2CO_3
分子量	73.89
CAS号	554-13-2
适应证	主要治疗躁狂症,对躁狂和抑郁交替发作的双相情感性精神障碍有很好的治疗和预防复发作用;对反复发作的抑郁症也有预防发作作用;也用于治疗分裂-情感性精神病
原研/品牌	苏威公司(Solvay,后被雅培收购)和诺华合作开发/LITHOBID

147.2 国内外上市信息

本品由苏威和诺华(Solvay and Novartis)合作开发。1939年最早在美国上市片剂,商品名为LITHOBID,规格为300mg。本品权利后被GSK、辉瑞、瑟法隆、大正、悉尼西南区卫生局、Nichhd和香港大学等公司或机构持有。批准情况见表147-2:

表 147-2　碳酸锂片国内外上市信息

批准国家	类别	内容
中国	国内上市的原研药品	进口原研药品:无
		原研地产化药品:无
	国内上市国际公认的同种药物	国际公认同种药物进口:无
		国际公认地产化药品:无
	其他进口	无
	国产批文	原料5个批文,片剂14个批文,规格有0.1g和0.25g
美国(FDA批准)	原研批准信息	美国 Pfizer 最早于1970年上市片剂,商品名为 LITHIUM CARBONATE,规格为300mg,现已停止上市。该药物的权利随后被葛兰素史克、辉瑞、瑟法隆、大正、悉尼西南区卫生局、Nichhd 和香港大学等公司或机构持有
	仿制药信息	Sun Pharmaceutical Industries Inc 于2010年6月上市300mg片剂,商品名为 LITHIUM CARBONATE;Roxane Laboratories 于1982年1月上市了300mg片剂,商品名为 LITHIUM CARBONATE
	RLD信息	FDA 碳酸锂片的参比制剂为 Roxane 生产的300mg规格,商品名为 LITHIUM CARBONATE
日本	参比制剂信息	1980年2月,大正制药(大正富山)上市了100mg和200mg片剂,商品名为 LIMAS,被列为参比制剂
	仿制药信息	有3家公司上市仿制药,为全星药品工业、共和药品工业和藤永制药
EMA	原研信息	无
	仿制药信息	赛诺菲安万特上市了400mg片剂,商品名为 PRIADEL(首次批准日期为1990年)
其他	上市信息	无

147.3　理化性质

碳酸锂原料基本性质见表147-3:

表 147-3　碳酸锂原料理化性质

pKa(25℃)	$pKa_1=6.2$ $pKa_2=9.6$
在各溶出介质中的溶解度(37℃)	pH1.2:13.64mg/ml pH4.0:12.44mg/ml pH6.8:11.67mg/ml 水:11.56mg/ml
稳定性	水:未测定 各pH溶出介质中:在pH1的溶出介质中,40℃/1h稳定 光:未测定

BCS分类	世界卫生组织公布(2005年)：Ⅲ
	NICHD和FDA研究归纳(2011年)：/
	tsrlinc网站：Ⅲ
	BDDCS分类：/

147.4　质量标准

碳酸锂已收载入各国药典,具体见表147-4：

表147-4　碳酸锂各国药典收载信息

产品名称	收载药典
碳酸锂	ChP2015、USP36、JP16、EP8.0、BP2013、IP2010
碳酸锂片	ChP2015、USP36、BP2013、IP2010

147.5　溶出度标准

溶出度标准比较见表147-5：

表147-5　碳酸锂片各国溶出度测定方法比较

序号	不同国家	要求
1	中国	ChP2015：篮法,水900ml,100rpm,30min,限度为65%
2	美国	USP36：篮法,水900ml,100rpm,30min,限度为80%
		FDA推荐：同USP
3	日本	PMDA收载了4条溶出曲线,且CDE已翻译并公布,溶出度标准测定方法：桨法,水900ml,100rpm,15min,限度45%以下；180min,限度80%以上(规格100mg)/30min,限度50%以下；180min,限度80%以上(规格200mg)

147.6　一致性评价策略

鉴于：

(1)原研产品未在我国进口上市。

(2)国际公认的同种药物未在国内上市。

(3)原研Pfizer最早于1970年在美国上市片剂,商品名为LITHIUM　CARBONATE,规格为300mg,现已停止上市。目前RLD为Roxane生产的300mg规格,商品名为LITHIUM　CAR-

BONATE。

（4）日本大正制药（大正富山）上市的100mg和200mg片剂（商品名：LIMAS）被列为参比制剂。

（5）欧盟赛诺菲安万特上市了400mg片剂，商品名为PRIADEL。

因此，建议以美国Roxane生产的碳酸锂片（规格：300mg）作为参比制剂，对国内碳酸锂片进行一致性评价。

149. 丙戊酸钠片

品种基本信息

丙戊酸钠为抗癫痫药,其作用机制尚未完全阐明。实验见本品能增加抑制性神经递质γ-氨基丁酸(GABA)的合成和减少GABA的降解,从而升高GABA的浓度,降低神经元的兴奋性而抑制发作。在电生理实验中见本品可产生与苯妥英相似的抑制Na^+通道的作用。对肝脏有损害。

基本信息见表149-1:

表149-1 丙戊酸钠片基本信息汇总

通用名	丙戊酸钠片
英文名	Sodium Valproate Tablets
剂型规格	片剂,规格:0.1g、0.2g
主成分化学名	2-丙基戊酸钠
结构式	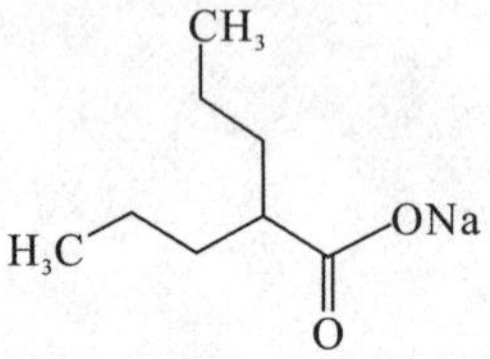
分子式 分子量	$C_8H_{15}NaO_2$ 166.20
CAS号	1069-66-5
适应证	主要用于单纯或复杂失神发作、肌阵挛性发作、大发作的单药或合并用药治疗,有时对复杂部分性发作也有一定疗效
原研/品牌	赛诺菲/DEPAKINE、DEPAKENE、EPILIM

149.2 **国内外上市信息**

本品由赛诺菲上市,商品名包括DEPAKINE、DEPAKENE、EPILIM,批准情况见表149-2:

表149-2　丙戊酸钠片国内外上市信息

批准国家	类别	内容
中国	国内上市的原研药品	进口原研药品:无
		原研地产化药品:无
	国内上市国际公认的同种药物	国际公认同种药物进口:无
		国际公认地产化药品:无
	其他进口	无
	国产批文	原料7个批文,片剂13个批文,规格为0.1g和0.2g
美国(FDA批准)	原研批准信息	无
	仿制药信息	无
	RLD信息	无
日本	参比制剂信息	有100mg与200mg片上市。日本参比制剂为协和发酵株式会社的丙戊酸钠片(DEPAKENE),规格为100mg和200mg,分别于1981年9月和1975年3月上市
	仿制药信息	有4家公司上市仿制药,包括藤永制药、辰巳化学、共和药品工业、大日本住友制药
EMA	原研信息	无
	仿制药信息	无
英国	上市信息	赛诺菲Depakine在英国注册的商品名为EPILIM(丙戊酸钠片,规格:100mg),同为原研制剂
意大利	上市信息	无
其他	上市信息	无

149.3　理化性质

丙戊酸钠原料基本性质见表149-3:

表149-3　丙戊酸钠原料理化性质

pKa(25℃)	pKa＝4.6
在各溶出介质中的溶解度(37℃)	pH1.2:0.6mg/ml
	pH4.0:1.2mg/ml
	pH6.8:1000mg/ml以上
	水:1000mg/ml以上
稳定性	水:未测定
	各pH溶出介质中:未测定
	光:未测定
BCS分类	世界卫生组织公布(2005年):Ⅰ
	NICHD和FDA研究归纳(2011年):/
	tsrlinc网站:/
	BDDCS分类:/

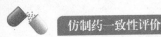

质量标准

丙戊酸钠已收载入各国药典,具体见表149-4:

表149-4 丙戊酸钠各国药典收载信息

产品名称	收载药典
丙戊酸钠	ChP2015、JP16、EP8.0、BP2013、IP2010
丙戊酸钠片	ChP2015、JP16、BP2013、IP2010

溶出度标准

溶出度标准比较见表149-5:

表149-5 丙戊酸钠片各国溶出度测定方法比较

序号	不同国家	要求
1	中国	/
2	美国	/
3	日本	PMDA收载了4条溶出曲线,且CDE已翻译并公布,溶出度标准测定方法:桨法,使用沉降篮,水900ml,50rpm,30min,限度为85%(规格100mg和200mg)

一致性评价策略

鉴于:

(1)原研产品未在我国进口上市。

(2)国际公认的同种药物未在国内上市。

(3)参比制剂为协和发酵株式会社的丙戊酸钠片(商品名:DEPAKENE),规格为100mg和200mg。

(4)赛诺菲在英国上市了丙戊酸钠片(商品名:EPILIM,规格:100mg)。

因此,建议以赛诺菲Depakine在英国上市的EPILIM(规格为100mg)作为参比制剂,对国内丙戊酸钠片进行一致性评价。国内企业应根据具体情况对丙戊酸钠片进行一致性评价,且根据《以药动学参数为终点评价指标的化学药物仿制药人体生物等效性研究技术指导原则》,若完成0.1g规格丙戊酸钠片BE试验,同时满足以下条件,即试验规格制剂符合生物等效性要求、各规格制剂在不同pH介质中体外溶出曲线相似、各规格制剂的处方比例相似,则可以申请0.2g规格丙戊酸钠片BE豁免,仅进行体外质量一致性评价。

151. 米非司酮片

151.1　品种基本信息

米非司酮为受体水平抗孕激素药,具有终止早孕、抗着床、诱导月经及促进宫颈成熟等作用,与孕酮竞争受体而达到拮抗孕酮的作用,与糖皮质激素受体亦有一定结合力。米非司酮能明显增高妊娠子宫对前列腺素的敏感性。小剂量米非司酮序贯合并前列腺素类药物,可得到满意的终止早孕效果。

基本信息见表151-1:

表151-1　米非司酮片基本信息汇总

通用名	米非司酮片
英文名	Mifepristone Tablets
剂型规格	片剂,规格:10mg、25mg、200mg
主成分化学名	11β-[4-(N,N-二甲氨基)-1-苯基]-17β-羟基-17α-(1-丙炔基)-雌甾-4,9-二烯-3-酮
结构式	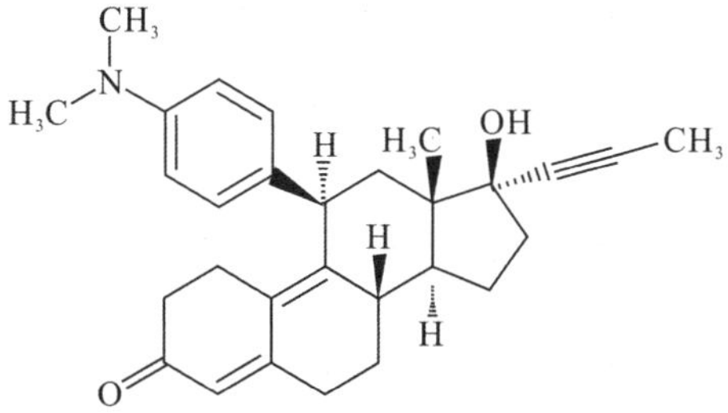
分子式 分子量	C$_{29}$H$_{35}$NO$_2$ 429.61
CAS号	84371-65-3
适应证	米非司酮片与前列腺素药物序贯合并使用,可用于终止停经49天内的妊娠
原研/品牌	安万特(与赛诺菲合并)/MIFEGYNE

151.2　国内外上市信息

本品最早于1989年在法国上市,商品名为MIFEGYNE。1991年在瑞典上市,1992年在英国上市,2000年在美国上市。德国和瑞士由Kosan销售,美国由Danco开发。批准情况见表151-2:

表 151-2　米非司酮片国内外上市信息

批准国家	类别	内容
中国	国内上市的原研药品	进口原研药品：无
		原研地产化药品：无
	国内上市国际公认的同种药物	国际公认同种药物进口：无
		国际公认地产化药品：无
	其他进口	无
	国产批文	原料7个批文，片剂15个批文，规格有10mg、25mg和200mg
美国（FDA批准）	原研批准信息	Danco于2000年在美国上市了200mg片剂，商品名为MIFEPREX
	仿制药信息	无
	RLD信息	Danco于2000年9月获批上市的商品名为MIFEPREX的200mg规格片剂和Corcept Therapeutics于2012年2月获批上市的商品名为KORLYM的300mg规格片剂均被列为RLD
日本	参比制剂信息	无
	仿制药信息	无
EMA	原研信息	无
	仿制药信息	Linepharma于2012年6月在欧盟上市200mg片剂
英国	上市信息	法国Exelgyn在英国上市了200mg规格片剂，商品名为MIFEGYNE
其他	上市信息	Linepharma International Limited United Kingdom于2010年12月在瑞典获批上市了200mg规格片剂，商品名为MIFEPRISTONE LINEPHARMA；法国Exelgyn于2014年6月在荷兰获批上市了600mg规格片剂，商品名为MIFEGYNE

151.3 理化性质

米非司酮原料基本性质见表151-3：

表 151-3　米非司酮原料理化性质

pKa(25℃)	无
在各溶出介质中的溶解度(37℃)	无
稳定性	无
BCS分类	世界卫生组织公布(2005年)：Ⅳ/Ⅲ
	NICHD和FDA研究归纳(2011年)：/
	tsrlinc网站：/
	BDDCS分类：/

151.4　质量标准

米非司酮仅收载入《中国药典》,具体见表151-4:

表151-4　米非司酮各国药典收载信息

产品名称	收载药典
米非司酮	ChP2015
米非司酮片	ChP2015

151.5　溶出度标准

溶出度标准比较见表151-5:

表151-5　米非司酮片各国溶出度测定方法比较

序号	不同国家	要求
1	中国	ChP2015:篮法,0.1mol/L盐酸溶液900ml,100rpm,30min,限度为75%
2	美国	/
3	日本	/

151.6　一致性评价策略

鉴于:

(1)原研产品未在我国进口上市。

(2)国际公认的同种药物未在国内上市。

(3)原研已在美国上市。Danco上市的商品名为MIFEPREX的200mg规格片剂被列为RLD;此外,Corcept Therapeutics上市的商品名为KORLYM的300mg规格片剂也被列为RLD。

因此,建议200mg制剂以Danco生产的MIFEPREX(规格:200mg)作为参比制剂,对国内200mg米非司酮片进行一致性评价。

10mg和25mg参比制剂不详,因大小规格、适应证不同且处方有差异,需进行临床有效性试验,一致性评价需谨慎。

153. 头孢呋辛酯片/208.头孢呋辛酯胶囊

153.1 品种基本信息

头孢呋辛酯为第二代头孢菌素类抗生素。口服经胃肠道吸收后,在酯酶作用下迅速水解为头孢呋辛而发挥抗菌作用。对革兰氏阳性球菌的活性与第一代头孢菌素相似或略差,但对葡萄球菌和革兰氏阴性杆菌产生的β-内酰胺酶显得相当稳定。除耐甲氧西林葡萄球菌、肠球菌属和李斯特菌属外,其他阳性球菌(包括厌氧球菌)对本品均敏感。本品对金黄色葡萄球菌的抗菌活性较头孢唑啉差,1~2mg/L的本品可分别抑制对青霉素敏感和耐药的全部金黄色葡萄球菌。对流感嗜血杆菌有较强抗菌活性,大肠埃希菌、奇异变形杆菌等对本品敏感;吲哚阳性变形杆菌、枸橼酸菌属和不动杆菌属对本品的敏感性差;沙雷菌属多数耐药,铜绿假单胞菌、弯曲杆菌属和脆弱拟杆菌对本品耐药。

基本信息见表153-1:

表153-1　头孢呋辛酯片/胶囊基本信息汇总

通用名	头孢呋辛酯片	头孢呋辛酯胶囊
英文名	Cefuroxime Axetil Tablets	Cefuroxime Axetil Capsules
剂型规格	片剂,规格:0.125g、0.25g	胶囊,规格:0.125g、0.25g
主成分化学名	(6R,7R)-7-[2-呋喃基(甲氧亚氨基)乙酰氨基]-3-氨基甲酰氧甲基-8-氧代-5-硫杂-1-氮杂双环(4.2.0)辛-2-烯-2-羧酸,(1RS)-1-乙酰氧基乙酯	
结构式	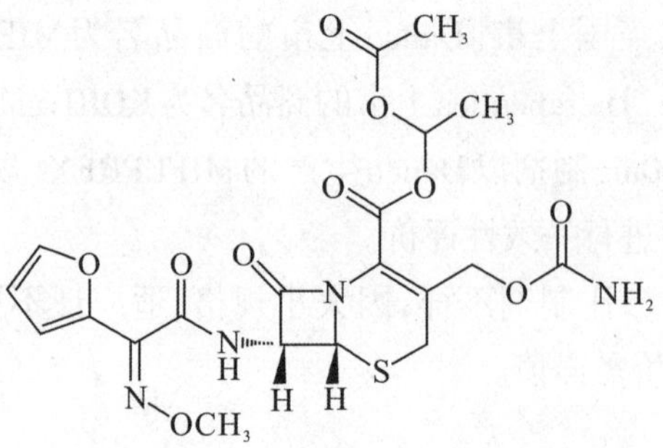	
分子式 分子量	$C_{20}H_{22}N_4O_{10}S$ 510.48	
CAS号	64544-07-6	

适应证	适用于溶血性链球菌、金黄色葡萄球菌(耐甲氧西林株除外)及流感嗜血杆菌、大肠埃希菌、肺炎克雷伯菌、奇异变形杆菌等肠杆菌科细菌敏感菌株所致成人急性咽炎或扁桃体炎、急性中耳炎、上颌窦炎、慢性支气管炎急性发作、急性支气管炎、单纯性尿路感染、皮肤软组织感染,以及无并发症淋病奈瑟菌性尿道炎和宫颈炎、儿童咽炎或扁桃体炎、急性中耳炎及脓疱病等
原研/品牌	葛兰素史克/ORACEF、CEFTIN、ZINNAT、ELOBACT

153.2 国内外上市信息

本品由葛兰素史克开发上市,商品名包括ORACEF、CEFTIN、ZINNAT、ELOBACT,批准情况见表153-2:

表153-2 头孢呋辛酯片/胶囊国内外上市信息

批准国家	类别	内容
中国	国内上市的原研药品	进口原研药品:头孢呋辛酯片 H20130343(Glaxo Wellcome UK Limited)片剂0.25g,商品名为西力欣(ZINACEF)
		原研地产化药品:无
	国内上市国际公认的同种药物	国际公认同种药物进口:无
		国际公认地产化药品:无
	其他进口	无
	国产批文	原料4个批文,片剂20个批文,胶囊9个批文
美国(FDA批准)	原研批准信息	1987年12月,葛兰素史克批准 CEFTIN 片上市,规格包括 125mg、250mg 和500mg
	仿制药信息	无胶囊剂上市 有7家公司包括 Alkem Laboratories Ltd、Ani Pharmaceuticals Inc、Apotex Inc等有片剂上市
	RLD信息	目前,FDA 参比制剂为葛兰素史克公司生产的500mg规格的片剂,商品名为CEFTIN
日本	参比制剂信息	1988年6月,葛兰素史克上市头孢呋辛酯片250mg规格,商品名为ORACEF,被列为参比制剂
	仿制药信息	无
EMA	原研信息	持证商 Glaxo Wellcome UK Limited 于2012年5月上市了125mg、250mg和500mg片剂,商品名为ZINNAT,仅上市片剂和干混悬剂
	仿制药信息	无
其他	上市信息	持证商 Ranbaxy(UK)Limited 在欧盟上市了250mg和500mg规格片剂

153.3　理化性质

头孢呋辛酯原料基本性质见表153-3：

表153-3　头孢呋辛酯原料理化性质

pKa(25℃)	无法测定,推测pKa≈11
在各溶出介质中的溶解度(37℃)	pH1.2:0.64mg/ml
	pH4.0:0.85mg/ml
	pH6.8:0.62mg/ml
	水:0.62mg/ml
稳定性	水:37℃/2h稳定
	各pH溶出介质中:在pH1.2、pH4.0和pH6.8溶出介质中,37℃/2h分别降解约8%、2%和14%
	光:水溶液在氙灯照射下,6h降解约41%
BCS分类	世界卫生组织公布(2005年):/
	NICHD和FDA研究归纳(2011年):Ⅳ
	tsrlinc网站:/
	BDDCS分类:Ⅲ

153.4　质量标准

头孢呋辛酯已收载入各国药典,具体见表153-4：

表153-4　头孢呋辛酯各国药典收载信息

产品名称	收载药典
头孢呋辛酯	ChP2015、USP36、EP8.0、BP2013、IP2010、JP16
头孢呋辛酯片	ChP2015、USP36、BP2013
头孢呋辛酯胶囊	ChP2015

153.5　溶出度标准

溶出度标准比较见表153-5：

表153-5　头孢呋辛酯片和胶囊各国溶出度测定方法比较

序号	不同国家	要求
1	中国	ChP2015片:桨法,以0.1mol/L盐酸溶液900ml为溶出介质,50rpm,限度:15min,60%/45min,75%
		ChP2015胶囊:桨法,以0.1mol/L盐酸溶液900ml为溶出介质,50rpm,限度:15min,60%/45min,75%

序号	不同国家	要求
2	美国	USP片:桨法,0.07mol/L盐酸900ml,55rpm/100rpm,限度:15min,60%;45min,75%
		FDA推荐:片同USP
3	日本	PMDA收载了片剂的4条溶出曲线,且CDE已翻译并公布,溶出度标准测定方法:桨法,以水900ml为溶剂,50rpm,30min,限度为70%

153.6 一致性评价策略

鉴于原研片(GSK的西力欣/ZINACEF)已在我国进口上市,因此建议以Glaxo Wellcome UK Limited中国进口上市的西力欣(ZINACEF,规格:0.25g)作为参比制剂,对国内头孢呋辛酯片进行一致性评价。国内企业应根据具体情况对头孢呋辛酯片进行一致性评价,且根据《以药动学参数为终点评价指标的化学药物仿制药人体生物等效性研究技术指导原则》,若完成0.25g规格头孢呋辛酯片BE试验,同时满足以下条件,即试验规格制剂符合生物等效性要求、各规格制剂在不同pH介质中体外溶出曲线相似、各规格制剂的处方比例相似,则可以申请0.125g规格头孢呋辛酯片BE豁免,仅进行体外质量一致性评价。

胶囊:本品为改剂型,且不显著改变药代动力学行为的制剂,根据总局办公厅发布的《仿制药质量一致性评价工作中改剂型药品(普通口服固体制剂)评价一般考虑》,建议以原研剂型药品(Glaxo Wellcome UK Limited进口上市的0.25g头孢呋辛酯片,商品名:西力欣/ZINACEF)为参比制剂,进行以下研究:①从药物的理化性质、生物学性质、临床需要、患者的依从性、药物经济学、与原研剂型参比制剂的优劣比较等方面分析论证改剂型药品的科学性、合理性和必要性;②体外药学评价;③生物等效性试验。

154. 盐酸氯米帕明片

154.1 品种基本信息

盐酸氯米帕明为三环类抗抑郁药,主要作用为阻断中枢神经系统去甲肾上腺素和5-羟色胺的再摄取,对5-羟色胺的再摄取的阻断作用更强,而发挥抗抑郁及抗焦虑作用,亦有镇静和抗胆碱能作用。

基本信息见表154-1:

表154-1　盐酸氯米帕明片基本信息汇总

通用名	盐酸氯米帕明片
英文名	Clomipramine Hydrochloride Tablets
剂型规格	片剂,规格:10mg、25mg
主成分化学名	N,N-二甲基-10,11-二氢-3-氯-5H-二苯并(b,f)氮杂䓬-5-丙胺盐酸盐
结构式	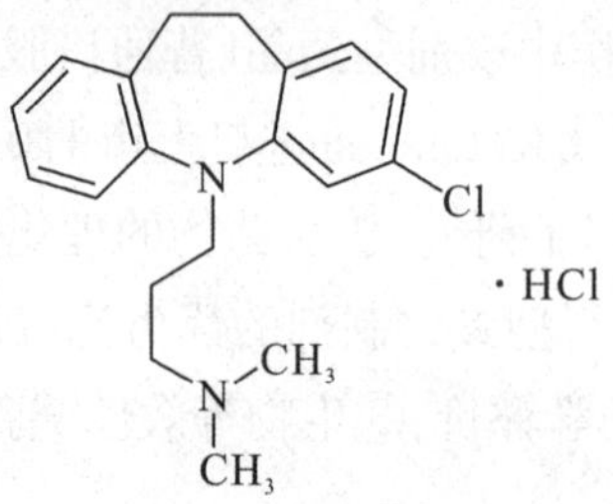
分子式 分子量	$C_{19}H_{23}ClN_2 \cdot HCl$ 351.32
CAS号	17321-77-6
适应证	用于治疗各种抑郁状态,也常用于治疗强迫性神经症、恐怖性神经症
原研/品牌	诺华制药/ANAFRANIL

154.2 国内外上市信息

1964年,本品由瑞士Ciba-Geigy(已被诺华收购)开发,1967年由诺华在法国上市盐酸氯米帕明片,商品名为ANAFRANIL,规格为10mg和25mg,随后在欧洲其他国家、日本和美国等国上市。批准情况见表154-2:

表154-2 盐酸氯米帕明片国内外上市信息

批准国家	类别	内容
中国	国内上市的原研药品	进口原研药品:无
		原研地产化药品:北京诺华制药有限公司生产的安拿芬尼
	国内上市国际公认的同种药物	国际公认同种药物进口:无
		国际公认地产化药品:无
	其他进口	无
	国产批文	原料4个批文,片剂20个批文
美国（FDA批准）	原研批准信息	无
	仿制药信息	无
	RLD信息	无片剂上市,目前,胶囊剂RLD定为Mallinckrodt LLC于1989年12月上市的ANAFRANIL,规格为25mg
日本	参比制剂信息	1973年8月,Alfresa制药,规格为10mg和25mg,商品名为ANAFRANIL
	仿制药信息	无
EMA	原研信息	无
	仿制药信息	无
其他	上市信息	1967年由诺华制药最先投放法国市场,片剂,商品名为ANAFRANIL,规格为10mg和25mg,随后在欧洲其他国家、日本和美国等国上市

154.3 理化性质

盐酸氯米帕明原料基本性质见表154-3:

表154-3 盐酸氯米帕明原料理化性质

pKa(25℃)	pKa＝7.8(在80%甲基溶纤剂溶液中测得)
在各溶出介质中的溶解度(37℃)	pH1.2:619mg/ml
	pH4.0:659mg/ml
	pH6.8:0.68mg/ml
	水:650mg/ml
稳定性	水:未测定
	各pH溶出介质中:未测定
	光:未测定
BCS分类	世界卫生组织公布(2005年):Ⅰ
	NICHD和FDA研究归纳(2011年):/
	tsrlinc网站:Ⅰ
	BDDCS分类:Ⅰ

154.4 质量标准

盐酸氯米帕明已收载入各国药典,具体见表154-4:

表154-4 盐酸氯米帕明各国药典收载信息

产品名称	收载药典
盐酸氯米帕明	ChP2015、USP36、BP2013、IP2010、JP16
盐酸氯米帕明片	ChP2015

154.5 溶出度标准

溶出度标准比较见表154-5:

表154-5 盐酸氯米帕明片各国溶出度测定方法比较

序号	不同国家	要求
1	中国	ChP2015:桨法,0.1mol/L盐酸溶液1000ml(25mg规格)或500ml(10mg规格),75rpm,30min(糖衣片)或20min(薄膜衣片),限度为80%
2	美国	/
3	日本	PMDA收载了4条溶出曲线,且CDE已翻译并公布,溶出度标准测定方法:桨法,水900ml,50rpm,45min(10mg规格)或90min(25mg规格),限度为80%

154.6 一致性评价策略

鉴于:

(1)原研产品已在我国地产化上市,但只有自证后才能作为参比制剂。

(2)国际公认的同种药物未在国内上市。

(3)原研未在美国上市,无片剂上市,目前胶囊剂RLD定为Mallinckrodt LLC上市的ANAFRANIL,规格为25mg。

(4)日本Alfresa制药上市的10mg和25mg规格片剂(商品名:ANAFRANIL)被列为参比制剂。

(5)诺华制药最先将片剂投放法国市场,规格为10mg和25mg,商品名为ANAFRANIL。

因此,建议以日本Alfresa制药在日本上市或诺华制药在法国上市的25mg和10mg片剂(商品名:ANAFRANIL)作为参比制剂。企业需根据实际情况确定参比制剂规格,一般以大规格进行药学及体内BE试验,根据《以药动学参数为终点评价指标的化学药物仿制药人体生物等效性研究技术指导原则》,若同时满足以下条件,即试验规格制剂符合生物等效性要求、各规格制剂在不同pH介质中体外溶出曲线相似、各规格制剂的处方比例相似,则可以申请小规格 BE 豁免。若仅有 10mg 规格,则以 10mg 片剂作为参比制剂,对 10mg 规格自制品进行仿制药一致性评价。

155. 乙酰唑胺片

155.1 品种基本信息

乙酰唑胺为碳酸酐酶抑制剂,能抑制房水生成,降低眼压。乙酰唑胺能抑制睫状体上皮碳酸酐酶的活性,从而减少房水生成(50%～60%),使眼压下降。

基本信息见表155-1:

表 155-1　乙酰唑胺片基本信息汇总

通用名	乙酰唑胺片
英文名	Acetazolamide Tablets
剂型规格	片剂,规格:0.25g
主成分化学名	N-(5-氨磺酰基-1,3,4-噻二唑-2-基)乙酰胺
结构式	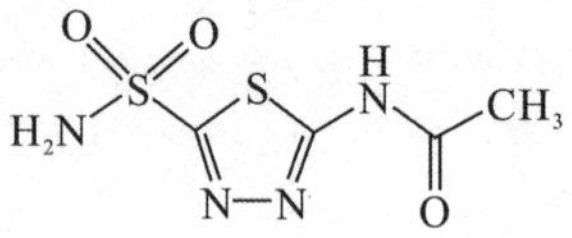
分子式 分子量	C₄H₆N₄O₃S₂ 222.25
CAS号	59-66-5
适应证	适用于治疗各种类型的青光眼,对各种类型青光眼急性发作时的短期控制是一种有效的降低眼压的辅助药物 开角型(慢性单纯性)青光眼,如用药物不能控制眼压,并用本品治疗可使其中大部分病例的眼压得到控制,作为术前短期辅助药物 闭角型青光眼急性期应用本品降压后,原则上应根据房角及眼压描记情况选择适宜的抗青光眼手术 本品也用于抗青光眼及某些内眼手术前降低眼压。抗青光眼术后眼压控制不满意者,仍可应用本品控制眼压 继发性青光眼也可用本品降低眼压
原研/品牌	日本三和化学研究所(Sanwa Kagaku Kenkyusho Co., Ltd)/DIAMOX

155.2 国内外上市信息

本品由日本三和化学研究所(Sanwa Kagaku Kenkyusho Co., Ltd)上市,商品名为DI-

AMOX,批准情况见表155-2:

表155-2　乙酰唑胺片国内外上市信息

批准国家	类别	内容
中国	国内上市的原研药品	进口原研药品:无
		原研地产化药品:无
	国内上市国际公认的同种药物	国际公认同种药物进口:无
		国际公认地产化药品:无
	其他进口	无
	国产批文	原料2个批文,片剂12个批文,均为0.25g
美国（FDA批准）	原研批准信息	美国最早由 Teva Branded Pharm 于 1953 年 7 月获批上市了 125mg 和 250mg 规格片剂,商品名为 DIAMOX,现已停止上市
	仿制药信息	Taro Pharmaceutical 于 1997 年 5 月获批上市了 250mg 和 125mg 规格片剂,商品名为 ACETAZOLAMIDE,其中 250mg 规格片剂被列为 RLD。Lannett Co Inc 于 1978 年 3 月获批上市了 250mg 规格片剂,商品名为 ACETAZOL-AMIDE。Mutual Pharmaceutical 于 1988 年 6 月获批上市了 125mg 规格片剂,商品名为 ACETAZOLAMIDE。其余公司产品均已停止上市
	RLD信息	目前,FDA 参比制剂为 Taro Pharmaceutical Industries Ltd 生产的 250mg 规格片剂
日本	参比制剂信息	2006 年 12 月,三和化学研究所上市 DIAMOX 片,规格为 250mg,被列为参比制剂
	仿制药信息	无
EMA	原研信息	无
	仿制药信息	无
英国	上市信息	Concordia International-formerly AMCo 在英国上市了 250mg 规格片剂,商品名为 DIAMOX
其他	上市信息	无

155.3　理化性质

乙酰唑胺原料基本性质见表155-3:

表155-3　乙酰唑胺原料理化性质

pKa(25℃)	pKa$_1$=7.4
	pKa$_2$=9.1
在各溶出介质中的溶解度(37℃)	pH1.2:1.14mg/ml
	pH4.0:1.10mg/ml
	pH6.8:1.45mg/ml
	水:1.10mg/ml

稳定性	水:37℃/24h稳定
	在pH1.2和pH6.8溶出介质中:37℃/7h稳定
	在pH4.0溶出介质中:37℃/24h稳定
	光:未测定
BCS分类	世界卫生组织公布(2005年):Ⅳ
	NICHD和FDA研究归纳(2011年):Ⅳ
	tsrlinc网站:Ⅳ
	BDDCS分类:Ⅳ

155.4　质量标准

乙酰唑胺已收载入各国药典,具体见表155-4:

表155-4　乙酰唑胺各国药典收载信息

产品名称	收载药典
乙酰唑胺	ChP2015、USP36、EP8.0、BP2013、IP2010、JP16
乙酰唑胺片	ChP2015、USP36、BP2013、IP2010

155.5　溶出度标准

溶出度标准比较见表155-5:

表155-5　乙酰唑胺片各国溶出度测定方法比较

序号	不同国家	要求
1	中国	ChP2015:桨法,以pH4.5的醋酸/醋酸钠缓冲液150ml加水至900ml为溶出介质,100rpm,45min,限度为75%
2	美国	USP36:篮法,以0.01mol/L盐酸900ml为溶出介质,100rpm,60min,限度为75%
		FDA推荐:同USP
3	日本	PMDA收载了4条溶出曲线,且CDE已翻译并公布,溶出度标准测定方法为:桨法,以pH4.0的0.05mol/L醋酸/醋酸钠缓冲液900ml为溶液,75rpm,90min,限度为75%

155.6　一致性评价策略

鉴于:

(1)原研产品未在我国进口上市。

(2)国际公认的同种药物未在国内上市。

(3)原研已在美国停止上市,目前RLD为Taro Pharmaceutical Industries Ltd生产的250mg规格的片剂。

(4)日本三和化学研究所上市DIAMOX片,规格为250mg,被列为参比制剂。

(5)Concordia International-formerly AMCo在英国上市了250mg规格片剂,商品名为DIAMOX。

因此,建议以Sanwa Kagaku Kenkyusho Co., Ltd在日本上市的DIAMOX片(规格:250mg)作为参比制剂,对国内乙酰唑胺片进行一致性评价。

156. 甲睾酮片

156.1　品种基本信息

甲睾酮为人工合成的雄激素。甲睾酮片能促进男性器官及副性征的发育、成熟;对抗雌激素,抑制子宫内膜生长及垂体-性腺功能;促进蛋白质合成及骨质形成;刺激骨髓造血功能,使红细胞和血红蛋白增加。雄激素作用与蛋白同化作用之比为1∶1。

基本信息见表156-1:

表156-1　甲睾酮片基本信息汇总

通用名	甲睾酮片
英文名	Methyltestosterone Tablets
剂型规格	片剂,规格:5mg
主成分化学名	17α-甲基-17β-羟基雄甾-4-烯-3-酮
结构式	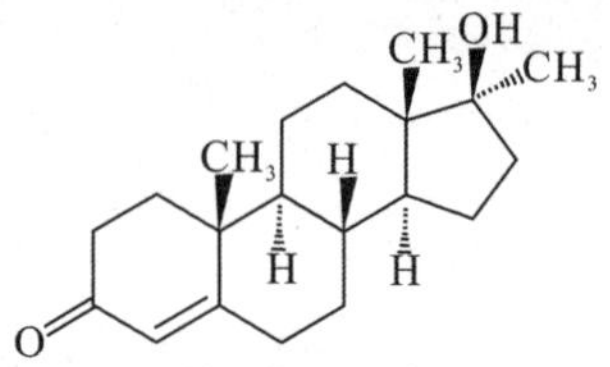
分子式 分子量	$C_{20}H_{30}O_2$ 302.46
CAS号	58-18-4
适应证	①原发性或继发性男性性功能减低 ②绝经期后女性晚期乳腺癌的姑息性治疗
原研/品牌	Aska制药(武田药品工业)、诺华/ENARMON

156.2　国内外上市信息

甲睾酮于1935年被首次合成,原研单位为诺华,1939年上市。批准情况见表156-2:

表 156-2　甲睾酮片国内外上市信息

批准国家	类别	内容
中国	国内上市的原研药品	进口原研药品:无
		原研地产化药品:无
	国内上市国际公认的同种药物	国际公认同种药物进口:无
		国际公认地产化药品:无
	其他进口	无
	国产批文	原料2个批文,片剂10个批文,均为5mg
美国 (FDA批准)	原研批准信息	诺华在美国上市了5mg、10mg和25mg口腔片,目前已经停止上市
	仿制药信息	曾经有多家公司获批但均已停止上市,目前只有2家公司上市,分别为Valeant Pharmaceuticals International 生产的25mg规格片剂和Impax Laboratories Inc生产的10mg片剂
	RLD信息	无
日本	参比制剂信息	无
	仿制药信息	武田制药上市了25mg片剂,商品名为ENRAMON;原泽制药上市了10mg片剂,商品名为ENERFA
EMA	原研信息	无
	仿制药信息	无
其他	上市信息	目前,FDA参比制剂为Valeant Pharmaceuticals的胶囊,规格为10mg

156.3　理化性质

甲睾酮原料基本性质见表156-3:

表 156-3　甲睾酮原料理化性质

pKa(25℃)	无
在各溶出介质中的溶解度(37℃)	无
稳定性	无
BCS分类	世界卫生组织公布(2005年):Ⅳ
	NICHD和FDA研究归纳(2011年):Ⅳ
	tsrlinc网站:Ⅳ
	BDDCS分类:Ⅳ

156.4　质量标准

甲睾酮已收载入各国药典,具体见表156-4:

表156-4　甲睾酮各国药典收载信息

产品名称	收载药典
甲睾酮	ChP2015、USP36、EP8.0、BP2013、JP16
甲睾酮片	ChP2015、USP36、BP2012、JP16

156.5　溶出度标准

溶出度标准比较见表156-5：

表156-5　甲睾酮片各国溶出度测定方法比较

序号	不同国家	要求
1	中国	ChP2015：桨法，以乙醇溶液(5→100)500ml为溶出介质，100rpm，45min，限度为75%
2	美国	/
3	日本	JP16：桨法，以(1g→5L)吐温-80溶液900ml为溶出介质，100rpm，30min(10mg规格)，限度为75%或60min(25mg规格)，限度为70%

156.6　一致性评价策略

鉴于：

(1)原研产品未在我国进口上市。

(2)国际公认的同种药物未在国内上市。

(3)原研未在美国上市片剂。

(4)日本武田制药上市了25mg片剂，商品名为ENRAMON；原泽制药上市了10mg片剂，商品名为ENERFA。

因此，建议以日本武田上市的25mg片剂作为参比制剂，对国内甲睾酮片进行一致性评价。

157. 维生素D₂软胶囊

157.1 品种基本信息

维生素D₂为维生素类药。维生素D₂能促进小肠黏膜刷状缘对钙的吸收及肾小管重吸收磷,提高血钙、血磷浓度,协同甲状旁腺激素、降钙素,促进旧骨释放磷酸钙,维持及调节血浆钙、磷正常浓度。维生素D₂促使钙沉着于新骨形成部位,使枸橼酸盐在骨中沉积,促进骨钙化及成骨细胞功能和骨样组织成熟。维生素D₂摄入后,在细胞微粒体中受25-羟化酶系统催化生成骨化二醇(25-OHD₃),经肾近曲小管细胞1-羟化酶系统催化,生成具有生物活性的骨化三醇〔1-25-(OH)₂D₃〕。

基本信息见表157-1:

表157-1　维生素D₂软胶囊基本信息汇总

通用名	维生素D₂软胶囊
英文名	Vitamin D₂(又作ERGOCALCIFEROL) Soft Capsules
剂型规格	软胶囊,规格:5000单位、10000单位
主成分化学名	9.10-开环麦角甾-5,7,10(19),22-四烯-3β-醇
结构式	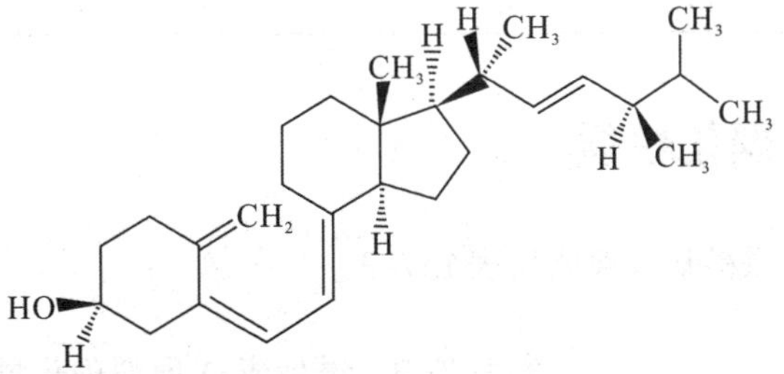
分子式 分子量	$C_{28}H_{44}O$ 396.66
CAS号	50-14-6
适应证	①用于维生素D缺乏症的预防与治疗,如绝对素食者、肠外营养患者、胰腺功能不全伴吸收不良综合征、肝胆疾病、胃切除等 ②用于慢性低钙血症、低磷血症、佝偻病及伴有慢性肾功能不全的骨软化症、家族性低磷血症及甲状旁腺功能低下的治疗 ③用于治疗急、慢性及潜在手术后手足搐搦症及特发性手足搐搦症
原研/品牌	/

157.2　国内外上市信息

批准情况见表157-2:

表157-2　维生素D₂软胶囊国内外上市信息

批准国家	类别	内容
中国	国内上市的原研药品	进口原研药品:无
		原研地产化药品:无
	国内上市国际公认的同种药物	国际公认同种药物进口:无
		国际公认地产化药品:无
	其他进口	无
	国产批文	原料4个批文,软胶囊13个批文
美国 (FDA批准)	原研批准信息	1941年,赛诺菲在美国上市了5万单位胶囊剂,商品名为DRISDOL,目前作为RLD,现转为US Pharma
	仿制药信息	有Orit等公司上市的仿制药,规格均为5万单位
	RLD信息	US Pharma(原赛诺菲)公司5万单位的胶囊(液体胶囊)
日本	参比制剂信息	无
	仿制药信息	无
EMA	原研信息	无
	仿制药信息	无
英国	上市信息	Colonis Pharma在英国上市了5万单位胶囊
其他	上市信息	无

157.3　理化性质

维生素D₂原料基本性质见表157-3:

表157-3　维生素D₂原料理化性质

pKa(25℃)	无
在各溶出介质中的溶解度(37℃)	无
稳定性	无
BCS分类	世界卫生组织公布(2005年):Ⅲ
	NICHD和FDA研究归纳(2011年):Ⅱ
	tsrlinc网站:Ⅱ
	BDDCS分类:Ⅱ

157.4 质量标准

维生素 D$_2$仅收载入《中国药典》,具体见表 157-4:

表 157-4　维生素 D$_2$各国药典收载信息

产品名称	收载药典
维生素 D$_2$	ChP2015
维生素 D$_2$软胶囊	ChP2015

157.5 溶出度标准

无。

157.6 一致性评价策略

鉴于:

(1)原研产品未在我国进口上市。

(2)国际公认的同种药物未在国内上市。

(3)原研已在美国上市:US Pharma(原赛诺菲)5 万单位的胶囊(液体胶囊)。

因此,建议以 US Pharma 在美国上市的 5 万 IU 胶囊作为参比制剂,企业需根据实际情况对维生素 D$_2$软胶囊进行一致性评价。一般以大规格进行药学及体内 BE 试验,根据《以药动学参数为终点评价指标的化学药物仿制药人体生物等效性研究技术指导原则》,若同时满足以下条件,即试验规格制剂符合生物等效性要求、各规格制剂在不同 pH 介质中体外溶出曲线相似、各规格制剂的处方比例相似,则可以申请小规格 BE 豁免。

158. 地高辛片

158.1 品种基本信息

地高辛治疗剂量时:①正性肌力作用。本品选择性地与心肌细胞膜 Na^+-K^+ATP 酶结合而抑制该酶活性,使心肌细胞膜内外 Na^+-K^+ 主动偶联转运受损,心肌细胞内 Na^+ 浓度升高,从而使肌膜上 Na^+-Ca^{2+} 交换趋于活跃,使细胞浆内 Ca^{2+} 增多,肌浆网内 Ca^{2+} 储量亦增多,心肌兴奋时,有较多的 Ca^{2+} 释放;心肌细胞内 Ca^{2+} 浓度增高,激动心肌收缩蛋白从而增加心肌收缩力。②负性频率作用。由于其正性肌力作用,使衰竭心脏心输出量增加,血流动力学状态改善,消除交感神经张力的反射性增高,并增强迷走神经张力,因而减慢心率。此外,小剂量时提高窦房结对迷走神经冲动的敏感性,可增强其减慢心率作用。大剂量(通常接近中毒量)则可直接抑制窦房结、房室结和希氏束而呈现窦性心动过缓和不同程度的房室传导阻滞。③心脏电生理作用。通过对心肌电活动的直接作用和对迷走神经的间接作用,降低窦房结自律性;提高浦肯野纤维自律性;减慢房室结传导速度,延长其有效不应期,导致房室结隐匿性传导增加,可减慢心房纤颤或心房扑动的心室率;由于本药缩短心房有效不应期,当用于房性心动过速和房扑时,可能导致心房率的加速和心房扑动转为心房纤颤;缩短浦肯野纤维有效不应期。

基本信息见表158-1:

表158-1 地高辛片基本信息汇总

通用名	地高辛片
英文名	Digoxin Tablets
剂型规格	片剂,规格:0.25mg
主成分化学名	3β-{[O-2,6-二脱氧-β-D-核-己吡喃糖基-(1→4)-O-2,6-二脱氧-O-2,6-二脱氧-β-D-核-己吡喃糖基-(1→4)-2,6-二脱氧-β-D-核-己吡喃糖基]氧代}-12β,14β-二羟基-5β-心甾-20(22)烯内酯

结构式	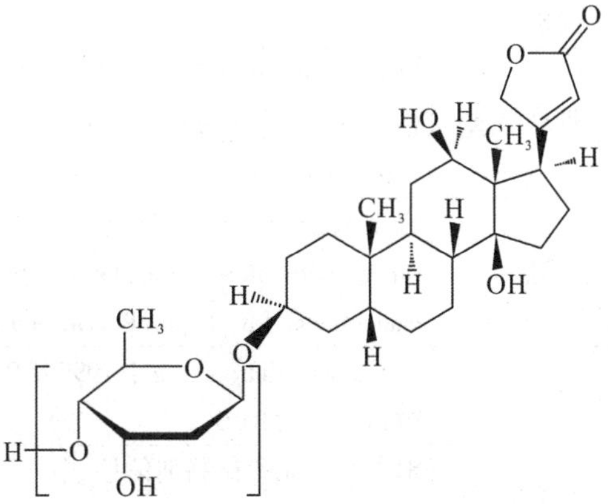
分子式	$C_{41}H_{64}O_{14}$
分子量	780.95
CAS号	20830-75-5
适应证	①用于高血压、瓣膜性心脏病、先天性心脏病等急性和慢性心功能不全。尤其适用于伴有快速心室率的心房颤动的心功能不全；对于肺源性心脏病、心肌严重缺血、活动性心肌炎及心外因素如严重贫血、甲状腺功能低下及维生素B_1缺乏症的心功能不全疗效差②用于控制伴有快速心室率的心房颤动、心房扑动患者的心室率及室上性心动过速
原研/品牌	GSK/LANOXIN

158.2 国内外上市信息

本品由 William Withering 医生发现，最早由 GSK 上市，商品名为 DIGIBIND，剂型为冻干粉针剂，规格为38mg。片剂于1954年在美国上市，持证人为 GSK，商品名为 LANOXIN。批准情况见表158-2：

表158-2　地高辛片国内外上市信息

批准国家	类别	内容
中国	国内上市的原研药品	进口原研药品：无
		原研地产化药品：无
	国内上市国际公认的同种药物	国际公认同种药物进口：无
		国际公认地产化药品：无
	其他进口	无
	国产批文	原料1个批文，片剂10个批文

批准国家	类别	内容
美国 （FDA批准）	原研批准信息	GSK于1997年9月在美国上市0.0625mg、0.125mg、0.1875mg和0.25mg规格片剂,商品名为LANOXIN,其中0.25mg规格片剂被列为RLD,现转为Concordia公司
	仿制药信息	有多家公司上市片剂,包括Hikma International Pharmaceuticals LLC、Impax Laboratories Inc、Jerome Stevens Pharmaceuticals Inc、Mylan Pharmaceuticals Inc和Sun Pharmaceutical Industries Inc等
	RLD信息	Concordia Pharms Inc于1997年9月上市0.25mg片,商品名为LANOXIN,被FDA列为RLD
日本	参比制剂信息	地高辛片无参比制剂信息。中外制药和テバ制药(Teva)于日本上市了地高辛酸甲酯片,中外制药的0.05mg和0.1mg规格片剂均被列为参比制剂
	仿制药信息	无片剂上市
EMA	原研信息	无
	仿制药信息	无
英国	上市信息	Actavis UK Ltd和Aspen在英国上市了0.125mg和0.25mg规格片剂
其他	上市信息	Takeda Pharma于2012年4月在丹麦上市了62.5μg和250μg片剂,商品名为DIGIXIN"DAK"

158.3 理化性质

地高辛原料基本性质见表158-3:

表158-3　地高辛原料理化性质

pKa(25℃)	未测定
在各溶出介质中的溶解度(37℃)	pH1.2:37μg/ml
	pH4.0:15μg/ml
	pH4.0:15μg/ml
	水:13μg/ml
稳定性	水:未测定
	各pH溶出介质中:未测定
	光:未测定
BCS分类	世界卫生组织公布(2005年):Ⅰ
	NICHD和FDA研究归纳(2011年):Ⅰ/Ⅲ
	tsrlinc网站:Ⅲ
	BDDCS分类:Ⅲ

158.4　质量标准

地高辛已收载入各国药典,具体见表158-4:

表 158-4　地高辛各国药典收载信息

产品名称	收载药典
地高辛	ChP2015、USP36、EP8.0、BP2013、JP16、IP2010
地高辛片	ChP2015、USP36、BP2013、JP16、IP2010

158.5　溶出度标准

溶出度标准比较见表158-5:

表 158-5　地高辛片各国溶出度测定方法比较

序号	不同国家	要求
1	中国	ChP2015:小杯法,以水250ml为溶出介质,100rpm,60min,限度为65%
2	美国	USP36:篮法,以0.1mol/L盐酸500ml为溶出介质,120rpm,60min,限度为80%
		FDA推荐:同USP
3	日本	JP16:篮法,(3→500)稀盐酸500ml,100rpm,60min,限度为65%

158.6　一致性评价策略

鉴于:

(1)原研产品未在我国进口上市。

(2)国际公认的同种药物未在国内上市。

(3)原研已在美国上市:Concordia Pharms Inc(原GSK)的0.25mg片,商品名为LANOX-IN,被FDA列为RLD。

(4)Actavis UK Ltd和Aspen在英国上市了0.125mg和0.25mg规格片剂。

(5)Takeda Pharma在丹麦上市了62.5μg和250μg片剂,商品名为DIGIXIN"DAK"。

因此,建议以Concordia Pharms Inc在美国上市的LANOXIN片剂(规格:0.25mg)作为参比制剂,对国内地高辛片进行一致性评价。

159. 盐酸特拉唑嗪片

159.1 品种基本信息

盐酸特拉唑嗪为选择性 α_1 受体阻滞剂,能降低外周血管阻力,对收缩压和舒张压都有降低作用;具有松弛膀胱和前列腺平滑肌的作用,可缓解良性前列腺肥大而引起的排尿困难症状。

基本情况见表159-1:

表159-1　盐酸特拉唑嗪片基本信息汇总

通用名	盐酸特拉唑嗪片
英文名	Terazosin Hydrochloride Tablets
剂型规格	片剂,规格:2mg
主成分化学名	1-(4-氨基-6,7-二甲氧基-2喹唑啉基)-4-(四氢-2-呋喃甲酰基)哌嗪盐酸盐二水合物
结构式	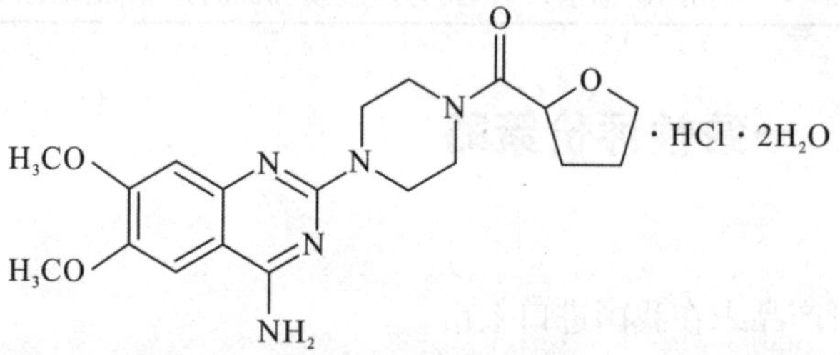
分子式 分子量	$C_{19}H_{25}N_5O_4 \cdot HCl \cdot 2H_2O$ 459.93
CAS号	63074-08-8
适应证	①用于治疗高血压,可单独使用或与其他抗高血压药同时使用 ②用于改善良性前列腺增生症患者的排尿症状,如尿频、尿急、尿线变细、排尿困难、夜尿增多、排尿不尽感等
原研/品牌	Abbott/HYTRIN

159.2 国内外上市信息

本品最早于1985年在德国上市(商品名:FLOTRIN),1987年在美国上市(商品名:HY-TRIN),1989年在日本上市(商品名:HYTRACIN)。批准情况见表159-2:

表159-2　盐酸特拉唑嗪片国内外上市信息

批准国家	类别	内容
中国	国内上市的原研药品	进口原研药品：Abbott Laboratories本品已进口我国，共有4个批文，规格为2mg，商品名为高特灵/HYTRIN
		原研地产化药品：无
	国内上市国际公认的同种药物	国际公认同种药物进口：无
		国际公认地产化药品：无
	其他进口	无
	国产批文	原料6个批文，片剂24个批文，规格有1mg、2mg和5mg
美国（FDA批准）	原研批准信息	Abbott Laboratories Pharmaceutical Products Div于1987年8月获批上市1mg、2mg、5mg和10mg规格片剂，商品名为HYRIN，现均已停止上市
	仿制药信息	无，目前美国市场上片剂均已停止上市
	RLD信息	片剂未列出RLD，目前Sandoz于1998年3月上市的2mg胶囊剂（商品名：TERAZOSIN HYDROCHLORIDE）被列为RLD
日本	参比制剂信息	マイランEPD 和田边三菱制药均上市了0.25mg、0.5mg、1mg和2mg规格片剂，其中マイランEPD上市的0.25mg片剂（商品名：HYTRACIN）被列为参比制剂(*)；田边三菱制药上市的0.5mg、1mg和2mg片剂（商品名：VASOMET）均被列为参比制剂(*)
	仿制药信息	マイランEPD 和田边三菱制药均上市了0.25mg、0.5mg、1mg和2mg规格片剂
EMA	原研信息	无
	仿制药信息	无
英国	上市信息	英国Dr Regenold GmbH、Teva Pharma、Generics UK Ltd等公司有1mg、2mg、5mg和10mg规格的片剂上市
其他	上市信息	ALIUD PHARMA Gmbh在德国上市了2mg和5mg规格片剂；此外，HEXAL AG在德国上市了5mg片剂，1 A Pharma GmbH在德国上市了2mg片剂

159.3　理化性质

盐酸特拉唑嗪原料基本性质见表159-3：

表159-3　盐酸特拉唑嗪原料理化性质

pKa(25℃)	/
在各溶出介质中的溶解度(37℃)	/
稳定性	/

续表

BCS分类	世界卫生组织公布（2005年）：/
	NICHD和FDA研究归纳（2011年）：Ⅰ/Ⅲ
	tsrlinc网站：Ⅰ/Ⅲ
	BDDCS分类：Ⅰ

159.4　质量标准

盐酸特拉唑嗪已收载入各国药典，具体见表159-4：

表159-4　盐酸特拉唑嗪各国药典收载信息

产品名称	收载药典
盐酸特拉唑嗪	ChP2015、USP36、BP2013、EP8.0
盐酸特拉唑嗪片	ChP2015

159.5　溶出度标准

溶出度标准比较见表159-5：

表159-5　盐酸特拉唑嗪片各国溶出度测定方法比较

序号	不同国家	要求
1	中国	ChP2015：桨法，0.1mol/L盐酸溶液500ml，50rpm，30min，限度为85%
2	美国	/
3	日本	/

159.6　一致性评价策略

由于原研已在国内进口上市，因此建议以Abbott Laboratories（Singapore）Private Limited在中国上市的高特灵（HYTRACIN）片（规格：2mg）作为参比制剂，对国内盐酸特拉唑嗪片进行一致性评价。

160. 替加氟片/177.替加氟胶囊

160.1 品种基本信息

替加氟为氟尿嘧啶的前药,在体内经肝脏活化逐渐转变为氟尿嘧啶而起抗肿瘤作用。能干扰和阻断DNA、RNA及蛋白质合成,主要作用于S期,是抗嘧啶类的细胞周期特异性药物,其作用机制、疗效及抗瘤谱与氟尿嘧啶相似,但作用持久、吸收良好、毒性较低。化疗指数为氟尿嘧啶的2倍,毒性仅为氟尿嘧啶的1/7～1/4。

基本信息见表160-1:

表160-1 替加氟片/胶囊基本信息汇总

通用名	替加氟片/胶囊
英文名	Tegafur Tablets/Tegafur Capsules
剂型规格	片剂和胶囊,规格:50mg、100mg、200mg,均需评价
主成分化学名	1-(四氢-2-呋喃基)-5-氟-2,4(1H,3H)-嘧啶二酮
结构式	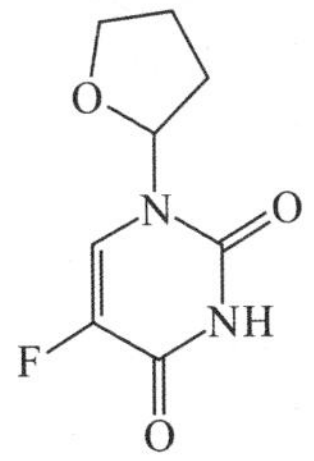
分子式 分子量	$C_8H_9FN_2O_3$ 200.17
CAS号	17902-23-7
适应证	主要治疗消化道肿瘤,对胃癌、结肠癌、直肠癌有一定疗效;也可用于治疗乳腺癌、支气管肺癌和肝癌等;还可用于膀胱癌、前列腺癌、肾癌等
原研/品牌	S.A.HILLER/FUTRAFUL

160.2 国内外上市信息

替加氟于1964年由拉脱维亚的S.A.HILLER合成,于1972年上市(上市国未知)。本品生产厂家包括Almirall、BMS等公司,商品名有FUTRAFUL、FULAID、FUTRAFUL、UTEFOS等。批准情况见表160-2:

表 160-2　替加氟片国内外上市信息

批准国家	类别	内容
中国	国内上市的原研药品	进口原研药品:无
		原研地产化药品:无
	国内上市国际公认的同种药物	国际公认同种药物进口:无
		国际公认地产化药品:无
	其他进口	无
	国产批文	原料6个批文,片剂12个批文,胶囊8个批文
美国（FDA批准）	原研批准信息	无
	仿制药信息	无
	RLD信息	无
日本	参比制剂信息	1973年9月,大鹏药品工业上市了200mg规格胶囊剂,商品名为FUTRA-FUL
	仿制药信息	目前,在日本上市的有细粒剂、颗粒剂、肠溶片、胶囊、肠溶胶囊、缓释胶囊
EMA	原研信息	无
	仿制药信息	无
其他	上市信息	印尼大冢有胶囊剂上市

160.3　理化性质

替加氟原料基本性质见表160-3:

表 160-3　替加氟原料理化性质

pKa(25℃)	pKa＝7.65±0.05(针对N-3位羟基,采用滴定法测定)
在各溶出介质中的溶解度(37℃)	pH1.2:20.8mg/ml pH4.0:19.8mg/ml pH6.0:18.3mg/ml pH6.8:20.5mg/ml 水:19.1mg/ml
稳定性	水:未测定 各pH溶出介质中:未测定 光:未测定
BCS分类	世界卫生组织公布(2005年):/ NICHD和FDA研究归纳(2011年):/ tsrlinc网站:Ⅲ BDDCS分类:/

160.4 质量标准

替加氟已收载入各国药典,具体见表160-4:

表160-4 替加氟各国药典收载信息

产品名称	收载药典
替加氟	ChP2015、JP16
替加氟胶囊	ChP2015
替加氟片	ChP2015

160.5 溶出度标准

溶出度标准比较见表160-5:

表160-5 替加氟片/胶囊各国溶出度测定方法比较

序号	不同国家	要求
1	中国	ChP2015片:桨法,水1000ml,50rpm,45min,限度为80%
		ChP2015胶囊:桨法,以水1000ml为溶出介质,75rpm,45min,限度为80%
2	美国	/
3	日本	PMDA收载了细粒剂、颗粒剂、肠溶片、胶囊、肠溶胶囊、缓释胶囊各4条溶出曲线,且CDE已翻译并公布,其中胶囊溶出度标准测定方法:桨法,以水900ml为溶剂,50rpm,30min,限度为70%(200mg规格)

160.6 一致性评价策略

胶囊剂,鉴于:

(1)原研产品未在我国进口上市。

(2)国际公认的同种药物未在国内上市。

(3)日本无片剂上市,大鹏药品工业上市了200mg规格胶囊剂(商品名:FUTRAFUL)被推荐为参比制剂。

(4)片剂未能找到合适参比制剂。

因此,建议以日本大鹏药品工业上市的200mg规格胶囊剂(商品名:FUTRAFUL)作为参比制剂。

片剂:本品为改剂型,且不显著改变药代动力学行为的制剂。根据总局办公厅发布的《仿制药质量和疗效一致性评价工作中改剂型药品(普通口服固体制剂)评价一般考虑》,建议以原研剂型药品(日本大鹏药品工业上市的200mg替加氟胶囊,商品名:FUTRAFUL)为参比制

剂,进行以下研究:①从药物的理化性质、生物学性质、临床需要、患者的依从性、药物经济学、与原研剂型参比制剂的优劣比较等方面分析论证改剂型药品的科学性、合理性和必要性;②体外药学评价;③生物等效性试验。

161. 氟哌啶醇片

161.1 品种基本信息

氟哌啶醇属丁酰苯类抗精神病药,其抗精神病作用与其阻断脑内多巴胺受体、促进脑内多巴胺的转化有关,有很好的抗幻觉妄想和抗兴奋躁动作用,阻断锥体外系多巴胺的作用较强,镇吐作用亦较强,但镇静、阻断α-肾上腺素受体及胆碱受体作用较弱。

基本信息见表161-1:

表161-1 氟哌啶醇片基本信息汇总

通用名	氟哌啶醇片
英文名	Haloperidol Tablets
剂型规格	片剂,规格:2mg、4mg
主成分化学名	1-(4-氟苯基)-4-[4-(4-氯苯基)-4-羟基-1-哌啶基]-1-丁酮
结构式	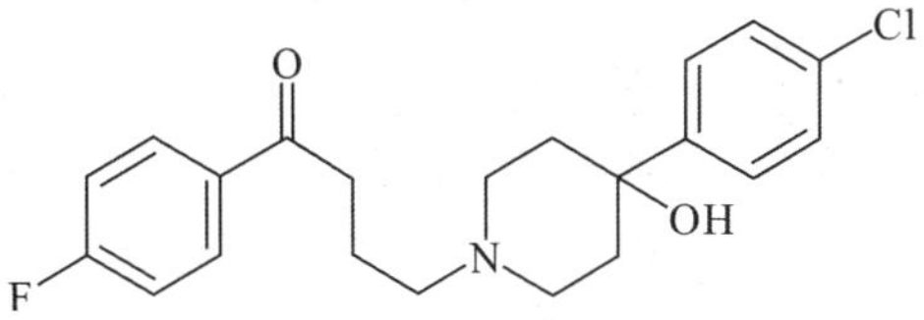
分子式 分子量	$C_{21}H_{23}ClFNO_2$ 375.87
CAS号	52-86-8
适应证	用于急、慢性各型精神分裂症和躁狂症、抽动秽语综合征;控制兴奋躁动、敌对情绪和攻击行为的效果较好。因本品心血管系不良反应较少,所以也可用于脑器质性精神障碍和老年性精神障碍
原研/品牌	Janssen Pharmaceutica(杨森制药)/HALDOL

161.2 国内外上市信息

本品由强生比利时研究所合成,最早于1959年在欧洲上市,1964年在日本上市,1967年在美国上市,随后在其他国家上市。批准情况见表161-2:

表 161-2　氟哌啶醇片国内外上市信息

批准国家	类别	内容
中国	国内上市的原研药品	进口原研药品:无
		原研地产化药品:无
	国内上市国际公认的同种药物	国际公认同种药物进口:无
		国际公认地产化药品:无
	其他进口	无
	国产批文	原料2个批文,片剂11个批文,规格有2mg和4mg
美国（FDA批准）	原研批准信息	1967年,J&J在美国上市了0.5mg、1mg、2mg、5mg、10mg和20mg片剂,商品名为HALDOL,目前已经停止上市
	仿制药信息	Mylan Pharmaceuticals Inc、Sandoz、Zydus Pharmaceuticals Usa Inc均有片剂上市,规格有0.5mg、1mg、2mg、5mg、10mg和20mg
	RLD信息	目前,FDA的参比制剂为Sandoz公司的片剂,规格为2mg,于1986年11月上市,上市的其他规格有0.5mg、1mg、5mg、10mg和20mg
日本	参比制剂信息	大日本住友制药上市的片剂,商品名为SERENACE,规格为0.65mg、1mg、1.5mg和3mg,均为参比制剂(*);盐野义制药的1mg和2mg片剂、田边三菱制药(田边三菱,吉富药品)的2mg片剂为参比制剂(+)
	仿制药信息	有多家公司上市片剂,包括长生堂制药、共和药品工业、田边三菱制药等,规格有0.65mg、1mg、1.5mg、2mg和3mg
EMA	原研信息	无
	仿制药信息	无
英国	上市信息	强生公司在英国上市了5mg和10mg片剂,商品名为HALDOL
其他	上市信息	氟哌啶醇制剂于1959年在欧洲上市,1964年在日本上市,1967年在美国上市

161.3　理化性质

氟哌啶醇原料基本性质见表 161-3:

表 161-3　氟哌啶醇原料理化性质

pKa(25℃)	/
在各溶出介质中的溶解度(37℃)	/
稳定性	/
BCS分类	世界卫生组织公布(2005年):Ⅳ/Ⅲ
	NICHD和FDA研究归纳(2011年):/
	tsrlinc网站:Ⅱ
	BDDCS分类:Ⅰ

161.4 质量标准

氟哌啶醇已收载入各国药典,具体见表161-4:

表161-4 氟哌啶醇各国药典收载信息

产品名称	收载药典
氟哌啶醇	ChP2015、USP36、JP16、EP8.0、BP2013、IP2010
氟哌啶醇片	ChP2015、USP36、JP16、BP2013、IP2010

161.5 溶出度标准

溶出度标准比较见表161-5:

表161-5 氟哌啶醇片各国溶出度测定方法比较

序号	不同国家	要求
1	中国	ChP2015:篮法,以(9→1000)盐酸溶液900ml为溶出介质,100rpm,30min,限度为80%
2	美国	USP36:篮法,以不含酶的模拟胃液900ml为溶出介质,100rpm,60min,限度为80%
3	日本	/

161.6 一致性评价策略

鉴于:

(1)原研品未在国内进口。

(2)原研地产化未在国内上市。

(3)美国原研已停止上市,目前FDA的参比制剂为Sandoz上市的氟哌啶醇片(规格: 2mg)。

(4)日本:大日本住友制药上市氟哌啶醇片,商品名为SERENACE,规格为0.65mg、1mg、1.5mg和3mg,均为参比制剂(*);盐野义制药的1mg和2mg片剂、田边三菱制药(田边三菱,吉富药品)的2mg片剂被列为参比制剂(+)。

(5)强生公司在英国上市了5mg和10mg片剂,商品名为HALDOL。

因此,建议首选J&J在英国上市的氟哌啶醇片(商品名:HALDOL)作为参比制剂,次选美国Sandoz在美国上市的氟哌啶醇片作为参比制剂。企业需根据实际情况对氟哌啶醇片进行一致性评价,若以2mg规格进行药学及体内BE试验,根据《以药动学参数为终点评价指标的化学药物仿制药人体生物等效性研究技术指导原则》,若同时满足以下条件,即试验规格制剂符合生物等效性要求、各规格制剂在不同pH介质中体外溶出曲线相似、各规格制剂的处方比例相似,则可以申请4mg规格BE豁免。

163. 五氟利多片

163.1 品种基本信息

五氟利多为口服长效抗精神病药,其抗精神病作用与其阻断脑内多巴胺受体、阻断神经系统α-肾上腺素受体有关,抗精神病作用强而持久,口服一次可维持数天至1周,亦有镇静作用,但镇静作用较弱,对心血管功能影响较轻。

基本信息见表163-1:

表163-1　五氟利多片基本信息汇总

通用名	五氟利多片
英文名	Penfluridol Tablets
剂型规格	片剂,规格:20mg
主成分化学名	1-[4,4-双(4-氟苯基)丁基]-4-[4-氯-3-(三氟甲基)苯基]-4-哌啶醇
结构式	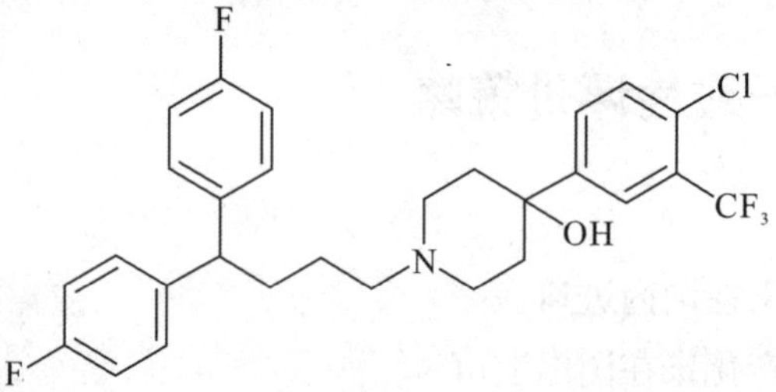
分子式 分子量	$C_{28}H_{17}ClF_5NO$ 523.97
CAS号	26864-56-2
适应证	适用于治疗各型精神分裂症,更适用于病情缓解者的维持治疗
原研/品牌	强生/SEMAP、ACEMAP

163.2 国内外上市信息

本品由强生在1968年开发,最早上市的国家未知,目前在比利时、荷兰、法国、巴西和印度上市。批准情况见表163-2:

表 163-2　五氟利多片国内外上市信息

批准国家	类别	内容
中国	国内上市的原研药品	进口原研药品:无
		原研地产化药品:无
	国内上市国际公认的同种药物	国际公认同种药物进口:无
		国际公认地产化药品:无
	其他进口	无
	国产批文	原料2个批文,片剂11个批文,规格有10mg和20mg
美国（FDA批准）	原研批准信息	无
	仿制药信息	无
	RLD信息	无
日本	参比制剂信息	无
	仿制药信息	无
EMA	原研信息	无
	仿制药信息	无
其他	上市信息	1973年2月,Alkopharma SARL在荷兰上市20mg片,商品名为SEMAP;Rimius Lab Limited于1986年10月在法国上市20mg片剂,商品名为SEMAP

163.3　理化性质

未能查到五氟利多原料的pKa(25℃)、在各溶出介质中的溶解度(37℃)及BCS分类。

163.4　质量标准

五氟利多仅收载入《中国药典》,具体见表163-3:

表 163-3　五氟利多各国药典收载信息

产品名称	收载药典
五氟利多	ChP2015
五氟利多片	ChP2015

163.5　溶出度标准

无。

163.6　一致性评价策略

鉴于：

(1)原研产品未在我国进口上市。

(2)国际公认的同种药物未在国内上市。

(3)法国和荷兰有20mg原研片剂上市。

因此,建议以法国或荷兰上市的五氟利多片(商品名:SEMAP;规格:20mg)为参比制剂,对国内五氟利多片进行一致性评价。

165. 盐酸左氧氟沙星片/209.盐酸左氧氟沙星胶囊/254.乳酸左氧氟沙星片/286.左氧氟沙星片

165.1 品种基本信息

盐酸左氧氟沙星为氧氟沙星的左旋体,其抗菌活性约为氧氟沙星的2倍,它的主要作用机制是通过抑制细菌DNA旋转酶(细菌拓扑异构酶Ⅱ)的活性,阻碍细菌DNA的复制而达到抗菌作用。本品具有抗菌谱广、抗菌作用强的特点,对大多数肠杆菌科细菌,如大肠埃希菌、克雷伯菌属、沙雷氏菌属、变形杆菌属、志贺菌属、沙门氏菌属、枸橼酸杆菌、不动杆菌属以及铜绿假单胞菌、流感嗜血杆菌、淋病菌等革兰氏阴性菌有较强的抗菌活性;对部分甲氧西林敏感葡萄球菌、肺炎链球菌、化脓性链球菌、溶血性链球菌等革兰氏阳性菌和军团菌、支原体、衣原体等也有良好的抗菌作用;但对厌氧菌和肠球菌的作用较差。

基本信息见表165-1、表165-2:

表165-1　左氧氟沙星片/盐酸左氧氟沙星片/胶囊基本信息汇总

通用名	盐酸左氧氟沙星片/胶囊	左氧氟沙星片
英文名	Levofloxacin Hydrochloride Tablets/Capsules	Levofloxacin Tablets
剂型规格	片剂/胶囊,规格:0.1g、0.2g、0.5g 待评价:0.2g、0.5g	片剂,规格:0.1g、0.2g、0.5g 待评价:0.2g、0.5g
主成分化学名	(−)-(S)-3-甲基-9-氟-2,3-二氢-10-(4-甲基-1-哌嗪基)-7-氧代-7H-吡啶并(1,2,3-de)-(1,4)苯并噁嗪-6-羧酸盐酸盐一水合物	(−)-(S)-3-甲基-9-氟-2,3-二氢-10-(4-甲基-1-哌嗪基)-7-氧代-7H-吡啶并(1,2,3-de)-(1,4)苯并噁嗪-6-羧酸盐酸盐一水合物
结构式	$C_{18}H_{20}FN_3O_4 \cdot HCl \cdot H_2O$ 结构式	$C_{18}H_{20}FN_3O_4 \cdot \frac{1}{2}H_2O$ 结构式
分子式 分子量	$C_{18}H_{20}FN_3O_4 \cdot HCl \cdot H_2O$ 415.85	$C_{18}H_{20}FN_3O_4 \cdot \frac{1}{2}H_2O$ 370.38

适应证	适用于敏感细菌引起的下列轻、中度感染： ①呼吸系统感染：急性支气管炎、慢性支气管炎急性发作、弥漫性细支气管炎、支气管扩张合并感染、肺炎、扁桃体炎(扁桃体周围脓肿)等 ②泌尿系统感染：肾盂肾炎、复杂性尿路感染等 ③生殖系统感染：急性前列腺炎、急性附睾炎、宫腔感染、子宫附件炎、盆腔炎等 ④皮肤软组织感染：传染性脓疱病、蜂窝组织炎、淋巴管(结)炎、皮下脓肿、肛周脓肿等 ⑤肠道感染：细菌性痢疾、感染性肠炎、沙门菌属肠炎、伤寒及副伤寒等 ⑥败血症、粒细胞减少及免疫功能低下患者和各种感染 ⑦其他感染：乳腺炎、外伤、烧伤及手术后伤口感染、腹腔感染、胆囊炎、胆管炎、骨与关节感染以及五官科感染等
原研/品牌	第一三共制药/CRAVIT,可乐必妥

表165-2　乳酸左氧氟沙星片基本信息汇总

通用名	乳酸左氧氟沙星片
英文名	Levofloxacin Lactate Tablets
剂型规格	片剂,规格:0.1g、0.2g、0.5g 待评价:0.2g、0.5g
主成分化学名	(-)-(S)-3-甲基-9-氟-2,3-二氢-10-(4-甲基-1-哌嗪基)-7-氧代-7H-吡啶并(1,2,3-de)-(1,4)苯并噁嗪-6-羧酸乳酸盐半水合物
结构式	/
分子式 分子量	$C_{18}H_{20}FN_3O_4 \cdot C_3H_6O_3 \cdot H_2O$ 460.41
CAS号	177325-13-2
适应证	适用于敏感菌引起的: ①泌尿生殖系统感染,包括单纯性、复杂性尿路感染,细菌性前列腺炎,淋病奈瑟菌尿道炎或宫颈炎(包括产酶株所致者) ②呼吸道感染,包括敏感革兰氏阴性杆菌所致支气管感染急性发作及肺部感染 ③胃肠道感染,由志贺菌属、沙门菌属、产肠毒素大肠杆菌、亲水气单胞菌、副溶血弧菌等所致 ④伤寒 ⑤骨和关节感染 ⑥皮肤软组织感染 ⑦败血症等全身感染
原研/品牌	/

165.2 国内外上市信息

左氧氟沙星由赛诺菲-安万特公司开发,商品名为TAVANIC,美国市场授权给强生公司。1993年,赛诺菲将欧洲、亚洲、非洲、中东和南美等地区的生产和销售权授予第一三共。最早于1993年由第一三共在日本上市,1997年由强生在美国上市,1998年由赛诺菲在欧洲上市,商品名包括CRAVIT、TAVANIC和LEVAQUIN。批准情况见表165-3:

表165-3 左氧氟沙星片及不同盐产品国内外上市信息

批准国家	类别	内容
中国	国内上市的原研药品	进口原研药品:无
		原研地产化药品:第一三共制药(北京)有限公司,可乐必妥,0.1g和0.5g(左氧氟沙星片)
	国内上市国际公认的同种药物	国际公认同种药物进口:无
		国际公认地产化药品:无
	其他进口	无
	国产批文	盐酸左氧氟沙星片:93个批文;盐酸左氧氟沙星胶囊:64个批文;乳酸左氧氟沙星片:14个批文;左氧氟沙星片:2个批文
美国(FDA批准)	RLD信息	左氧氟沙星片:Janssen Pharm生产的750mg片剂被列为RLD
	仿制药信息	左氧氟沙星片在美国上市的规格有250mg、500mg和750mg,目前上市的公司有Teva、Cipla、Aurobindo Pharma、Mylan Pharms和Zydus Pharms等17家公司
日本	参比制剂信息	1993年,第一三共上市250mg和500mg,商品名为CRAVIT
	仿制药信息	无
EMA	上市信息	无

165.3 理化性质

左氧氟沙星片原料基本性质见表165-4:

表165-4 左氧氟沙星原料理化性质

pKa(25℃)	pKa_1=6.11(针对羧基,采用滴定法测定)
	pKa_2=8.18(针对哌嗪的4位氮,采用滴定法测定)
在各溶出介质中的溶解度(37℃)	pH1.2:46.1mg/ml
	pH4.0:22.3mg/ml
	pH6.8:13.1mg/ml
	水:11.2mg/ml

稳定性	水:未测定 各pH溶出介质中:在中性和碱性水溶液中稳定 光:1.0mg/ml水溶液在荧光灯照射下(光强约3.0×10⁵lx·hr)降解约44%
BCS分类	世界卫生组织公布(2005年):Ⅰ(游离)
	NICHD和FDA研究归纳(2011年):Ⅰ(游离)
	tsrlinc网站:Ⅰ/Ⅲ(游离)
	BDDCS分类:Ⅰ(游离)

稳定性水:未测定各pH溶出介质中:在中性和碱性水溶液中稳定光:$1.0mg/ml$水溶液在荧光灯照射下(光强约$3.0\times10^{5}lx\cdot hr$)降解约44%

165.4　质量标准

盐酸左氧氟沙星已收载入各国药典,具体见表165-5:

表165-5　盐酸左氧氟沙星各国药典收载信息

产品名称	收载药典
盐酸左氧氟沙星	ChP2015
盐酸左氧氟沙星片	ChP2015
左氧氟沙星	ChP2015、USP36
左氧氟沙星片	ChP2015、JP16、USP35
乳酸左氧氟沙星片	/

165.5　溶出度标准

溶出度标准比较见表165-6:

表165-6　盐酸左氧氟沙星片各国溶出度测定方法比较

序号	不同国家	要求
1	中国	盐酸左氧氟沙星片:篮法,盐酸溶液(9→1000)900ml,50rpm,30min,限度为80%
		左氧氟沙星片:篮法,盐酸溶液(9→1000)900ml,100rpm,45min,限度为80%
		盐酸左氧氟沙星胶囊:篮法,盐酸溶液(9→1000)900ml,50rpm,30min,限度为80%
2	美国	USP:/
		FDA推荐(左氧氟沙星片):篮法,0.1mol/L盐酸900ml,100rpm,取样时间:10min、20min、30min、45min
3	日本	PMDA收载了4条溶出曲线,且CDE已翻译并公布,溶出度标准测定方法:左氧氟沙星片,桨法,水900ml,50rpm,90min,限度为80%

165.6　一致性评价策略

左氧氟沙星片,鉴于:

(1)原研药品已在我国地产化上市,但地产化产品只有通过自证才能作为参比制剂。

(2)国际公认的同种药物未在国内上市。

(3)美国橙皮书中收载有RLD,为Janssen Pharm上市的LEVAQUIN片(规格:750mg),其他上市的规格有0.25g和0.5g。

(4)第一三共在日本上市250mg和500mg左氧氟沙星片,商品名为CRAVIT。

因此,建议以强生在美国上市的LEVAQUIN或第一三共在日本上市的CRAVIT片作为参比制剂,对国内左氧氟沙星片进行一致性评价。

盐酸左氧氟沙星片、乳酸左氧氟沙星片:为改盐基(对游离形式药品成盐),但不改变其药理作用的制剂。根据总局办公厅发布的《仿制药质量和疗效一致性评价工作中改盐基药品(普通口服固体制剂)评价一般考虑》,建议以被改盐基药品(Janssen Pharm在美国上市的LEVAQUIN片或第一三共在日本上市的CRAVIT片,规格均为500mg)为参比制剂,进行以下研究:①从药品的理化性质、生物学特性、临床需要等方面分析论证改盐基药品的科学性、合理性和必要性。②体外药学评价。③非临床研究。原则上不需再开展非临床药效学和毒理学研究,应重点关注:成盐药品的毒性是否与成盐时结合的阴阳离子有密切关系;成盐的制备过程中是否可能产生新的潜在的毒性杂质;体内是否可能产生毒性代谢物,必要时按照化学药品新注册分类2.1类要求进行毒理学研究。④体内评价。以等效为立题依据的,需开展与被改盐基药品参比制剂的生物等效性研究;以优效为立题依据的,建议以被改盐基药品作为参比制剂,进行药代动力学研究、药代动力学/药效动力学研究和(或)相应的临床试验。

盐酸左氧氟沙星胶囊:本品为改盐基(对游离形式药品成盐)且改剂型,且不显著改变药代动力学行为的制剂。根据总局办公厅发布的《仿制药质量和疗效一致性评价工作中改盐基药品(普通口服固体制剂)评价一般考虑》,建议以被改盐基药品(Janssen Pharm在美国上市的LEVAQUIN片或第一三共在日本上市的CRAVIT片,规格均为500mg)为参比制剂,进行以下研究:①从药品的理化性质、生物学特性、临床需要等方面分析论证改盐基药品的科学性、合理性和必要性。②体外药学评价。③非临床研究。原则上不需再开展非临床药效学和毒理学研究,应重点关注:成盐药品的毒性是否与成盐时结合的阴阳离子有密切关系;成盐的制备过程中是否可能产生新的潜在的毒性杂质;体内是否可能产生毒性代谢物,必要时按照化学药品新注册分类2.1类要求进行毒理学研究。④体内评价。以等效为立题依据的,需开展与被改盐基药品参比制剂的生物等效性研究;以优效为立题依据的,建议以被改盐基药品作为参比制剂,进行药代动力学研究、药代动力学/药效动力学研究和(或)相应的临床试验。

166. 盐酸倍他司汀片

品种基本信息

盐酸倍他司汀对脑血管、心血管,特别是对椎底动脉系统有较明显的扩张作用,显著增加心、脑及周围循环血流量,改善血循环,并降低全身血压;能增加耳蜗和前底血流量,从而消除内耳性眩晕、耳鸣和耳闭感;能增加毛细血管通透性,促进细胞外液的吸收,消除淋巴内水肿;能对抗儿茶酚胺的缩血管作用及降低动脉压,并有抑制血浆凝固及ADP诱导的血小板凝集作用;能延长大白鼠体外血栓形成时间,还有轻微的利尿作用。

基本信息见表166-1:

表166-1　盐酸倍他司汀片基本信息汇总

通用名	盐酸倍他司汀片
英文名	Betahistine Hydrochloride/Betahistine Dihydrochloride Tablets
剂型规格	片剂,规格:4mg
主成分化学名	N-甲基-2-吡啶乙胺二盐酸盐
结构式	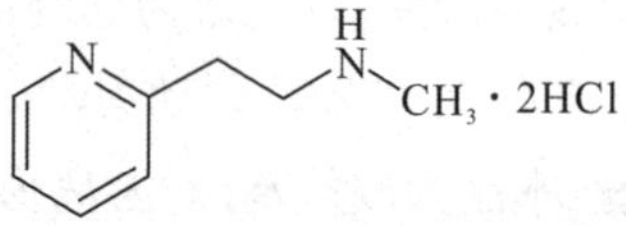
分子式 分子量	$C_8H_{12}N_2 \cdot 2HCl$ 209.12
CAS号	5579-84-0
适应证	主要用于美尼尔氏综合征、血管性头痛及脑动脉硬化,并可用于治疗急性缺血性脑血管疾病,如脑血栓、脑栓塞、一过性脑供血不足等;对高血压所致直立性眩晕、耳鸣等亦有效
原研/品牌	Unimed Inc、BGP Products Ltd/SERC

国内外上市信息

批准情况见表166-2:

表166-2　盐酸倍他司汀片国内外上市信息

批准国家	类别	内容
中国	国内上市的原研药品	进口原研药品:无
		原研地产化药品:无
	国内上市国际公认的同种药物	国际公认同种药物进口:无
		国际公认地产化药品:无
	其他进口	无
	国产批文	原料2个批文,片剂20个批文,规格有4mg、5mg和10mg
美国（FDA批准）	原研批准信息	1960年,盐酸倍他司汀第一次在美国被批准(NDA 14-241),商品名为SERC,上市申请人为Unimed Inc;1970年,FDA发现其有效性存疑,撤销了盐酸倍他司汀的批准文号
	仿制药信息	无
	RLD信息	无
日本	参比制剂信息	日本只有倍他司汀甲磺酸盐形式,无盐酸盐,规格为6mg和12mg。日本指定的参比制剂为卫材公司(エーザイ)的甲磺酸贝司他汀片,商品名为MERISLON,规格为6mg和12mg
	仿制药信息	无
EMA	原研信息	无
	仿制药信息	无
英国	上市信息	Abbot在英国上市了8mg和16mg片剂,商品名为SERC。Aurobindo Pharma、Accord、Kent Pharmaceutical等公司在英国上市了多个规格的片剂
其他	上市信息	目前,SERC仍在欧洲、加拿大、澳大利亚等地上市,持有人为BGP Products Ltd。欧洲有盐酸倍他司汀上市,规格为8mg、16mg和24mg三种

166.3　理化性质

未能查询到盐酸倍他司汀原料pKa(25℃)、在各溶出介质中的溶解度(37℃)和BCS分类信息。

166.4　质量标准

盐酸倍他司汀已收载入各国药典,具体见表166-3:

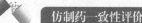

表166-3　盐酸倍他司汀各国药典收载信息

产品名称	收载药典
盐酸倍他司汀	ChP2015、USP36、EP8.0、BP2013、IP2010
盐酸倍他司汀片	ChP2015、BP2013

166.5　溶出度标准

无。

166.6　一致性评价策略

鉴于：

（1）原研产品未在我国进口上市。

（2）国际公认的同种药物未在国内上市。

（3）Abbot在英国上市了8mg和16mg片剂，商品名为SERC。

（4）目前，SERC仍在欧洲、加拿大、澳大利亚等国上市，持有人为BGP　Products　Ltd。欧洲有盐酸倍他司汀上市，规格为8mg、16mg和24mg三种。

因此，建议以Abbot在英国上市的8mg片剂（商品名：SERC）作为参比制剂，对国内盐酸倍他司汀片进行一致性评价。

168. 地红霉素肠溶片/*183.*地红霉素肠溶胶囊

168.1 品种基本信息

地红霉素为大环内酯类抗菌素,为红霉胺的前体药物,其作用机制是通过与敏感生物的50S核糖体亚基结合,从而抑制蛋白质的合成。

基本信息见表168-1:

表168-1 地红霉素肠溶片/肠溶胶囊基本信息汇总

通用名	地红霉素肠溶片/肠溶胶囊
英文名	Dirithromycin Enteric-coated Tablets/Capsules
剂型规格	肠溶片/肠溶胶囊,待评价规格:0.125g、0.25g
主成分化学名	(9S,16R)-9,11-二脱氧-9,11-{亚氨基[(1R)-2-(2-甲氧基乙氧基)亚乙基]氧}红霉素
结构式	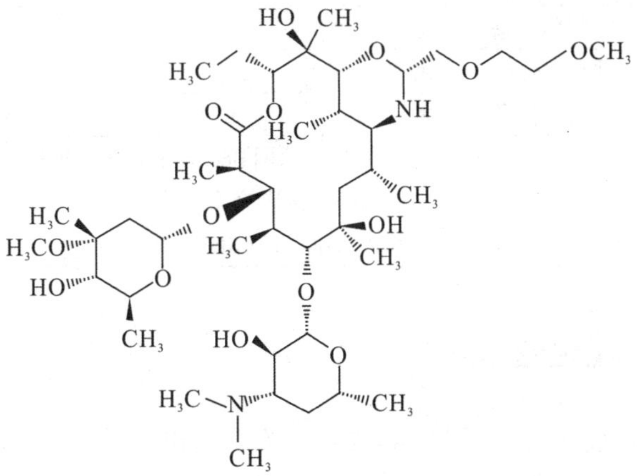
分子式 分子量	$C_{42}H_{78}N_2O_{14}$ 835.09
CAS号	62013-04-1
适应证	适用于12岁以上患者,用于治疗下列敏感菌引起的轻、中度感染: ①慢性支气管炎急性发作:由流感嗜血杆菌、卡他莫拉菌、肺炎链球菌引起 ②急性支气管炎:由卡他莫拉菌、肺炎链球菌引起 ③社区获得性肺炎:由嗜肺军团菌、肺炎支原体、肺炎链球菌引起 ④咽炎和扁桃体炎:由化脓性链球菌引起 ⑤单纯性皮肤和软组织感染:由金黄色葡萄球菌、化脓性链球菌引起
原研/品牌	礼来/NORTRON、DYNABAC、NORICLAN(Lilly)

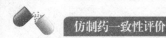
168.2　国内外上市信息

本品由礼来上市,商品名:NORTRON、DYNABAC、NORICLAN,批准情况见表168-2:

表168-2　地红霉素肠溶片/肠溶胶囊国内外上市信息

批准国家	类别	内容	
		地红霉素肠溶片	地红霉素肠溶胶囊
中国	国内上市的原研药品	进口原研药品:无	进口原研药品:无
		原研地产化药品:无	原研地产化药品:无
	国内上市国际公认的同种药物	国际公认同种药物进口:无	国际公认同种药物进口:无
		国际公认地产化药品:无	国际公认地产化药品:无
	其他进口	无	无
	国产批文	原料6个批文,肠溶片剂13个批文	肠溶胶囊7个批文
美国 (FDA批准)	原研批准信息	1995年,礼来将本品推向美国市场,商品名为DYNABAC,但现已停止上市	无
	仿制药信息	无	无
	RLD信息	无	无
日本	参比制剂信息	无	无
	仿制药信息	无	无
EMA	原研信息	无	无
	仿制药信息	无	无
其他	上市信息	地红霉素由德国Boehringer Ingelheim的子公司Thomae研制,1985年其专利许可证转让给美国礼来公司。1993年9月,礼来公司在西班牙首次上市本品,商品名为NORTRON	

168.3　理化性质

未能查询到地红霉素原料pKa(25℃)、在各溶出介质中的溶解度(37℃)和BCS分类信息。

168.4　质量标准

地红霉素已收载入各国药典,具体见表168-3:

表168-3　地红霉素各国药典收载信息

产品名称	收载药典
地红霉素	ChP2015、EP8.0、BP2013、USP36
地红霉素肠溶片	USP36
地红霉素肠溶胶囊	/

168.5 溶出度标准

溶出度标准比较见表168-4：

表168-4 地红霉素肠溶片各国溶出度测定方法比较

序号	不同国家	要求
1	中国	/
2	美国	USP36： 酸性条件：篮法，0.1mol/L盐酸900ml，100rpm，45min，限度为80% 缓冲条件：篮法，pH6.8磷酸盐缓冲液900ml，100rpm，45min，限度为80%
3	日本	/

地红霉素肠溶胶囊：无。

168.6 一致性评价策略

鉴于：

（1）原研产品未在我国进口上市。

（2）国际公认的同种药物未在国内上市。

（3）原研已在美国停止上市。

（4）地红霉素由德国 Boehringer Ingelheim 的子公司 Thomae 研制，1985年其专利许可证转让给美国礼来公司，1993年9月礼来公司在西班牙首次上市本品，商品名为 NORTRON。

因此，建议以西班牙地红霉素肠溶片及肠溶胶囊（商品名：NORTRON）作为参比制剂，对国内地红霉素肠溶片和肠溶胶囊进行一致性评价。企业需根据实际情况对地红霉素肠溶片和肠溶胶囊进行一致性评价，若以0.25g规格进行药学及体内BE试验，根据《以药动学参数为终点评价指标的化学药物仿制药人体生物等效性研究技术指导原则》，需同时满足以下条件，即试验规格制剂符合生物等效性要求、各规格制剂在不同pH介质中体外溶出曲线相似、各规格制剂的处方比例相似，则可以申请0.125g规格BE豁免。

169. 利培酮片

品种基本信息

利培酮是一种选择性的单胺能拮抗剂,对5-HT₂受体、D₂受体、α₁及α₂受体和H₁受体亲和力高;对其他受体亦有拮抗作用,但较弱;对5-HT₁C、5-HT₁D和5-HT₁A有低到中度的亲和力;对D₁及氟哌丁苯敏感的α受体亲和力弱;对M受体或β₁及β₂受体没有亲和作用。利培酮治疗精神分裂症的机制尚不清楚。据认为,其治疗作用是对D₂受体及5-HT₂受体拮抗联合效应的结果,对D₂受体及5-HT₂以外其他受体的拮抗作用可能与利培酮的其他作用有关。

基本信息见表169-1:

表169-1 利培酮片基本信息汇总

通用名	利培酮片
英文名	Risperidone Tablets
剂型规格	片剂,规格:1mg、2mg
主成分化学名	3-{2-[4-(6-氟-1,2-苯丙异噁唑-3-基)-1-哌啶基]乙基}-6,7,8,9-四氢-2-甲基-4H-吡啶并(1,2-α)嘧啶-4-酮
结构式	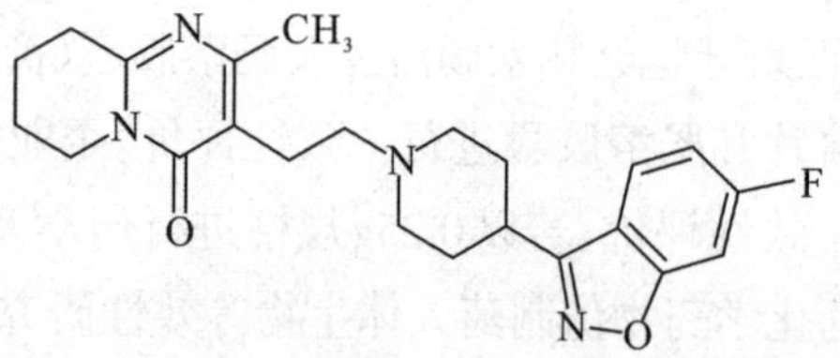
分子式 分子量	$C_{23}H_{27}FN_4O_2$ 410.49
CAS号	106266-06-2
适应证	用于治疗急性和慢性精神分裂症以及其他各种精神病性状态的明显阳性症状(如幻觉、妄想、思维紊乱、敌视、怀疑)和明显的阴性症状(如反应迟钝、情绪淡漠及社交淡漠、少语);也可减轻与精神分裂症有关的情感症状(如抑郁、负罪感、焦虑);对于急性期治疗有效的患者,在维持期治疗中,本品可继续发挥其临床疗效
原研/品牌	强生制药/RISPERDAL,维思通

169.2 国内外上市信息

本品由强生制药开发,商品名为RISPERDAL。批准情况见表169-2:

表169-2 利培酮片国内外上市信息

批准国家	类别	内容
中国	国内上市的原研药品	进口原研药品:无
		原研地产化药品:西安杨森的维思通,规格为1mg和2mg
	国内上市国际公认的同种药物	国际公认同种药物进口:无
		国际公认地产化药品:无
	其他进口	无
	国产批文	原料6个批文,片剂10个批文,规格有1mg、2mg和3mg
美国(FDA批准)	原研批准信息	1993年12月首次在美国上市1mg、2mg、3mg、4mg和5mg,商品名为RISPERDAL,1999年又上市0.5mg和0.25mg,原研单位为Janssen Pharmaceuticals Inc(强生制药),其中5mg已停止上市
	仿制药信息	有多家公司上市利培酮片,包括Ajanta Pharma Ltd、Apotex Inc、Aurobindo Pharma Ltd、Cipla Ltd、Dr. Reddy's Laboratories Ltd、Mylan Pharmaceuticals Inc等
	RLD信息	目前,FDA的参比制剂为Janssen制药公司的1mg利培酮片,商品名为RISPERDAL
日本	参比制剂信息	Janssen制药在日本上市的利培酮片,商品名为RISPERDAL,规格有1mg(*)、2mg(*)和3mg(+),均为参比制剂
	仿制药信息	有多家公司上市仿制药,包括辉瑞、小林化工、大原药品工业、共和药品工业、Teva制药、日医工等,规格有1mg、2mg和3mg
EMA	上市信息	/
英国	上市信息	强生在英国上市多规格片剂,此外还有多家公司在英国上市多个规格片剂
其他	上市信息	利培酮片已在芬兰、德国、瑞典、匈牙利等多个国家上市

169.3 理化性质

利培酮原料基本性质见表169-3:

表169-3 利培酮原料理化性质

pKa(25℃)	pKa$_1$=3.11(针对吡啶环,采用滴定法测定)
	pKa$_2$=8.24(针对苯噁唑,采用滴定法测定)

在各溶出介质中的溶解度(37℃)	pH1.2:16.0mg/ml pH4.0:12.0mg/ml pH6.8:0.90mg/ml 水:0.23mg/ml
稳定性	水:在水的混悬液(pH约为8.5)中,100℃/12h降解1.1% 各pH溶出介质中: 在1mol/L盐酸溶液中,100℃/5天稳定 在1mol/L氢氧化钠试液中,100℃/24h降解0.4% 光:固体粉末在光强17000lx·hr下,7天稳定 其他:在30%过氧化氢中,60℃/1h生成1.6%的cis-N氧化物和0.4%的trans-N氧化物
BCS分类	世界卫生组织公布(2005年):/ NICHD和FDA研究归纳(2011年):Ⅱ tsrlinc网站:Ⅱ BDDCS分类:Ⅰ

169.4 质量标准

利培酮已收载入各国药典,具体见表169-4:

表169-4 利培酮各国药典收载信息

产品名称	收载药典
利培酮	ChP2015、USP36、JP16、BP2013
利培酮片	ChP2015、USP36、JP16

169.5 溶出度标准

溶出度标准比较见表169-5:

表169-5 利培酮片各国溶出度测定方法比较

序号	不同国家	要求
1	中国	ChP2015:浆法,以0.1mol/L盐酸溶液500ml为溶出介质,50rpm,30min,限度为75%
2	美国	USP36:浆法,以0.1mol/L盐酸500ml为溶出介质,50rpm,45min,限度为75%
3	日本	PMDA收载了4条溶出曲线,且CDE已翻译并公布,溶出度标准测定方法:浆法,以水900ml为溶剂,50rpm,30min,限度分别为75%(1mg规格)、80%(2mg规格)和75%(3mg规格)

169.6　一致性评价策略

鉴于：

(1)原研产品已在我国地产化上市,但地产化产品只有通过自证后才能成为参比制剂。

(2)国际公认的同种药物未在国内上市。

(3)原研强生制药已在美国上市,商品名为RISPERDAL,其中1mg被列为RLD。

(4)Janssen制药在日本上市的利培酮片,商品名为RISPERDAL,规格有1mg(*)、2mg(*)和3mg($^+$),均为参比制剂。

(5)强生公司在英国上市多规格片剂。

因此,建议以Janssen上市的利培酮片(1mg和2mg规格,商品名:RISPERDAL)为参比制剂,对国内利培酮片进行一致性评价。企业需根据实际情况对利培酮片进行一致性评价,若以1mg规格进行药学及体内BE试验,根据《以药动学参数为终点评价指标的化学药物仿制药人体生物等效性研究技术指导原则》,若同时满足以下条件,即试验规格制剂符合生物等效性要求、各规格制剂在不同pH介质中体外溶出曲线相似、各规格制剂的处方比例相似,则可以申请2mg规格利培酮片BE豁免。

170. 柳氮磺吡啶肠溶片

品种基本信息

柳氮磺吡啶为磺胺类抗菌药,属口服不易吸收的磺胺药,吸收部分在肠微生物作用下分解成5-氨基水杨酸和磺胺吡啶。5-氨基水杨酸与肠壁结缔组织络合后较长时间停留在肠壁组织中,起到抗菌消炎和免疫抑制作用,如减少大肠埃希菌和梭状芽孢杆菌,同时抑制前列腺素的合成以及其他炎症介质白三烯的合成。因此,目前认为本品对炎症性肠病产生疗效的主要成分是5-氨基水杨酸。由本品分解产生的磺胺吡啶对肠道菌群显示微弱的抗菌作用。

基本信息见表170-1:

表170-1 柳氮磺吡啶肠溶片基本信息汇总

通用名	柳氮磺吡啶肠溶片
英文名	Sulfasalazine Enteric-coated Tablets
剂型规格	肠溶片,规格:0.25g
主成分化学名	5-[对-(2-吡啶胺磺酰基)苯]偶氮水杨酸
结构式	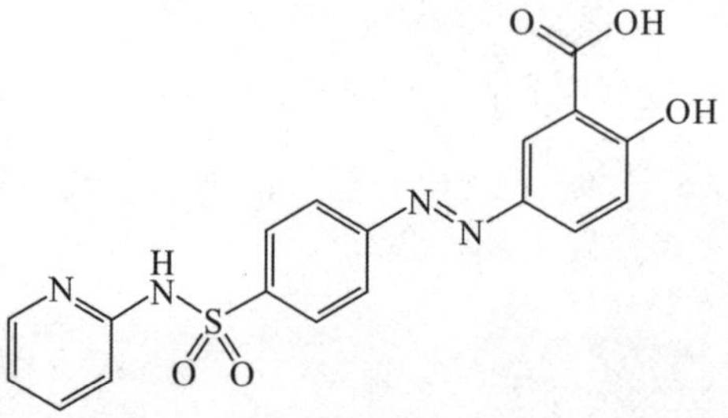
分子式	$C_{18}H_{14}N_4O_5S$
分子量	398.39
CAS号	599-79-1
适应证	主要用于炎症性肠病,即Crohn病和溃疡性结肠炎
原研/品牌	法玛西亚(现辉瑞)/AZULFIDINE

国内外上市信息

本品由法玛西亚开发,1950年最早在美国上市片剂,商品名为AZULFIDINE,规格为500mg。1951年在法国上市,商品名为SALAZOPYRINE,随后在欧洲其他国家上市。日本市场授权给参天制药。批准情况见表170-2:

表170-2　柳氮磺吡啶肠溶片国内外上市信息

批准国家	类别	内容
中国	国内上市的原研药品	进口原研药品:无
		原研地产化药品:无
	国内上市国际公认的同种药物	国际公认同种药物进口:无
		国际公认地产化药品:无
	其他进口	无
	国产批文	原料4个批文,肠溶片9个批文,规格均为0.25g
美国(FDA批准)	原研批准信息	1950年6月,Pharmacia and Upjohn在美国上市了500mg片剂(商品名:AZULFIDINE)、肠溶片(商品名:AZULFIDINE EN-TABS),均被列为RLD
	仿制药信息	有1家公司上市仿制药:Vintage Pharmaceuticals Inc于2002年1月上市了商品名为SULFASALAZINE的肠溶片,规格为500mg
	RLD信息	目前,FDA肠溶片的参比制剂为Pharmacia and Upjohn的500mg规格,商品名为AZULFIDINE EN-TABS
日本	参比信息	Teva于2001年7月上市250mg肠溶片,被列为参比制剂(日本橙皮书标为"+")
	仿制药信息	有多家公司上市仿制药,包括长生堂制药、日医工等,规格有250mg和500mg
EMA	原研信息	无
	仿制药信息	无
英国	上市信息	辉瑞在英国上市了500mg肠溶衣片,商品名为SALAZOPYRIN;其他还有Rosemont Pharmaceuticals Limited上市了仿制药
其他	上市信息	无

170.3　理化性质

柳氮磺吡啶原料基本性质见表170-3:

表170-3　柳氮磺吡啶原料理化性质

pKa(25℃)	pKa_1=2.4(针对羧基,采用吸光度法测定)
	pKa_2=8.3(针对磺胺基,采用吸光度法测定)
	pKa_3=11.0(针对酚羟基,采用吸光度法测定)
在各溶出介质中的溶解度(37℃)	pH1.2:1.8μg/ml
	pH4.0:7.8μg/ml
	pH6.0:420μg/ml
	pH6.8:1860μg/ml
	水:16μg/ml

续表

稳定性	水:未测定 各pH溶出介质中:未测定 光:未测定
BCS分类	世界卫生组织公布(2005年):Ⅳ
	NICHD和FDA研究归纳(2011年):Ⅱ/Ⅳ
	tsrlinc网站:Ⅱ
	BDDCS分类:Ⅱ

170.4　质量标准

柳氮磺吡啶已收载入各国药典,具体见表170-4:

表170-4　柳氮磺吡啶各国药典收载信息

产品名称	收载药典
柳氮磺吡啶	ChP2015、USP36、EP8.0、BP2013
柳氮磺吡啶肠溶片	ChP2015、USP36、BP2013

170.5　溶出度标准

溶出度标准比较见表170-5:

表170-5　柳氮磺吡啶肠溶片各国溶出度测定方法比较

序号	不同国家	要求
1	中国	ChP2015:篮法,以盐酸溶液(9→1000)1000ml为溶出介质,100rpm,经2h,立即将转篮提出液面,供试片均不得有裂缝或崩解现象,随即将转篮浸入磷酸盐缓冲液(pH7.5)900ml的溶出介质中,转速不变,经1h,限度为70%
2	美国	USP36: 酸性条件:篮法,以0.1mol/L盐酸900ml为溶出介质,100rpm,120min,限度为10%以下 缓冲液条件:篮法,以pH7.5磷酸盐缓冲液900ml为溶出介质,100rpm,60min,限度为85%以上
3	日本	PMDA收载了4条溶出曲线,且CDE已翻译并公布,溶出度标准测定方法: 在pH1.2溶出介质中:桨法,以盐酸溶液900ml为溶液,50rpm,120min,限度为5%以下 在pH6.8溶出介质中:桨法,以pH6.8的磷酸盐缓冲液900ml为溶液,50rpm,90min,限度为85%(250mg规格)和70%(500mg规格)

170.6 一致性评价策略

鉴于:

(1)原研产品未在我国进口上市。

(2)国际公认的同种药物未在国内上市。

(3)原研已在美国上市,Pharmacia and Upjohn的500mg规格,商品名为AZULFIDINE EN-TABS,被列为RLD。

(4)日本Teva于2001年7月上市250mg肠溶片,被列为参比制剂(日本橙皮书标为"+")。

(5)辉瑞在英国上市了500mg肠溶衣片。

因此,建议以法玛西亚(辉瑞)上市的肠溶片(规格:500mg)作为参比制剂,对国内柳氮磺吡啶肠溶片进行一致性评价。

171. 蒙脱石散

171.1 **品种基本信息**

蒙脱石散为天然蒙脱石微粒粉剂,具有层纹状结构和非均匀性电荷分布,对消化道内的病毒、病菌及其产生的毒素、气体等有极强的固定抑制作用,使其失去致病作用;此外,对消化道黏膜还具有很强的覆盖保护能力,修复、提高黏膜屏障对攻击因子的防御功能,具有平衡正常菌群和局部止痛作用。

基本信息见表171-1:

表171-1 蒙脱石散基本信息汇总

通用名	蒙脱石散
英文名	Montmorillonite Powder
剂型规格	散剂,规格:3g
主成分化学名	/
结构式	/
分子式 分子量	/
CAS号	/
适应证	用于成人及儿童急、慢性腹泻
原研/品牌	Ipsen/SMECTA

171.2 **国内外上市信息**

本品最早上市企业为Ipsen Group。Ipsen Group于1975年在法国注册上市蒙脱石散(3g,SMECTA),2002年已在全世界60多个国家成功地用于腹泻病的治疗。Ipsen Group于1990年将本品进口我国,许可证号为X900065。但目前已地产化,由博福-益普生(天津)制药有限公司拥有蒙脱石散的生产批文(思密达,3g,国药准字H20000690)。

批准情况见表171-2:

表 171-2　蒙脱石散国内外上市信息

批准国家	类别	内容
中国	国内上市的原研药品	进口原研药品：原研厂家 Ipsen Pharma 在国内获批进口原料药蒙脱石，注册证为 H20150176。制剂已无进口
		原研地产化药品：已有地产化上市，博福-益普生（天津）制药有限公司在国内生产蒙脱石散，批准文号：国药准字 H20000690，商品名为思密达
	国内上市国际公认的同种药物	国际公认同种药物进口：无
		国际公认地产化药品：无
	其他进口	无
	国产批文	原料 9 个批文，散剂 31 个批文，均为 3g
美国（FDA批准）	原研批准信息	无
	仿制药信息	无
	RLD信息	无
日本	参比制剂信息	无
	仿制药信息	无
EMA	原研信息	无
	仿制药信息	无
其他	上市信息	Ipsen 在法国上市了 3g 散剂，商品名为 SMECTA；Mylan 在法国上市了 3g 散剂

171.3　理化性质

未查询到蒙脱石原料的pKa(25℃)、在各溶出介质中的溶解度(37℃)及BCS分类信息。

171.4　质量标准

蒙脱石仅收载入《中国药典》，具体见表171-3：

表 171-3　蒙脱石各国药典收载信息

产品名称	收载药典
蒙脱石	ChP2015
蒙脱石散	ChP2015

171.5　溶出度标准

无。

171.6 一致性评价策略

鉴于：

（1）原研产品已在我国地产化上市，但地产化产品只有通过自证后才能成为参比制剂。

（2）国际公认的同种药物未在国内上市。

（3）Ipsen在法国上市了3g散剂，商品名为SMECTA。

因此，建议以Ipsen在法国上市的SMECTA散（规格：3g）作为参比制剂，对国内蒙脱石散进行一致性评价。由于蒙脱石散不进入体内代谢，不吸收入血液，其主要通过：①具有层状结构及非均匀性电荷分布的双八面体蒙脱石微粒对消化道内的病毒、病菌及其产生的毒素有极强的固定、抑制作用；②对消化道黏膜有很强的覆盖能力，并通过与黏液糖蛋白相互结合，提高黏膜屏障对攻击因子的防御功能而发挥作用，因此申请蒙脱石散豁免BE试验。

172. 腺苷钴胺片

172.1 品种基本信息

　　腺苷钴胺为维生素类药,是氰钴型维生素B_{12}的同类物,即其CN基被腺嘌呤核苷取代成为5'-脱氧腺苷钴胺。它是体内维生素B_{12}的两种活性辅酶形式之一,是细胞生长增殖和维持神经髓鞘完整所必需的物质。

　　基本信息见表172-1:

表172-1　腺苷钴胺片基本信息汇总

通用名	腺苷钴胺片
英文名	Cobamamide Tablets
剂型规格	片剂,规格:0.25mg
主成分化学名	5,6-二甲基苯并咪唑基-5'-脱氧腺嘌呤核苷基钴胺
结构式	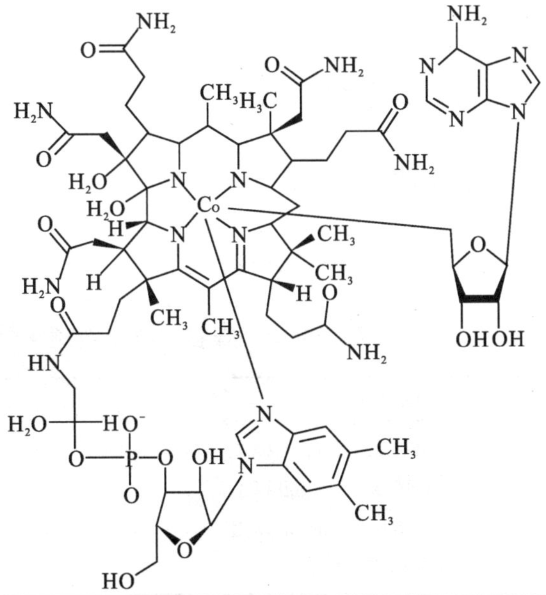
分子式	$C_{72}H_{100}CoN_{18}O_{17}P$
分子量	1579.60
CAS号	13870-90-1
适应证	主要用于巨幼红细胞性贫血、营养不良性贫血、妊娠期贫血、多发性神经炎、神经根炎、三叉神经痛、坐骨神经痛、神经麻痹;也可用于营养性疾患以及放射线和药物引起的白细胞减少症的辅助治疗
原研/品牌	/

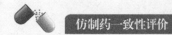

172.2　国内外上市信息

批准情况见表172-2：

表172-2　腺苷钴胺片国内外上市信息

批准国家	类别	内容
中国	国内上市的原研药品	进口原研药品：无
		原研地产化药品：无
	国内上市国际公认的同种药物	国际公认同种药物进口：无
		国际公认地产化药品：无
	其他进口	无
	国产批文	原料4个批文，片剂8个批文，均为0.25mg
美国（FDA批准）	原研批准信息	无
	仿制药信息	无
	RLD信息	无
日本	参比制剂信息	エーザイ获批上市了0.5mg胶囊剂，被列为参比制剂
	仿制药信息	1972年2月，鹤原制药上市了250μg规格片剂，商品名为COBAMAMIDE
EMA	原研信息	无
	仿制药信息	无
其他	上市信息	无

172.3　理化性质

腺苷钴胺原料基本性质见表172-3：

表172-3　腺苷钴胺原料理化性质

pKa(25℃)	pKa＝3.5
在各溶出介质中的溶解度(37℃)	pH1.2：1.5mg/ml以上 pH4.0：1.5mg/ml以上 pH6.8：1.5mg/ml以上 水：1.5mg/ml以上

稳定性	水： 暗处红光(15lx)下,37℃/2h稳定 完全避光下,37℃/24h稳定 各pH溶出介质中： 暗处红光(15lx)下,在pH1.2溶出介质中,37℃/2h降解约10%,在pH4.0和pH6.8溶出介质中稳定 完全避光下,在pH1.2溶出介质中,37℃/2h降解约5% 完全避光下,在pH1.2和pH4.0溶出介质中,37℃/24h分别降解约40%和7%,在pH6.8的溶出介质中稳定 光： 白色荧光灯(光强约850lx)下,水溶液37℃/30min降解约95% 红色灯(光强约65lx)下,水溶液37℃/6h降解约11%
BCS分类	世界卫生组织公布(2005年)：/ NICHD和FDA研究归纳(2011年)：/ tsrlinc网站：/ BDDCS分类：/

172.4 质量标准

腺苷钴胺仅收载入《中国药典》,具体见表172-4:

表172-4 腺苷钴胺各国药典收载信息

产品名称	收载药典
腺苷钴胺	ChP2015
腺苷钴胺片	ChP2015

172.5 溶出度标准

溶出度标准比较见表172-5:

表172-5 腺苷钴胺片各国溶出度测定方法比较

序号	不同国家	要求
1	中国	/
2	美国	/
3	日本	PMDA收载了4条溶出曲线,且CDE已翻译并公布,溶出度标准测定方法: A型:桨法,以水900ml为溶剂,50rpm,15min,限度为85% B型:桨法,以水900ml为溶剂,50rpm,45min,限度为85%(0.25mg规格)和80%(0.5mg规格)

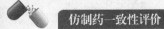

172.6　一致性评价策略

鉴于：

(1)原研产品未在我国进口上市。

(2)国际公认的同种药物未在国内上市。

(3)日本エーザイ获批上市了0.5mg胶囊剂,被列为参比制剂。

因此,建议以日本エーザイ获批上市的0.5mg胶囊剂作为参比制剂,对国内腺苷钴胺片进行一致性评价。

173. 阿法骨化醇软胶囊/240.阿法骨化醇胶囊/241.阿法骨化醇片

173.1 **品种基本信息**

阿法骨化醇在肝脏被迅速转化成1,25-二羟基维生素D_3,后者为维生素D_3的代谢物,起到调节钙和磷酸盐代谢的作用。由于这一转化过程很迅速,阿法骨化醇的临床效应与1,25-二羟基维生素D_3基本一致。其主要作用是通过提高体内血循环中1,25-二羟基维生素D_3水平,从而增加钙、磷酸盐的肠道吸收,促进骨矿化,降低血浆甲状旁腺激素水平,同时减少骨钙消溶,最终缓解骨和肌肉疼痛以及改善与绝经、衰老和内分泌变化引起的肠道钙吸收障碍所导致的骨质疏松。

基本信息见表173-1:

表173-1　阿法骨化醇软胶囊/胶囊/片基本信息汇总

通用名	阿法骨化醇软胶囊	阿法骨化醇胶囊	阿法骨化醇片
英文名	Alfacalcidol Soft Capsules	Alfacalcidol Capsules	Alfacalcidol Tablets
剂型规格	软胶囊,规格:0.25μg、0.5μg	胶囊,规格:0.25μg、0.5μg	片剂,规格:0.25μg、0.5μg
主成分化学名	(5Z,7E)-9,10-开环胆甾-5,7,10(19)-三烯-1α,3β-二醇		
结构式	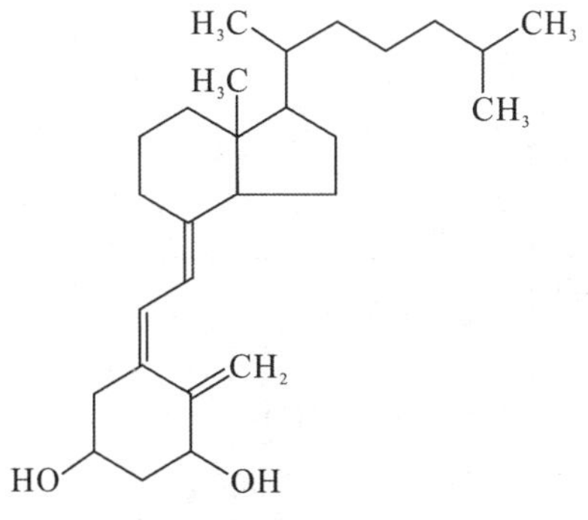		
分子式 分子量	$C_{27}H_{44}O_2$ 400.65		
CAS号	41294-56-8		

适应证	骨质疏松症,肾性骨病(肾性佝偻病),甲状旁腺功能亢进症(伴有骨病者),甲状旁腺功能减退症,营养和吸收障碍引起的佝偻病和骨软化症,假性缺钙(D-依赖型I)的佝偻病和骨软化症	佝偻病和软骨病,肾性骨病,骨质疏松症,甲状旁腺功能减退症	骨质疏松症。改善下列疾病所致的维生素D代谢异常的各种症状(如低血钙、手足搐搦、骨痛、骨病变):慢性肾功能衰竭、甲状旁腺功能减退症、抗维生素D性佝偻病、软骨病
原研/品牌	/	中外制药/ALFAROL	帝人株式会社/ONEALFA、BON-ONE(片剂仅在日本和印度有,原研未知)

173.2 国内外上市信息

阿法骨化醇由 Research Institute for Medicine and Chemistry 开发,先后认证给 Leo Pharm(法国和英国)、Teva(意大利)、Nycomed(德国)、罗氏子公司 Chugai Pharmaceutical(日本)。

批准情况见表173-2:

表173-2　阿法骨化醇软胶囊/胶囊/片国内外上市信息

批准国家	类别	阿法骨化醇软胶囊	阿法骨化醇胶囊	阿法骨化醇片
中国	国内上市的原研药品	进口原研药品:无	无	有日本 Teijin Pharma Limited 的 3 个进口批文,规格为 0.125μg、0.25μg 和 0.5μg,商品名为 BON-ONE(萌格旺)
		原研地产化药品:无	无	无
	国内上市国际公认的同种药物	国际公认同种药物进口:无	无	无
		国际公认地产化药品:无	无	无
	其他进口	以色列 Teva Pharmaceutical Industries Ltd 的阿法迪三(ALPHA D3)6 个进口批文和丹麦 LEO Pharma A/S 的依安凡(ETALPHA)2 个进口批文,规格为 0.25μg 和 1μg	无	无
	国产批文	原料 4 个批文,软胶囊 9 个批文	胶囊 2 个批文	片剂 2 个批文

批准国家	类别	阿法骨化醇软胶囊	阿法骨化醇胶囊	阿法骨化醇片
美国 （FDA批 准）	原研批准信息	无	无	无
	仿制药信息	无	无	无
	RLD信息	无	无	无
日本	参比制剂信息	无	无	无
	上市信息	无软胶囊剂上市	中外制药、日本药品工业（日本ケミファ）、シオノケミカル、日医工、武田、东和药品、扶桑药品工业等多家公司均上市了胶囊剂,上市规格有 0.25μg、0.5μg、1μg 和3μg	日本帝人、共和药品工业分别上市了片剂,有 3 个规格：0.25μg、0.5μg 和 1μg
EMA	原研信息	无	无	无
	仿制药信息	无	无	无
意大利	上市信息	无	无	无
其他	上市信息	丹麦、荷兰、德国均已上市软胶囊	无	1990年6月,韩国上市0.5μg片,商品名为 ONEALFA；1998年新加坡上市 0.25μg、0.5μg 和 1.0μg 片,商品名为 BON-ONE。其他上市国家有德国、印尼、缅甸、越南、泰国、埃及等

173.3 理化性质

阿法骨化醇原料基本性质见表173-3：

表173-3 阿法骨化醇原料理化性质

pKa(25℃)	/
在各溶出介质中的溶解度(37℃)	/
稳定性	/
BCS分类	世界卫生组织公布(2005年)：/
	NICHD 和 FDA研究归纳(2011年)：/
	tsrlinc网站：I
	BDDCS分类：I

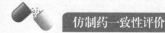

173.4　质量标准

阿法骨化醇已收载入各国药典,具体见表173-4:

表173-4　阿法骨化醇各国药典收载信息

产品名称	收载药典
阿法骨化醇	ChP2015、EP8.0、BP2013
阿法骨化醇软胶囊	ChP2015
阿法骨化醇胶囊	/
阿法骨化醇片	ChP2015

173.5　溶出度标准

无。

173.6　一致性评价策略

软胶囊:本品为改剂型,且不显著改变药代动力学行为的制剂。根据总局办公厅发布的《仿制药质量和疗效一致性评价工作中改剂型药品(普通口服固体制剂)评价一般考虑》,建议以原研剂型药品(中外制药在日本上市的0.5μg阿法骨化醇胶囊,商品名:ALFAROL)为参比制剂,进行以下研究:①从药物的理化性质、生物学性质、临床需要、患者的依从性、药物经济学、与原研剂型参比制剂的优劣比较等方面分析论证改剂型药品的科学性、合理性和必要性;②体外药学评价;③生物等效性试验。

胶囊,鉴于:

(1)原研产品未在我国进口上市。

(2)国际公认的同种药物未在国内上市。

(3)日本中外制药、日本药品工业(日本ケミファ)、シオノケミカル、日医工、武田、东和药品、扶桑药品工业等多家公司均上市了胶囊剂,上市规格有0.25μg、0.5μg、1μg和3μg,未推荐参比制剂。

因此,建议以中外制药在日本上市的0.5μg胶囊(商品名:ALFAROL)作为参比制剂,进行体内外一致性评价研究。根据《以药动学参数为终点评价指标的化学药物仿制药人体生物等效性研究技术指导原则》,若同时满足以下条件,即试验规格制剂符合生物等效性要求、各规格制剂在不同pH介质中体外溶出曲线相似、各规格制剂的处方比例相似,则可以申请0.25μg规格BE豁免。

片剂,鉴于:

(1)原研产品已在我国进口上市,即Teijin Pharma Limited在中国上市的萌格旺(阿法骨化醇片）。

（2）国际公认的同种药物未在国内上市。

（3）日本帝人、共和药品工业分别上市了片剂，有3个规格：$0.25\mu g$、$0.5\mu g$和$1\mu g$。

因此，建议以Teijin Pharma Limited在中国上市的萌格旺（阿法骨化醇片）作为参比制剂。

176. 司莫司汀胶囊

176.1 品种基本信息

司莫司汀为细胞周期非特异性药物,对处于G1-S边界、S早期的细胞最敏感,对G2期也有抑制作用。本品进入体内后其分子从氨甲酰胺键处断裂为两部分:一为氯乙胺部分,将氯解离形成乙烯碳正离子,发挥烃化作用,使DNA链断裂,RNA及蛋白质受到烃化,这与抗肿瘤作用有关;另一部分为氨甲酰基部分变为异氰酸酯,或再转化为氨甲酸,以发挥氨甲酰化作用,主要与蛋白质特别是其中的赖氨酸末端的氨基等反应,这主要与骨髓毒性作用有关,氨甲酰化还破坏一些酶蛋白使DNA被破坏后难以修复,这有助于抗癌作用。本品与其他烷化剂并无交叉耐药性。

基本信息见表176-1:

表176-1 司莫司汀胶囊基本信息汇总

通用名	司莫司汀胶囊
英文名	Semustine Capsules
剂型规格	胶囊,规格:10mg、50mg
主成分化学名	1-(2-氯乙基)-3-(4-甲基环己基)-1-亚硝基脲
结构式	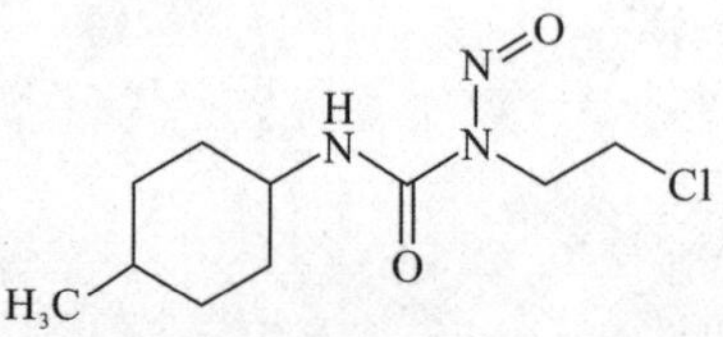
分子式 分子量	$C_{10}H_{18}ClN_3O_2$ 247.62
CAS号	13909-09-6
适应证	本品脂溶性强,可通过血脑屏障进入脑脊液,常用于脑原发肿瘤及转移瘤。与其他药物合用可治疗恶性淋巴瘤、胃癌、大肠癌、黑色素瘤
原研/品牌	上海医药工业研究院研制,浙南制药厂生产/–

176.2 国内外上市信息

本品由Laboratoires Pierre Fabre开发,后授权给BMS进行市场开发。本品被IARC(International Agency for Research on Cancer,国际癌症研究机构)认定为致癌物质,已全面退市。批准情况见表176-2:

表176-2　司莫司汀胶囊国内外上市信息

批准国家	类别	内容
中国	国内上市的原研药品	进口原研药品:无
		原研地产化药品:无
	国内上市国际公认的同种药物	国际公认同种药物进口:无
		国际公认地产化药品:无
	其他进口	无
	国产批文	原料1个批文,胶囊8个批文,规格为10mg和50mg
美国（FDA批准）	原研批准信息	无
	仿制药信息	无
	RLD信息	无
日本	参比制剂信息	无
	仿制药信息	无
EMA	原研信息	无
	仿制药信息	无
其他	上市信息	无

176.3 理化性质

司莫司汀原料基本性质见表176-3:

表176-3　司莫司汀原料理化性质

pKa(25℃)	/
在各溶出介质中的溶解度(37℃)	/
稳定性	/
BCS分类	世界卫生组织公布(2005年):/
	NICHD和FDA研究归纳(2011年):/
	tsrlinc网站:/
	BDDCS分类:/

176.4 质量标准

司莫司汀仅收载入《中国药典》,具体见表176-4:

表176-4　司莫司汀各国药典收载信息

产品名称	收载药典
司莫司汀	ChP2015
司莫司汀胶囊	ChP2015

176.5　溶出度标准

无。

176.6　一致性评价策略

参比制剂不详,一致性评价需谨慎。

178. 缬沙坦胶囊

178.1 品种基本信息

缬沙坦为血管紧张素Ⅱ受体拮抗剂。本品可选择性作用于已知与血管紧张素Ⅱ作用相关的AT₁受体亚型,选择性阻断血管紧张素Ⅱ与肾上腺和血管平滑肌等组织细胞AT₁受体的结合,抑制血管收缩和醛固酮分泌,产生降压作用。本品对AT₁受体的亲和力比对AT₂受体约高20000倍。本品不影响缓激肽的作用和离子通道功能,也不与其他对心血管功能发挥重要调节作用的激素的受体结合。本品无致癌、致畸、致突变毒性,无生殖毒性。

基本信息见表178-1:

表178-1　缬沙坦胶囊基本信息汇总

通用名	缬沙坦胶囊
英文名	Valsartan Capsules
剂型规格	胶囊,规格:80mg
主成分化学名	N-戊酰基-N-{[2′-(1H-四氮唑-5-基)联苯-4-基]甲基}-L-缬氨酸
结构式	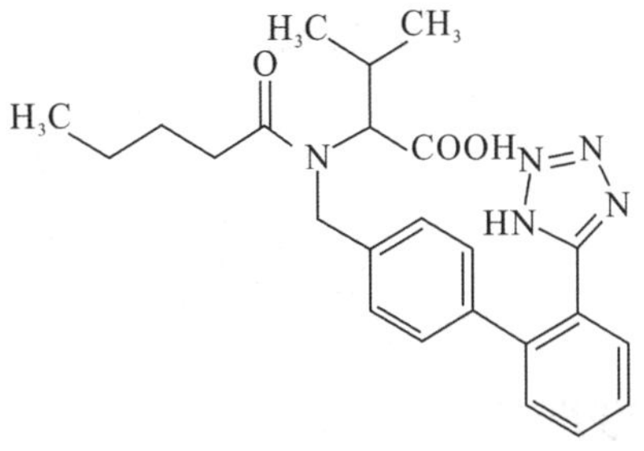
分子式 分子量	$C_{24}H_{29}N_5O_3$ 435.52
CAS号	137862-53-4
适应证	轻、中度原发性高血压
原研/品牌	诺华/DIOVAN

178.2 国内外上市信息

本品由诺华开发上市,商品名为DIOVAN。批准情况见表178-2:

表178-2　缬沙坦胶囊国内外上市信息

批准国家	类别	内容
中国	国内上市的原研药品	进口原研药品:无
		原研地产化药品:由北京诺华制药有限公司生产的"代文",规格为80mg和160mg
	国内上市国际公认的同种药物	国际公认同种药物进口:无
		国际公认地产化药品:无
	其他进口	无
	国产批文	原料11个批文,胶囊13个批文,规格有40mg、80mg和160mg
美国(FDA批准)	原研批准信息	1996年12月,FDA批准诺华制药申报的商品名为DIOVAN的缬沙坦胶囊上市。但美国现已停售。目前有同商品名的片剂在售,其320mg片剂为RLD
	仿制药信息	无
	RLD信息	无胶囊剂RLD,诺华320mg规格的片剂(商品名为DIOVAN)被列为RLD
日本	参比制剂信息	未列出参比制剂
	仿制药信息	多家公司有20mg、40mg、80mg和160mg片上市,无胶囊上市
EMA	上市信息	/
英国	上市信息	英国Aurobindo Pharmaceutical、Actavis UK、Dexcel Pharma等公司有40mg、80mg和160mg规格胶囊上市
其他	上市信息	Novartis Pharma GmbH Roonstr.在德国有商品名为DIOVAN和ANGIOSAN的80mg和160mg规格胶囊剂上市;Mylan AB在丹麦有40mg、80mg和160mg规格胶囊剂上市;Novartis Farma S.P.A.在意大利有商品名为RIXIL的80mg和160mg规格胶囊剂上市;Parke-Davis Produtos Farmacêuticos, Lda.和Aurobindo在葡萄牙有商品名为VALSARTAN PARKE-DAVIS、VALSARTAN AUROBINDO的40mg、80mg和160mg规格胶囊剂上市

178.3　理化性质

缬沙坦原料基本性质见表178-3:

表178-3　缬沙坦原料理化性质

pKa(25℃)	/
在各溶出介质中的溶解度(37℃)	/
稳定性	/
BCS分类	世界卫生组织公布(2005年):/
	NICHD和FDA研究归纳(2011年):Ⅱ
	tsrlinc网站:Ⅱ
	BDDCS分类:Ⅳ

178.4 质量标准

缬沙坦已收载入各国药典,具体见表178-4:

表178-4 缬沙坦各国药典收载信息

产品名称	收载药典
缬沙坦	ChP2015、USP36、EP8.0、BP2013、IP2010、JP16
缬沙坦胶囊	ChP2015

178.5 溶出度标准

溶出度标准比较见表178-5:

表178-5 缬沙坦胶囊各国溶出度测定方法比较

序号	不同国家	要求
1	中国	ChP2015:篮法,以pH6.8磷酸盐缓冲液1000ml为溶出介质,100rpm,30min,限度为80%
2	美国	/
3	日本	/

178.6 一致性评价策略

鉴于:

(1)原研产品已在我国地产化上市,但地产化产品只有通过自证后才能作为参比制剂。

(2)国际公认的同种药物未在国内上市。

(3)原研已在美国停止上市,目前无胶囊剂RLD;诺华320mg规格的片剂(商品名为DIO-VAN)被列为RLD。

(4)Novartis Pharma GmbH Roonstr.在德国有商品名为DIOVAN和ANGIOSAN的80mg和160mg规格胶囊剂上市。

(5)Novartis Farma S.P.A.在意大利有商品名为RIXIL的80mg和160mg规格胶囊剂上市。

因此,建议以Novartis上市的80mg胶囊作为参比制剂,对国内缬沙坦胶囊进行一致性评价。

179. 盐酸氨溴索片/235.盐酸氨溴索分散片/258.盐酸氨溴索胶囊

179.1 品种基本信息

盐酸氨溴索为祛痰药溴己新在体内的代谢产物,具有黏痰溶解作用,可使痰中黏多糖纤维分化裂解,稀化痰液,并能抑制支气管黏膜酸性糖蛋白的合成而降低痰黏度,便于咳出。

基本信息见表179-1:

表179-1　盐酸氨溴索片/分散片/胶囊基本信息汇总

通用名	盐酸氨溴索片	盐酸氨溴索分散片	盐酸氨溴索胶囊
英文名	Ambroxol Hydrochloride Tablets	Ambroxol Hydrochloride Dispersible Tablets	Ambroxol Hydrochloride Capsules
剂型规格	片剂,规格:30mg	分散片,规格:30mg	胶囊,规格:30mg
主成分化学名	反式-4-[(2-氨基-3,5-二溴苄基)氨基]环己醇盐酸盐		
结构式	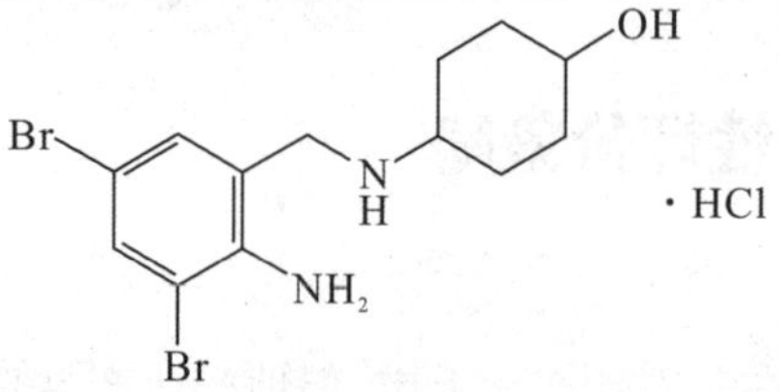		
分子式 分子量	$C_{13}H_{18}Br_2N_2O \cdot HCl$ 414.57		
CAS号	23828-92-4		
适应证	适用于痰液黏稠不易咳出者	适用于伴有痰液分泌不正常及排痰功能不良的急性、慢性呼吸道疾病,例如慢性支气管炎急性加重、喘息型支气管炎、支气管扩张及支气管哮喘的祛痰治疗	用于稀化黏痰
原研/品牌	Boehringer Ingelheim/MUCOSOLVAN		

179.2　国内外上市信息

本品原研厂家为 Nicox 和 ExSAR。1981 年，Boehringer Ingelheim 将本品在德国注册上市，商品名为 MUCOSOLVAN。随后在意大利、法国等欧洲国家上市。1983 年在日本上市，1984 年在中国上市。批准情况见表 179-2：

表 179-2　盐酸氨溴索片/分散片/胶囊国内外上市信息

批准国家	类别	盐酸氨溴索片	盐酸氨溴索分散片	盐酸氨溴索胶囊
中国	国内上市的原研药品	Boehringer Ingelheim France 的 MUCOSOLVAN（沐舒坦），规格为 30mg	无	无
		原研地产化药品：上海勃林格殷格翰药业有限公司的沐舒坦	无	无
	国内上市国际公认的同种药物	国际公认同种药物进口：无	无	无
		国际公认地产化药品：无	无	无
	其他进口	无	无	无
	国产批文	原料 8 个批文，片剂 14 个批文，规格有 30mg 和 60mg	分散片 4 个批文，规格均为 30mg	胶囊 4 个批文，规格有 30mg 和 60mg
美国（FDA批准）	原研批准信息	无		
	仿制药信息	无		
	RLD 信息	无		
日本	参比制剂信息	1983 年 5 月，帝人制药（合作：日本勃林格殷格翰）15mg（商品名：MUCOSOLVAN）为参比制剂	无	1996 年 7 月，帝人制药（合作：日本勃林格殷格翰）45mg 胶囊剂（商品名：MUCOSOLVAN）为参比制剂
	仿制药信息	有多家公司上市仿制药，包括长生堂制药、小林化工、辰巳化学、泽井制药、日医工等	无	有多家公司上市仿制药，包括辰巳化学、泽井制药、东和药品等
EMA	原研信息	无	无	无
	仿制药信息	无	无	无
其他	上市信息	1981 年，Boehringer Ingelheim 将氨溴索投放市场，商品名为 MUCOSOLVAN。随后在意大利、法国等欧洲国家上市	无分散片，只有泽井制药、ニプロ、全星药品工业（全星药品，三和化学）上市了 45mg 缓释 OD 片剂	无

179.3　理化性质

盐酸氨溴索原料基本性质见表179-3：

表179-3　盐酸氨溴索原料理化性质

pKa(25℃)	pKa₁＝-0.69（针对对羟基苯环上的氨基,采用吸光度法） pKa₂＝8.03（针对仲氨基,采用滴定法）、8.17（采用吸光度法）
在各溶出介质中的溶解 度(23.5℃)	pH1.2：11.8mg/ml pH4.0：28.9mg/ml pH6.8：25.3mg/ml 水：26.8mg/ml
稳定性	水：24h稳定 各pH溶出介质中：24h稳定 光：未测定
BCS分类	世界卫生组织公布（2005年）：/ NICHD和FDA研究归纳（2011年）：/ tsrlinc网站：Ⅰ BDDCS分类：Ⅰ

179.4　质量标准

盐酸氨溴索已收载入各国药典,具体见表179-4：

表179-4　盐酸氨溴索各国药典收载信息

产品名称	收载药典
盐酸氨溴索	ChP2015、EP8.0、BP2013
盐酸氨溴索片	ChP2015
盐酸氨溴索分散片	/
盐酸氨溴索胶囊	ChP2015

179.5　溶出度标准

溶出度标准比较见表179-5：

表179-5　盐酸氨溴索片/分散片/胶囊各国溶出度测定方法比较

序号	不同国家	要求
1	中国	ChP2015片剂：桨法,盐酸溶液（9→1000）900ml,75rpm,30min,限度为75% ChP2015胶囊：篮法,盐酸溶液（9→1000）900ml,100rpm,30min,限度为80% ChP2015分散片：/

序号	不同国家	要求
2	美国	/
3	日本	PMDA收载了4条溶出曲线,且CDE已翻译并公布,溶出度标准测定方法:片剂,桨法,以水900ml为溶剂,50rpm,20min,限度为80%

179.6 一致性评价策略

片剂,鉴于:原研Boehringer Ingelheim France的MUCOSOLVAN(沐舒坦),规格30mg片剂已在国内进口上市,因此建议以Boehringer Ingelheim France在中国上市的MUCOSOLVAN(沐舒坦)30mg片剂作为参比制剂,对国内盐酸氨溴索片进行一致性评价。

分散片:本品为改剂型,且不显著改变药代动力学行为的制剂。根据总局办公厅发布的《仿制药质量和疗效一致性评价工作中改剂型药品(普通口服固体制剂)评价一般考虑》,建议以原研剂型药品(Boehringer Ingelheim France进口上市的30mg盐酸氨溴索片,商品名:MUCOSOLVAN/沐舒坦)为参比制剂,进行以下研究:①从药物的理化性质、生物学性质、临床需要、患者的依从性、药物经济学、与原研剂型参比制剂的优劣比较等方面分析论证改剂型药品的科学性、合理性和必要性;②体外药学评价;③生物等效性试验。

胶囊,鉴于:

(1)原研产品未在我国进口上市。

(2)国际公认的同种药物未在国内上市。

(3)日本帝人制药(合作:日本勃林格殷格翰)的45mg胶囊剂(商品名:MUCOSOLVAN)为参比制剂。

因此,建议以帝人制药(合作:日本勃林格殷格翰)的45mg胶囊剂(商品名:MUCOSOLVAN)为参比制剂,对国内盐酸氨溴索胶囊进行一致性评价。

181. 多潘立酮片/276.马来酸多潘立酮片

181.1　品种基本信息

多潘立酮片为胃肠道促动力药类非处方药,主要成分为多潘立酮,是苯并咪唑衍生物,为外周性多巴胺受体拮抗药,可直接作用于胃肠壁,可增加胃肠道的蠕动和张力,促进胃排空,增加胃窦和十二指肠运动,协调幽门的收缩,同时也能增强食管的蠕动和食管下端括约肌的张力,抑制恶心、呕吐。本品不易透过血脑屏障。

马来酸多潘立酮片主要成分为马来酸多潘立酮,是外周多巴胺受体拮抗剂,可促进上胃肠道的蠕动和张力恢复正常,促进胃排空,增强胃窦和十二指肠运动,协调幽门的收缩,同时也能增强食管的蠕动和食管下端括约肌的张力。由于它对血脑屏障的渗透力差,对脑内多巴胺受体几乎无拮抗作用,因此可排除精神和中枢神经的副作用。

基本信息见表181-1:

表181-1　多潘立酮片/马来酸多潘立酮片基本信息汇总

通用名	多潘立酮片	马来酸多潘立酮片
英文名	Domperidone Tablets	Domperidone Maleate Tablets
剂型规格	片剂,10mg	
主成分化学名	5-氯-1-{1-[3-(2,3-二氢-2-氧代-1H-苯并咪唑-1-基)丙基]-4-哌啶基}-1,3二氢-2H-苯并咪唑-2-酮	5-氯-1-{1-[3-(2,3-二氢-2-氧代-1H-苯并咪唑-1-基)丙基]-4-哌啶基}-1,3二氢-2H-苯并咪唑-2-酮马来酸盐
结构式	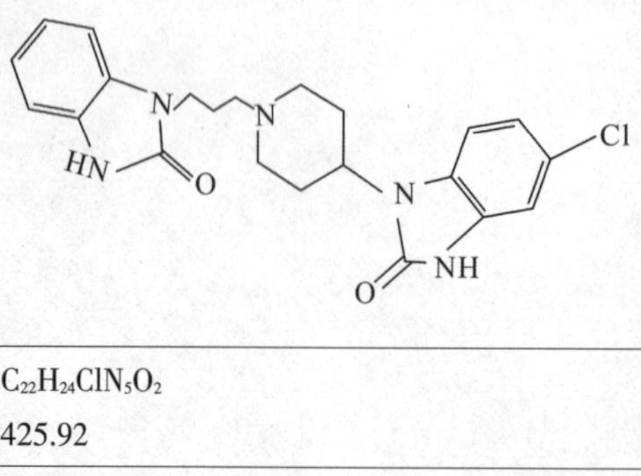	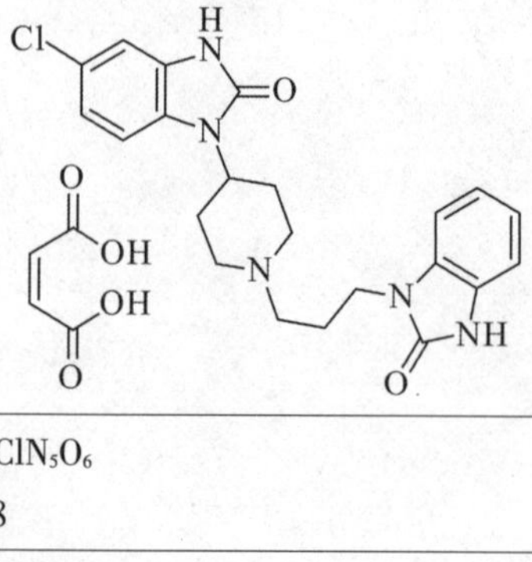
分子式	$C_{22}H_{24}ClN_5O_2$	$C_{26}H_{28}ClN_5O_6$
分子量	425.92	541.98
CAS号	57808-66-9	99497-03-7

适应证	用于消化不良、腹胀、嗳气、恶心、呕吐、腹部胀痛	用于治疗下列疾病或药物引起的消化功能异常(恶心、呕吐、食欲不振、腹胀、上腹部不适、腹痛、胃烧灼、嗳气等):①成人,慢性胃炎、胃下垂症、反流性食管炎、胃切除症候群、使用抗恶性肿瘤药或左旋多巴等引起的上述诸症状;②儿童,周期性呕吐症、上呼吸道感染症、使用抗恶性肿瘤药等引起的消化功能异常
原研/品牌	Pharmaceutical Companies of Johnson & Johnson/MOTILIUM	Pharmaceutical Companies of Johnson & Johnson/MOTILIUM-M

181.2 国内外上市信息

多潘立酮于1974年由杨森制药合成,最早于1978年由武田在德国上市,商品名为MO-TILIUM,随后在日本、法国、意大利、英国等国上市。

MOTILIUM目前仍在欧洲一些国家上市,如英国的Motilium 10mg Film-coated Tablets(马来酸盐),由Zentiva生产。批准情况见表181-2:

表181-2 多潘立酮片/马来酸多潘立酮片国内外上市信息

批准国家	类别	内容	
		多潘立酮片	马来酸多潘立酮片
中国	国内上市的原研药品	进口原研药品:无	进口原研药品:无
		原研地产化药品:西安杨森	原研地产化药品:无
	国内上市国际公认的同种药物	国际公认同种药物进口:无	国际公认同种药物进口:无
		国际公认地产化药品:无	国际公认地产化药品:无
	其他进口	无	韩美药品株式会社(Hanmi Pharm Co.,Ltd)生产的马来酸多潘立酮片,商品名为益动,规格为10mg(以多潘立酮计)
	国产批文	24个批文,规格为10mg	1个批文,规格为10mg(相当于多潘立酮)
美国(FDA批准)	原研批准信息	无	无
	仿制药信息	无	无
	RLD信息	无	无

批准国家	类别	内容	
		多潘立酮片	马来酸多潘立酮片
日本	参比制剂信息	协和发酵キリン株式会社（商品名：NAUZELIN，1982年9月上市）的5mg和10mg片剂均为参比制剂	无
	仿制药信息	日本上市的有片剂和颗粒剂，片剂规格有5mg和10mg。目前除2家RLD外，还有辰巳化学、长生堂制药、武田、Teva、阳进堂、共和药品、泽井制药、テバ制药、日医工、鹤原制药、日新制药、东和药品等多家公司上市仿制药	无
EMA	原研信息	无	无
	仿制药信息	无	无
英国	上市信息	有1家公司上市片剂：Aurobindo Pharma-Milpharm Ltd，规格为10mg。其他剂型还有口服混悬液	Wockhardt UK Ltd、Aurobindo Pharma-Milpharm Ltd、Concordia International-formerly Focus Pharmaceuticals Ltd、Zentiva等公司上市了马来酸多潘立酮片，规格为10mg
比利时	上市信息	除了口腔崩解片，有1家公司上市10mg片剂，持证商为Eurogenerics NVHeizel Esplanade b221020 Brussel	无
其他	上市信息	无	无

181.3　理化性质

多潘立酮/马来酸多潘立酮原料基本性质见表181-3：

表181-3　多潘立酮/马来酸多潘立酮原料理化性质

	多潘立酮	马来酸多潘立酮
pKa（25℃）	$pKa_1 = 7.8$ $pKa_2 = 11.5$	无

	多潘立酮	马来酸多潘立酮
在各溶出介质中的溶解度(37℃)	pH1.2：0.1～1.0mg/ml pH4.0：0.1～1.0mg/ml pH6.8：0.1mg/ml 以下 水：0.1mg/ml 以下	无
稳定性	水：未测定 pH溶出介质中：未测定 光：未测定	无
BCS分类	世界卫生组织公布(2005年)：/	
	NICHD 和 FDA 研究归纳(2011年)：/	
	tsrlinc 网站：Ⅰ(多潘立酮)	
	BDDCS分类：Ⅱ(多潘立酮)	

181.4 质量标准

多潘立酮片/马来酸多潘立酮片已收载入各国药典,具体见表181-4：

表181-4 多潘立酮/马来酸多潘立酮各国药典收载信息

产品名称	收载药典
多潘立酮	ChP2015、EP8.0、BP2013、JP16、IP2010
多潘立酮片	ChP2015、EP8.0、BP2013、IP2010
马来酸多潘立酮	BP2013、EP8.0、IP2010
马来酸多潘立酮片	无

181.5 溶出度标准

溶出度标准比较见表181-5：

表181-5 多潘立酮片/马来酸多潘立酮片各国溶出度测定方法比较

序号	不同国家	多潘立酮片	马来酸多潘立酮片
1	中国	ChP2015：桨法,以氯化钠2g,加水适量使溶解,加盐酸7ml,再用水稀释至1000ml,摇匀,取500ml为溶出介质,75rpm,30min,限度为80%	/
2	美国	/	/

序号	不同国家	多潘立酮片	马来酸多潘立酮片
3	日本	PMDA收载了4条溶出曲线,且CDE已翻译并公布,溶出度标准测定方法: 桨法,以磷酸氢二钠-枸橼酸缓冲液(pH6.0)900ml为溶剂,50rpm,30min或45min,限度为75%	/

181.6　一致性评价策略

多潘立酮片,鉴于:

(1)多潘立酮片原研药品已在我国有地产化产品上市:西安杨森制药的片剂吗丁啉®(10mg);但地产化产品只有通过自证才能作为参比制剂。

(2)多潘立酮片国际公认的同种药物未在国内上市。

(3)多潘立酮片在日本橙皮书中收载有参比制剂,为协和发酵キリン株式会社上市的片剂,商品名:NAUZELIN,5mg和10mg均被列为参比制剂(上市的有2个规格)。

因此,建议以协和发酵キリン株式会社的多潘立酮片(规格:10mg)作为参比制剂,对国内多潘立酮片进行一致性评价。

马来酸多潘立酮片,鉴于:

(1)马来酸多潘立酮片原研药品未在国内上市。

(2)马来酸多潘立酮片无地产化产品上市。

(3)马来酸多潘立酮片国际公认的同种药物未在国内上市。

(4)马来酸多潘立酮片仅在英国有上市。

因此,建议将英国上市的马来酸多潘立酮片(规格:10mg)作为参比制剂,对国内马来酸多潘立酮片进行一致性评价。

182. 氨苯砜片

182.1 品种基本信息

　　氨苯砜为砜类抑菌剂,对麻风杆菌有较强的抑菌作用,大剂量时显示杀菌作用。其作用机制与磺胺类药物相似,作用于细菌的二氢叶酸合成酶,干扰叶酸的合成。两者的抗菌谱相似,均可为氨基苯甲酸所拮抗。本品亦可作为二氢叶酸还原酶抑制剂。此外,本品尚具免疫抑制作用,可能与抑制疱疹样皮炎的作用有关。如长期单用,麻风杆菌易对本品产生耐药。

　　基本信息见表182-1:

表182-1　氨苯砜片基本信息汇总

通用名	氨苯砜片
英文名	Dapsone Tablets
剂型规格	片剂,规格:50mg、100mg
主成分化学名	二氨基二苯砜
结构式	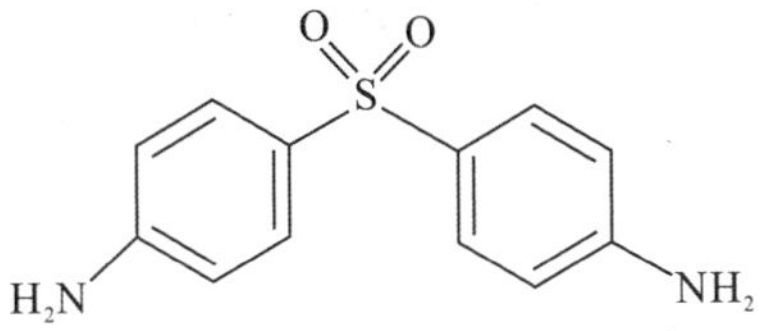
分子式 分子量	$C_{11}H_{12}N_2O_2S$ 248.31
CAS号	80-08-0
适应证	①本品与其他抑制麻风药联合用于由麻风分枝杆菌引起的各种类型麻风和疱疹样皮炎的治疗 ②用于脓疱性皮肤病、类天疱疮、坏死性脓皮病、复发性多软骨炎、环形肉芽肿、系统性红斑狼疮的某些皮肤病变、放线菌性足分枝菌病、聚会性痤疮、银屑病、带状疱疹的治疗 ③可与甲氧苄啶联合用于治疗卡氏肺孢子虫感染 ④与乙胺嘧啶联合用于预防氯喹耐药性疟疾;亦可与乙胺嘧啶和氯喹三者联合用于预防间日疟
原研/品牌	Jacobus/DAPSONE

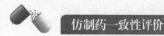

182.2　国内外上市信息

氨苯砜片于1943年最先在法国由赛诺菲商业化生产,规格为100mg,商品名为DISULO-NE,本品还在斯洛伐克、罗马尼亚等国上市。批准情况见表182-2:

表182-2　氨苯砜片国内外上市信息

批准国家	类别	内容
中国	国内上市的原研药品	进口原研药品:无
		原研地产化药品:无
	国内上市国际公认的同种药物	国际公认同种药物进口:无
		国际公认地产化药品:无
	其他进口	无
	国产批文	原料药2个批文,片剂7个批文
美国（FDA批准）	原研批准信息	Jacobus 的 DAPSONE 于 1979 年 7 月在美国获批上市,规格为 25mg 和 100mg,其中 100mg 规格为 RLD
	仿制药信息	Nostrum Labs Inc 于 2016 年 5 月上市了 25mg 和 100mg 片剂；North Creek Pharms 于 2016 年 5 月上市了 25mg 和 100mg 片剂；Alvogen 于 2016 年 1 月上市了 25mg 和 100mg 片剂
	RLD信息	Jacobus 的 DAPSONE,规格为 100mg
日本	参比制剂信息	目前,仅有田边三菱制药于 1991 年 10 月上市的商品名为 LECTISOL 的片剂
	仿制药信息	无
EMA	原研信息	无
	仿制药信息	无
英国	上市信息	有 Actavis UK Ltd 的 50mg 和 100mg 片剂上市
其他	上市信息	法国有 Actavis Ltd 的 50mg 片剂上市

182.3　理化性质

氨苯砜原料基本性质见表182-3:

表182-3　氨苯砜片原料理化性质

pKa(25℃)	/
在各溶出介质中的溶解度(37℃)	/
稳定性	/

BCS分类	世界卫生组织公布(2005年):Ⅱ
	NICHD和FDA研究归纳(2011年):Ⅳ/Ⅱ
	tsrlinc网站:Ⅳ
	BDDCS分类:Ⅱ

182.4 质量标准

氨苯砜已收载入各国药典,具体见表182-4:

表182-4 氨苯砜各国药典收载信息

产品名称	收载药典
氨苯砜	ChP2015、USP36、BP2013、EP8.0、IP2010
氨苯砜片	ChP2015、BP2013、USP36、IP2010

182.5 溶出度标准

溶出度标准比较见表182-5:

表182-5 氨苯砜片各国溶出度测定方法比较

序号	不同国家	要求
1	中国	ChP2015:篮法,以盐酸20ml加水至1000ml为溶出介质,100rpm,60min,限度为75%
2	美国	USP36:篮法,以盐酸20ml加水至1000ml为溶出介质,100rpm,60min,限度为75%
3	日本	/

182.6 一致性评价策略

鉴于:

(1)原研药品未在国内上市。

(2)国际公认的同种药物未在国内上市。

(3)目前,美国有原研Jacobus的DAPSONE片剂于1979年7月获批上市(规格:25mg、100mg,商品名:DAPSONE),其中100mg规格为RLD。

因此,建议以美国Jacobus的100mg规格的氨苯砜片(商品名:DAPSONE)作为参比制剂。

185. 多巴丝肼胶囊/269.多巴丝肼片

185.1 **品种基本信息**

多巴丝肼片为抗帕金森药,本品为复方制剂,其组分为苄丝肼和左旋多巴,适用于帕金森病(原发性震颤麻痹)以及脑炎后、动脉硬化性或中毒性帕金森综合征。

基本信息见表185-1:

表185-1 多巴丝肼片/多巴丝肼胶囊基本信息汇总

通用名	多巴丝肼片	多巴丝肼胶囊
英文名	Levodopa and Benserazide Hydrochloride Tablets	Levodopa and Benserazide Hydrochloride Capsules
剂型规格	胶囊、片剂规格:0.25g(0.2g:0.05g)、0.125g(0.1g:0.025g)	
主成分化学名	左旋多巴:(—)-3-(3,4-二羟基苯基)-L-丙氨酸 盐酸苄丝肼:2-[(2,3,4-三羟基苯基)甲基]酰肼-DL-丝氨酸盐酸盐	
结构式	左旋多巴: 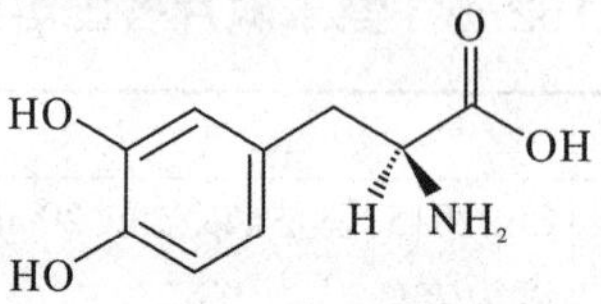 盐酸苄丝肼: 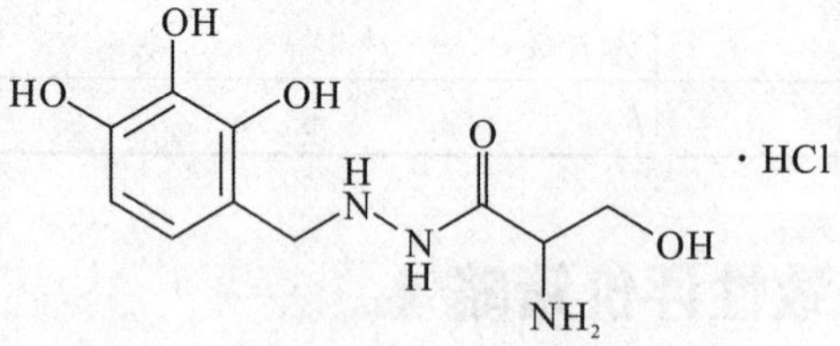	
分子式 分子量	左旋多巴:$C_9H_{11}NO_4$ 197.19 盐酸苄丝肼:$C_{10}H_{15}N_3O_5 \cdot HCl$ 293.61	
CAS号	左旋多巴:59-92-7 盐酸苄丝肼:14919-77-8	
适应证	适用于帕金森病(原发性震颤麻痹)以及脑炎后、动脉硬化性或中毒性帕金森综合征	用于帕金森病、帕金森综合征
原研/品牌	罗氏/MADOPAR(美多芭)	

185.2 国内外上市信息

本品最早于1973年上市,胶囊剂已在英国、德国和澳大利亚等地上市。片剂于1979年在日本上市,商品名为EC-DOPARL TABLETS,规格为0.125g,协和发酵生产。批准情况见表185-2:

表185-2 多巴丝肼片/多巴丝肼胶囊国内外上市信息

批准国家	类别	内容	
		多巴丝肼片	多巴丝肼胶囊
中国	国内上市的原研药品	进口原研药品:无	进口原研药品:无
		原研地产化药品:上海罗氏	原研地产化药品:无
	国内上市国际公认的同种药物	国际公认同种药物进口:无	国际公认同种药物进口:无
		国际公认地产化药品:无	国际公认地产化药品:无
	其他进口	无	无
	国产批文	1个批文,规格为左旋多巴200mg与苄丝肼50mg(相当于盐酸苄丝肼57mg)	7个批文,规格为左旋多巴0.2g,苄丝肼50mg和左旋多巴0.1g,苄丝肼25mg
美国(FDA批准)	原研批准信息	无	无
	仿制药信息	无	无
	RLD信息	无	无
日本	参比制剂信息	目前有三家上市:协和发酵キリン(商品名:EC-DOPARL)、第一三共(商品名:NEODOPASOL)、中外制药(商品名:MADOPAR),均为参比制剂,规格均为左旋多巴100mg,苄丝肼25mg	无胶囊剂上市
	仿制药信息	无	无
EMA	原研信息	无	无
	仿制药信息	无	无
英国	上市信息	罗氏上市了100mg/25mg、50mg/12.5mg规格的分散片,无片剂	罗氏上市了50mg/12.5mg、100mg/25mg、200mg/50mg规格的胶囊
德国	上市信息	罗氏上市了100mg/25mg规格片剂	罗氏上市了100mg/25mg规格胶囊剂;Teva上市了200mg/50mg、100mg/25mg、50mg/12.5mg胶囊剂;Neuraxpharm Arzneimittel Gmbh 也上市了多个规格胶囊剂
其他	上市信息	无	无

185.3 理化性质

多巴丝肼片/多巴丝肼胶囊的原料为:左旋多巴、盐酸苄丝肼,基本性质见表185-3:

表185-3 多巴丝肼片/多巴丝肼胶囊原料理化性质

<table>
<tr><td colspan="2"></td><td>左旋多巴</td><td>盐酸苄丝肼</td></tr>
<tr><td colspan="2">pKa(25℃)</td><td>$pKa_1=2.1$
$pKa_2=8.9$
$pKa_3=9.9$
$pKa_4=12.2$</td><td>$pKa_1=7.1$
$pKa_2=9.3$(采用滴定法测定)</td></tr>
<tr><td colspan="2">在各溶出介质中的溶解度
(37℃)</td><td>pH1.2:18mg/ml
pH4.0:5.0mg/ml
pH6.8:5.1mg/ml
水:4.9mg/ml</td><td>pH1.2:470mg/ml
pH4.0:481mg/ml
pH6.8:478mg/ml
水:478mg/ml</td></tr>
<tr><td colspan="2">稳定性</td><td>水:37℃/24h稳定
各pH溶出介质中:在pH2.0～6.0溶出介质中,37℃/24h稳定;在pH8.0溶出介质中,37℃/24h略有降解
光:固态粉末和0.2%水溶液,对光稳定</td><td>水:不稳定
各pH溶出介质中:在酸性溶出介质中比较稳定,越接近中性越不稳定
光:缓慢着色</td></tr>
<tr><td rowspan="4">BCS分类</td><td>世界卫生组织公布(2005年)</td><td>I</td><td>/</td></tr>
<tr><td>NICHD和FDA研究归纳(2011年)</td><td>III</td><td>/</td></tr>
<tr><td>tsrlinc网站</td><td>I / II</td><td>III</td></tr>
<tr><td>BDDCS分类</td><td>I</td><td>I</td></tr>
</table>

185.4 质量标准

多巴丝肼片、多巴丝胶囊已收载入各国药典,具体见表185-4:

表185-4 多巴丝肼各国药典收载信息

产品名称	收载药典
左旋多巴	ChP2015、EP8.0、USP36、BP2013、JP16、IP2010
盐酸苄丝肼	ChP2015、EP8.0、BP2013、JP16
多巴丝肼片	ChP2015
多巴丝肼胶囊	ChP2015

185.5　溶出度标准

溶出度标准比较见表185-5：

表185-5　多巴丝肼片/胶囊各国溶出度测定方法比较

序号	不同国家	多巴丝肼片	多巴丝肼胶囊
1	中国	/	/
2	美国	/	/
3	日本	/	/

185.6　一致性评价策略

多巴丝肼片,鉴于:

(1)多巴丝肼片原研药品已在我国有地产化产品上市:罗氏的片剂美多芭®,规格:左旋多巴200mg与苄丝肼50mg(相当于盐酸苄丝肼57mg)。

(2)多巴丝肼片国际公认的同种药物未在国内上市。

(3)多巴丝肼片在日本橙皮书中收载有参比制剂,为协和发酵キリン(商品名:EC-DOPARL)、第一三共(商品名:NEODOPASOL)、中外制药(商品名:MADOPAR),均为参比制剂,规格均为左旋多巴100mg,苄丝肼25mg。

因此,建议以上海罗氏美多芭(规格:200mg/50mg)作为参比制剂,进行参比制剂备案。

多巴丝肼胶囊,鉴于:

(1)多巴丝肼胶囊原研药品未在国内上市。

(2)多巴丝肼胶囊无地产化产品上市。

(3)多巴丝肼胶囊国际公认的同种药物未在国内上市。

(4)多巴丝肼胶囊在英国和德国有上市。

因此,建议以在英国上市的多巴丝肼片(规格:200mg/50mg)作为参比制剂,进行参比制剂备案。

186. 氯化钾缓释片/*217.*氯化钾颗粒

186.1　品种基本信息

氯化钾缓释片是电解质药。钾是细胞内的主要阳离子,其浓度为150～160mmol/L;而细胞外的主要阳离子是钠离子,钾浓度仅为3.5～5mmol/L。机体主要依靠细胞膜上的Na^+-K^+-ATP酶来维持细胞内的K^+、Na^+浓度差。体内的酸碱平衡状态对钾代谢有影响,如酸中毒时H^+进入细胞内,为了维持细胞的电位差,K^+释出到细胞外,引起或加重高钾血症。而代谢紊乱也会影响酸碱平衡。正常的细胞内外钾离子浓度及浓度差与细胞的某些重要功能有着密切关系,包括维持碳水化合物代谢、糖原储存、蛋白质代谢、细胞内渗透压和酸碱平衡、心肌兴奋性和传导性,维持骨骼肌正常张力和神经冲动传导,以及可使肠道、子宫和支气管平滑肌张力上升等。

基本信息见表186-1:

表186-1　氯化钾缓释片/颗粒基本信息汇总

通用名	氯化钾缓释片	氯化钾颗粒
英文名	Potassium Chloride Sustained-release Tablets	Potassium Chloride Granules
剂型规格	0.5g	1.6g(相当于钾0.524g)、10g:1.5g、6g:1g、10g
主成分化学名	氯化钾	
结构式	K-Cl	
分子式 分子量	KCl 74.55	
CAS号	7447-40-7	
适应证	①治疗低钾血症。各种原因引起的低钾血症,如进食不足、呕吐、严重腹泻、应用排钾利尿药、低钾性家族周期性麻痹、长期应用糖皮质激素和补充高渗葡萄糖等 ②预防低钾血症。当患者存在失钾情况,尤其是如果发生低钾血症对患者危害较大时(如洋地黄化的患者),需预防性补充钾盐,如进食很少、严重或慢性腹泻、长期服用肾上腺皮质激素、失钾性肾病以及Bartter's综合征等 ③洋地黄中毒引起频发、多源性早搏或快速性心律失常	
原研/品牌	诺华/SLOW-K(已退市)	/

186.2　国内外上市信息

本品由诺华制药开发，于1975年在美国上市8mg规格，商品名为SLOW-K，目前已退市；于1976年2月在日本上市600mg缓释片，商品名为SLOW-K，为橙皮书推荐的参比制剂，批准情况见表186-2：

表186-2　氯化钾缓释片/颗粒国内外上市信息

批准国家	类别	内容	
		氯化钾缓释片	氯化钾颗粒
中国	国内上市的原研药品	进口原研药品:无	进口原研药品:无
		原研地产化药品:无	原研地产化药品:无
	国内上市国际公认的同种药物	国际公认同种药物进口:无	国际公认同种药物进口:无
		国际公认地产化药品:无	国际公认地产化药品:无
	其他进口	无	无
	国产批文	10个批文,规格为0.5g	4个批文,规格分别为1.6g(相当于钾0.524g)、10g:1.5g、6g:1g、10g
美国（FDA批准）	原研批准信息	诺华于1975年上市了8mg规格的缓释片,商品名为SLOW-K,目前已退市	无
	仿制药信息	Abbvie、Upsher-Smith、Novel均上市了8mg、10mg和20mg规格缓释片；Acta-vis、Glenmark均上市了10mg和20mg规格缓释片；Mylan、Paddock、Sigmapharm均上市了8mg和10mg规格缓释片；Adare仅上市了20mg规格缓释片	无
	RLD信息	目前,FDA批准的RLD为Abbvie的20mg、Upsher-Smith的10mg和20mg规格缓释片	无
日本	参比制剂信息	诺华制药的600mg氯化钾缓释片(商品名:SLOW-K)为参比制剂	无颗粒剂上市
	仿制药信息	佐藤药品工业上市了600mg缓释片	无
EMA	原研信息	无	无
	仿制药信息	无	无
英国	上市信息	Alliance Pharmaceuticals在英国上市了600mg规格缓释片,商品名为SLOW-K(诺华生产)	无
德国	上市信息	无	无
其他	上市信息	LEO Pharma A/S Industriparken 55 2750 Ballerup Denmark在芬兰上市了缓释片,规格有750mg和1000mg	无

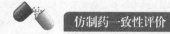

186.3 理化性质

氯化钾原料基本性质见表186-3:

表186-3 氯化钾原料理化性质

pKa(25℃)	未测定
在各溶出介质中的溶解度(37℃)	pH1.2:313mg/ml pH4.0:316mg/ml pH6.8:317mg/ml 水:317mg/ml
稳定性	水:未测定 各pH溶出介质中:未测定 光:未测定
BCS分类	世界卫生组织公布(2005年):/ NICHD和FDA研究归纳(2011年):Ⅰ tsrlinc网站:/ BDDCS分类:Ⅲ

186.4 质量标准

氯化钾缓释片/颗粒已收载入各国药典,具体见表186-4:

表186-4 氯化钾各国药典收载信息

产品名称	收载药典
氯化钾	ChP2015、JP16、BP2013、USP36、EP8.0
氯化钾缓释片	ChP2015、BP2013、USP36
氯化钾颗粒	/

186.5 溶出度标准

溶出度标准比较见表186-5:

表186-5 氯化钾缓释片/颗粒各国溶出度测定方法比较

序号	不同国家	氯化钾缓释片	氯化钾颗粒
1	中国	ChP2015:桨法,以水900ml为溶出介质,50rpm,2h、4h和8h,限度分别为10%~35%、30%~70%和80%以上	/

序号	不同国家	氯化钾缓释片	氯化钾颗粒
2	美国	USP36:桨法,以水900ml为溶出介质,50rpm,2h,限度为35%以下	/
3	日本	PMDA收载了4条溶出曲线,且CDE已翻译并公布,溶出度标准测定方法:桨法,以水900ml为溶剂,50rpm,1h、2h和8h,限度分别为15%~45%、40%~70%和85%以上	/

186.6 一致性评价策略

氯化钾缓释片,鉴于:

(1)氯化钾缓释片原研药品未在国内上市。

(2)氯化钾缓释片无地产化产品上市。

(3)氯化钾缓释片国际公认的同种药物未在国内上市。

(4)氯化钾缓释片在日本橙皮书中收载有参比制剂,为诺华制药的600mg氯化钾缓释片(商品名:SLOW-K)。

因此,建议以诺华在日本上市的600mg缓释片作为参比制剂,进行参比制剂备案。

氯化钾颗粒:本品为改剂型,且不显著改变药代动力学行为的制剂。根据总局办公厅发布的《仿制药质量和疗效一致性评价工作中改剂型药品(普通口服固体制剂)评价一般考虑》,建议以原研剂型药品(诺华在日本上市的600mg缓释片)为参比制剂,进行以下研究:①从药物的理化性质、生物学性质、临床需要、患者的依从性、药物经济学、与原研剂型参比制剂的优劣比较等方面分析论证改剂型药品的科学性、合理性和必要性;②体外药学评价;③生物等效性试验。(备注:本品为缓释片改剂型颗粒剂,一致性评价风险较大,需谨慎)

187. 尼尔雌醇片

品种基本信息

尼尔雌醇为雌激素类药。本品为雌三醇的衍生物。雌三醇为雌二醇的代谢产物,其药理作用与雌二醇相似,但生物活性低,故对子宫内膜的增生作用也较弱,适用于围绝经期妇女的雌激素替代疗法。因其3位上引入环戊醚后增加了亲脂性,有利于肠道吸收并储存在脂肪组织中,以后缓慢释放而起长效作用。其17位引入乙炔基而增强雌激素活性。

基本信息见表187-1:

表187-1　尼尔雌醇片基本信息汇总

通用名	尼尔雌醇片
英文名	Nilestriol Tablets
剂型规格	片剂,规格:1mg、2mg、5mg 3个规格均需评价
主成分化学名	3-(环戊氧基)-19-去甲基-17a-孕甾-1,3,5(10)-三烯-20-炔-16a,17-二醇
结构式	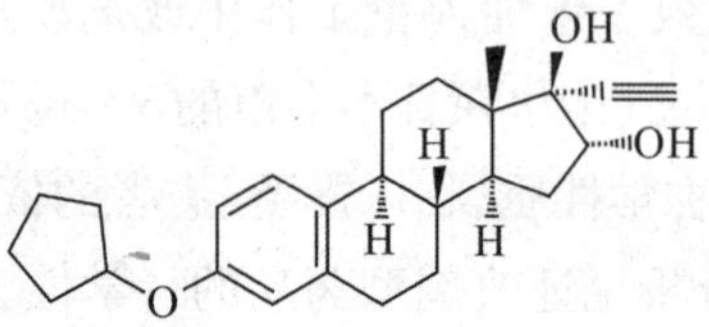
分子式 分子量	$C_{25}H_{32}O_3$ 380.52
CAS号	39791-20-3
适应证	临床用于雌激素缺乏引起的绝经期或更年期综合征,如潮热、出汗、头痛、目眩、疲劳、烦躁易怒、神经过敏、外阴干燥、老年性阴道炎等
原研/品牌	/

国内外上市信息

批准情况见表187-2:

表187-2　尼尔雌醇片国内外上市信息

批准国家	类别	内容
中国	国内上市的原研药品	进口原研药品:无
		原研地产化药品:无
	国内上市国际公认的同种药物	国际公认同种药物进口:无
		国际公认地产化药品:无
	其他进口	无
	国产批文	1个原料药批文,7个片剂批文
美国（FDA批准）	原研批准信息	无
	仿制药信息	无
	RLD信息	无
日本	参比制剂信息	无
	仿制药信息	无
EMA	原研信息	无
	仿制药信息	无
英国	上市信息	无
其他	上市信息	无

187.3　理化性质

尼尔雌醇原料基本性质见表187-3:

表187-3　尼尔雌醇原料理化性质

pKa(25℃)	/
在各溶出介质中的溶解度(37℃)	/
稳定性	/
BCS分类	世界卫生组织公布(2005年):/
	NICHD和FDA研究归纳(2011年):/
	tsrlinc网站:/
	BDDCS分类:/

187.4　质量标准

尼尔雌醇仅收载入《中国药典》,具体见表187-4:

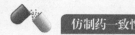

表187-4   尼尔雌醇各国药典收载信息

产品名称	收载药典
尼尔雌醇	ChP2015
尼尔雌醇片	ChP2015

187.5 溶出度标准

溶出度标准比较见表187-5：

表187-5   尼尔雌醇片各国溶出度测定方法比较

序号	不同国家	要求
1	中国	ChP2015：小杯法，以0.5%十二烷基硫酸钠溶液150ml为溶出介质，50rpm，60min，限度为70%
2	美国	/
3	日本	/

187.6 一致性评价策略

参比制剂不详，一致性评价需谨慎。

188. 齐多夫定胶囊/200.齐多夫定片

188.1 品种基本信息

齐多夫定为天然胸腺嘧啶核苷的合成类似物,其3'-羟基(-OH)被叠氮基(-N₃)取代。在细胞内,齐多夫定在酶的作用下转化为其活性代谢物——齐多夫定5'-三磷酸酯(AztTP)。AztTP通过竞争性利用天然底物脱氧胸苷5'-三磷酸酯(dTTP)和嵌入病毒DNA来抑制HIV逆转录酶。嵌入的核苷类似物中3'-羟基的缺失,可阻断使DNA链延长所需的5'-3'磷酸二酯键的形成,从而使病毒DNA合成终止。活性代谢物AztTP还是细胞DNA聚合酶-α和线粒体聚合酶-γ的弱抑制剂,据报道可嵌入体外培养细胞的DNA中。

基本信息见表188-1:

表188-1 齐多夫定胶囊/片基本信息汇总

通用名	齐多夫定胶囊	齐多夫定片
英文名	Zidovudine Capsules	Zidovudine Tablets
剂型规格	胶囊剂,规格:100mg	片剂,规格:300mg、100mg
主成分化学名	3'-叠氮基-3'-脱氧胸苷	
结构式		
分子式 分子量	$C_{10}H_{13}N_5O_5$ 283.24	
CAS号	30516-87-1	
适应证	齐多夫定与其他抗逆转录病毒药物联合使用,用于治疗人类免疫缺陷病毒(HIV)感染的成年人和儿童。由于齐多夫定显示出可降低HIV的母-婴传播率,故亦可用于HIV阳性怀孕妇女及其新生儿	
原研/品牌	GSK/RETROVIR	

188.2 国内外上市信息

本品于1987年依次在英国、法国、美国上市,商品名:RETROVIR,上市剂型为片剂和胶囊。随后在意大利、德国等国上市。目前本品被ViiV Healthcare持有(由GSK和辉瑞的HIV部

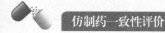

门合并组成),批准情况见表188-2:

表188-2 齐多夫定胶囊/片国内外上市信息

批准国家	类别	内容	
		齐多夫定胶囊	齐多夫定片
中国	国内上市的原研药品	进口原研药品:ViiV Healthcare UK Limited(为GSK子公司)上市(之前为GSK的比切姆公司)0.1g和0.25g两个规格胶囊剂,商品名为立妥威/RETROVIR	进口原研药品:无
		原研地产化药品:无	原研地产化药品:无
	国内上市国际公认的同种药物	国际公认同种药物进口:无	国际公认同种药物进口:无
		国际公认地产化药品:无	国际公认地产化药品:无
	其他进口	无	无
	国产批文	10个胶囊剂批文	8个片剂批文
美国(FDA批准)	原研批准信息	ViiV Healthcare(GSK)于1987年3月获批上市的100mg规格胶囊剂被列为RLD,商品名为RETROVIR	ViiV Healthcare于1995年12月和1996年10月分别获批上市200mg和300mg规格片剂,现均已停止上市
	仿制药信息	Aurobindo、Cipla Ltd均获批上市100mg胶囊剂	有多家公司获批上市片剂,Hetero Labs Ltd、Mylan Pharmaceuticals Inc、West-Ward Pharmaceuticals、Cipla Ltd和Aurobindo Pharma Ltd均上市了300mg规格片剂
	RLD信息	ViiV Healthcare上市的100mg规格胶囊剂被列为RLD	Hetero Labs Ltd Unit Iii于2008年4月获批上市的300mg片剂被列为RLD
日本	参比制剂信息	ViiV Healthcar(GSK)的100mg规格胶囊剂为参比制剂	无
	仿制药信息	无	只有复方片
EMA	原研信息	无	无
	仿制药信息	无	无
英国	上市信息	ViiV Healthcare UK Ltd和Aurobindo Pharma-Milpharm Ltd均上市了100mg和250mg规格胶囊剂	ViiV Healthcare UK Ltd上市了300mg片剂,商品名为RETROVIR
其他	上市信息	ViiV Healthcare UK Ltd在德国上市了100mg和250mg规格胶囊,商品名为RETROVIR,在意大利也上市了100mg和250mg规格胶囊,在法国也有上市	EMRA-MED Arzneimittel GmbH在德国上市300mg片,商品名为RETROVIR;ViiV Healthcare UK Ltd在意大利曾上市300mg片,目前已退市;在法国也有上市

188.3 理化性质

齐多夫定原料基本性质见表188-3：

表188-3 齐多夫定原料理化性质

pKa(25℃)	pKa＝9.62（针对酰亚胺基,采用滴定法测定）
在各溶出介质中的溶解度 （37℃）	pH1.2:28.5mg/ml pH4.0:28.6mg/ml pH6.8:28.3mg/ml 水:29.4mg/ml
稳定性	水:未测定 各pH溶出介质中:未测定 光:未测定
BCS分类	世界卫生组织公布（2005年）:Ⅰ NICHD和FDA研究归纳（2011年）:Ⅰ/Ⅲ tsrlinc网站:Ⅲ BDDCS分类:Ⅰ

188.4 质量标准

齐多夫定已收载入各国药典,具体见表188-4：

表188-4 齐多夫定各国药典收载信息

产品名称	收载药典
齐多夫定	ChP2015、JP16、BP2013、USP36、IP2010
齐多夫定胶囊	ChP2015、BP2013、USP36、IP2010
齐多夫定片	ChP2015、BP2013、USP36、IP2010

188.5 溶出度标准

溶出度标准比较见表188-5：

表188-5 齐多夫定胶囊/片各国溶出度测定方法比较

序号	不同国家	要求	
		齐多夫定胶囊	齐多夫定片
1	中国	ChP2015:篮法,以水900ml为溶出介质,100rpm,30min,限度为80%	ChP2015:篮法,以水900ml为溶出介质,100rpm,30min,限度为80%

序号	不同国家	要求	
		齐多夫定胶囊	齐多夫定片
2	美国	USP36：桨法，以水 900ml 为溶出介质，50rpm，45min，限度为75%	USP36：桨法，以水 900ml 为溶出介质，50rpm，30min，限度为80%
3	日本	PMDA收载了4条溶出曲线，且CDE已翻译并公布，溶出度标准测定方法：桨法，使用沉降篮，以水 900ml 为溶剂，50rpm，30min，限度为80%	/

188.6　一致性评价策略

胶囊剂，鉴于：

（1）齐多夫定胶囊原研药品已在国内上市，参比制剂首选国内进口的齐多夫定胶囊，商品名为立妥威。

（2）另外，齐多夫定胶囊国际公认的同种药物未在国内上市。

（3）目前，美国、日本、英国均有原研齐多夫定胶囊100mg规格上市。

因此，建议以原研 ViiV Healthcare UK Limited（GSK）进口我国的100mg齐多夫定胶囊（商品名：立妥威）作为参比制剂，自制品与参比制剂进行药学及BE一致性评价。

片剂，鉴于：

（1）原研药品未在国内上市。

（2）国际公认的同种药物未在国内上市。

（3）GSK在英国上市了300mg片剂。

（4）美国 Hetero Labs Ltd Unit Iii 于2008年4月获批上市的300mg片剂被FDA列为RLD。

因此，建议以 ViiV Healthcare UK Limited（GSK）上市的300mg片剂或美国FDA推荐的RLD为参比制剂，对自制品与参比制剂进行药学及BE一致性评价。

189. 巯嘌呤片

189.1 品种基本信息

巯嘌呤属于抑制嘌呤合成途径的细胞周期特异性药物,化学结构与次黄嘌呤相似,因而能竞争性地抑制次黄嘌呤的转变过程。本品进入体内,在细胞内必须由磷酸核糖转移酶转为6-巯基嘌呤核糖核苷酸后,方具有活性。其主要的作用环节有二:①通过负反馈作用抑制酰胺转移酶,因而阻止1-焦磷酸-5-磷酸核糖(PRPP)转为1-氨基-5-磷酸核糖(PRA)的过程,干扰了嘌呤核苷酸合成的起始阶段;②抑制复杂的嘌呤间的相互转变,即能抑制次黄嘌呤核苷酸转为腺嘌呤核苷酸及次黄嘌呤核苷酸转为黄嘌呤核苷酸、鸟嘌呤核苷酸的过程,同时本品还抑制辅酶Ⅰ(NAD+)的合成,并减少了生物合成DNA所必需的脱氧三磷酸腺苷(dATP)及脱氧三磷酸鸟苷(dGTP),因而肿瘤细胞不能增殖。本品对处于S增殖周期的细胞较敏感,除能抑制细胞DNA的合成外,对细胞RNA的合成亦有轻度的抑制作用。用巯嘌呤治疗白血病常产生耐药现象,其原因可能是体内出现了突变的白血病细胞株,因而失去了将巯嘌呤变为巯嘌呤核糖核苷酸的能力。

基本信息见表189-1:

表189-1 巯嘌呤片基本信息汇总

通用名	巯嘌呤片
英文名	Mercaptopurine Tablets
剂型规格	片剂,规格:25mg、50mg,均需评价
主成分化学名	6-嘌呤硫醇一水合物
结构式	 （SH / N N / NH / N N · H_2O 结构式）
分子式 分子量	$C_5H_4N_4S \cdot H_2O$ 170.19
CAS号	6112-76-1
适应证	适用于绒毛膜上皮癌、恶性葡萄胎、急性淋巴细胞白血病与急性非淋巴细胞白血病,以及慢性粒细胞白血病的急变期
原研/品牌	GSK/PURINETHOL

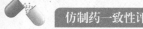

189.2　国内外上市信息

本品于1953年9月在美国由GSK上市50mg片剂,商品名为PURINETHOL,2002年将产品转给Teva,之后转给Stason Pharms。目前在美国、英国、法国、德国和意大利均有上市,批准情况见表189-2:

表189-2　巯嘌呤片国内外上市信息

批准国家	类别	内容
中国	国内上市的原研药品	进口原研药品:无
		原研地产化药品:无
	国内上市国际公认的同种药物	国际公认同种药物进口:无
		国际公认地产化药品:无
	其他进口	无
	国产批文	3个原料药批文,8个片剂批文
美国（FDA批准）	原研批准信息	GSK于1953年9月申请50mg规格片剂,商品名为PURINETHOL,2002年将产品转给Teva,之后转给Stason Pharms
	仿制药信息	Dr. Reddy's Laboratories International、Roxane Laboratories Inc、Mylan Pharmaceuticals Inc也上市了50mg规格片剂
	RLD信息	Roxane于2004年2月上市的50mg规格片剂被列为RLD
日本	参比制剂信息	无
	仿制药信息	无
EMA	原研信息	无
	仿制药信息	无
英国	上市信息	GSK在英国上市了50mg规格片剂(商品名:PURINETHOL)
其他	上市信息	Aspen Pharma于1955年8月在意大利上市50mg片,商品名为PURINETHOL,1997年在法国上市50mg PURINETHOL片,德国也有50mg PURINETHOL片上市

189.3　理化性质

巯嘌呤基本性质见表189-3:

表189-3　巯嘌呤原料理化性质

pKa(25℃)	不明
在各溶出介质中的溶解度(37℃)	pH1.2:0.58mg/ml pH4.0:0.23mg/ml pH6.8:0.24mg/ml 水:0.22mg/ml

稳定性	水:未测定 各 pH 溶出介质中:未测定 光:未测定
BCS 分类	世界卫生组织公布(2005 年):Ⅳ
	NICHD 和 FDA 研究归纳(2011 年):Ⅳ
	tsrlinc 网站:/
	BDDCS 分类:Ⅱ

189.4 质量标准

巯嘌呤已收载入各国药典,具体见表 189-4:

表 189-4　巯嘌呤各国药典收载信息

产品名称	收载药典
巯嘌呤	ChP2015、JP16、BP2013、USP36、EP8.0、IP2010
巯嘌呤片	ChP2015、BP2013、USP36、IP2010

189.5 溶出度标准

溶出度标准比较见表 189-5:

表 189-5　巯嘌呤片各国溶出度测定方法比较

序号	不同国家	要求
1	中国	ChP2015:桨法,以盐酸溶液(9→1000)900ml 为溶出介质,100rpm,45min,限度为70%
2	美国	USP36: 方法一:桨法,以 0.1mol/L 盐酸溶液 900ml 为溶出介质,50rpm,60min,限度为80% 方法二:桨法,以 0.1mol/L 盐酸溶液 900ml 为溶出介质,50rpm,120min,限度为80%
		FDA 推荐:桨法,50rpm,0.1mol/L 盐酸溶液 900ml,取样时间:20min、30min、45min、60min、90min 和 120min
3	日本	/

189.6 一致性评价策略

鉴于:

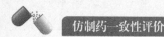

（1）原研药品未在国内上市。

（2）国际公认的同种药物未在国内上市。

（3）Roxane于2004年2月上市的50mg规格片剂被FDA列为RLD。

（4）GSK原研品在美国、英国、法国、意大利均有上市。

因此，建议以GSK上市的50mg PURINETHOL片或Roxane在美国上市的50mg规格巯嘌呤片作为参比制剂，自制品与参比制剂进行药学及BE一致性评价。根据《以药动学参数为终点评价指标的化学药物仿制药人体生物等效性研究技术指导原则》，若同时满足以下条件，即试验规格制剂符合生物等效性要求、各规格制剂在不同pH介质中体外溶出曲线相似、各规格制剂的处方比例相似，则可以申请25mg自BE豁免，仅进行体外药学一致性评价。

190. 盐酸昂丹司琼片

190.1 品种基本信息

盐酸昂丹司琼片是一种强效、高选择性的5-HT₃受体拮抗剂,有强止吐作用。化疗药物和放射治疗可造成小肠释放5-HT,经由5-HT₃受体激活迷走神经的传入支,触发呕吐反射。本品能阻断这一反射的触发。迷走神经传入支的激动也可引起位于第四脑室底部Postrema区的5-HT释放,从而经过中枢机制而加强。本品可治疗由化疗、放疗引起的恶心、呕吐。本品系通过拮抗位于周围和中枢神经局部的神经元的5-HT受体而发挥止吐作用。本品尚能抑制因阿片诱导的恶心,其作用机制尚不清楚。由于本品的高选择性作用,因而不具有其他止吐药的副作用,如锥体外系反应、过度镇静等。

基本信息见表190-1:

表190-1　盐酸昂丹司琼片基本信息汇总

通用名	盐酸昂丹司琼片
英文名	Ondansetron Hydrochloride Tablets
剂型规格	片剂,规格:4mg、8mg 2个规格均需进行一致性评价
主成分化学名	1,2,3,9-四氢甲基[(2-甲基咪唑-1-基)甲基]-4-氧代咔唑盐酸盐
结构式	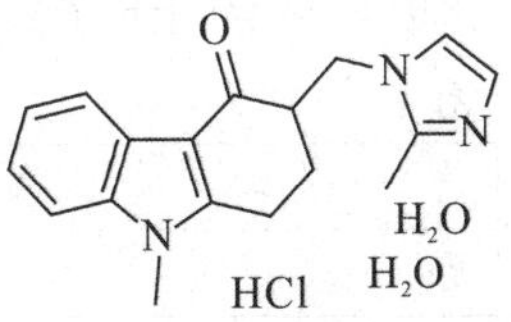
分子式 分子量	$C_{18}H_{19}N_3O \cdot HCl \cdot 2H_2O$ 365.9
CAS号	103639-04-9
适应证	止吐药,用于:①细胞毒性药物化疗和放射治疗引起的恶心呕吐;②预防和治疗手术后的恶心呕吐
原研/品牌	GSK(诺华)/ZOFRAN

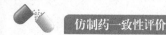

190.2　国内外上市信息

本品由GSK于20世纪80年代中期开发,最早于1990年在德国和法国上市,商品名为ZOFRAN和ZOPHREN,片剂规格为4mg和8mg。随后在英国、日本和意大利上市。2014年,GSK与诺华进行业务置换,GSK将肿瘤领域的产品转移给诺华,因此本品目前已归属于诺华。批准情况见表190-2:

表190-2　盐酸昂丹司琼片国内外上市信息

批准国家	类别	内容
中国	国内上市的原研药品	进口原研药品:无
		原研地产化药品:无
	国内上市国际公认的同种药物	国际公认同种药物进口:无
		国际公认地产化药品:无
	其他进口	无
	国产批文	7个片剂批文
美国（FDA批准）	原研批准信息	诺华(GSK)于1992年12月获批上市了4mg和8mg片剂,于1999年8月获批上市24mg片剂,商品名为ZOFRAN
	仿制药信息	Dr. Reddy's Laboratories、Teva、Mylan、Sun Pharmaceutical、Pliva Hrvatska Doo、Par Pharmaceutical、Apotex Inc、Sandoz、Glenmark Generics、Hikma International Pharmaceuticals、Taro Pharmaceutical、Natco Pharma Ltd、Aurobindo Pharma、Ipca Laboratories 均获批上市了片剂,规格有24mg、8mg、4mg和16mg
	RLD信息	诺华于1999年8月获批上市的24mg片剂(商品名:ZOFRAN)被列为RLD
日本	参比制剂信息	诺华于1994年上市了2mg和4mg片剂,商品名为ZOFRAN,均为参比制剂
	仿制药信息	无
EMA	原研信息	无
	仿制药信息	无
英国	上市信息	Novartis 于1993年12月在英国上市4mg和8mg片,商品名为ZOFRAN;此外,Wockhardt UK Ltd、Aurobindo Pharma-Milpharm Ltd、Alliance Pharmaceuticals、Novartis Pharmaceuticals UK Ltd也有4mg和8mg片剂上市
丹麦	上市信息	丹麦Sandoz 、Pharmathen S.A. 6, Dervenakion Str. 15351 Pallini Attikis Greece、Stada Arzneitmittel AG Stadastrasse 2-18 D-61118 Bad Vilbel Germany、Mylan AB P.O. Box 23033 S-10435 Sweden、1 A Farma A/S Herstedøstervej 27-29 Albertslund Denmark、Hexal A/S Kanalholmen 8-12 Hvidovre Denmark、Alpharma A.S Harbitzalleen 3 Oslo Norway 等持证商均有4mg和8mg规格片剂上市

批准国家	类别	内容
其他	上市信息	Novartis 于 1990 年 3 月在法国上市 4mg 和 8mg 片, 商品名为 ZOPHREN; 1990 年 10 月在德国上市 4mg 和 8mg 片, 商品名为 ZOFRAN; GSK 于 1991 年 5 月在意大利上市 4mg 和 8mg 片, 商品名为 ZOFRAN 德国 Ratiopharm GmbH、荷兰 Aurobindo Pharma、芬兰 Ratiopharm GmbH Graf-Arco-Strasse 3 89079 Ulm GERMANY 均有 4mg 和 8mg 规格片剂上市

190.3 理化性质

盐酸昂丹司琼原料基本性质见表190-3:

表190-3 盐酸昂丹司琼原料理化性质

pKa(25℃)	pKa＝7.4(采用溶解度法测定)
在各溶出介质中的溶解度(37℃)	pH1.2:30.0mg/ml pH4.0:58.6mg/ml pH6.8:0.3mg/ml 水:59.4mg/ml(饱和水溶液 pH＝4.05)
稳定性	水:未测定 各 pH 溶出介质中:未测定 光:未测定
BCS 分类	世界卫生组织公布(2005年): NICHD 和 FDA 研究归纳(2011年):Ⅰ(CLogP);Ⅲ(LogP) tsrlinc 网站:/ BDDCS 分类:Ⅰ(昂丹司琼)

190.4 质量标准

盐酸昂丹司琼已收载入各国药典,具体见表190-4:

表190-4 盐酸昂丹司琼各国药典收载信息

产品名称	收载药典
盐酸昂丹司琼	ChP2015、BP2013、USP36、EP8.0、IP2010
盐酸昂丹司琼片	ChP2015

190.5　溶出度标准

溶出度标准比较见表190-5：

表190-5　盐酸昂丹司琼片各国溶出度测定方法比较

序号	不同国家	要求
1	中国	ChP2015：桨法，以0.1mol/L盐酸500ml（4mg规格）或1000ml（8mg规格）为溶出介质，50rpm，30min，限度为80%
2	美国	USP36：/ FDA推荐：桨法，50rpm，纯化水500ml，取样时间：5min、10min、15min和30min
3	日本	PMDA收载了4条溶出曲线，且CDE已翻译并公布，溶出度标准测定方法：桨法，50rpm，纯化水900ml，15min，限度为80%

190.6　一致性评价策略

鉴于：

（1）原研药品未在国内上市。

（2）国际公认的同种药物未在国内上市。

（3）目前，诺华于美国上市了4mg、8mg和24mg片，其中24mg片剂（商品名：ZOFRAN）被列为RLD。

（4）原研品在法国、日本、英国、德国和意大利均有上市。

因此，建议以诺华（GSK）上市的相应规格的盐酸昂丹司琼片作为参比制剂，企业须根据实际情况确定参比制剂规格，一般以大规格进行药学及体内BE试验。根据《以药动学参数为终点评价指标的化学药物仿制药人体生物等效性研究技术指导原则》，若同时满足以下条件，即试验规格制剂符合生物等效性要求、各规格制剂在不同pH介质中体外溶出曲线相似、各规格制剂的处方比例相似，则可以申请4mg规格BE豁免。若仅有4mg规格，则以4mg片剂作为参比制剂，对4mg规格自制品进行仿制药一致性评价。

191. 乙胺嘧啶片

191.1 品种基本信息

乙胺嘧啶对某些恶性疟及间日疟原虫的红外期有抑制作用,对红内期的抑制作用仅限于未成熟的裂殖体阶段,能抑制滋养体的分裂。疟原虫红内期不能利用环境中出现的叶酸,而必须自行合成。乙胺嘧啶是二氢叶酸还原酶的抑制剂,使二氢叶酸不能还原为四氢叶酸,进而影响嘌呤及嘧啶核苷酸的生物合成,最后使核酸合成减少,使细胞核的分裂和疟原虫的繁殖受到抑制。疟原虫的DNA合成主要发生在滋养体阶段,在裂殖体期合成甚少,故乙胺嘧啶主要作用于进行裂体增殖的疟原虫,对已发育完成的裂殖体则无效。

基本信息见表191-1:

表191-1 乙胺嘧啶片基本信息汇总

通用名	乙胺嘧啶片
英文名	Pyrimethamine Tablets
剂型规格	片剂,规格:6.25mg
主成分化学名	6-乙基-5-(4-氯苯基)-2,4-嘧啶二胺
结构式	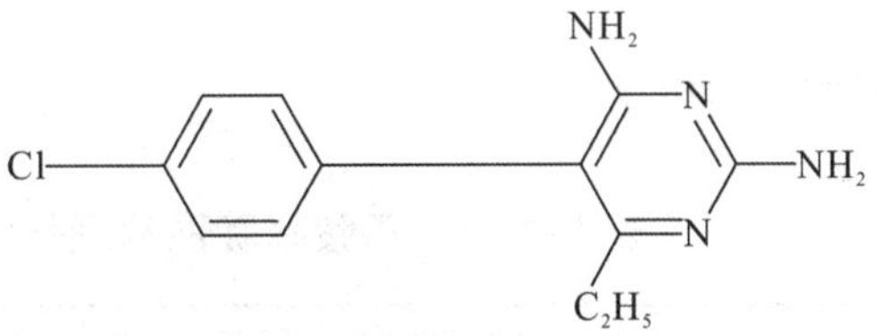
分子式 分子量	$C_{12}H_{13}ClN_4$ 248.61
CAS号	58-14-0
适应证	本品主要用于疟疾的预防,也可用于治疗弓形虫病
原研/品牌	GSK/DARAPRIM

191.2 国内外上市信息

本品由GSK开发上市,商品名为DARAPRIM,批准情况见表191-2:

表191-2　乙胺嘧啶片国内外上市信息

批准国家	类别	内容
中国	国内上市的原研药品	进口原研药品:无
		原研地产化药品:无
	国内上市国际公认的同种药物	国际公认同种药物进口:无
		国际公认地产化药品:无
	其他进口	无
	国产批文	7个片剂批文
美国（FDA批准）	原研批准信息	GSK于1953年1月获批上市了25mg规格片剂（商品名:DARAPRIM），且被列为RLD
	仿制药信息	/
	RLD信息	Turing Pharms AG于1953年1月获批上市的25mg规格片剂（商品名:DARAPRIM）被列为RLD
日本	参比制剂信息	无
	仿制药信息	无
EMA	原研信息	无
	仿制药信息	无
英国	上市信息	GSK于1986年9月在英国上市了25mg规格片剂（商品名:DARAPRIM）
其他	上市信息	无

191.3　理化性质

乙胺嘧啶原料基本性质见表191-3:

表191-3　乙胺嘧啶原料理化性质

pKa(25℃)	pKa=8.4（针对芳香氨基，采用滴定法测定）
在各溶出介质中的溶解度（37℃）	pH1.2:1.66mg/ml
	pH4.0:4.29mg/ml
	pH6.8:0.06mg/ml
	水:0.03mg/ml
稳定性	水:未测定
	各pH溶出介质中:未测定
	光:未测定
BCS分类	世界卫生组织公布(2005年):Ⅳ/Ⅲ
	NICHD和FDA研究归纳(2011年):Ⅱ(CLogP)，Ⅳ(LogP)，Ⅲ
	tsrlinc网站:Ⅱ
	BDDCS分类:Ⅲ

191.4 质量标准

乙胺嘧啶已收载入各国药典,具体见表191-4:

表191-4 乙胺嘧啶各国药典收载信息

产品名称	收载药典
乙胺嘧啶	ChP2015、BP2013、USP36、EP8.0、IP2010
乙胺嘧啶片	ChP2015、BP2013、USP36、IP2010

191.5 溶出度标准

溶出度标准比较见表191-5:

表191-5 乙胺嘧啶片各国溶出度测定方法比较

序号	不同国家	要求
1	中国	ChP2015:桨法,以0.1mol/L盐酸500ml为溶出介质,75rpm,45min,限度为75%
2	美国	USP36:桨法,以0.1mol/L盐酸溶液900ml为溶出介质,50rpm,45min,限度为75%
		FDA推荐:同USP
3	日本	/

191.6 一致性评价策略

鉴于:

(1)原研药品未在国内上市。

(2)国际公认的同种药物未在国内上市。

(3)目前,美国图灵公司于1953年1月获批上市的25mg规格片剂(商品名:DARAPRIM)被列为RLD。

(4)葛兰素史克诺贝尔奖获得者Gertrude Elion研制出乙胺嘧啶;2010年,葛兰素将本品在美国的市场销售权卖给CorePharma;2015年3月,Impax试验室收购CorePharma,包括乙胺嘧啶;2015年8月,图灵制药股份有限公司购买本品的销售权。

(5)GSK于1986年在英国也上市了25mg片剂。

因此,建议以在美国或英国上市的25mg乙胺嘧啶片(商品名:DARAPRIM)作为参比制剂,对自制品与参比制剂进行药学及BE一致性评价。

192. 阿立哌唑片/243.阿立哌唑口腔崩解片

192.1 品种基本信息

阿立哌唑与D_2、D_3、$5\text{-}HT_1A$、$5\text{-}HT_2A$受体具有高亲和力,与D_4、$5\text{-}HT_2B$、$5\text{-}HT_7$、α_1、H_1受体及5-HT重吸收位点具有中度亲和力。阿立哌唑是D_2和$5\text{-}HT_1A$受体的部分激动剂,也是$5\text{-}HT_2A$受体的拮抗剂。与其他具有抗精神分裂症作用的药物一样,阿立哌唑的作用机制尚不清楚。但认为是通过对D_2和$5\text{-}HT_1A$受体的部分激动作用及对$5\text{-}HT_2A$受体的拮抗作用介导产生。与其他受体的作用可能产生了阿立哌唑临床上某些其他作用,如对α_1受体的拮抗作用可以阐释其体位性低血压现象。

基本信息见表192-1:

表192-1 阿立哌唑片/口腔崩解片基本信息汇总

通用名	阿立哌唑片	阿立哌唑口腔崩解片
英文名	Aripiprazole Tablets	Aripiprazole Orally Disintegrating Tablets
剂型规格	片剂,规格:5mg、10mg	口腔崩解片,规格:5mg、10mg
主成分化学名	7-{4-[4-(2,3-二氯苯基)-1-哌嗪基]丁氧基}-3,4-二氢-2(1H)-喹啉酮	
结构式		
分子式 分子量	129722-12-9 448.39	
CAS号	30516-87-1	
适应证	用于治疗精神分裂症。在精神分裂症患者的短期(4周和6周)对照试验中确立了阿立哌唑治疗精神分裂症的疗效。选择阿立哌唑用于长期治疗的医生应定期重新评估该药对个别患者的长期疗效	
原研/品牌	Otsuka(大冢)/ABILIFY(安律凡)	

192.2 国内外上市信息

本品由Otsuka(大冢)最早于2002年在美国上市,商品名为ABILIFY,片剂,规格:5mg、

10mg、15mg、20mg和30mg。随后在欧洲、日本等多地上市。1999年授权给BMS。2011年大冢与灵北签署了欧洲、澳大利亚、北美和拉丁美洲的合作开发协议。批准情况见表192-2：

表192-2　阿立哌唑片/口腔崩解片国内外上市信息

批准国家	类别	内容	
		阿立哌唑片	阿立哌唑口腔崩解片
中国	国内上市的原研药品	进口原研药品:无	进口原研药品:无
		原研地产化药品:浙江大冢制药公司的安律凡已获批上市,规格有5mg、10mg和15mg	原研地产化药品:无
	国内上市国际公认的同种药物	国际公认同种药物进口:无	国际公认同种药物进口:无
		国际公认地产化药品:无	国际公认地产化药品:无
	其他进口	无	无
	国产批文	8个片剂批文	3个口腔崩解片剂批文
美国(FDA批准)	原研批准信息	Otsuka于2002年11月获批上市2mg、5mg、10mg、15mg、20mg和30mg规格片剂(商品名:ABILIFY),其中5mg和10mg被列为RLD	Otsuka于2006年6月获批上市的10mg、15mg、20mg和30mg规格口腔崩解片剂均已停止上市
	仿制药信息	Apotex Inc、Teva、Barr Labs Inc、Sun Pharma Global、Torrent Pharms Ltd、Alembic Pharms Ltd、Aurobindo Pharma Ltd、Ajanta Pharma Ltd均上市了多个剂量的片剂,Zydus Pharms USA Inc的片剂已停止上市	Alembic Pharms Ltd上市了10mg和15mg的口腔崩解片
	RLD信息	Otsuka的5mg和10mg片剂(商品名:ABILIFY)被列为RLD	Alembic Pharmaceuticals Ltd于2015年4月获批上市的10mg片剂被列为RLD
日本	参比制剂信息	大冢制药上市了1mg、3mg、6mg和12mg片剂,没有列出参比制剂	大冢制药上市了3mg、6mg、12mg和24mg口腔崩解片,没有列出参比制剂
	仿制药信息	无	无
EMA	原研信息	Otsuka Pharmaceutical Europe Ltd于2004年6月获欧盟批准上市5mg、10mg、15mg和30mg规格片剂(商品名:ABILIFY)	Otsuka Pharmaceutical Europe Ltd在2004年6月获欧盟批准上市10mg、15mg和30mg规格口腔崩解片(商品名:ABILIFY)
	仿制药信息	Zentiva,k.s.于2015年6月获欧盟批准上市5mg、10mg、15mg和30mg规格片剂(商品名:ARIPIPRAZOLE ZENTIVA)	Zentiva,k.s.于2015年6月获欧盟批准上市10mg、15mg和30mg规格口腔崩解片(商品名:ARIPIPRAZOLE ZENTIVA)

续表

批准国家	类别	内容	
		阿立哌唑片	阿立哌唑口腔崩解片
英国	上市信息	Otsuka Pharmaceuticals（UK）Ltd 上市了 5mg、15mg 和 30mg 规格片剂；还有多家公司也上市了多规格片剂	Otsuka Pharmaceuticals（UK）Ltd 上市了 15mg 规格口腔崩解片；Actavis UK Ltd 以及多家公司上市了 10mg 和 15mg 规格口腔崩解片
其他	上市信息	2004 年在法国上市 5mg、10mg、15mg 和 30mg 片；2004 年 6 月在意大利上市 5mg、10mg、15mg 和 30mg 片	2004 年 6 月在意大利上市 10mg、15mg 和 30mg 口腔崩解片，2005 年在法国上市 5mg、10mg、15mg 和 30mg 口腔崩解片

192.3 理化性质

阿立哌唑原料基本性质见表192-3：

表192-3　阿立哌唑原料理化性质

pKa（25℃）	/		
在各溶出介质中的溶解度（37℃）	/		
稳定性	/		
BCS分类	世界卫生组织公布（2005年）:/		
	NICHD 和 FDA 研究归纳（2011年）:Ⅱ		
	tsrlinc 网站:/		
	BDDCS分类:Ⅱ		

192.4 质量标准

阿立哌唑已收载入各国药典,具体见表192-4：

表192-4　阿立哌唑各国药典收载信息

产品名称	收载药典
阿立哌唑	ChP2015、BP2015、EP8.6
阿立哌唑片	ChP2015
阿立哌唑口腔崩解片	ChP2015

192.5 溶出度标准

溶出度标准比较见表192-5：

表192-5 阿立哌唑片/口腔崩解片各国溶出度测定方法比较

序号	不同国家	要求	
		阿立哌唑片	阿立哌唑口腔崩解片
1	中国	ChP2015：桨法，以盐酸-氯化钾缓冲液（取氯化钾3.63g，加0.2mol/L盐酸425ml，加水溶解并稀释至1000ml，摇匀）900ml为溶出介质，60rpm，30min，限度为75%	ChP2015：小杯法，以含1%十二烷基硫酸钠的0.1mol/L盐酸溶液250ml为溶出介质，100rpm，30min，限度为70%
2	美国	USP36：/	USP36：/
		FDA推荐：/	FDA推荐：桨法，pH4.0的醋酸缓冲液1000ml，75rpm，取样时间：10min、20min、30min、45min
3	日本	/	/

192.6 一致性评价策略

阿立哌唑片，鉴于：

(1)阿立哌唑片原研药品未在国内上市。

(2)阿立哌唑片国际公认的同种药物未在国内上市。

(3)阿立哌唑片原研地产化产品：浙江大冢制药有限公司的安律凡已获批上市，规格有5mg、10mg和15mg。

(4)目前，美国、日本、英国、法国和意大利均有原研阿立哌唑片多规格上市。

因此，建议以Otsuka上市的阿立哌唑片（商品名：ABILIFY）为参比制剂，对自制品与参比制剂进行药学及BE一致性评价。

阿立哌唑口腔崩解片，鉴于：

(1)阿立哌唑口腔崩解片原研药品未在国内上市。

(2)阿立哌唑口腔崩解片国际公认的同种药物未在国内上市。

(3)目前，美国Alembic Pharmaceuticals Ltd于2015年4月获批上市的10mg片剂被列为RLD。Otsuka Pharmaceutical Europe Ltd于2004年6月获欧盟批准上市10mg、15mg和30mg规格口腔崩解片（商品名：ABILIFY）。

因此，建议以Otsuka Pharmaceutical Europe Ltd在美国或欧盟国家上市的10mg阿立哌唑口腔崩解片作为参比制剂，为自制品与参比制剂进行药学及BE一致性评价。若同时有10mg和5mg规格，根据《以药动学参数为终点评价指标的化学药物仿制药人体生物等效性研究技术指导原则》,若同时满足以下条件,即试验规格制剂符合生物等效性要求、各规格制剂在不同pH介质中体外溶出曲线相似、各规格制剂的处方比例相似,则可以申请5mg规格BE豁免。

194. 富马酸比索洛尔胶囊/*248.*富马酸比索洛尔片

194.1　品种基本信息

　　富马酸比索洛尔是选择性β_1-肾上腺素能受体阻滞剂,无内在拟交感活性和膜稳定作用。不同模型动物实验表明它与β_1-受体的亲和力比β_2-受体大11～34倍,对β_1受体的选择性是同类药物阿替洛尔的4倍。本品作用时间长(24h以上),连续服用控制症状好且无耐受现象,对呼吸系统副作用极小,未见对脂肪分解代谢的影响。

　　基本信息见表194-1:

表194-1　富马酸比索洛尔胶囊/片基本信息汇总

通用名	富马酸比索洛尔胶囊	富马酸比索洛尔片
英文名	Bisoprolol Fumarate Capsules	Bisoprolol Fumarate Tablets
剂型规格	胶囊剂,规格:2.5mg、5mg	片剂,规格:2.5mg、5mg
主成分化学名	1-【4-{[2-(1-甲基乙氧基)-乙氧基]-甲基}-苯氧基】-3-[(1-甲基乙基)胺基]-2-丙醇富马酸盐	
结构式	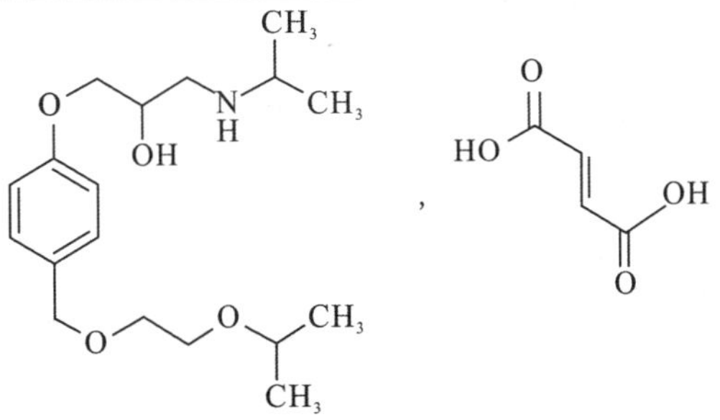	
分子式 分子量	$(C_{18}H_{31}NO_4)_2 \cdot C_4H_4O_4$ 283.24	
CAS号	492.52	
适应证	用于高血压的治疗,可单独使用或与其他抗高血压药合用	用于原发性高血压、心绞痛的治疗
原研/品牌	Merck/CONCOR	

194.2　国内外上市信息

　　本品由 Merck 于1986年最早在瑞士和德国上市,商品名为MONCOR 和CONCOR,1988

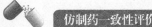

年在法国上市,商品名为SOPROL,1989年在意大利上市,1990年在日本上市,随后在欧洲其他国家和美国等上市,均为片剂。未查询到胶囊上市。批准情况见表194-2:

表194-2　富马酸比索洛尔胶囊/片国内外上市信息

批准国家	类别	内容	
		富马酸比索洛尔胶囊	富马酸比索洛尔片
中国	国内上市的原研药品	进口原研药品:无	进口原研药品:德国默克获批进口了2.5mg和5mg规格片剂,商品名为康忻/CONCOR
		原研地产化药品:无	原研地产化药品:无
	国内上市国际公认的同种药物	国际公认同种药物进口:无	国际公认同种药物进口:无
		国际公认地产化药品:无	国际公认地产化药品:无
	其他进口	无	无
	国产批文	7个胶囊剂批文	5个片剂批文
美国(FDA批准)	原研批准信息	/	/
	仿制药信息	/	有多家公司获批上市片剂,Mylan、Frontida Biopharm、Sandoz、Teva、Aurobindo Pharma、Unichem Pharms(USA)均上市了5mg和10mg的片剂,其中Mylan的10mg规格片剂被列为RLD
	RLD信息	/	Mylan于2005年12月获批上市的10mg规格片剂被列为RLD
日本	参比制剂信息	无	田边三菱制药5mg和2.5mg规格片剂(商品名:メインテート)为参比制剂
	仿制药信息	无	全星药品工业(全星药品)、泽井制药、サンド、テバ制药、东和药品、日医工、日新制药等多家公司上市了片剂,规格有0.625mg、5mg和2.5mg
EMA	原研信息	无	无
	仿制药信息	无	无
英国	上市信息	无	Merck在英国上市了多个规格的富马酸比索洛尔片(商品名:CARDICOR、CONGESCOR、EMCOR),还有其他公司也上市了片剂
其他	上市信息	无	默克在芬兰、荷兰、瑞典、匈牙利等多个国家上市了多规格片剂;此外,在斯洛伐克共和国、比利时、马耳他等国家也有其他公司上市的多个规格片剂

194.3　理化性质

富马酸比索洛尔原料基本性质见表194-3：

表194-3　富马酸比索洛尔原料理化性质

pKa(25℃)	pKa＝9.31(针对异丙氨基,采用滴定法测定)
在各溶出介质中的溶解度(37℃)	pH1.2:3.5g/ml
	pH4.0:3.4g/ml
	pH6.8:3.1g/ml
	水:3.5g/ml
稳定性	水:未测定
	各pH溶出介质中:在pH1.2溶出介质中,37℃/5h降解约10%
	光:未测定
BCS分类	世界卫生组织公布(2005年):/
	NICHD和FDA研究归纳(2011年):Ⅰ/Ⅳ
	tsrlinc网站:Ⅰ(CLogP),Ⅲ(LogP)
	BDDCS分类:Ⅲ

194.4　质量标准

富马酸比索洛尔已收载入各国药典,具体见表194-4：

表194-4　富马酸比索洛尔各国药典收载信息

产品名称	收载药典
富马酸比索洛尔	ChP2015、JP16、BP2013、EP8.0
富马酸比索洛尔胶囊	ChP2015
富马酸比索洛尔片	ChP2015、JP16、USP36

194.5　溶出度标准

溶出度标准比较见表194-5：

表194-5　富马酸比索洛尔胶囊/片各国溶出度测定方法比较

序号	不同国家	要求	
		富马酸比索洛尔胶囊	富马酸比索洛尔片
1	中国	ChP2015:小杯法,以水100ml(2.5mg规格)或200ml(5mg规格)为溶出介质,35rpm,30min,限度为80%	ChP2015:小杯法,以水100ml(2.5mg规格)或200ml(5mg规格)为溶出介质,35rpm,30min,限度为80%

续表

序号	不同国家	要求	
		富马酸比索洛尔胶囊	富马酸比索洛尔片
2	美国	USP36:/	USP36: 方法1:桨法,以水900ml为溶出介质,75rpm,20min,限度为80% 方法2:桨法,以0.5mol/L氯化钠溶液900ml为溶出介质,75rpm,20min,限度为80%
		FDA推荐:/	FDA推荐:同USP
3	日本	/	PMDA收载了4条溶出曲线,且CDE已翻译并公布,溶出度标准测定方法:桨法,以0.05mol/L醋酸-醋酸钠缓冲液(pH4.0)900ml为溶剂,50rpm,30min,限度为85%

194.6 一致性评价策略

片剂,鉴于:

(1)原研默克富马酸比索洛尔片(商品名:康忻)已进口国内市场,规格有5mg和2.5mg。

(2)富马酸比索洛尔片国际公认的同种药物未在国内上市。

(3)目前,FDA将Mylan于2005年12月获批上市的10mg规格片剂列为RLD。

因此,建议以德国默克进口上市的富马酸比索洛尔片(商品名:康忻)作为参比制剂。企业需根据实际情况确定参比制剂规格,一般以大规格进行药学及体内BE试验,根据《以药动学参数为终点评价指标的化学药物仿制药人体生物等效性研究技术指导原则》,若同时满足以下条件,即试验规格制剂符合生物等效性要求、各规格制剂在不同pH介质中体外溶出曲线相似、各规格制剂的处方比例相似,则可以申请5mg规格BE豁免。若仅有5mg规格,则以5mg片剂作为参比制剂,对5mg规格自制品进行仿制药一致性评价。对自制品与参比制剂进行药学及BE一致性评价。

胶囊:本品为改剂型,且不显著改变药代动力学行为的制剂。根据总局办公厅发布的《仿制药质量一致性评价工作中改剂型药品(普通口服固体制剂)评价一般考虑》,建议以原研默克进口上市的片剂为参比制剂,进行以下研究:①从药物的理化性质、生物学性质、临床需要、患者的依从性、药物经济学、与原研剂型参比制剂的优劣比较等方面分析论证改剂型药品的科学性、合理性和必要性;②体外药学评价;③生物等效性试验。

196. 华法林钠片

196.1　品种基本信息

华法林钠为双香豆素类中效抗凝剂,其作用机制为竞争性对抗维生素K的作用,抑制肝细胞中凝血因子的合成,还具有降低凝血酶诱导的血小板聚集反应的作用,因而具有抗凝和抗血小板聚集功能。

基本信息见表196-1:

表196-1　华法林钠片基本信息汇总

通用名	华法林钠片
英文名	Warfarin Sodium Tablets
剂型规格	片剂,待评价为已批准的所有规格(规格:1mg、2.5mg、5mg)
主成分化学名	3-(α-丙酮苄基)-4-羟基香豆素钠盐
结构式	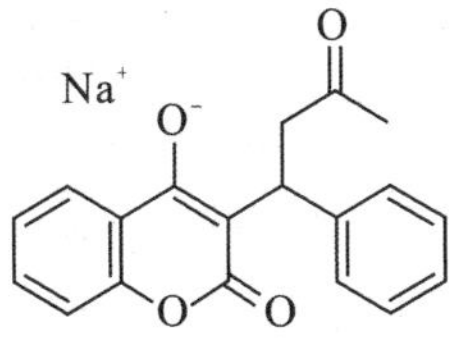
分子式 分子量	$C_{19}H_{15}O_4$ 330.31
CAS号	129-06-6
适应证	适用于需长期持续抗凝的患者: ①能防止血栓的形成及发展,用于治疗血栓栓塞性疾病 ②治疗手术后或创伤后的静脉血栓形成,并可作心肌梗死的辅助用药 ③对曾有血栓栓塞病患者及有术后血栓并发症危险者,可予预防性用药
原研/品牌	百时美施贵宝/COUMADIN

196.2　国内外上市信息

本品由百时美施贵宝率先于1954年7月在美国获批上市,商品名:COUMADIN,随后在法国和意大利也有上市。批准情况见表196-2:

表196-2　华法林钠片国内外上市信息

批准国家	类别	内容
中国	国内上市的原研药品	进口原研药品:无
		原研地产化药品:无
	国内上市国际公认的同种药物	国际公认同种药物进口:无
		国际公认地产化药品:无
	其他进口	无
	国产批文	8个片剂批文
美国（FDA批准）	原研批准信息	百时美施贵宝于1954年7月获批上市了10mg、7.5mg、6mg、5mg、4mg、3mg、2.5mg、2mg和1mg规格片剂(商品名:COUMADIN),其中10mg被列为RLD
	仿制药信息	Usl Pharma上市了商品名为JANTOVEN的片剂,规格有1mg、2mg、2.5mg、3mg、4mg、5mg、6mg、7.5mg和10mg;此外还有多家公司上市了名为WARFARIN SODIUM的多个规格华法林钠片
	RLD信息	百时美施贵宝10mg规格片剂(商品名:COUMADIN)被列为RLD
日本	参比制剂信息	无
	仿制药信息	无
EMA	原研信息	无
	仿制药信息	无
英国	上市信息	Concordia International-formerly AMCo上市了1mg、3mg和5mg等多个规格片剂;Taro Pharmaceuticals UK Limited上市了0.5mg规格片剂
其他	上市信息	百时美施贵宝于1993年3月在法国上市2mg和10mg规格片剂,2001年5月上市5mg规格片剂;2010年在意大利上市5mg规格片剂;Orion Corporation Orionintie 1,02200 Espoo Finland在匈牙利上市了3mg和5mg规格片剂;Orion Corporation Finland在瑞典上市了2.5mg片剂

196.3 理化性质

华法林钠原料基本性质见表196-3:

表196-3　华法林钠原料理化性质

pKa(25℃)	/
在各溶出介质中的溶解度(37℃)	/
稳定性	/
BCS分类	世界卫生组织公布(2005年):Ⅰ
	NICHD和FDA研究归纳(2011年):Ⅰ/Ⅱ
	tsrlinc网站:Ⅱ
	BDDCS分类:Ⅱ

196.4 质量标准

华法林钠已收载入各国药典,具体见表196-4:

表196-4 华法林钠各国药典收载信息

产品名称	收载药典
华法林钠	ChP2015、BP2013、USP36、EP8.0
华法林钠片	ChP2015、USP36

196.5 溶出度标准

溶出度标准比较见表196-5:

表196-5 华法林钠片各国溶出度测定方法比较

序号	不同国家	要求
1	中国	ChP2015:篮法,以磷酸缓冲液(pH6.8)500ml为溶出介质,100rpm,45min,限度为70%
2	美国	USP36:桨法,以水900ml为溶出介质,50rpm,30min,限度为80%
		FDA推荐:同USP
3	日本	/

196.6 一致性评价策略

鉴于:

(1)原研药品未在国内上市。

(2)国际公认的同种药物未在国内上市。

(3)目前,美国百时美施贵宝公司10mg规格片剂(商品名:COUMADIN)被列为RLD,同时有5mg规格片剂上市。

因此,建议以百时美施贵宝公司5mg规格华法林钠片(商品名:COUMADIN)作为参比制剂。若企业同时有多个规格,一般以大规格进行药学及体内BE试验,根据《以药动学参数为终点评价指标的化学药物仿制药人体生物等效性研究技术指导原则》,若同时满足以下条件,即试验规格制剂符合生物等效性要求、各规格制剂在不同pH介质中体外溶出曲线相似、各规格制剂的处方比例相似,则可以申请小规格BE豁免。

197. 磷酸伯氨喹片

197.1 品种基本信息

磷酸伯氨喹可杀灭间日疟、三日疟、恶性疟和卵形疟组织期的虫株,尤以间日疟为主,也可杀灭各种疟原虫的配子体,对恶性疟的作用尤强,使之不能在蚊体内发育,以阻断传播。本品对红内期虫体的作用很弱。伯氨喹的抗疟机制还不完全清楚,可能与干扰DNA的合成有关。将疟原虫红外期虫体与组织细胞一起置伯氨喹溶液中培养8h,电镜观察可见,伯氨喹可使疟原虫线粒体形态发生改变,表现为线粒体肿胀,并出现胞浆空泡。该药能抑制线粒体的氧化作用,使疟原虫摄氧量显著减少。伯氨喹在体内经过代谢,转变为具有较强氧化性能的喹啉醌衍生物,能将红细胞内的还原型谷胱甘肽(GSH)转变为氧化型谷胱甘肽(GSSH),当后者还原时,需要消耗还原型辅酶Ⅱ(NADPH)。由于疟原虫红外期在肝实质细胞内发育本已消耗辅酶Ⅱ(NADP),而伯氨喹的作用又干扰辅酶Ⅱ的还原过程,使辅酶Ⅱ减少,严重地破坏疟原虫的糖代谢及氧化过程。

基本信息见表197-1:

表197-1 磷酸伯氨喹片基本信息汇总

通用名	磷酸伯氨喹片
英文名	Primaquine Phosphate Tablets
剂型规格	片剂,规格:13.2mg(相当于伯氨喹7.5mg)
主成分化学名	N4-(6-甲氧基-8-喹啉基)-1-戊二胺二磷酸盐
结构式	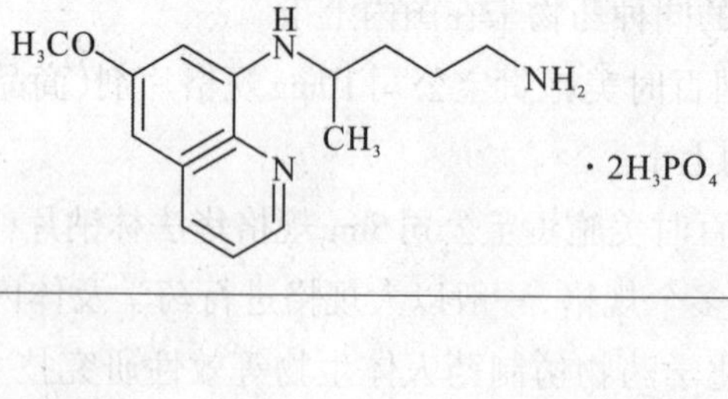
分子式 分子量	$C_{15}H_{21}N_3O \cdot 2H_3PO_4$ 455.34
CAS号	63-45-6
适应证	主要用于根治间日疟和控制疟疾传播
原研/品牌	赛诺菲/PRIMAQUINE

197.2 国内外上市信息

本品于19世纪40年代由Columbia University的Robert Elderfield合成,1950年由Sanofi制药投放市场,商品名为PRIMAQUINE,规格为15mg,批准情况见表197-2:

表197-2 磷酸伯氨喹片国内外上市信息

批准国家	类别	内容
中国	国内上市的原研药品	进口原研药品:无
		原研地产化药品:无
	国内上市国际公认的同种药物	国际公认同种药物进口:无
		国际公认地产化药品:无
	其他进口	无
	国产批文	6个片剂批文
美国（FDA批准）	原研批准信息	Sanofi Aventis US于1952年1月获批上市了15mg规格片剂(商品名:PRIMAQUINE),1982年被列为RLD
	仿制药信息	Alvogen Inc和Bayshore Pharms LLC于2014年2月获批上市,INGENUS PHARMS NJ于2016年1月获批上市,均为15mg规格片剂(商品名:PRIMAQUINE PHOSPHATE)
	RLD信息	Sanofi Aventis US于1952年1月获批上市了15mg规格片剂(商品名:PRIMAQUINE),1982年被列为RLD
日本	参比制剂信息	无
	仿制药信息	无
EMA	原研信息	无
	仿制药信息	无
英国	上市信息	无
其他	上市信息	无

197.3 理化性质

磷酸伯氨喹的基本性质见表197-3:

表197-3 磷酸伯氨喹原料理化性质

pKa(25℃)	/
在各溶出介质中的溶解度(37℃)	/
稳定性	/
BCS分类	世界卫生组织公布(2005年):Ⅱ
	NICHD和FDA研究归纳(2011年):Ⅰ(CLogP),Ⅲ(LogP)
	tsrlinc网站:Ⅰ
	BDDCS分类:Ⅰ

197.4　质量标准

磷酸伯氨喹已收载入各国药典,具体见表197-4:

表197-4　磷酸伯氨喹各国药典收载信息

产品名称	收载药典
磷酸伯氨喹	ChP2015、BP2013、USP36、IP2010
磷酸伯氨喹片	ChP2015、USP36

197.5　溶出度标准

溶出度标准比较见表197-5:

表197-5　磷酸伯氨喹片各国溶出度测定方法比较

序号	不同国家	要求
1	中国	ChP2015:桨法,以0.01mol/L盐酸900ml为溶出介质,50rpm,60min,限度为80%
2	美国	USP36:桨法,以0.01mol/L盐酸溶液900ml为溶出介质,50rpm,60min,限度为80%
		FDA推荐:同USP
3	日本	/

197.6　一致性评价策略

鉴于:

(1)原研药品未在国内上市。

(2)国际公认的同种药物未在国内上市。

(3)目前,美国Sanofi Aventis US于1952年1月获批上市了15mg规格片剂(商品名:PRIMAQUINE),且被列为RLD。

因此,建议以Sanofi Aventis US于美国上市的15mg规格磷酸伯氨喹片(商品名:PRIMAQUINE)作为参比制剂,进行药学及BE一致性评价。

199. 奈韦拉平片

199.1 品种基本信息

奈韦拉平是人类免疫缺陷病毒1型(HIV-1)的非核苷类逆转录酶抑制剂(NNRTI)。奈韦拉平与HIV-1的逆转录酶直接结合,并通过破坏该酶的催化位点来阻断RNA依赖和DNA依赖的DNA聚核酶的活性。奈韦拉平不与底物或三磷酸核苷产生竞争。奈韦拉平对HIV-2病毒的逆转录酶及真核细胞DNA聚核酶(如人类DNA聚核酶α、β、γ或δ)无抑制作用。

基本信息见表199-1:

表199-1 奈韦拉平片基本信息汇总

通用名	奈韦拉平片
英文名	Nevirapine Tablets
剂型规格	片剂,规格:200mg
主成分化学名	11-环丙基-5,11-二氢-4-甲基-6H-二吡啶并(3,2-b:2',3'-e)(1,4)二氮杂-6-酮
结构式	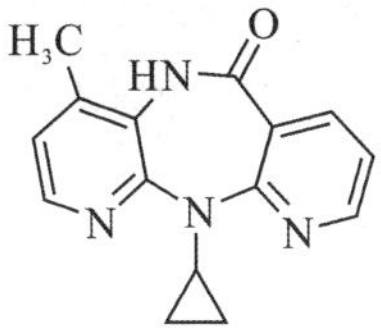
分子式 分子量	$C_{15}H_{14}N_4O$ 266.30
CAS号	88255-01-0
适应证	本品适用于治疗HIV-1感染,单用易产生耐药性,应与其他抗HIV-1药物联合用药
原研/品牌	勃林格殷格翰/VIRAMUNE

199.2 国内外上市信息

本品由勃林格殷格翰于1996年最早被FDA批准上市,1997年在欧洲上市,商品名为VIRAMUNE,批准情况见表199-2:

表199-2 奈韦拉平片国内外上市信息

批准国家	类别	内容
中国	国内上市的原研药品	进口原研药品:德国BI已获批进口200mg片剂(商品名:维乐命)
		原研地产化药品:无
	国内上市国际公认的同种药物	国际公认同种药物进口:无
		国际公认地产化药品:无
	其他进口	无
	国产批文	10个片剂批文
美国(FDA批准)	原研批准信息	勃林格殷格翰于1996年6月获批上市了200mg规格片剂(商品名:VIRA-MUNE),且被列为RLD
	仿制药信息	有多家公司获批上市了片剂,规格均为200mg
	RLD信息	勃林格殷格翰于1996年6月获批上市了200mg规格片剂(商品名:VIRA-MUNE),且被列为RLD
日本	参比制剂信息	无
	原研药信息	日本ベーリンガーインゲルハイム(BI)上市了200mg片剂(商品名:ビラミューン/ VIRAMUNE)
EMA	原研信息	BI于1998年2月获批上市了200mg片剂,商品名为VIRAMUNE
	仿制药信息	Teva B.V.于2009年11月获批上市了200mg片剂,商品名为NEVIRAP-INE TEVA
英国	上市信息	BI获批上市了200mg片剂,商品名为VIRAMUNE;此外,Sandoz、Aurobindo、Wockhardt也获批上市了200mg片剂
其他	上市信息	荷兰、德国、葡萄牙等国均有200mg片剂上市

199.3 理化性质

奈韦拉平原料的基本性质见表199-3:

表199-3 奈韦拉平原料理化性质

pKa(25℃)	/
在各溶出介质中的溶解度(37℃)	/
稳定性	/
BCS分类	世界卫生组织公布(2005年):Ⅱ
	NICHD和FDA研究归纳(2011年):Ⅱ
	tsrlinc网站:Ⅱ
	BDDCS分类:Ⅱ

199.4 质量标准

奈韦拉平已收载入各国药典,具体见表199-4:

表199-4 奈韦拉平各国药典收载信息

产品名称	收载药典
奈韦拉平	ChP2015、BP2013、USP36、EP8.0、IP2010
奈韦拉平片	ChP2015、USP36、IP2010

199.5 溶出度标准

溶出度标准比较见表199-5:

表199-5 奈韦拉平片各国溶出度测定方法比较

序号	不同国家	要求
1	中国	ChP2015:桨法,以磷酸盐缓冲液(取磷酸3.9ml,磷酸二氢钠5.63g,加水稀释至1000ml,用磷酸调节pH值至2.0±0.02)900ml为溶出介质,50rpm,60min,限度为80%
2	美国	USP36:桨法,以磷酸盐缓冲液(取磷酸3.9ml,磷酸二氢钠5.63g,加水稀释至1 000ml,用磷酸调节pH值至2.0±0.02)900ml为溶出介质,50rpm,60min,限度为75%
		FDA推荐:同USP
3	日本	/

199.6 一致性评价策略

鉴于:

(1)原研药品已进口国内。德国BI已获批进口200mg片剂(商品名:维乐命)。

(2)国际公认的同种药物未在国内上市。

(3)目前,美国勃林格殷格翰于1996年6月获批上市了200mg规格片剂(商品名:VIRA-MUNE),且被列为RLD。

因此,建议以国内进口的德国BI公司的200mg规格奈韦拉平片(商品名:维乐命)作为参比制剂,对自制品与参比制剂进行药学及BE一致性评价。

202. 盐酸吗啡片/237.盐酸吗啡缓释片

202.1 品种基本信息

盐酸吗啡为纯粹的阿片受体激动剂,有强大的镇痛作用,同时也有明显的镇静作用,并有镇咳作用(因其可致成瘾而不用于临床)。对呼吸中枢有抑制作用,使其对二氧化碳张力的反应性降低,过量可致呼吸衰竭而死亡。本品兴奋平滑肌,增加肠道平滑肌张力,引起便秘,并使胆道、输尿管、支气管平滑肌张力增加。可使外周血管扩张,尚有缩瞳、镇吐等作用(因其可致成瘾而不用于临床)。阿片类药物的镇痛机制尚不完全清楚,实验证明采用离子导入吗啡于脊髓胶质区,可抑制伤害性刺激引起的背角神经元放电,但不影响其他感觉神经传递。按阿片受体激动后产生的不同效应分型,吗啡可激动μ、κ及δ型受体,故产生镇痛、呼吸抑制、欣快成瘾。阿片类药物可使神经末梢对乙酰胆碱、去甲肾上腺素、多巴胺及P物质等神经递质的释放减少,并可抑制腺苷酸环化酶,使神经细胞内的cAMP浓度减少,提示阿片类药物的作用与cAMP有一定关系。急性毒性LD_{50}(mg/kg):大鼠,口服905;皮下700;腹腔920;静脉237。

基本信息见表202-1:

表202-1 盐酸吗啡片/缓释片基本信息汇总

通用名	盐酸吗啡片	盐酸吗啡缓释片
英文名	Morphine Hydrochloride Tablets	Morphine Hydrochloride Sustained-release Tablets
剂型规格	片剂,规格:5mg、10mg、20mg和30mg	缓释片,规格:10mg、30mg和60mg
主成分化学名	17-甲基-3-羟基-4,5α-环氧-7,8-二脱氢吗啡喃-6α-醇盐酸盐三水合物	
结构式	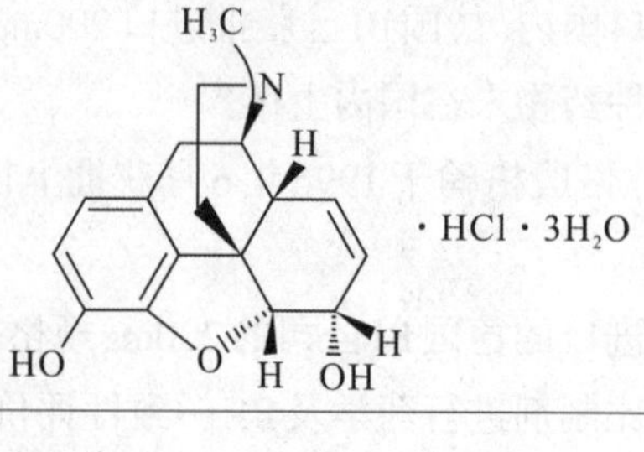 · HCl · 3H$_2$O	
分子式 分子量	C$_{17}$H$_{19}$NO$_3$·HCl·3H$_2$O 375.85	
CAS号	314-19-2	

适应证	本品为强效镇痛药,适用于其他镇痛药无效的急性剧痛,如严重创伤、战伤、烧伤、晚期癌症等疼痛。心肌梗死而血压尚正常者,应用本品可使患者镇静,并减轻心脏负担。应用于心源性哮喘可使肺水肿症状暂时有所缓解。麻醉和手术前给药可保持患者宁静进入嗜睡。因本品对平滑肌的兴奋作用较强,故不能单独用于内脏绞痛(如胆、肾绞痛等),而应与阿托品等有效的解痉药合用。根据世界卫生组织和国家食品药品监督管理总局提出的癌痛治疗三阶梯方案的要求,吗啡是治疗重度癌痛的代表性药物	根据世界卫生组织和国家食品药品监督管理总局提出的癌痛治疗三阶梯方案的要求,吗啡是治疗重度癌痛的代表性药物。盐酸吗啡缓释片为强效镇痛药,主要适用于晚期癌症患者镇痛
原研/品牌	默克为硫酸吗啡原研,本品为改变酸根产品	

202.2 国内外上市信息

批准情况见表202-2:

表202-2 盐酸吗啡片/缓释片国内外上市信息

批准国家	类别	内容	
		盐酸吗啡片	盐酸吗啡缓释片
中国	国内上市的原研药品	进口原研药品:无	进口原研药品:无
		原研地产化药品:无	原研地产化药品:无
	国内上市国际公认的同种药物	国际公认同种药物进口:无	国际公认同种药物进口:无
		国际公认地产化药品:无	国际公认地产化药品:无
	其他进口	无	无
	国产批文	6个片剂批文	3个缓释片剂批文
美国(FDA批准)	原研批准信息	无片剂上市	无
	仿制药信息	无	无
	RLD信息	无	无
日本	参比制剂信息	无	无
	仿制药信息	日本武田药品工业上市了30mg、60mg和120mg规格缓释胶囊,无片剂上市,未列出参比制剂	日本武田药品工业上市了30mg、60mg和120mg规格缓释胶囊,无片剂上市,未列出参比制剂
EMA	原研信息	无	无
	仿制药信息	无	无
英国	上市信息	无	无
其他	上市信息	无	无

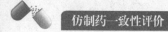

202.3 理化性质

盐酸吗啡原料的基本性质见表202-3：

表202-3 盐酸吗啡原料理化性质

pKa(25℃)	/
在各溶出介质中的溶解度(37℃)	/
稳定性	/
BCS分类	世界卫生组织公布(2005年)：Ⅲ/Ⅰ
	NICHD和FDA研究归纳(2011年)：Ⅰ/Ⅲ
	tsrlinc网站：Ⅲ
	BDDCS分类：Ⅰ

202.4 质量标准

盐酸吗啡已收载入各国药典，具体见表202-4：

表202-4 盐酸吗啡各国药典收载信息

产品名称	收载药典
盐酸吗啡	ChP2015、BP2013、USP36、EP8.0
盐酸吗啡片	ChP2015、USP36
盐酸吗啡缓释片	ChP2015

202.5 溶出度标准

溶出度标准比较见表202-5：

表202-5 盐酸吗啡片/缓释片各国溶出度测定方法比较

序号	不同国家	要求	
		盐酸吗啡片	盐酸吗啡缓释片
1	中国	ChP2015：小杯法，以水125ml(5mg规格)或250ml(10mg规格)为溶出介质，50rpm，30min，限度为70%	ChP2015：篮法，以水500ml为溶出介质，50rpm，1h、2h、3h、4h、5h和6h时，限度分别为25%～45%、40%～60%、55%～75%、65%～85%、70%～90%和80%以上
2	美国	/	/
3	日本	/	/

202.6　一致性评价策略

盐酸吗啡片:为改变已上市盐类药物的酸根,但不改变其药理作用的制剂。根据总局办公厅发布的《仿制药质量和疗效一致性评价工作中改盐基药品(普通口服固体制剂)评价一般考虑》,建议以被改盐基药品(美国Roxane上市的30mg规格硫酸吗啡片)为参比制剂,进行以下研究:①从药品的理化性质、生物学特性、临床需要等方面分析论证改盐基药品的科学性、合理性和必要性。②体外药学评价。③非临床研究。原则上不需再开展非临床药效学和毒理学研究,应重点关注:成盐药品的毒性是否与成盐时结合的阴阳离子有密切关系;成盐的制备过程中是否可能产生新的潜在的毒性杂质;体内是否可能产生毒性代谢物,必要时按照化学药品新注册分类2.1类要求进行毒理学研究。④体内评价。以等效为立题依据的,需开展与被改盐基药品参比制剂的生物等效性研究;以优效为立题依据的,建议以被改盐基药品作为参比制剂,进行药代动力学研究、药代动力学/药效动力学研究和(或)相应的临床试验。

盐酸吗啡缓释片:为改变已上市盐类药物的酸根,但不改变其药理作用的制剂。根据总局办公厅发布的《仿制药质量和疗效一致性评价工作中改盐基药品(普通口服固体制剂)评价一般考虑》,建议以被改盐基药品(Inspirion Delivery Technologies LLC或Purdue Pharma LP在美国上市的100mg规格硫酸吗啡缓释片)为参比制剂,进行以下研究:①从药品的理化性质、生物学特性、临床需要等方面分析论证改盐基药品的科学性、合理性和必要性。②体外药学评价。③非临床研究。原则上不需再开展非临床药效学和毒理学研究,应重点关注:成盐药品的毒性是否与成盐时结合的阴阳离子有密切关系;成盐的制备过程中是否可能产生新的潜在的毒性杂质;体内是否可能产生毒性代谢物,必要时按照化学药品新注册分类2.1类要求进行毒理学研究。④体内评价。以等效为立题依据的,需开展与被改盐基药品参比制剂的生物等效性研究;以优效为立题依据的,建议以被改盐基药品作为参比制剂,进行药代动力学研究、药代动力学/药效动力学研究和(或)相应的临床试验。

203. 佐匹克隆片

203.1 **品种基本信息**

　　佐匹克隆片常规剂量具有镇静催眠和肌肉松弛作用,其作用于苯二氮䓬受体,但结合方式不同于苯二氮䓬类药物。本品为速效催眠药,能延长睡眠时间,提高睡眠质量,减少夜间觉醒和早醒次数。本品的特点为次晨残余作用低。

　　基本信息见表203-1:

表203-1　佐匹克隆片基本信息汇总

通用名	佐匹克隆片
英文名	Zopiclone Tablets
剂型规格	片剂,规格:3.65mg、7.5mg
主成分化学名	6-(5-氯吡啶-2-基)-7-[(4-甲基哌嗪-1-基)羰氧基]-5,6-二氢吡咯(3,4-b)吡嗪-5-酮
结构式	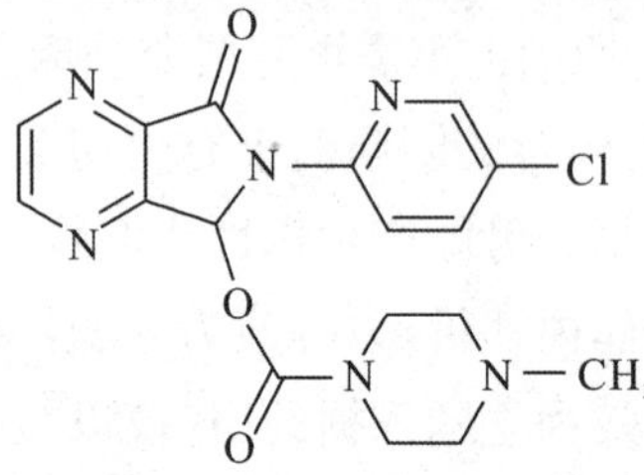
分子式 分子量	$C_{17}H_{17}ClN_6O_3$ 388.81
CAS号	43200-80-2
适应证	用于各种失眠症
原研/品牌	赛诺菲/IMOVANE、AMOBAN、ZIMOVANE

203.2 **国内外上市信息**

　　本品由Rhone-Poulenc S.A.(现为赛诺菲子公司)开发,于1985年最早在法国上市,商品名为IMOVANE,片剂,规格为7.5mg。随后在法国、意大利、英国等国上市。批准情况见表203-2:

表203-2 佐匹克隆片国内外上市信息

批准国家	类别	内容
中国	国内上市的原研药品	进口原研药品:法国赛诺菲公司已获批进口7.5mg片剂(商品名:忆孟返)
		原研地产化药品:无
	国内上市国际公认的同种药物	国际公认同种药物进口:无
		国际公认地产化药品:无
	其他进口	无
	国产批文	11个片剂批文
美国(FDA批准)-右佐匹克隆	原研批准信息	美国批准的为右佐匹克隆片ESZOPICLONE,规格为1mg、2mg和3mg
	仿制药信息	有多家公司获批上市了右佐匹克隆片,规格有1mg、2mg和3mg;无佐匹克隆片上市
	RLD信息	Sunovion Pharmaceuticals Inc于2004年12月获批上市的3mg规格右佐匹克隆片剂(商品名:LUNESTA)被列为RLD
日本	参比制剂信息	目前,日医工的アモバン錠(AMOBAN)7.5mg和10mg片均被列为参比制剂
	仿制药信息	日本共和药品工业、小林化工、泽井制药、东和药品、杏林、辰巳化学等均上市了佐匹克隆片,规格为7.5mg和10mg
EMA	原研信息	无
	仿制药信息	无
英国	上市信息	赛诺菲在英国上市了3.65mg和7.5mg规格片剂,商品名为ZIMOVANE;Actavis和Kent制药也上市了这两种规格的片剂
其他	上市信息	赛诺菲于1984年在法国上市7.5mg规格片剂,于2002年上市3.75mg规格片剂,商品名为IMOVANE;1993年3月在意大利上市7.5mg规格片剂,商品名为IMOVANE;在荷兰、瑞典、挪威、拉脱维亚均有多家公司的片剂上市,规格有3.65mg、5mg和7.5mg

203.3 理化性质

佐匹克隆原料基本性质见表203-3:

表203-3 佐匹克隆原料理化性质

pKa(25℃)	pKa=6.8(采用滴定法测定)
在各溶出介质中的溶解度(37℃)	pH1.2:14.92mg/ml
	pH4.0:8.24mg/ml
	pH6.8:0.14mg/ml
	水:0.11mg/ml
稳定性	水:未测定
	各pH溶出介质中:0.1mol/L盐酸溶液,24h稳定
	光:0.1mol/L盐酸溶液,在光强约1000lx的白色荧光灯下,24h稳定
	固态粉末经日光直射24h,略有降解产物产生

BCS分类	世界卫生组织公布(2005年):/
	NICHD和FDA研究归纳(2011年):/
	tsrlinc网站:/
	BDDCS分类:Ⅰ

203.4　质量标准

佐匹克隆已收载入各国药典,具体见表203-4:

表203-4　佐匹克隆各国药典收载信息

产品名称	收载药典
佐匹克隆	ChP2015、BP2013、EP8.0
佐匹克隆片	ChP2015、BP2013

203.5　溶出度标准

溶出度标准比较见表203-5:

表203-5　佐匹克隆片各国溶出度测定方法比较

序号	不同国家	要求
1	中国	ChP2015:小杯法,以0.1mol/L盐酸溶液250ml为溶出介质,50rpm,30min,限度为75%
2	美国	USP36:/
		FDA推荐:/
3	日本	PMDA收载了4条溶出曲线,且CDE已翻译并公布,溶出度标准测定方法为:桨法,以0.05mol/L醋酸-醋酸钠缓冲液(pH4.0)900ml为溶剂,50rpm,30min,限度为80%

203.6　一致性评价策略

鉴于:

(1)原研法国赛诺菲公司的佐匹克隆片(规格:7.5mg,商品名:忆孟返)已进口。

(2)国际公认的同种药物未在国内上市。

(3)美国FDA推荐Sunovion Pharmaceuticals Inc的3mg规格片剂(商品名:LUNESTA)为RLD。

(4)日医工的アモバン錠(AMOBAN)7.5mg和10mg片均被列为参比制剂。

(5)原研赛诺菲在英国和法国有3.75mg和7.5mg片上市,在意大利有7.5mg片上市。

因此,建议企业根据具体情况确定参比制剂:

(1)若仅有3.75mg规格,建议以赛诺菲在英国上市的3.75mg片为参比制剂,对自制品与参比制剂进行药学及BE一致性评价。

(2)若仅有7.5mg规格,建议以国内进口的法国赛诺菲公司7.5mg规格佐匹克隆片(商品名:忆孟返)作为参比制剂,对自制品与参比制剂进行药学及BE一致性评价。

(3)若同时有7.5mg和3.75mg规格,建议以国内进口的法国赛诺菲公司7.5mg规格佐匹克隆片(商品名:忆孟返)作为参比制剂,对7.5mg自制品进行药学及BE一致性评价。根据《以药动学参数为终点评价指标的化学药物仿制药人体生物等效性研究技术指导原则》,若同时满足以下条件,即试验规格制剂符合生物等效性要求、各规格制剂在不同pH介质中体外溶出曲线相似、各规格制剂的处方比例相似,则可以申请3.75mg规格BE豁免,仅进行药学一致性评价。

205. 磷酸可待因片

品种基本信息

磷酸可待因对延髓的咳嗽中枢有选择性地抑制,镇咳作用强而迅速;也有镇痛作用,其镇痛作用为吗啡的1/12～1/7,但强于一般解热镇痛药;能抑制支气管腺体的分泌,可使痰液黏稠,难以咳出,故不宜用于多痰黏稠的患者。

基本信息见表205-1:

表205-1　磷酸可待因片基本信息汇总

通用名	磷酸可待因片
英文名	Codeine Phosphate Tablets
剂型规格	片剂,规格:15mg、30mg
主成分化学名	17-甲基-3-甲氧基-4,5α-环氧-7,8-二去氢吗啡喃-6α-醇磷酸盐倍半水合物
结构式	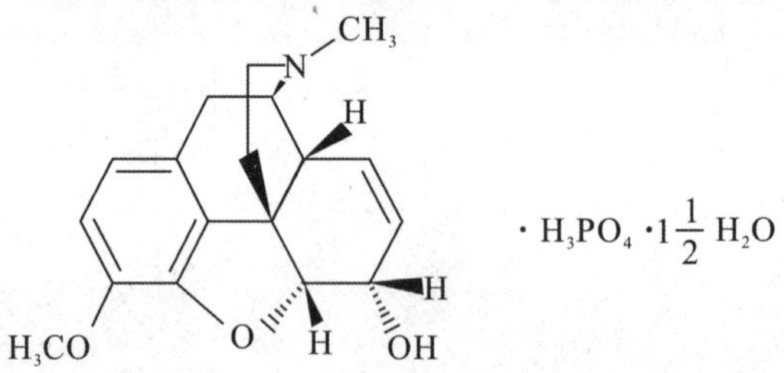 $\cdot H_3PO_4 \cdot 1\frac{1}{2} H_2O$
分子式 分子量	$C_{18}H_{21}NO_3 \cdot H_3PO_4 \cdot 1\frac{1}{2} H_2O$ 424.39
CAS号	41444-62-6
适应证	①镇咳,用于较剧烈的频繁干咳,如痰液量较多宜并用祛痰药 ②镇痛,用于中度以上的疼痛 ③镇静,用于局麻或全麻时
原研/品牌	原研不明确

国内外上市信息

1832年,法国物理化学家Pierre Robiquet首次发现可待因,1973年合成本品及其衍生物。随后,可待因一系列盐类作为药物得到广泛应用。批准情况见表205-2:

表205-2 磷酸可待因片国内外上市信息

批准国家	类别	内容
中国	国内上市的原研药品	进口原研药品:无
		原研地产化药品:无
	国内上市国际公认的同种药物	国际公认同种药物进口:无
		国际公认地产化药品:无
	其他进口	无
	国产批文	5个片剂批文
美国（FDA批准）	原研批准信息	美国无磷酸可待因销售,有硫酸可待因上市,Roxane生产,规格为15mg、30mg和60mg
	仿制药信息	无
	RLD信息	2009年批准Roxane Laboratories Inc上市的硫酸可待因片,规格为60mg
日本	参比制剂信息	无
	仿制药信息	盐野义于1948年上市20mg片;大日本住友、武田制药于1975年上市20mg片剂;第一三共于2008年上市20mg片剂;辉瑞制药于2003年上市5mg片剂;盐江制药于2007年上市5mg片剂
EMA	原研信息	无
	仿制药信息	无
英国	上市信息	Wockhardt UK Ltd于2007年上市磷酸可待因片,规格为15mg、30mg和60mg;Aurobindo Pharma-Milpharm Ltd于2007年上市磷酸可待因片,规格为15mg、30mg和60mg
其他	上市信息	无

205.3 理化性质

磷酸可待因原料基本性质见表205-3:

表205-3 磷酸可待因原料理化性质

pKa(25℃)	/
在各溶出介质中的溶解度(37℃)	/
稳定性	/
BCS分类	世界卫生组织公布(2005年):Ⅲ
	NICHD和FDA研究归纳(2011年):Ⅲ
	tsrlinc网站:Ⅲ(可待因)
	BDDCS分类:Ⅰ(可待因一水合物)

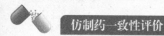

205.4　质量标准

磷酸可待因已收载入各国药典,具体见表205-4:

表205-4　磷酸可待因各国药典收载信息

产品名称	收载药典
磷酸可待因	ChP2015、JP16、BP2013、USP36、EP8.0、IP2010
磷酸可待因片	ChP2015、JP16、BP2013、USP36

205.5　溶出度标准

溶出度标准比较见表205-5:

表205-5　磷酸可待因片各国溶出度测定方法比较

序号	不同国家	要求
1	中国	ChP2015:篮法,以水900ml为溶出介质,100rpm,20min,限度为80%
2	美国	USP36:桨法,以水900ml为溶出介质,50rpm,45min,限度为75%
		FDA推荐:/
3	日本	/

205.6　一致性评价策略

鉴于:

(1)原研药品未进口国内。

(2)国际公认的同种药物未在国内上市。

(3)目前,英国有同规格磷酸可待因片上市。

因此,建议以英国上市的磷酸可待因片作为参比制剂,对30mg自制品与参比制剂进行药学及BE一致性评价。若企业同时有30mg和15mg规格,根据《以药动学参数为终点评价指标的化学药物仿制药人体生物等效性研究技术指导原则》,若同时满足以下条件,即试验规格制剂符合生物等效性要求、各规格制剂在不同pH介质中体外溶出曲线相似、各规格制剂的处方比例相似,则可以申请15mg规格BE豁免,仅进行药学研究。

206. 羟基脲片

206.1 品种基本信息

羟基脲是一种核苷二磷酸还原酶抑制剂,可阻止核苷酸还原为脱氧核苷酸,干扰嘌呤及嘧啶碱基生物合成,选择性地阻碍DNA合成,对RNA及蛋白质合成无阻断作用;为周期特异性药,S期细胞敏感。

基本信息见表206-1:

表206-1 羟基脲片基本信息汇总

通用名	羟基脲片
英文名	Hydroxycarbamide(美国:Hydroxyurea)Tablets
剂型规格	片剂,规格:0.25g、0.5g 待评价规格:0.5g
主成分化学名	羟基脲
结构式	$H_2N-\overset{\overset{\textstyle O}{\|\|}}{C}-NHOH$
分子式 分子量	$CH_4N_2O_2$ 76.06
CAS号	127-07-1
适应证	①对慢性粒细胞白血病(CML)有效,并可用于对马利兰耐药的CML ②对黑色素瘤、肾癌、头颈部癌有一定疗效,与放疗联合对头颈部及宫颈鳞癌有效
原研/品牌	Addmedica/SIKLOS

206.2 国内外上市信息

羟基脲由施贵宝和芝加哥大学开发,于1968年由施贵宝投放市场,上市剂型为胶囊剂,规格为200mg、300mg、400mg和500mg。药物的持有权随后被Addmedica、Barr Laboratories、the NCI and Stanford Hospital等公司得到。2001年1月,MGI制药公司与BARR签署了羟基脲片的美国独家营销和分销权。批准情况见表206-2:

表206-2 羟基脲片国内外上市信息

批准国家	类别	内容
中国	国内上市的原研药品	进口原研药品:无
		原研地产化药品:无
	国内上市国际公认的同种药物	国际公认同种药物进口:无
		国际公认地产化药品:无
	其他进口	无
	国产批文	6个片剂批文
美国（FDA批准）	原研批准信息	1968年,BMS上市了胶囊,规格:200mg、300mg、400mg和500mg;商品名:DROXIA;500mg,商品名:HYDREA 2000年,BARR曾以ANDA形式获批羟基脲片,规格为1000mg,但现已停止销售
	仿制药信息	无
	RLD信息	无
日本	参比制剂信息	百时美施贵宝(BMS)于1992年上市了500mg规格羟基脲胶囊,商品名为Hydrea,被列为参比制剂
	仿制药信息	无其他产品上市
EMA	原研信息	Addmedica于2007年6月获批上市了100mg和1000mg规格片剂,商品名为SIKLOS,生产厂家为法国杜芬药厂(Delpharm Lille)。目前在欧洲部分国家上市,如法国、德国、希腊、立陶宛、荷兰、葡萄牙、西班牙
德国	上市信息	BMS获批上市了500mg规格胶囊,商品名为LITALIR
英国	上市信息	ER Squibb & Sons Ltd于1986年在英国上市了500mg规格胶囊剂,商品名为HYDREA,此外还有其他企业上市胶囊剂,无片剂上市
其他	上市信息	无

206.3 理化性质

羟基脲原料基本性质见表206-3:

表206-3 羟基脲原料理化性质

pKa(25℃)	无法测定
在各溶出介质中的溶解度(37℃)	pH1.2:269mg/ml pH4.0:270mg/ml pH6.8:269mg/ml 水:271mg/ml
稳定性	水:未测定 各pH溶出介质中:未测定 光:未测定

BCS分类	世界卫生组织公布(2005年):/
	NICHD和FDA研究归纳(2011年):/
	tsrlinc网站:/
	BDDCS分类:/

206.4 质量标准

羟基脲已收载入各国药典,具体见表206-4:

表206-4 羟基脲各国药典收载信息

产品名称	收载药典
羟基脲	ChP2015、BP2013、EP8.0
羟基脲片	ChP2015

206.5 溶出度标准

溶出度标准比较见表206-5:

表206-5 羟基脲片各国溶出度测定方法比较

序号	不同国家	要求
1	中国	/
2	美国	USP36:/
		FDA推荐:/
3	日本	PMDA收载了4条胶囊剂的溶出曲线,且CDE已翻译并公布,溶出度标准测定方法:桨法(加沉降篮),50rpm,纯化水900ml,15min,限度为85%

206.6 一致性评价策略

鉴于:

(1)原研药品未进口国内。

(2)国际公认的同种药物未在国内上市。

(3)目前,欧盟Addmedica于2007年6月获批上市了100mg和1000mg规格片剂,商品名为SIKLOS;欧洲有片剂上市,商品名为SIKLOS,持有人为Addmedica公司,该公司的权利为从原研单位施贵宝获得,因此SIKLOS为羟基脲片原研制剂。

因此,建议以欧盟Addmedica上市的1000mg片剂(商品名:SIKLOS)为参比制剂,对自制品与参比制剂进行药学及BE一致性评价。

207. 石杉碱甲片/230.石杉碱甲胶囊

207.1 品种基本信息

石杉碱甲为胆碱酯酶抑制剂,对真性ChE具有选择性抑制作用,易通过血脑屏障,具有促进记忆再现和增强记忆保持的作用。

基本信息见表207-1:

表207-1 石杉碱甲片/胶囊基本信息汇总

通用名	石杉碱甲片	石杉碱甲胶囊
英文名	Huperzine A Tablets	Huperzine A Capsules
剂型规格	片剂,规格:50μg	胶囊剂,规格:50μg
主成分化学名	(5R,9R,11E)-5-氨基-11-亚乙基-5,8,9,10-四氢-7-甲基-5,9-亚甲基环辛四烯并吡啶-2(1H)-酮	
结构式	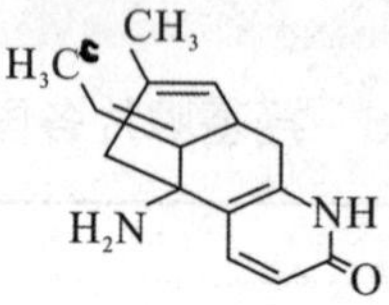	
分子式 分子量	$C_{15}H_{18}N_2O$ 242.32	
CAS号	102518-79-6	
适应证	本品适用于良性记忆障碍,提高患者指向记忆、联想学习、图像回忆、无意义图形再认及人像回忆等能力;对痴呆患者和脑器质性病变引起的记忆障碍亦有改善作用	
原研/品牌	中科院上海药物研究所/哈伯因	

207.2 国内外上市信息

石杉碱甲是由中科院上海药物研究所研发的胆碱酯酶抑制剂,商品名为哈伯因。批准情况见表207-2:

表207-2　石杉碱甲片/胶囊国内外上市信息

批准国家	类别	内容	
		石杉碱甲片	石杉碱甲胶囊
中国	国内上市的原研药品	进口原研药品:无	进口原研药品:无
		原研地产化药品:无	原研地产化药品:无
	国内上市国际公认的同种药物	国际公认同种药物进口:无	国际公认同种药物进口:无
		国际公认地产化药品:无	国际公认地产化药品:无
	其他进口	无	无
	国产批文	9个片剂批文	3个胶囊剂批文
美国（FDA批准）	原研批准信息	无	无
	仿制药信息	无	无
	RLD信息	无	无
日本	参比制剂信息	无	无
	仿制药信息	无	无
EMA	原研信息	无	无
	仿制药信息	无	无
其他	上市信息	无	无

207.3 理化性质

石杉碱甲原料基本性质见表207-3：

表207-3　石杉碱甲原料理化性质

pKa(25℃)	/	
在各溶出介质中的溶解度(37℃)	/	
稳定性	/	
BCS分类	世界卫生组织公布(2005年):/	
	NICHD和FDA研究归纳(2011年):/	
	tsrlinc网站:/	
	BDDCS分类:/	

207.4 质量标准

石杉碱甲已收载入《中国药典》,具体见表207-4：

表207-4　石杉碱甲各国药典收载信息

产品名称	收载药典
石杉碱甲	ChP2015
石杉碱甲片	ChP2015
石杉碱甲胶囊	ChP2015

207.5　溶出度标准

溶出度标准比较见表207-5：

表207-5　石杉碱甲片/胶囊各国溶出度测定方法比较

序号	不同国家	要求	
		石杉碱甲片	石杉碱甲胶囊
1	中国	ChP2015：小杯法，以0.1mol/L盐酸溶液100ml为溶出介质，50rpm，30min，限度为80%	ChP2015：小杯法，以0.1mol/L盐酸溶液100ml为溶出介质，35rpm，30min，限度为75%
2	美国	/	/
3	日本	/	/

207.6　一致性评价策略

鉴于：

(1)原研药品由中科院上海药物研究所研发,商品名:哈伯因。

(2)国际公认的同种药物未在国内上市。

(3)目前,其他国家尚未上市石杉碱甲片或胶囊。

因此,建议以中科院上海药物研究所研发的石杉碱甲片和胶囊(商品名:哈伯因)作为参比制剂,对自制品与参比制剂进行药学及BE一致性评价。

211. 硫唑嘌呤片

211.1 品种基本信息

硫唑嘌呤在体内几乎全部转变成6-巯基嘌呤而起作用。由于其转变过程较慢,因而发挥作用缓慢。它能抑制Friend白血病,抑制病毒对小鼠的感染,使脾脏肿大得到抑制,使脾脏及血浆内病毒浓度下降。大鼠长期腹腔注射本品达4~5个月时出现体重下降、严重贫血和网织细胞增加。家兔于妊娠早期给予本药,可引起畸胎,主要是肢体发育受到影响。可通过对RNA代谢的干扰而具有免疫抑制作用。若小剂量长期存在于培养基中,可抑制致敏的淋巴细胞在体外的杀伤细胞作用。

基本信息见表211-1:

表211-1　硫唑嘌呤片基本信息汇总

通用名	硫唑嘌呤片
英文名	Azathioprine Tablets
剂型规格	片剂,规格:50mg、100mg
主成分化学名	6-[(1-甲基-4-硝基-1H-咪唑基-5-)硫代]-1H-嘌呤
结构式	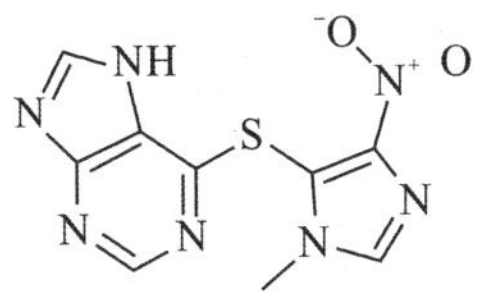
分子式 分子量	$C_9H_7N_7O_2S$ 277.27
CAS号	446-86-6
适应证	①急、慢性白血病,对慢性粒细胞白血病近期疗效较好,作用快,但缓解期短 ②后天性溶血性贫血、特发性血小板减少性紫癜、系统性红斑狼疮 ③慢性类风湿关节炎、慢性活动性肝炎(与自体免疫有关的肝炎)、原发性胆汁性肝硬化 ④甲状腺功能亢进症、重症肌无力 ⑤其他:慢性非特异性溃疡性结肠炎、节段性肠炎、多发性神经根炎、狼疮性肾炎、增殖性肾炎、Wegener氏肉芽肿等
原研/品牌	GSK/IMURAN

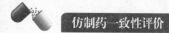

211.2 国内外上市信息

本品由GSK开发,1968年在美国和法国上市,商品名为IMURAN和IMUREL,目前已在欧洲、亚洲等多个国家上市。2008年,GSK将IMURAN卖给了Aspen Pharmacare。批准情况见表211-2:

表211-2　硫唑嘌呤片国内外上市信息

批准国家	类别	内容
中国	国内上市的原研药品	进口原研药品:澳大利亚Aspen Pharmacare Australia Pty Ltd进口50mg规格硫唑嘌呤片,商品名为IMURAN(依木兰)
		原研地产化药品:无
	国内上市国际公认的同种药物	国际公认同种药物进口:无
		国际公认地产化药品:无
	其他进口	无
	国产批文	5个片剂批文,规格为50mg和100mg
美国(FDA批准)	原研批准信息	无
	仿制药信息	Zydus Pharms USA于2007年3月获批上市25mg、50mg、75mg和100mg规格片剂,商品名为AZATHIOPRINE;Mylan于1999年12月获批上市50mg规格片剂,商品名为AZATHIOPRINE;Amneal Pharms LLC于1996年2月获批上市50mg规格片剂,商品名为AZATHIOPRINE
	RLD信息	Sebela Ireland Ltd于1968年3月获批上市了50mg和25mg规格片剂,商品名为IMURAN,其中50mg规格被列为参比制剂,25mg规格已退市
日本	参比制剂信息	未指定参比制剂
	仿制药信息	1969年10月,Aspen上市50mg片,商品名为IMURAN;田边三菱于1978年3月上市50mg片,商品名为AZANIN
EMA	原研信息	无
	仿制药信息	无
英国	上市信息	Sandoz上市了25mg和50mg规格片剂(商品名:AZATHIOPRINE),Actavis上市了50mg规格片剂(商品名:AZATHIOPRINE),Aspen上市了25mg和50mg规格片剂(商品名:IMURAN)
澳大利亚	上市信息	Aspen上市了25mg和50mg规格片剂(商品名:IMURAN);此外,Arrow Pharma上市了50mg规格片剂(商品名:AZAPIN);Medis Pharma上市了25mg规格片剂(商品名:AZAMUN);Sandoz上市了25mg和50mg规格片剂(商品名:AZATHIOPRINE);Amneal Pharma Australia上市了25mg和50mg规格片剂(商品名:AZAMUN);Alphapharm Pty Ltd上市了50mg规格片剂(商品名:THIOPRINE);Apotex Pty Ltd上市了25mg和50mg规格片剂(商品名:APO-AZATHIOPRINE)等
其他	上市信息	1997年12月,GSK在法国上市50mg片,2002年Aspen上市25mg和50mg片,商品名均为IMUREL;此外,德国、意大利、芬兰、丹麦等国均有片剂上市,规格有25mg、50mg、75mg和100mg

211.3　理化性质

硫唑嘌呤原料基本性质见表211-3：

表211-3　硫唑嘌呤原料理化性质

pKa(25℃)	/
在各溶出介质中的溶解度(37℃)	/
稳定性	/
BCS分类	世界卫生组织公布(2005年)：/
	NICHD和FDA研究归纳(2011年)：Ⅳ(钠盐)
	tsrlinc网站：Ⅳ
	BDDCS分类：Ⅰ

211.4　质量标准

硫唑嘌呤已收载入各国药典，具体见表211-4：

表211-4　硫唑嘌呤各国药典收载信息

产品名称	收载药典
硫唑嘌呤	ChP2015、USP36、BP2013、EP8.0、IP2010
硫唑嘌呤片	ChP2015、USP36、BP2013、IP2010

211.5　溶出度标准

溶出度标准比较见表211-5：

表211-5　硫唑嘌呤片各国溶出度测定方法比较

序号	不同国家	要求
1	中国	ChP2015：桨法，以水900ml为溶出介质，50rpm，30min，限度为75%
2	美国	USP36：桨法，以水900ml为溶出介质，50rpm，30min，限度为75%
		FDA推荐：同USP
3	日本	/

211.6　一致性评价策略

鉴于：

（1）原研药品澳大利亚Aspen Pharmacare Australia Pty Ltd进口上市的50mg硫唑嘌呤

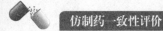

片(商品名:依木兰/IMURAN)已进口国内。

(2)国际公认的同种药物未在国内上市。

(3)Sebela Ireland Ltd于1968年3月获批上市了50mg规格,商品名为IMURAN,被FDA列为参比制剂。

因此,建议以澳大利亚Aspen Pharmacare Australia Pty Ltd进口的50mg规格硫唑嘌呤片(商品名:依木兰)作为参比制剂,对自制品与参比制剂进行药学及BE一致性评价。

213. 白消安片

213.1 品种基本信息

白消安片属双甲基磺酸酯类的双功能烷化剂,为细胞周期非特异性药物。本品的细胞毒作用几乎完全表现在对造血功能的抑制,主要表现在对粒细胞生成的明显抑制作用;其次是对血小板和红细胞的抑制;对淋巴细胞的抑制很弱。

基本信息见表213-1:

表213-1　白消安片基本信息汇总

通用名	白消安片
英文名	Busulfan Tablets
剂型规格	片剂,规格:0.5mg、2mg
主成分化学名	1,4-丁二醇二甲磺酸酯
结构式	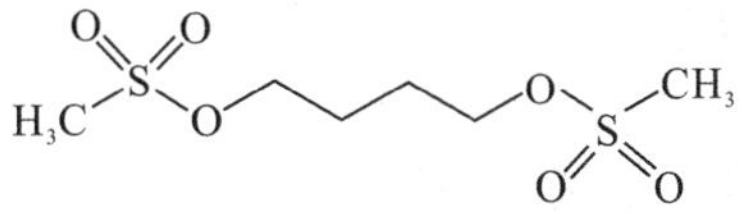
分子式 分子量	$C_6H_{14}O_6S_2$ 246.29
CAS号	55-98-1
适应证	适用于慢性粒细胞白血病的慢性期,对缺乏费城染色体Ph1患者效果不佳;也可用于治疗原发性血小板增多症、真性红细胞增多症等慢性骨髓增殖性疾病
原研/品牌	Aspen Global Inc/MYLERAN

213.2 国内外上市信息

本品是由Aspen Global Inc开发的细胞周期药物,商品名为MYLERAN。批准情况见表213-2:

表213-2　白消安片国内外上市信息

批准国家	类别	内容
中国	国内上市的原研药品	进口原研药品：Aspen Pharmacare Australia Pty Ltd 进口上市的片剂，商品名为 MYLERAN（马利兰），规格为2mg
		原研地产化药品：无
	国内上市国际公认的同种药物	国际公认同种药物进口：无
		国际公认地产化药品：无
	其他进口	无
	国产批文	原料3家，制剂4个批准文号，规格为0.5mg和2mg
美国（FDA批准）	原研批准信息	1954年6月，Aspen Global Inc首次上市2mg片剂，商品名为MYLERAN
	仿制药信息	无
	RLD信息	Aspen Global Inc生产的2mg片剂被列为RLD
日本	参比制剂信息	无
	仿制药信息	只有大原药品工业上市了散剂，无片剂上市
EMA	上市信息	无
澳大利亚	上市信息	Aspen于1999年在澳大利亚上市2mg片剂，商品名为MYLERAN
其他	上市信息	Aspen于1982年9月在意大利上市2mg片，1997年12月在法国上市，2005年4月在德国上市，商品名均为MYLERAN；英国仅有仿制药上市

213.3　理化性质

白消安原料基本性质见表213-3：

表213-3　白消安原料理化性质

pKa（25℃）	不带有解离基团
在各溶出介质中的溶解度（37℃）	pH1.2：0.14mg/ml
	pH4.0：0.13mg/ml
	pH6.8：0.14mg/ml
	水：0.13mg/ml
稳定性	水：37℃/3h，降解约10%
	各pH溶出介质中：在pH1.2、pH4.0或pH6.8溶出介质中，37℃/3h降解皆约10%
	光：未测定
	备注：由于本品在N,N-二乙基二硫代氨基甲酸钠三水合物溶液中不稳定，按质量标准添加N,N-二乙基二硫代氨基甲酸钠三水合物溶液后应立即进行操作。所有溶液制备均应快速进行，并立即操作测定
BCS分类	世界卫生组织公布（2005年）：/
	NICHD和FDA研究归纳（2011年）：/
	tsrlinc网站：/
	BDDCS分类：I

213.4　质量标准

白消安已收载入各国药典,具体见表213-4:

表213-4　白消安各国药典收载信息

产品名称	收载药典
白消安	ChP2015、USP36、EP8.0、JP16、BP2013
白消安片	ChP2015、USP36、BP2013

213.5　溶出度标准

溶出度标准比较见表213-5:

表213-5　白消安片各国溶出度测定方法比较

序号	不同国家	要求
1	中国	ChP2015:/
2	美国	USP36:/(检测崩解时限) FDA推荐:桨法,以水500ml为溶出介质,50rpm,取样时间:5min、10min、15min和30min
3	日本	PMDA收载了4条溶出曲线(散剂),且CDE已翻译并公布,溶出度标准测定方法:桨法,以水900ml为溶出介质,50rpm,15min,限度为70%

213.6　一致性评价策略

鉴于国内已有原研进口药品,因此建议以Aspen Pharmacare Australia Pty Ltd进口上市的 2mg片剂(商品名:马利兰/MYLERAN)为参比制剂。若企业同时有2mg和0.5mg规格,根据《以药动学参数为终点评价指标的化学药物仿制药人体生物等效性研究技术指导原则》,若同时满足以下条件,即试验规格制剂符合生物等效性要求、各规格制剂在不同pH介质中体外溶出曲线相似、各规格制剂的处方比例相似,则可以申请0.5mg规格BE豁免,仅进行药学研究。

215. 富马酸喹硫平片

215.1 品种基本信息

喹硫平是一新型抗精神病药,为脑内多种神经递质受体拮抗剂。

基本信息见表215-1:

表215-1 富马酸喹硫平片基本信息汇总

通用名	富马酸喹硫平片
英文名	Quetiapine Fumarate Tablets
剂型规格	片剂,规格:25mg、100mg
主成分化学名	11-{4-[2-(2-羟基乙氧基)乙基]-1-哌嗪基}二苯并(b,f)(1,4)硫氮杂䓬半富马酸盐
结构式	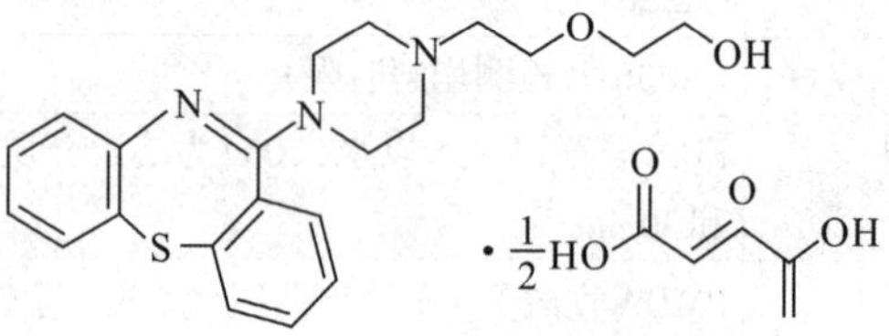
分子式 分子量	$C_{21}H_{25}N_3O_2S \cdot \frac{1}{2} C_4H_4O_4$ 441.54
CAS号	111974-72-2
适应证	适用于精神分裂症
原研/品牌	阿斯利康/SEROQUEL

215.2 国内外上市信息

本品最早由阿斯利康于1974年上市,商品名为SEROQUEL;1999年,日本市场授权给安斯泰来。批准情况见表215-2:

表215-2　富马酸喹硫平片国内外上市信息

批准国家	类别	内容
中国	国内上市的原研药品	进口原研药品,英国阿斯利康进口上市,商品名为思瑞康/SEROQUE,规格为25mg、0.1g、0.2g和0.3g
		原研地产化药品:无
	国内上市国际公认的同种药物	国际公认同种药物进口:无
		国际公认地产化药品:无
	其他进口	无
	国产批文	原料5家,片剂8个批准文号,规格为25mg、50mg、0.1g、0.2g和0.3g
美国(FDA批准)	原研批准信息	阿斯利康于1997年9月在美国上市25mg、50mg、100mg、200mg、300mg和400mg片剂,商品名为SEROQUEL,其中25mg和300mg被列为RLD
	仿制药信息	美国上市的有七种规格,分别为25mg、50mg、100mg、150mg、200mg、300mg和400mg,目前上市的有Teva、Sandoz、Apotex、Mylan Pharms、Sun Pharma Global Fze和Macleods Pharms等17家公司
	RLD信息	Astrazeneca Pharms生产的25mg和300mg片剂被列为RLD,商品名为SEROQUEL
日本	上市信息	未列出参比制剂
	仿制药信息	除安斯泰来上市25mg片(商品名:SEROQUEL)外,还有辉瑞、武田、第一三共等多家企业上市片剂,规格有12.5mg、25mg、50mg、100mg和200mg
EMA	原研信息	无
	仿制药信息	无
英国	上市信息	除阿斯利康上市了25mg、100mg、150mg、200mg和300mg原研片(商品名:SEROQUEL)外,还有多家公司上市仿制药,规格包括25mg、100mg、150mg、200mg和300mg
其他	上市信息	在丹麦、德国、荷兰、芬兰、波兰、匈牙利、西班牙等多个国家均有多个规格片剂上市

215.3　理化性质

富马酸喹硫平原料基本性质见表215-3:

表215-3　富马酸喹硫平原料理化性质

pKa(25℃)	/
在各溶出介质中的溶解度(37℃)	/
稳定性	/
BCS分类	世界卫生组织公布(2005年):/
	NICHD和FDA研究归纳(2011年):Ⅱ
	tsrlinc网站:Ⅰ
	BDDCS分类:Ⅰ

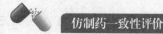

215.4 质量标准

富马酸喹硫平已收载入各国药典,具体见表215-4:

表215-4　富马酸喹硫平各国药典收载信息

产品名称	收载药典
富马酸喹硫平	ChP2015、JP16、IP2010
富马酸喹硫平片	ChP2015、JP16

215.5 溶出度标准

溶出度标准比较见表215-5:

表215-5　富马酸喹硫平片各国溶出度测定方法比较

序号	不同国家	要求
1	中国	ChP2015:桨法,水900ml,50rpm,30min,限度为75%
2	美国	USP36:/
		FDA推荐:桨法,水900ml,50rpm,取样时间:10min、20min、30min和45min
3	日本	/

215.6 一致性评价策略

鉴于国内已有英国阿斯利康的原研产品(商品名:思瑞康),规格为25mg、0.1g、0.2g和0.3g,因此,建议企业根据实际情况选择相应规格的参比制剂。若企业同时有0.1g和25mg规格,一般以大规格进行药学及体内BE试验。根据《以药动学参数为终点评价指标的化学药物仿制药人体生物等效性研究技术指导原则》,若同时满足以下条件,即试验规格制剂符合生物等效性要求、各规格制剂在不同pH介质中体外溶出曲线相似、各规格制剂的处方比例相似,则可以申请25mg规格BE豁免,仅进行药学研究。

219. 司他夫定胶囊

　　司他夫定是胸苷类似物,对体外人类细胞中HIV的复制有抑制作用,主要用于HIV感染者的联合用药。

　　基本信息见表219-1:

表219-1　司他夫定胶囊基本信息汇总

通用名	司他夫定胶囊
英文名	Stavudine Capsules
剂型规格	胶囊剂,规格:15mg、20mg、40mg
主成分化学名	1-(2,3-二脱氧-β-D-甘油基-戊基-2-烯呋喃糖基)胸腺嘧啶
结构式	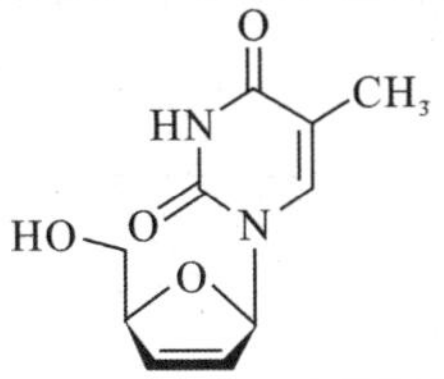
分子式 分子量	$C_{10}H_{12}N_2O_4$ 224.21
CAS号	3056-17-5
适应证	适用于HIV感染者的联合用药
原研/品牌	Bristol Myers Squibb/ZERIT

219.2　国内外上市信息

　　本品由BMS开发,1994年在美国上市胶囊剂,商品名为ZERIT。1996年在欧洲上市,包括法国、意大利等国家,商品名为ZERIT。1997年在日本上市,商品名为ZERIT。批准情况见表219-2:

表219-2　司他夫定胶囊国内外上市信息

批准国家	类别	内容
中国	国内上市的原研药品	进口原研药品：无
		原研地产化药品：无
	国内上市国际公认的同种药物	国际公认同种药物进口：无
		国际公认地产化药品：无
	其他进口	无
	国产批文	原料4家，胶囊剂6个批准文号，规格为15mg、20mg和40mg
美国（FDA批准）	原研批准信息	Bristol Myers Squibb于1994年6月在美国上市5mg、15mg、20mg、30mg、40mg胶囊剂，商品名为ZERIT，现5mg胶囊剂已停止上市
	仿制药信息	美国上市的有四种规格胶囊剂，分别为15mg、20mg、30mg和40mg，目前上市的公司有Aurobindo Pharma、Hetero Labs、Matrix Labs和Mylan Pharms
	RLD信息	Bristol Myers Squibb Co Pharmaceutical Research Institute生产的40mg胶囊剂（商品名：ZERIT）被列为RLD
日本	参比制剂信息	1997年7月，施贵宝在日本上市15mg和20mg规格胶囊剂，商品名为ZERIT
	仿制药信息	无
EMA	原研信息	1996年5月，百时美施贵宝上市了15mg、20mg、30mg和40mg规格胶囊剂，商品名为ZERIT
	仿制药信息	无
其他	上市信息	无

219.3　理化性质

司他夫定原料基本性质见表219-3：

表219-3　司他夫定原料理化性质

pKa(25℃)	/
在各溶出介质中的溶解度(37℃)	/
稳定性	/
BCS分类	世界卫生组织公布(2005年)：Ⅰ
	NICHD和FDA研究归纳(2011年)：Ⅰ/Ⅲ
	tsrlinc网站：Ⅲ
	BDDCS分类：Ⅲ

219.4　质量标准

司他夫定已收载入各国药典，具体见表219-4：

表219-4　司他夫定各国药典收载信息

产品名称	收载药典
司他夫定	ChP2015、USP36、EP8.0、IP2010、BP2013
司他夫定胶囊	ChP2015、USP36、IP2010

219.5　溶出度标准

溶出度标准比较见表219-5：

表219-5　司他夫定胶囊各国溶出度测定方法比较

序号	不同国家	要求
1	中国	ChP2015：桨法，以水900ml为溶出介质，75rpm，30min，限度为80%
2	美国	USP36：桨法，以水900ml为溶出介质，75rpm，30min，限度为80%
		FDA推荐：同USP
3	日本	/

219.6　一致性评价策略

鉴于：

（1）原研药品未在国内上市。

（2）国际公认的同种药物未在国内上市。

（3）美国橙皮书中有RLD收载，为原研Bristol Myers Squibb Co Pharmaceutical Research Institute生产的ZERIT，规格为40mg的胶囊剂。

（4）原研ZERIT在欧盟、日本均有上市。

因此，建议以Bristol Myers Squibb上市的ZERIT作为参比制剂。企业需根据实际情况确定参比制剂规格，若同时有多个规格，一般以大规格进行药学及体内BE试验。根据《以药动学参数为终点评价指标的化学药物仿制药人体生物等效性研究技术指导原则》，若同时满足以下条件，即试验规格制剂符合生物等效性要求、各规格制剂在不同pH介质中体外溶出曲线相似、各规格制剂的处方比例相似，则可以申请小规格BE豁免。

223. 苯唑西林钠胶囊/245.苯唑西林钠片

223.1 品种基本信息

苯唑西林钠是耐酸和耐青霉素酶的青霉素类抗生素。苯唑西林对产青霉素酶葡萄球菌具有良好的抗菌活性，对各种链球菌及不产青霉素酶的葡萄球菌的抗菌活性则逊于青霉素G。苯唑西林通过抑制细菌细胞壁合成而发挥杀菌作用。

基本信息见表223-1：

表223-1 苯唑西林钠胶囊/片基本信息汇总

通用名	苯唑西林钠胶囊	苯唑西林钠片
英文名	Oxacillin Sodium Capsules	Oxacillin Sodium Tablets
剂型规格	胶囊，规格：0.25g	片剂，规格：0.25g
主成分化学名	(2S,5R,6R)-3,3-二甲基-6-(5-甲基-3-苯基-4-异噁唑甲酰氨基)-7-氧代-4-硫杂-1-氮杂双环(3.2.0)庚烷-2-甲酸钠盐—水合物	
结构式	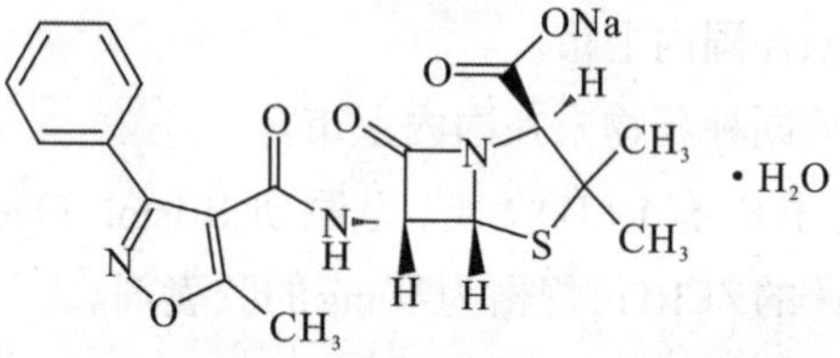	
分子式 分子量	$C_{19}H_{18}N_3NaO_5S \cdot H_2O$ 441.44	
CAS号	7240-38-2	
适应证	本品仅适用于治疗产青霉素酶葡萄球菌感染，包括败血症、心内膜炎、肺炎、皮肤与软组织感染等；也可用于化脓性链球菌或肺炎球菌与耐青霉素葡萄球菌所致的混合感染	
原研/品牌	/	

223.2 国内外上市信息

批准情况见表223-2：

表223-2　苯唑西林钠胶囊/片国内外上市信息

批准国家	类别	内容
中国	国内上市的原研药品	进口原研药品:无
		原研地产化药品:无
	国内上市国际公认的同种药物	国际公认同种药物进口:无
		国际公认地产化药品:无
	其他进口	无
	国产批文	原料5个批文,片剂2个批文,胶囊4个批文
美国（FDA批准）	原研批准信息	无(均停止上市)
	仿制药信息	无
	RLD信息	无
日本	参比制剂信息	无
	仿制药信息	无
EMA	原研信息	无
	仿制药信息	无
英国	上市信息	无
其他	上市信息	Orion Corporation 在瑞典获批上市了 500mg、700mg 和 1g 规格片剂；Orion Corporation、Bluefish Pharmaceuticals AB、Alternova A/S、2care4 Aps Tømrervej 9 6710 Esbjerg V Denmark 在丹麦上市了 250mg 和 500mg 规格胶囊剂

223.3 理化性质

苯唑西林钠原料基本性质见表223-3：

表223-3　苯唑西林钠原料理化性质

pKa(25℃)	/
在各溶出介质中的溶解度(37℃)	/
稳定性	/
BCS分类	世界卫生组织公布(2005年):/
	NICHD 和 FDA 研究归纳(2011年):/
	tsrlinc网站:/
	BDDCS分类:Ⅲ

223.4　质量标准

苯唑西林钠已收载入各国药典,具体见表223-4:

表223-4　苯唑西林钠各国药典收载信息

产品名称	收载药典
苯唑西林钠	ChP2015、USP36、EP8.0、BP2013
苯唑西林钠胶囊	ChP2015、USP36
苯唑西林钠片	ChP2015

223.5　溶出度标准

溶出度标准比较见表223-5:

表223-5　苯唑西林钠胶囊/片各国溶出度测定方法比较

序号	不同国家	要求
1	中国	ChP2015片剂:桨法,水900ml,100rpm,45min,限度为75%
		ChP2015胶囊:篮法,水900ml,100rpm,45min,限度为80%
2	美国	USP36胶囊:篮法,水900ml,100rpm,45min,限度为75%
		FDA推荐:同USP
3	日本	/

223.6　一致性评价策略

参比制剂不详,一致性评价需谨慎。

225. 甲氨蝶呤片

225.1 品种基本信息

四氢叶酸是在体内合成嘌呤核苷酸和嘧啶脱氧核苷酸的重要辅酶,甲氨蝶呤作为一种叶酸还原酶抑制剂,主要抑制二氢叶酸还原酶而使二氢叶酸不能还原成有生理活性的四氢叶酸,从而使嘌呤核苷酸和嘧啶核苷酸的生物合成过程中一碳基团的转移作用受阻,导致DNA的生物合成受到抑制。此外,本品也有对胸腺核苷酸合成酶的抑制作用,但抑制RNA与蛋白质合成的作用则较弱。本品主要作用于细胞周期的S期,属细胞周期特异性药物,对G1/S期的细胞也有延缓作用,对G1期细胞的作用较弱。

基本信息见表225-1:

表225-1 甲氨蝶呤片基本信息汇总

通用名	甲氨蝶呤片
英文名	Methotrexate Tablets
剂型规格	片剂,规格:2.5mg
主成分化学名	L-(＋)-N-【4-{[(2,4-二氨基-6-蝶啶基)甲基]甲氨基}苯甲酰基】谷氨酸
结构式	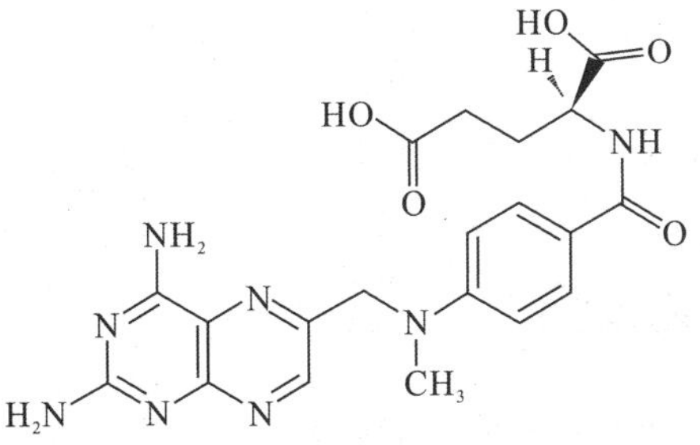
分子式 分子量	$C_{20}H_{22}N_8O_5$ 454.45
CAS号	59-05-2
适应证	①各型急性白血病,特别是急性淋巴细胞白血病、恶性淋巴瘤、非何杰金氏淋巴瘤和蕈样肉芽肿、多发性骨髓病 ②头颈部癌、肺癌、各种软组织肉瘤、银屑病 ③乳腺癌、卵巢癌、宫颈癌、恶性葡萄胎、绒毛膜上皮癌、睾丸癌
原研/品牌	辉瑞/MEXATE

225.2　国内外上市信息

甲氨蝶呤由惠氏(辉瑞收购)开发,最早于1953年12月上市,1963年辉瑞在日本上市,由武田制药生产;英国于2002年上市,商品名为MAXTREX。批准情况见表225-2:

表225-2　甲氨蝶呤片国内外上市信息

批准国家	类别	内容
中国	国内上市的原研药品	进口原研药品:无
		原研地产化药品:无
	国内上市国际公认的同种药物	国际公认同种药物进口:无
		国际公认地产化药品:无
	其他进口	无
	国产批文	原料6个批文,片剂3个批文,规格均为2.5mg
美国(FDA批准)	原研批准信息	无
	仿制药信息	无
	RLD信息	无
日本	参比制剂信息	1963年3月,辉瑞(武田)上市了2.5mg片剂,商品名为METHOTREXATE,被列为参比制剂
	仿制药信息	あゆみ制药和田边三菱制药上市了2mg片剂
EMA	原研信息	无
	仿制药信息	无
英国	上市信息	辉瑞于2002年在英国上市了10mg片剂,2008年上市2.5mg片剂,商品名为MAXTREX;此外,Orion Pharma(UK)上市了2.5mg和10mg片剂,山多士上市了10mg片剂,Hospira UK Ltd上市了2.5mg片剂,Concordia上市了2.5mg片剂
其他	上市信息	芬兰、丹麦、瑞典均有片剂上市,规格有2.5mg、5mg和10mg

225.3　理化性质

甲氨蝶呤原料基本性质见表225-3:

表225-3　甲氨蝶呤原料理化性质

pKa(25℃)	/
在各溶出介质中的溶解度(37℃)	/
稳定性	/
BCS分类	世界卫生组织公布(2005年):/
	NICHD和FDA研究归纳(2011年):Ⅲ
	tsrlinc网站:Ⅲ
	BDDCS分类:Ⅲ

225.4 质量标准

甲氨蝶呤已收载入各国药典,具体见表225-4:

表225-4 甲氨蝶呤各国药典收载信息

产品名称	收载药典
甲氨蝶呤	ChP2015、USP36、JP16、EP8.0、BP2013、IP2010
甲氨蝶呤片	ChP2015、USP36、BP2013、IP2010

225.5 溶出度标准

溶出度标准比较见表225-5:

表225-5 甲氨蝶呤片各国溶出度测定方法比较

序号	不同国家	要求
1	中国	ChP2015:桨法,以盐酸溶液(9→1000)900ml为溶出介质,50rpm,45min,限度为75%
2	美国	USP36:桨法,以0.1mol/L盐酸900ml为溶出介质,50rpm,45min,限度为75%
		FDA推荐:同USP
3	日本	/

225.6 一致性评价策略

鉴于:

(1)原研药品未在国内上市。

(2)国际公认的同种药物未在国内上市。

(3)辉瑞在日本上市了2.5mg片剂,在英国上市了2.5mg和10mg片剂。

因此,建议以辉瑞上市的2.5mg片剂(商品名:MAXTREX)作为参比制剂。

226. 聚乙二醇4000散

226.1 品种基本信息

聚乙二醇4000是由其在肠道的渗透作用而产生缓泻的效果,其作用时间依粪便嵌塞或慢性便秘之严重程度而异。电解质等成分乃为维持钠、钾、水的平衡。

基本信息见表226-1:

表226-1　聚乙二醇4000散基本信息汇总

通用名	聚乙二醇4000散
英文名	Macrogol 4000 Powders
剂型规格	散剂,规格:10g
主成分化学名	α-氢-ω-羟基(氧-1,2-乙二基)的聚合物
结构式	/
分子式 分子量	/
CAS号	25322-68-3
适应证	缓解成人便秘症状
原研/品牌	Ipsen Pharma/FORLAX

226.2 国内外上市信息

本品由 Ipsen Pharma 开发上市,商品名为FORLAX(福松),批准情况见表226-2:

表226-2　聚乙二醇4000散国内外上市信息

批准国家	类别	内容
中国	国内上市的原研药品	进口原研药品:法国 Ipsen Pharma 生产的FORLAX,规格为10g
		原研地产化药品:无
	国内上市国际公认的同种药物	国际公认同种药物进口:无
		国际公认地产化药品:无
	其他进口	无
	国产批文	制剂4个批准文号,均为10g

批准国家	类别	内容
美国 （FDA批 准）	原研批准信息	无
	仿制药信息	无
	RLD信息	无
日本	参比制剂信息	无
	仿制药信息	无
EMA	原研信息	无
	仿制药信息	无
其他	上市信息	Ipsen Pharma于2001年11月在法国获批上市本品,商品名为FORLAX,规格为10g;在英国也有10g FORLAX上市;1999年在德国上市10g散剂,2005年上市4g散剂

226.3 理化性质

聚乙二醇原料基本性质见表226-3：

表226-3 聚乙二醇原料理化性质

pKa(25℃)	/
在各溶出介质中的溶解度(37℃)	/
稳定性	/
BCS分类	世界卫生组织公布(2005年):/
	NICHD和FDA研究归纳(2011年):/
	tsrlinc网站:/
	BDDCS分类:/

226.4 质量标准

聚乙二醇4000已收载入各国药典,具体见表226-4：

表226-4 聚乙二醇4000各国药典收载信息

产品名称	收载药典
聚乙二醇4000	JP16
聚乙二醇4000散	/

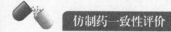

226.5　溶出度标准

溶出度标准比较见表226-5：

表226-5　聚乙二醇4000散各国溶出度测定方法比较

序号	不同国家	要求
1	中国	ChP2015:/
2	美国	USP36:/
		FDA推荐:/
3	日本	/

226.6　一致性评价策略

鉴于原研产品已进口国内,因此,建议以法国Ipsen Pharma进口上市的10g散剂(商品名:FORLAX/福松)为参比制剂,进行仿制药一致性评价。

227. 劳拉西泮片

227.1 品种基本信息

劳拉西泮属于苯二氮䓬类中枢神经抑制剂,有中枢镇静作用,对呼吸和心血管系统未见影响。

基本信息见表227-1:

表227-1 劳拉西泮片基本信息汇总

通用名	劳拉西泮片
英文名	Lorazepam Tablets
剂型规格	片剂,规格:0.5mg、1mg
主成分化学名	7-氯-5-(O-氯苯基)-3羟基-1,3-二氢-2H-1,4-苯二氮杂䓬-2-酮
结构式	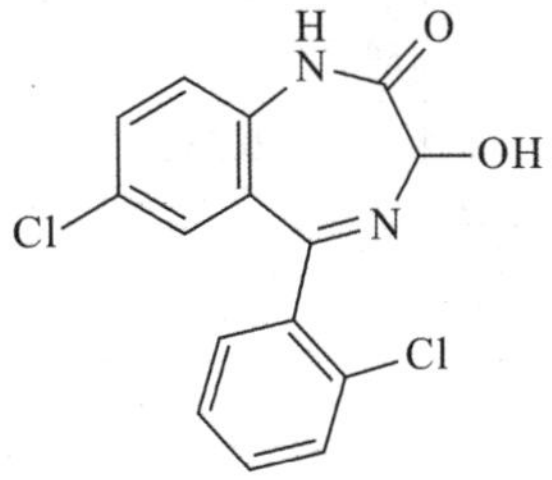
分子式 分子量	$C_{15}H_{10}Cl_2N_2O_2$ 321.16
CAS号	846-49-1
适应证	适用于焦虑障碍的治疗或用于缓解焦虑症状以及与抑郁症状相关的焦虑的短期治疗
原研/品牌	惠氏制药(后卖给Valeant制药)/ATIVAN

227.2 国内外上市信息

本品最早由惠氏制药开发,1977年在美国上市,商品名为ATIVAN,专利到期后卖给Valeant制药。批准情况见表227-2:

表 227-2　劳拉西泮片国内外上市信息

批准国家	类别	内容
中国	国内上市的原研药品	进口原研药品:无
		原研地产化药品:无
	国内上市国际公认的同种药物	国际公认同种药物进口:无
		国际公认地产化药品:无
	其他进口	泰国 Atlantic Laboratories Corporation, Ltd 生产的 LORA(罗拉),规格为 0.5mg、1mg 和 2mg;中国香港 Bright Future Pharmaceuticals Factory 生产的劳拉西泮片,规格为 0.5mg 和 1mg
	国产批文	原料 3 家,制剂 3 个批准文号,规格为 0.5mg 和 1mg
美国(FDA批准)	原研批准信息	1977 年 9 月,由惠氏公司以商品名 ATIVAN 推向美国市场,规格有 0.5mg、1mg 和 2mg。在专利过期后,惠氏将 ATIVAN 卖给 Valeant 制药,即目前 FDA 的 ATIVAN 的生产厂家为 Valeant Intl,且为 FDA 的参比制剂,规格为 2mg
	仿制药信息	美国上市的有三种规格,分别为 0.5mg、1mg 和 2mg,目前上市的有 Sandoz、Mylan Pharms、Amneal Phars 和 Watson Labs 等 9 家公司
	RLD信息	Valeant International Barbados Srl 生产的 2mg 片剂(商品名:ATIVAN)被列为 RLD
日本	参比制剂信息	1978 年 3 月,辉瑞上市了 0.5mg 和 1mg 规格片剂,商品名为 WYPAX,均为参比制剂
	仿制药信息	泽井制药的 0.5mg 和 1mg 规格片剂
EMA	原研信息	无
	仿制药信息	无
其他	上市信息	英国、法国、德国、意大利均有仿制药上市

227.3　理化性质

劳拉西泮原料基本性质见表 227-3:

表 227-3　劳拉西泮原料理化性质

pKa(25℃)	pKa$_1$=1.3(针对苯二氮䓬环) pKa$_2$=11.5(针对羟基)
在各溶出介质中的溶解度(37℃)	pH1.2:13μg/ml pH4.0:9μg/ml pH6.8:8μg/ml 水:7μg/ml
稳定性	水:未测定 各 pH 溶出介质中:未测定 光:未测定

BCS分类	世界卫生组织公布(2005年):/
	NICHD和FDA研究归纳(2011年):Ⅰ
	tsrlinc网站:Ⅱ/Ⅰ
	BDDCS分类:Ⅰ

227.4 质量标准

劳拉西泮已收载入各国药典,具体见表227-4:

表227-4 劳拉西泮各国药典收载信息

产品名称	收载药典
劳拉西泮	ChP2015、USP36、EP8.0、JP16、BP2013
劳拉西泮片	ChP2015、USP36、BP2013

227.5 溶出度标准

溶出度标准比较见表227-5:

表227-5 劳拉西泮片各国溶出度测定方法比较

序号	不同国家	要求
1	中国	ChP2015:篮法,以水500ml为溶出介质,100rpm,30min,限度为70%
2	美国	USP36:篮法,以水500ml为溶出介质,100rpm,30min,限度为60%;60min,限度为80%
		FDA推荐:同USP
3	日本	PMDA收载了4条溶出曲线,且CDE已翻译并公布,溶出度标准测定方法:桨法,以水900ml为溶出介质,50rpm,15min,限度为85%

227.6 一致性评价策略

鉴于:

(1)原研药品未在国内上市。

(2)国际公认的同种药物未在国内上市。

(3)美国Valeant International Barbados Srl生产的2mg片剂(商品名:ATIVAN)被列为RLD。

(4)日本橙皮书中有参比制剂收载,为日本辉瑞的0.5mg/1mg片剂,商品名为WYPAX。

因此,建议以美国Valeant International Barbados Srl生产上市的2mg片剂(商品名:ATIVAN)作为参比制剂,进行仿制药一致性评价。

228. 磷霉素氨丁三醇散

228.1 品种基本信息

磷霉素氨丁三醇为抗生素类药,系磷霉素的氨丁三醇盐,在体内的抗菌活性由磷霉素产生。本品可直接阻止细菌细胞壁合成所必需的丙酮酸转移酶的作用,对革兰氏阳性菌和革兰氏阴性菌均有抑制作用,其抗菌谱包括大肠杆菌、痢疾杆菌、变形杆菌、沙雷菌、金黄色葡萄球菌以及铜绿假单胞菌等。

基本信息见表228-1:

表228-1 磷霉素氨丁三醇散基本信息汇总

通用名	磷霉素氨丁三醇散
英文名	Fosfomycin Trometamol Powder
剂型规格	散剂,规格:3.0g
主成分化学名	磷霉素与氨丁三醇的盐
结构式	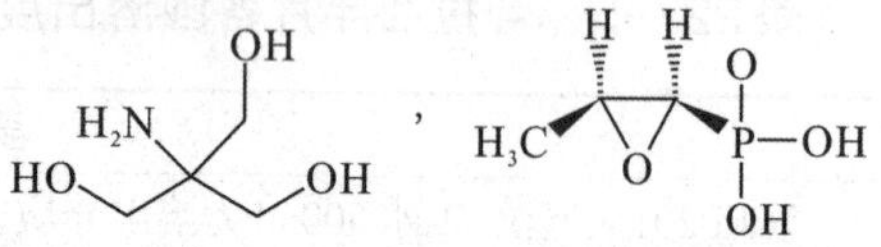
分子式 分子量	$C_7H_{18}NO_7P$ 259.20
CAS号	78964-85-9
适应证	用于对本品敏感的致病菌所引起的呼吸道感染、下尿路感染,如膀胱炎、尿道炎、肠道感染以及皮肤软组织感染
原研/品牌	Zambon Spa/MONUROL

228.2 国内外上市信息

本品由Zambon开发上市,首先在意大利获批上市,随后在法国、德国、英国、美国上市,商品名为MONURIL和MONUROL。批准情况见表228-2:

表228-2　磷霉素氨丁三醇散国内外上市信息

批准国家	类别	内容
中国	国内上市的原研药品	进口原研药品:Zambon Switzerland 颗粒剂进口,商品名:MONUROL/美乐力,规格:3g
		原研地产化药品:无
	国内上市国际公认的同种药物	国际公认同种药物进口:无
		国际公认地产化药品:无
	其他进口	无
	国产批文	原料4个批文,散剂3个批文
美国（FDA批准）	原研批准信息	Zambon SPA 于 1996 年 12 月在美国获 FDA 批准上市 3g 干混悬剂,商品名:MONUROL
	仿制药信息	无
	RLD信息	Zambon SPA公司的3g干混悬剂(商品名:MONUROL)被列为RLD
日本	参比制剂信息	无
	仿制药信息	无
EMA	原研信息	无
	仿制药信息	无
意大利	上市信息	Zambon 于 1986 年 7 月在意大利上市儿童用颗粒剂(2g)和成人用颗粒剂(3g),商品名为 MONURIL
其他	上市信息	Zambon 于 1989 年 7 月在法国上市 3g 颗粒剂,1991 年 12 月在德国上市,1994 年 3 月在英国上市,商品名均为 MONURIL;此外,奥地利于 2014 年 12 月上市 3g 颗粒剂,西班牙于 2016 年 3 月上市 2g 和 3g 规格颗粒剂

228.3 理化性质

磷霉素氨丁三醇原料基本性质见表228-3:

表228-3　磷霉素氨丁三醇原料理化性质

pKa(25℃)	/
在各溶出介质中的溶解度(37℃)	/
稳定性	/
BCS分类	世界卫生组织公布(2005年):/
	NICHD 和 FDA 研究归纳(2011年):/
	tsrlinc 网站:/
	BDDCS分类:Ⅲ

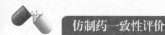

228.4　质量标准

磷霉素氨丁三醇已收载入各国药典,具体见表228-4:

表228-4　磷霉素氨丁三醇各国药典收载信息

产品名称	收载药典
磷霉素氨丁三醇	ChP2015、USP36、BP2013、EP8.0
磷霉素氨丁三醇散	ChP2015

228.5　溶出度标准

溶出度标准比较见表228-5:

表228-5　磷霉素氨丁三醇散各国溶出度测定方法比较

序号	不同国家	要求
1	中国	ChP2015:/
2	美国	USP36:/
		FDA推荐:/
3	日本	/

228.6　一致性评价策略

鉴于原研产品已在国内进口上市,因此,建议以Zambon Switzerland进口上市的颗粒剂(商品名:MONUROL/美乐力)作为参比制剂。

229. 硫酸吗啡片/250. 硫酸吗啡缓释片

229.1 品种基本信息

硫酸吗啡为纯的阿片受体激动剂,有强大的镇痛作用,同时也有明显的镇静作用,并有镇咳作用。对呼吸中枢有抑制作用,使其对二氧化碳张力的反应性降低,过量可致呼吸衰竭而死亡。本品兴奋平滑肌,增加肠道平滑肌张力而引起便秘,并使胆道、输尿管、支气管平滑肌张力增加,可使外周血管扩张,尚有缩瞳、镇吐等作用。

基本信息见表229-1:

表229-1 硫酸吗啡片/缓释片基本信息汇总

通用名	硫酸吗啡片	硫酸吗啡缓释片
英文名	Morphine Sulfate Tablets	Morphine Sulfate Sustained-release Tablets
剂型规格	片剂,规格:10mg、20mg、30mg	缓释片,规格:10mg、30mg、60mg
主成分化学名	17-甲基-4,5α-环氧-7,8-二脱氢吗啡喃-3,6α-二醇硫酸盐无水合物	
结构式		
分子式 分子量	$(C_{17}H_{19}NO_3)_2 \cdot H_2SO_4 \cdot 5H_2O$ 758.83	
CAS号	6211-15-0	
适应证	本品为强效镇痛药,适用于其他镇痛药无效的急性锐痛,如严重创伤、战伤、烧伤、晚期癌症等疼痛。心肌梗死而血压尚正常者,应用本品可使患者镇静,并减轻心脏负担。应用于心源性哮喘,可使肺水肿症状暂时有所缓解。麻醉和手术前给药可保持患者宁静进入嗜睡。因本品对平滑肌的兴奋作用较强,故不能单独用于内脏绞痛(如胆、肾绞痛等),而应与阿托品等有效的解痉药合用 根据世界卫生组织和国家食品药品监督管理总局提出的癌痛治疗三阶梯方案的要求,吗啡是治疗重度癌痛的代表性药物	
原研/品牌	默克制药 Merck/-	

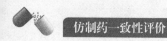

229.2　国内外上市信息

本品由Merck开发,商品名不详,批准情况见表229-2:

表229-2　硫酸吗啡片/缓释片国内外上市信息

批准国家	类别	内容	
		硫酸吗啡片	硫酸吗啡缓释片
中国	国内上市的原研药品	进口原研药品:无	进口原研药品:无
		原研地产化药品:无	原研地产化药品:无
	国内上市国际公认的同种药物	国际公认同种药物进口:无	国际公认同种药物进口:无
		国际公认地产化药品:无	国际公认地产化药品:无
	其他进口	无	有9个进口批文,均为Napp Pharmaceuticals Limited,规格有10mg、30mg和60mg
	国产批文	原料1个批文,片剂3个批文	原料1个批文,缓释片3个批文
美国(FDA批准)	原研批准信息	/	/
	仿制药信息	Roxane于2008年3月上市15mg和30mg片剂	美国有多家公司仿制缓释片上市,上市规格有15mg、30mg、60mg、100mg和200mg等
	RLD信息	FDA指定Roxane于2008年3月上市的30mg规格片剂为RLD	FDA指定Inspirion Delivery Technologies LLC于2015年10月上市的MORPHABOND 100mg规格缓释片和Purdue Pharma LP于1990年1月获批上市的MS CONTIN 100mg规格缓释片为RLD
日本	参比制剂信息	未推荐	未推荐
	仿制药信息	无	田边三菱制药上市了20mg、30mg、60mg和120mg缓释片,商品名为P GUARD;盐野义制药上市了10mg、30mg和60mg缓释片,商品名为MS CONTIN
EMA	原研信息	无	无
	仿制药信息	无	无
英国	上市信息	无	Napp Pharmaceuticals、Qdem Pharmaceuticals有缓释片上市,规格包括5mg、10mg、15mg、30mg、60mg、100mg和200mg
其他	上市信息	无	Boehringer Ingelheim在法国有30mg缓释片上市,德国有多家企业上市缓释片,规格包括10mg、20mg、30mg、45mg、60mg、100mg和200mg

229.3 理化性质

硫酸吗啡原料基本性质见表229-3:

表229-3 硫酸吗啡原料理化性质

pKa(25℃)	/
在各溶出介质中的溶解度(37℃)	/
稳定性	/
BCS分类	世界卫生组织公布(2005年):Ⅲ/Ⅰ
	NICHD和FDA研究归纳(2011年):Ⅰ/Ⅲ(吗啡)
	tsrlinc网站:Ⅲ(吗啡)
	BDDCS分类:Ⅰ

229.4 质量标准

硫酸吗啡已收载入各国药典,具体见表229-4:

表229-4 硫酸吗啡各国药典收载信息

产品名称	收载药典
硫酸吗啡	ChP2015、USP36、JP16、BP2013、EP8.0
硫酸吗啡片	《新药转正标准》
硫酸吗啡缓释片	ChP2015

229.5 溶出度标准

溶出度标准比较见表229-5:

表229-5 硫酸吗啡片/缓释片各国溶出度测定方法比较

序号	不同国家	要求
1	中国	ChP2015:片:/
		ChP2015:缓释片:桨法,加沉降篮,pH6.5磷酸盐缓冲液900ml,100rpm,依法操作1h、2h、3h、4h、5h、6h(30mg规格或60mg规格)和8h(仅60mg规格),10mg规格限度1h、2h、3h、4h、5h分别为35%~50%、50%~70%、60%~80%、70%~90%和80%以上;30mg规格限度1h、2h、3h、4h、5h、6h分别为30%~45%、45%~65%、55%~75%、65%~85%、75%~95%和80%以上;60mg规格限度1h、2h、3h、4h、6h、8h分别为20%~35%、35%~50%、40%~65%、55%~75%、70%~90%和85%以上

序号	不同国家	要求	
2	美国	片	USP36：/
			FDA 推荐：桨法，50rpm，纯化水 900ml，取样时间为 5min、15min、20min 和 30min
		缓释片	USP36：/
			FDA 推荐： （AB）：篮法，50rpm，水 900ml，取样时间为 1h、2h、3h、6h、9h 和 12h （BC）：篮法，100rpm，水 500ml，取样时间为 1h、2h、4h、6h、8h、10h 和 12h
3	日本	/	

229.6　一致性评价策略

片剂,鉴于：

（1）原研产品未在我国进口上市。

（2）国际公认的同种药物未在国内上市。

（3）美国FDA指定Roxane于2008年3月上市的30mg规格片剂为RLD。

因此,建议以美国Roxane上市的30mg规格硫酸吗啡片作为参比制剂。

缓释片,鉴于：

（1）有Bard Pharmaceuticals Limited的进口产品和地产化产品,与原研厂家默克关系不明确。

（2）美国FDA指定Inspirion Delivery Technologies LLC的100mg规格缓释片和Purdue Pharma LP的100mg规格缓释片为RLD。

（3）日本未指定参比制剂。

因此,建议以Inspirion Delivery Technologies LLC或Purdue Pharma LP在美国上市的100mg规格缓释片为参比制剂。

234. 盐酸阿米替林片

234.1 品种基本信息

盐酸阿米替林为三环类抗抑郁药,其作用在于抑制5-羟色胺和去甲肾上腺素的再摄取,对5-羟色胺再摄取的抑制更强,镇静和抗胆碱作用亦较强。

基本信息见表234-1:

表234-1 盐酸阿米替林片基本信息汇总

通用名	盐酸阿米替林片
英文名	Amitriptyline Hydrochloride Tablets
剂型规格	片剂,规格:25mg
主成分化学名	N,N-二甲基-3-[10,11-二氢-5H-二苯并(a,d)环庚三烯-5-亚基]-1-丙胺盐酸盐
结构式	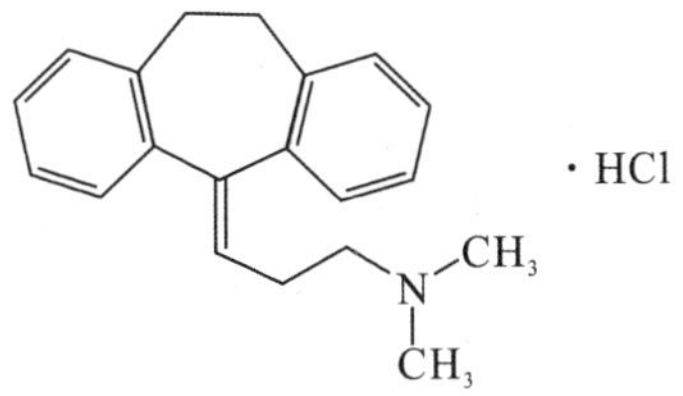
分子式 分子量	$C_{20}H_{23}N \cdot HCl$ 313.87
CAS号	549-18-8
适应证	用于治疗各种抑郁症,本品的镇静作用较强,主要用于治疗焦虑性或激动性抑郁症
原研/品牌	阿斯利康/ELAVIL

234.2 国内外上市信息

盐酸阿米替林片于1961年在美国上市,授权默克生产,商品名为ELAVIL。1962年由罗氏在意大利上市本品,1963年在法国上市。目前,FDA的ELAVIL已停止上市,但在加拿大仍有上市。批准情况见表234-2:

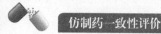

表234-2　盐酸阿米替林片国内外上市信息

批准国家	类别	内容
中国	国内上市的原研药品	进口原研药品：无
		原研地产化药品：无
	国内上市国际公认的同种药物	国际公认同种药物进口：无
		国际公认地产化药品：无
	其他进口	无
	国产批文	原料2个批文，片剂3个批文，规格均为25mg
美国（FDA批准）	原研批准信息	阿米替林被阿斯利康开发，于1961年推向美国市场，授权默克生产，商品名为ELAVIL，目前已停止上市
	仿制药信息	还有3家公司上市仿制药，包括Accord Healthcare Inc、Mylan Pharmaceuticals Inc和Vintage Pharmaceuticals Inc
	RLD信息	FDA参比制剂为Sandoz生产，规格为25mg，于1977年11月上市，商品名为AMITRIPTYLINE HYDROCHLORIDE
日本	参比制剂信息	无
	仿制药信息	无
EMA	原研信息	无
	仿制药信息	无
英国	上市信息	有多家公司上市盐酸阿米替林片，如Accord Healthcare、Actavis、Wockhardt、Concordia等，规格有10mg、25mg和50mg
其他	上市信息	ELAVIL仍在加拿大上市，有四种规格：10mg、25mg、50mg和75mg

234.3　理化性质

盐酸阿米替林原料基本性质见表234-3：

表234-3　盐酸阿米替林原料理化性质

pKa(25℃)	/
在各溶出介质中的溶解度(37℃)	/
稳定性	/
BCS分类	世界卫生组织公布(2005年)：Ⅰ
	NICHD和FDA研究归纳(2011年)：Ⅰ
	tsrlinc网站：Ⅰ
	BDDCS分类：Ⅰ

234.4　质量标准

盐酸阿米替林已收载入各国药典,具体见表234-4:

表234-4　盐酸阿米替林各国药典收载信息

产品名称	收载药典
盐酸阿米替林	ChP2015、USP36、JP16、BP2013、EP8.0、IP2010
盐酸阿米替林片	ChP2015、USP36、JP16

234.5　溶出度标准

溶出度标准比较见表234-5:

表234-5　盐酸阿米替林片各国溶出度测定方法比较

序号	不同国家	要求
1	中国	ChP2015:篮法,以(9→1000)盐酸溶液900ml为溶出介质,100rpm,45min,限度为75%
2	美国	USP36:篮法,以0.1mol/L盐酸900ml为溶出介质,100rpm,45min,限度为75%
		FDA推荐:同USP
3	日本	JP16:桨法,pH6.8磷酸盐缓冲液900ml,50rpm,60min,限度为70%

234.6　一致性评价策略

鉴于:

(1)原研产品未在我国进口上市。

(2)国际公认的同种药物未在国内上市。

(3)原研已在美国停止上市,目前FDA参比制剂为Sandoz生产,规格为25mg,于1977年11月上市,商品名为AMITRIPTYLINE HYDROCHLORIDE。

(4)原研ELAVIL仍在加拿大上市,有四种规格:10mg、25mg、50mg和75mg。

因此,建议以在加拿大上市的原研药物ELAVIL片(规格:25mg)作为参比制剂。

236. 盐酸布桂嗪片

236.1 品种基本信息

盐酸布桂嗪为速效镇痛药,镇痛作用为吗啡的1/3,但比解热镇痛药强,为氨基比林的4～20倍。对皮肤、黏膜、运动器官(包括关节、肌肉、肌腱等)的疼痛有明显的抑制作用,对内脏器官疼痛的镇痛效果较差。无抑制肠蠕动作用,对平滑肌痉挛的镇痛效果差。与吗啡相比,本品不易成瘾,但有不同程度的耐受性。

基本信息见表236-1:

表236-1 盐酸布桂嗪片基本信息汇总

通用名	盐酸布桂嗪片
英文名	Bucinnazine Hydrochloride Tablets
剂型规格	片剂,规格:30mg
主成分化学名	1-正丁酰基-4-肉桂基哌嗪盐酸盐
结构式	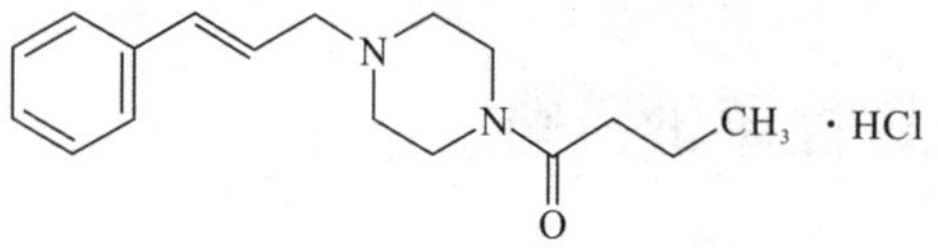
分子式 分子量	$C_{17}H_{24}N_2O \cdot HCl$ 308.85
CAS号	/
适应证	本品为中等强度的镇痛药,适用于偏头痛、三叉神经痛、牙痛、炎症性疼痛、神经痛、月经痛、关节痛、外伤性疼痛、手术后疼痛以及癌症痛(属二阶梯镇痛药)等
原研/品牌	/

236.2 国内外上市信息

批准情况见表236-2:

表236-2 盐酸布桂嗪片国内外上市信息

批准国家	类别	内容
中国	国内上市的原研药品	进口原研药品:无
		原研地产化药品:无
	国内上市国际公认的同种药物	国际公认同种药物进口:无
		国际公认地产化药品:无
	其他进口	无
	国产批文	原料2个批文,片剂3个批文,规格均为30mg
美国（FDA批准）	原研批准信息	无
	仿制药信息	无
	RLD信息	无
日本	参比制剂信息	无
	仿制药信息	无
EMA	原研信息	无
	仿制药信息	无
英国	上市信息	无
其他	上市信息	无

236.3 理化性质

盐酸布桂嗪原料基本性质见表236-3:

表236-3 盐酸布桂嗪原料理化性质

pKa(25℃)	无
在各溶出介质中的溶解度(37℃)	无
稳定性	无
BCS分类	世界卫生组织公布(2005年):/
	NICHD和FDA研究归纳(2011年):/
	tsrlinc网站:/
	BDDCS分类:/

236.4 质量标准

盐酸布桂嗪仅收载入《中国药典》,具体见表236-4:

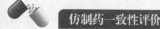

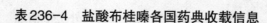

表236-4　盐酸布桂嗪各国药典收载信息

产品名称	收载药典
盐酸布桂嗪	ChP2015
盐酸布桂嗪片	ChP2015

236.5　溶出度标准

溶出度标准比较见表236-5：

表236-5　盐酸布桂嗪片各国溶出度测定方法比较

序号	不同国家	要求
1	中国	ChP2015：篮法，以(9→1000)盐酸溶液900ml为溶出介质，75rpm，30min，限度为70%
2	美国	/
3	日本	/

236.6　一致性评价策略

参比制剂不详，一致性评价需谨慎。

238. 盐酸帕罗西汀片

238.1 品种基本信息

盐酸帕罗西汀为选择性中枢神经5-羟色胺再摄取抑制剂,可使突触间隙中5-羟色胺浓度增高,发挥抗抑郁作用。对其他递质作用较弱,对自主神经系统和心血管系统的影响较小。

基本信息见表238-1:

表238-1　盐酸帕罗西汀片基本信息汇总

通用名	盐酸帕罗西汀片
英文名	Paroxetine Hydrochloride Tablets
剂型规格	片剂,规格:20mg
主成分化学名	(−)-反-4-(4-氟苯基)-3-{[3,4-(甲二氧基)苯氧基]甲基}-哌啶盐酸盐
结构式	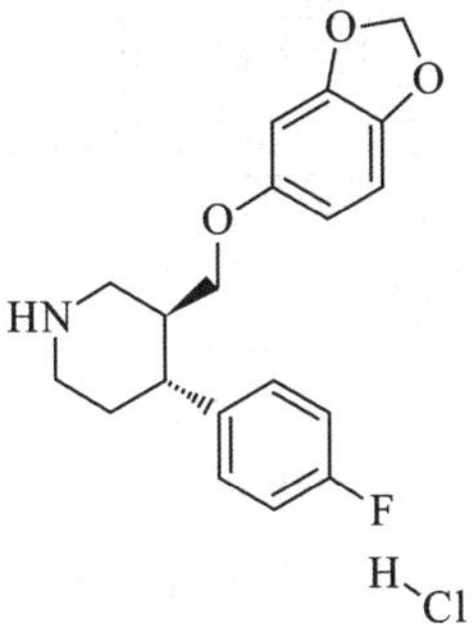
分子式 分子量	$C_{19}H_{20}FNO_3 \cdot HCl$ 365.84
CAS号	78246-49-8
适应证	抑郁症,亦可治疗强迫症、惊恐障碍或社交焦虑障碍
原研/品牌	葛兰素史克公司/PAXIL,SEROXAT(赛乐特)

238.2 国内外上市信息

批准情况见表238-2:

表238-2   盐酸帕罗西汀片国内外上市信息

批准国家	类别	内容
中国	国内上市的原研药品	进口原研药品:无
		原研地产化药品:国药准字 H10950043,商品名为赛乐特,中美天津史克制药有限公司生产
	国内上市国际公认的同种药物	国际公认同种药物进口:无
		国际公认地产化药品:无
	其他进口	无
	国产批文	原料3个批文,片剂4个批文,规格均为20mg
美国（FDA批准）	原研批准信息	Apotex Technologies 上市了 10mg、20mg、30mg、40mg 和 50mg 的盐酸帕罗西汀片(商品名:PAXIL)
	仿制药信息	目前,有多家公司上市了盐酸帕罗西汀片,规格有 10mg、20mg、30mg、40mg 和50mg
	RLD信息	目前,FDA 的 RLD 为 Apotex Technologies 于 1992 年 12 月上市的 40mg 盐酸帕罗西汀片(商品名:PAXIL)
日本	参比制剂信息	未推荐
	原研信息	葛兰素史克在日本上市了 5mg、10mg 和 20mg 的盐酸帕罗西汀片(商品名:PAXIL)
	仿制药信息	有多家公司上市片剂,规格有 5mg、10mg 和 20mg,包括鹤原制药、泽井制药、Teva制药、日医工等
EMA	原研信息	无
	仿制药信息	无
英国	上市信息	GSK 于 1990 年在英国上市 10mg、20mg 和 30mg 片剂,商品名为 SEROXAT;Aurobindo 上市了 20mg 和 30mg 片剂,商品名为 PAROXETINE
其他	上市信息	法国于 1992 年上市了 10mg、20mg 和 30mg 片剂,商品名为 DEROXAT;德国于 1991 年上市 10mg、20mg 和 30mg 片剂,商品名为 SEROXAT/TAGONIS;意大利上市了 10mg、20mg 和 30mg 片剂,商品名为 SEROXAT/EUTIMIL;此外,在丹麦、荷兰、芬兰、瑞典等国均有多规格获批上市

238.3   理化性质

盐酸帕罗西汀原料基本性质见表238-3:

表238-3   盐酸帕罗西汀原料理化性质

pKa(25℃)	/
在各溶出介质中的溶解度(37℃)	/
稳定性	/

BCS分类	世界卫生组织公布(2005年):/
	NICHD和FDA研究归纳(2011年):/
	tsrlinc网站:I
	BDDCS分类:I

238.4 质量标准

盐酸帕罗西汀已收载入各国药典,具体见表238-4:

表238-4 盐酸帕罗西汀各国药典收载信息

产品名称	收载药典
盐酸帕罗西汀	ChP2015、USP36、JP16、EP8.0、BP2013
盐酸帕罗西汀片	ChP2015、JP16

238.5 溶出度标准

溶出度标准比较见表238-5:

表238-5 盐酸帕罗西汀片各国溶出度测定方法比较

序号	不同国家	要求
1	中国	ChP2015:桨法,以(9→1000)盐酸溶液1000ml为溶出介质,50rpm,45min,限度为80%
2	美国	/
3	日本	JP16:桨法,50rpm,模拟胃液(无酶)900ml,45min,5mg和10mg,限度为80%;20mg,限度为75%

238.6 一致性评价策略

鉴于:

(1)原研产品未在我国进口上市。

(2)国际公认的同种药物未在国内上市。

(3)原研已在美国上市:Apotex Technologies的40mg盐酸帕罗西汀片(商品名:PAXIL),且被列为RLD。

(4)GSK于1990年在英国上市10mg、20mg和30mg片剂,商品名为SEROXAT;Aurobindo在英国上市20mg和30mg片剂,商品名为PAROXETINE。

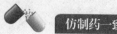

（5）法国上市 10mg、20mg 和 30mg 规格片剂，商品名为 DEROXAT。

（6）德国上市 10mg、20mg 和 30mg 规格片剂，商品名为 SEROXAT/TAGONIS。

因此，建议以 Apotex Technologies 在美国上市的 20mg 盐酸帕罗西汀片（商品名：PAXIL）或 GSK 上市的盐酸帕罗西汀片（商品名：SEROXAT，规格：20mg）为参比制剂，进行体外药学及体内 BE 试验。

239. 盐酸坦洛新(盐酸坦索罗辛)缓释胶囊

239.1 品种基本信息

盐酸坦洛新(盐酸坦索罗辛)属治疗良性前列腺增生症(BPH)用药,为选择性α_1肾上腺素受体阻断剂,其主要作用机制是选择性地阻断前列腺中的α_1肾上腺素受体,松弛前列腺平滑肌,从而改善良性前列腺增生症所致的排尿困难等症状。

基本信息见表239-1:

表239-1 盐酸坦索罗辛缓释胶囊基本信息汇总

通用名	盐酸坦索罗辛缓释胶囊
英文名	Tamsulosin Hydrochloride Sustained Release Capsules
剂型规格	缓释胶囊,规格:0.2mg
主成分化学名	5-{(2R)-2-[2-(2-乙氧基苯氧基)乙胺基]丙基}-2-甲氧基苯磺酰胺盐酸盐
结构式	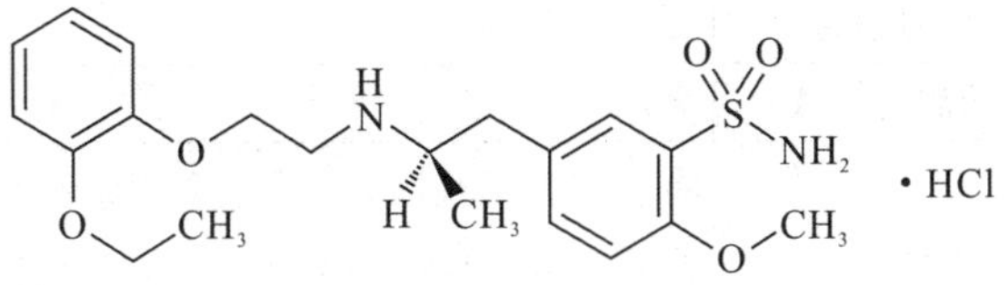
分子式 分子量	$C_{20}H_{28}N_2O_5S \cdot HCl$ 444.97
CAS号	106463-17-6
适应证	前列腺增生症引起的排尿障碍
原研/品牌	日本山之内制药(现为安斯泰来子公司)/FLOMAX

239.2 国内外上市信息

盐酸坦索罗辛缓释胶囊于1993年最先在日本上市,商品名为HARNAL。1996年在法国上市,1997年在美国和意大利上市。2004年,Boehringer Ingelheim从安斯泰来获得了市场授权。批准情况见表239-2:

表239-2　盐酸坦索罗辛缓释胶囊国内外上市信息

批准国家	类别	内容
中国	国内上市的原研药品	进口原研药品:无
		原研地产化药品:国药准字H20000681,厂家为安斯泰来制药(中国)有限公司,商品名为哈乐,规格为0.2mg
	国内上市国际公认的同种药物	国际公认同种药物进口:无
		国际公认地产化药品:无
	其他进口	无
	国产批文	盐酸坦洛新原料6个批文,盐酸坦洛新缓释胶囊4个批文。目前,国内盐酸坦洛新缓释胶囊共有1个文号,规格为0.2mg
美国(FDA批准)	原研批准信息	Boehringer Ingelheim于1997年4月上市0.4mg规格胶囊剂,商品名为FLOMAX
	仿制药信息	无
	RLD信息	美国将Boehringer Ingelheim于1997年4月上市的0.4mg规格胶囊剂(商品名:FLOMAX)列为RLD
日本	参比制剂信息	Astellas Pharma Inc上市规格0.1mg和0.2mg缓释胶囊,商品名为HARNAL
	仿制药信息	有多家公司获批上市,如メディサ新药(泽井)、辰巳化学、大原药品工业(大原,高田)、泽井制药等,规格有0.1mg和0.2mg
EMA	原研信息	无
	仿制药信息	无
英国	上市信息	有多家公司获批上市了盐酸坦索罗辛缓释胶囊,如山多士、勃林格殷格翰、Astellas、Consilient、Wockhardt、Actavis、Genus、Aurobindo等公司,规格为400mg和0.4mg
其他	上市信息	目前,盐酸坦索罗辛已经在芬兰、波兰、比利时、意大利、丹麦、荷兰、捷克共和国、匈牙利等世界各国以多个商品名销售

*1997年,山之内制药授权勃林格殷格翰公司在美国市场以商品名FLOMAX销售盐酸坦索罗辛。

239.3　理化性质

盐酸坦索罗辛原料基本性质见表239-3:

表239-3　盐酸坦索罗辛原料理化性质

pKa(25℃)	pKa₁=8.37(针对仲氨基,采用滴定法测定)
	pKa₂=10.23(针对磺胺基,采用吸光度法测定)

续表

在各溶出介质中的溶解度（37℃）	pH1.2:0.5mg/ml以上 pH4.0:0.5mg/ml以上 pH6.8:0.5mg/ml以上 pH7.2:0.5mg/ml以上 水:0.5mg/ml以上
稳定性	水:未测定 各pH溶出介质中:未测定 光:在白色荧光灯(光强约1000lx)下,pH1.2溶出介质中,37℃/2h降解约5%
BCS分类	世界卫生组织公布(2005年):/ NICHD和FDA研究归纳(2011年):/ tsrlinc网站:Ⅰ BDDCS分类:Ⅰ

239.4 质量标准

盐酸坦索罗辛已收载入各国药典,具体见表239-4:

表239-4 盐酸坦索罗辛各国药典收载信息

产品名称	收载药典
盐酸坦索罗辛	USP36、JP16、BP2013
盐酸坦索罗辛缓释胶囊	/

239.5 溶出度标准

溶出度标准比较见表239-5:

表239-5 盐酸坦索罗辛缓释胶囊各国溶出度测定方法比较

序号	不同国家	要求
1	中国	/
2	美国	USP36:桨法,加沉降篮,100rpm,0~2h:0.003%聚山梨酯80,pH1.2;2~8h:pH7.2磷酸盐缓冲液,2h、3h、8h,限度为13%~34%、47%~68%、不低于80% FDA推荐:桨法,100rpm,0~2h:0.003%聚山梨酯80,pH1.2;2~8h:pH7.2磷酸盐缓冲液,取样时间:1h、2h、3h、6h、8h、10h
3	日本	PMDA收载了4条溶出曲线,且CDE已翻译并公布,溶出度标准测定方法:桨法,使用沉降篮,以pH6.8的磷酸盐缓冲液900ml为溶剂,50rpm,规格0.1mg:2h,20%~50%;3h,30%~60%;10h,75%以上;规格0.2mg:2h,15%~45%;4h,35%~65%;10h,75%以上

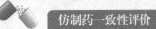

239.6　一致性评价策略

鉴于：

（1）原研产品未在我国进口上市。

（2）国际公认的同种药物未在国内上市。

（3）原研已在美国上市，美国将 Boehringer Ingelheim 于 1997 年 4 月上市的 0.4mg 规格胶囊剂（商品名：FLOMAX）列为 RLD。

（4）Astellas Pharma Inc 在日本上市规格 0.1mg 与 0.2mg 缓释胶囊，商品名为 HARNAL，被列为参比制剂。

因此，建议以 Astellas Pharma Inc 在日本上市的 0.2mg 缓释胶囊（商品名：HARNAL）为参比制剂。

242. 阿卡波糖片/263.阿卡波糖胶囊

242.1 品种基本信息

阿卡波糖为口服降血糖药,其降糖作用的机制是抑制小肠壁细胞和寡糖竞争,而与α-葡萄糖苷酶可逆性地结合,抑制酶的活性,从而延缓碳水化合物的降解,造成肠道葡萄糖的吸收缓慢,降低餐后血糖。

基本信息见表242-1:

表242-1 阿卡波糖片/胶囊基本信息汇总

通用名	阿卡波糖片	阿卡波糖胶囊
英文名	Acarbose Tablets	Acarbose Capsules
剂型规格	片剂,规格:50mg	胶囊,规格:50mg
主成分化学名	O-4,6-双去氧-4{[(1S,4R,5S,6S)-4,5,6-三羟基-3-(羟基甲基)环己烯-2-基]氨基}-α-D-吡喃葡糖基-(1→4)-O-α-D-吡喃葡糖基-(1→4)-D-吡喃葡糖	
结构式	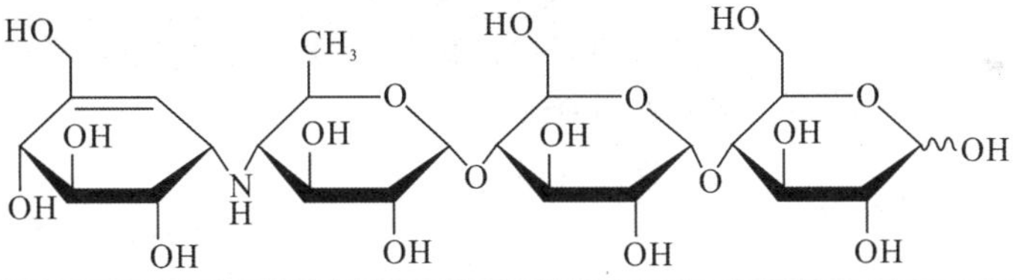	
分子式 分子量	$C_{25}H_{43}NO_{18}$ 645.63	
CAS号	56180-94-0	
适应证	配合饮食控制,用于: ①2型糖尿病 ②降低糖耐量减低者的餐后血糖	
原研/品牌	拜耳/GLUCOBAY,PRECOSE(拜唐苹)	

242.2 国内外上市信息

本品最早于1989年在瑞士上市,片剂,商品名为GLUCOBAY,规格为100mg。1993年在日本上市,1995年在美国和法国上市。原研无胶囊。批准情况见表242-2:

表242-2 阿卡波糖片/胶囊国内外上市信息

批准国家	类别	内容	
		阿卡波糖片	阿卡波糖胶囊
中国	国内上市的原研药品	进口原研药品:德国Bayer Vital GmbH进口,规格为50mg和100mg,商品名为拜唐苹	进口原研药品:无
		原研地产化药品:拜耳医药保健有限公司,规格为0.1g和50mg,商品名为拜唐苹	原研地产化药品:无
	国内上市国际公认的同种药物	国际公认同种药物进口:无	国际公认同种药物进口:无
		国际公认地产化药品:无	国际公认地产化药品:无
	其他进口	无	无
	国产批文	原料4个批文,片剂4个批文,规格为50mg和100mg	原料4个批文,胶囊仅1个批文,规格为50mg
美国(FDA批准)	原研批准信息	1995年9月,Bayer Healthcare上市了25mg、50mg和100mg片剂,商品名为PRECOSE	无
	仿制药信息	共有7家公司上市阿卡波糖片,包括Watson Laboratories Inc、Strides Pharma Global Pte Ltd、Emcure Pharmaceuticals Ltd、Impax Laboratories Inc、Mylan Pharmaceuticals Inc、Roxane Laboratories Inc等	无
	RLD信息	目前,FDA的参比制剂为拜耳的25mg规格片剂,商品名为PRECOSE	无
日本	参比制剂信息	1993年12月,拜耳药品(富士フイルムファーマ)上市的50mg和100mg规格片剂(商品名:GLUCOBAY)为参比制剂	无
	仿制药信息	多家公司上市仿制药,包括日新制药、辰巳化学、泽井制药、Teva制药、日医工等	无
EMA	原研信息	无	无
	仿制药信息	无	无
英国	上市信息	拜耳和Actavis UK Ltd在英国均上市了50mg和100mg规格片剂	无
其他	上市信息	Merck dura GmbH Alsfelder Strasse 19 64289 Darmstadt Germany、Mylan dura GmbH Wittichstr. 6 64295 Darmstadt Germany在德国上市了50mg和100mg片剂;Bluepharma-Indústria Farmacêutica, SA S. Martinho do Bispo 3045-016 Coimbra Portugal和Doc Generici, S.R.L.在葡萄牙上市了50mg和100mg片剂	无

242.3 理化性质

阿卡波糖原料基本性质见表242-3：

表242-3 阿卡波糖原料理化性质

pKa(25℃)	pKa＝5.1(采用滴定法测定)
在各溶出介质中的溶解度(37℃)	pH1.2：10mg/ml以上 pH4.0：10mg/ml以上 pH6.8：10mg/ml以上 水：10mg/ml以上
稳定性	水：37℃/4h稳定 各pH溶出介质中：在pH1.2、pH4.0和pH6.8溶出介质中，37℃/4h稳定 光：水溶液中，在室内光线(光强1000lx·hr)下，4h稳定
BCS分类	世界卫生组织公布(2005年)：/ NICHD和FDA研究归纳(2011年)：/ tsrlinc网站：Ⅲ BDDCS分类：Ⅰ

242.4 质量标准

阿卡波糖已收载入各国药典，具体见表242-4：

表242-4 阿卡波糖各国药典收载信息

产品名称	收载药典
阿卡波糖	ChP2015、USP36、BP2013、EP8.0、IP2010
阿卡波糖片	ChP2015、IP2010
阿卡波糖胶囊	ChP2015

242.5 溶出度标准

溶出度标准比较见表242-5：

表242-5 阿卡波糖片/胶囊各国溶出度测定方法比较

序号	不同国家	要求	
		阿卡波糖片	阿卡波糖胶囊
1	中国	ChP2015：桨法，以水900ml为溶出介质，75rpm，30min，限度为80%	ChP2015：篮法，以水900ml为溶出介质，50rpm，30min，限度为80%

续表

序号	不同国家	要求	
		阿卡波糖片	阿卡波糖胶囊
2	美国	USP36:/	/
		FDA 推荐:桨法,75rpm,水 900ml,取样时间:10min、15min、20min、30min 和 45min	/
3	日本	PMDA 收载了 4 条溶出曲线,且 CDE 已翻译并公布,溶出度标准测定方法:50mg 和 100mg 规格片剂,桨法,以水 900ml 为溶出介质,75rpm,15min 或 30min,限度为 85%	/

242.6　一致性评价策略

片剂:鉴于已有原研产品在国内进口,因此,建议以 Bayer Vital GmbH 进口上市的 50mg 片剂作为参比制剂。

胶囊:本品为改剂型,且不显著改变药代动力学行为的制剂。根据总局办公厅发布的《仿制药质量和疗效一致性评价工作中改剂型药品(普通口服固体制剂)评价一般考虑》,建议以原研剂型药品(Bayer Vital GmbH 进口上市的 50mg 阿卡波糖片)为参比制剂,进行以下研究:①从药物的理化性质、生物学性质、临床需要、患者的依从性、药物经济学、与原研剂型参比制剂的优劣比较等方面分析论证改剂型药品的科学性、合理性和必要性;②体外药学评价;③生物等效性试验。

246. 复方炔诺酮片

246.1 品种基本信息

　　复方炔诺酮片是炔诺酮和炔雌醇的复方制剂。炔诺酮能阻止孕卵着床,并使宫颈黏液黏稠度增加,阻止精子穿透;炔雌醇能抑制促性腺激素分泌,从而抑制卵巢排卵。两种成分配伍,既增强避孕作用,又减少了不良反应。

　　基本信息见表246-1:

表246-1 复方炔诺酮片基本信息汇总

通用名	复方炔诺酮片	
英文名	Compound Norethisterone Tablets	
剂型规格	片剂,规格:炔诺酮0.6mg,炔雌醇0.035mg	
主成分	炔诺酮(Norethindrone)	炔雌醇(Ethinyl Estradiol)
化学名	17β-羟基-19-去甲-17α-孕甾-4-烯-20-炔-3-酮	3-羟基-19-去甲-17α-孕甾-1,3,5(10)-三烯-20-炔-17-醇
结构式		
分子式 分子量	$C_{20}H_{26}O_2$ 298.43	$C_{20}H_{24}O_2$ 296.41
CAS号	68-22-4	57-63-6
适应证	用于女性口服避孕	
原研/品牌	Janssen/MODICON	

246.2 国内外上市信息

　　批准情况见表246-2:

表246-2　复方炔诺酮片国内外上市信息

批准国家	类别	内容
中国	国内上市的原研药品	进口原研药品:无
		原研地产化药品:无
	国内上市国际公认的同种药物	国际公认同种药物进口:无
		国际公认地产化药品:无
	其他进口	无
	国产批文	复方炔诺酮片2个批文,规格均为炔诺酮0.6mg,炔雌醇0.035mg
美国（FDA批准）	原研批准信息	Janssen于1976年在美国获批上市,商品名为MODICON28
	仿制药信息	有多家公司获批上市复方炔诺酮片
	RLD信息	Janssen上市MODICON28片剂,规格为0.035mg/0.5mg;Jai Pharma Ltd上市0.035mg/0.4mg、0.035mg/1mg;Janssen上市ORTHO-NOVUM 1/35-28片剂,规格为0.035mg/1mg;Janssen上市ORTHO-NOVUM 7/7/7-28片剂,规格为0.035mg/0.5mg、0.035mg/0.65mg、0.035mg/1mg;Mayne Pharma LLC上市TRI-NORINYL 28-DAY片剂,规格为0.035mg/0.5mg、0.035mg/0.65mg、0.035mg/1mg;均被列为RLD
日本	参比制剂信息	未指定参比制剂
	仿制药信息	目前,仅有Aska(武田药品工业)于1979年4月上市的炔诺酮0.5mg/炔雌醇0.05mg,商品名为PLANOVAR
EMA	原研信息	无
	仿制药信息	无
英国	上市信息	无
其他	上市信息	无

246.3　理化性质

复方炔诺酮片的两种原料分别为炔诺酮和炔雌醇,基本性质见表246-3:

表246-3　炔诺酮和炔雌醇原料理化性质

	炔诺酮	炔雌醇
pKa(25℃)	无解离基团	无
在各溶出介质中的溶解度（37℃）	添加0.5%吐温-80: pH1.2:0.021mg/ml　pH4.0:0.023mg/ml pH6.8:0.021mg/ml　水:0.020mg/ml 添加0.8%十二烷基硫酸钠: pH1.2:0.35mg/ml　pH4.0:0.45mg/ml pH6.8:0.39mg/ml　水:0.48mg/ml	无

		炔诺酮	炔雌醇
稳定性		水:在含0.8%十二烷基硫酸钠溶出介质中,25℃/24h、37℃/6h稳定。各pH溶出介质中:在含0.8%十二烷基硫酸钠的pH1.2、pH4.0和pH6.8溶出介质中,25℃/24h、37℃/6h稳定。光:固体状态下不稳定,在pH1.2、pH4.0和pH6.8溶出介质中,室温室内散射光线下24h稳定	无
BCS分类	世界卫生组织公布(2005年)	I	III/I
	NICHD和FDA研究归纳(2011年)	I	I
	tsrlinc网站	I	I
	BDDCS分类	I	I

246.4 质量标准

复方炔诺酮已收载入各国药典,具体见表246-4:

表246-4 复方炔诺酮各国药典收载信息

产品名称	收载药典
炔诺酮	ChP2015、USP36
炔雌醇	ChP2015、USP36
复方炔诺酮片	ChP2015、USP36

246.5 溶出度标准

溶出度标准比较见表246-5:

表246-5 复方炔诺酮片各国溶出度测定方法比较

序号	不同国家	要求
1	中国	ChP2015:小杯法,0.5%十二烷基硫酸钠溶液200ml,100rpm(糖衣片)或50rpm(薄膜衣片),1h(糖衣片)或45min(薄膜衣片),限度为60%(糖衣片)或80%(薄膜衣片)
2	美国	USP36:桨法,0.09%十二烷基硫酸钠的0.1mol/L盐酸溶液900ml,75rpm,60min,炔诺酮和炔雌醇限度均为75% FDA推荐:/
3	日本	/

246.6 一致性评价策略

鉴于:

(1)原研产品未在我国进口上市。

(2)国际公认的同种药物未在国内上市。

(3)原研已在美国上市,Janssen于1976年在美国获批上市,商品名为MODICON28,且被列为RLD。

因此,建议以Janssen在美国获批上市的复方炔诺酮片(商品名:MODICON28)为参比制剂,但规格不同且不成比例,开展一致性评价需谨慎。

247. 复方左炔诺孕酮片

247.1 品种基本信息

复方左炔诺孕酮片是左炔诺孕酮和炔雌醇的复方制剂。左炔诺孕酮能阻止孕卵着床,并使宫颈黏液黏稠度增加,阻止精子穿透;炔雌醇能抑制促性腺激素分泌,从而抑制卵巢排卵。两种成分配伍,既增强避孕作用,又减少了不良反应。

基本信息见表247-1:

表247-1　复方左炔诺孕酮片基本信息汇总

通用名	复方左炔诺孕酮片	
英文名	Compound Levonorgestrel Tablets	
剂型规格	片剂,规格:左炔诺孕酮0.15mg,炔雌醇0.03mg	
主成分	左炔诺孕酮(Levonorgestrel)	炔雌醇(Ethinyl Estradiol)
化学名	17β-羟基-19-去甲-17α-孕甾-4-烯-20-炔-3-酮	3-羟基-19-去甲-17α-孕甾-1,3,5(10)-三烯-20-炔-17-醇
结构式	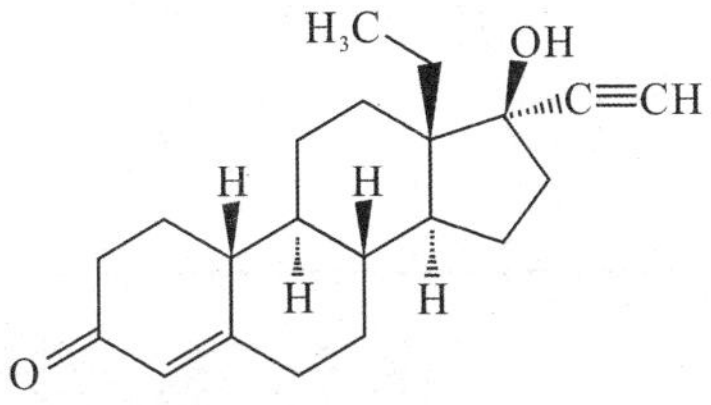	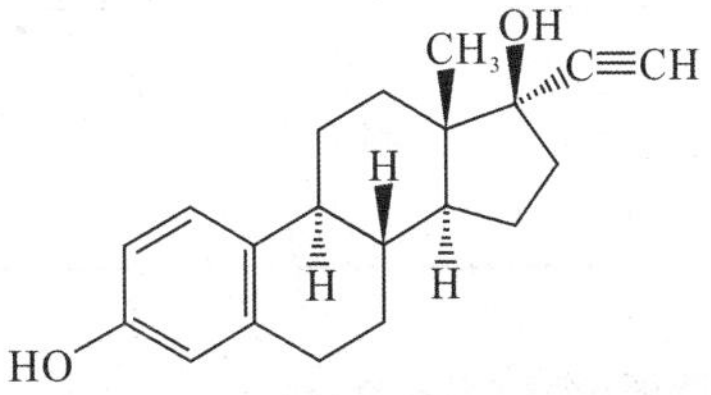
分子式 分子量	$C_{21}H_{28}O_2$ 312.47	$C_{20}H_{24}O_2$ 296.41
CAS号	797-63-7	57-63-6
适应证	用于女性口服避孕	
原研/品牌	拜耳:日本シエーリング株式(现バイル药品)、山之内制药株式会社(现アステラ)/TRIQUILAR Teva/NORDETTE	

247.2 国内外上市信息

批准情况见表247-2:

表247-2 复方左炔诺孕酮片国内外上市信息

批准国家	类别	内容
中国	国内上市的原研药品	进口原研药品:无
		原研地产化药品:无
	国内上市国际公认的同种药物	国际公认同种药物进口:无
		国际公认地产化药品:无
	其他进口	无
	国产批文	复方左炔诺孕酮片4个批文,规格均为左炔诺孕酮0.15mg,炔雌醇0.03mg
美国(FDA批准)	原研批准信息	无
	仿制药信息	有多家复方左炔诺孕酮片上市
	RLD信息	Mayne Pharma LLC上市规格为0.02mg/0.1mg;Watson Laboratories上市0.02mg/0.09mg;Mayne Pharma LLC上市商品名为LEVORA 0.15/30-28的片剂,规格为0.03mg/0.15mg;Teva上市QUARTETTE片,规格为0.02mg/0.15mg、0.025mg/0.15mg、0.03mg/0.15mg;0.01mg/N/A;Teva上市SEASONALE片剂,规格为0.03mg/0.15mg;Teva上市SEASONIQUE片剂,规格为0.03mg/0.01mg;0.15mg/N/A;Mayne Pharma LLC上市TRIVORA-28片剂,规格为0.03mg/0.04mg、0.03mg/0.05mg、0.075mg/0.125mg;均被列为RLD
日本	参比制剂信息	未指定参比制剂
	仿制药信息	拜耳分别于1999年9月、2000年10月上市包装规格为21片和28片的片剂,商品名为TRIQUILAR
EMA	上市信息	无
英国	上市信息	无
其他	上市信息	无

247.3 理化性质

复方左炔诺孕酮片的两种原料分别为左炔诺孕酮和炔雌醇,基本性质见表247-3:

表247-3 左炔诺孕酮和炔雌醇原料理化性质

	左炔诺孕酮	炔雌醇
pKa(25℃)	/	/
在各溶出介质中的溶解度(37℃)	/	/
稳定性	/	/

		左炔诺孕酮	炔雌醇
BCS分类	世界卫生组织公布（2005年）	I	Ⅲ / I
	NICHD和FDA研究归纳（2011年）	I	I
	tsrlinc网站	I	I
	BDDCS分类	/	I

247.4 质量标准

复方左炔诺孕酮已收载入各国药典，具体见表247-4：

表247-4 复方左炔诺孕酮各国药典收载信息

产品名称	收载药典
左炔诺孕酮	ChP2015、EP8.0、BP2013、IP2010
炔雌醇	ChP2015、USP36
复方左炔诺孕酮片	ChP2015、USP36、BP2013

247.5 溶出度标准

溶出度标准比较见表247-5：

表247-5 复方左炔诺孕酮片各国溶出度测定方法比较

序号	不同国家	要求
1	中国	ChP2015：桨法，以0.0005%聚山梨酯80溶液500ml为溶出介质，75rpm，60min，左炔诺孕酮和炔雌醇限度均为60%
2	美国	USP36：桨法，以聚山梨酯80溶液（5μg/g）500ml为溶出介质，75rpm，60min，左炔诺孕酮限度为80%，炔雌醇限度为75%（素片）；左炔诺孕酮和炔雌醇限度均为60%（薄膜衣片）
		FDA推荐：/
3	日本	/

247.6 一致性评价策略

鉴于：

（1）原研产品未在我国进口上市。

（2）国际公认的同种药物未在国内上市。

（3）美国列出了多个RLD。

因此，建议以美国RLD：①Mayne Pharma LLC上市的商品名为LEVORA 0.15/30-28的片剂（规格：0.03mg/0.15mg）或②Teva上市的SEASONALE片剂（规格：0.03mg/0.15mg）作为参比制剂。

251. 硫酸氢氯吡格雷片

251.1　品种基本信息

氯吡格雷是一种血小板聚集抑制剂,选择性地抑制二磷酸腺苷(ADP)与其血小板受体的结合及继发的 ADP 介导的糖蛋白 GP Ⅱb/Ⅲa 复合物的活化,因此可抑制血小板聚集。

基本信息见表 251-1:

表 251-1　硫酸氢氯吡格雷片基本信息汇总

通用名	硫酸氢氯吡格雷片
英文名	Clopidogrel Bisulfate Tablets
剂型规格	片剂,待评价规格:25mg、75mg
主成分化学名	S(＋)-2-(2-氯苯基)-2-[4,5,6,7-四氢噻吩(3,2-c)并吡啶-5]乙酸甲酯硫酸氢盐
结构式	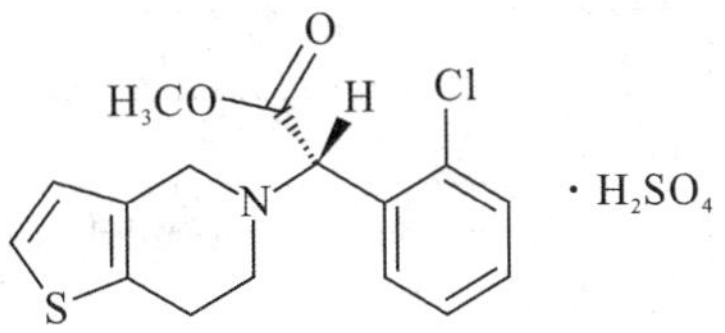
分子式 分子量	$C_{16}H_{16}ClNO_2S \cdot H_2SO_4$ 419.9
CAS 号	120202-66-6
适应证	用于以下患者的预防动脉粥样硬化血栓形成事件:心肌梗死患者(从几天到小于 35 天)、缺血性卒中患者(从 7 天到小于 6 个月)或确诊外周动脉性疾病的患者。急性冠脉综合征,用于非 ST 段抬高性急性冠脉综合征(包括不稳定性心绞痛或非 Q 波心肌梗死),包括经皮冠状动脉介入术后置入支架的患者,与阿司匹林合用;用于 ST 段抬高性急性冠脉综合征患者,与阿司匹林联用,可合并在溶栓治疗中使用
原研/品牌	赛诺菲/PLAVIX(波立维)

251.2　国内外上市信息

批准情况见表 251-2:

表251-2　硫酸氢氯吡格雷片国内外上市信息

批准国家	类别	内容
中国	国内上市的原研药品	进口原研药品:赛诺菲公司的硫酸氢氯吡格雷片,商品名为波立维,规格为75mg和300mg
		原研地产化药品:赛诺菲(杭州)制药有限公司的硫酸氢氯吡格雷片,商品名为波立维,规格为75mg
	国内上市国际公认的同种药物	国际公认同种药物进口:无
		国际公认地产化药品:无
	其他进口	冰岛 Actavis Group PTC ehf 的硫酸氢氯吡格雷片,规格为75mg
	国产批文	原料20个批文,片剂6个批准文号,规格有25mg、75mg和300mg
美国(FDA批准)	原研批准信息	1997年11月,Sanofi Aventis US LLC 上市75mg和300mg规格片剂,商品名为PLAVIX
	仿制药信息	美国上市的有75mg和300mg两种规格,目前上市的有 Teva、Accord Health-care、Mylan Pharms、Wockhardt 和 Apotex 等多家公司
	RLD信息	Sanofi Aventis US LLC 生产的300mg片剂被列为RLD
日本	参比制剂信息	未列出参比制剂
	仿制药信息	日本上市规格为25mg、50mg和75mg,有多家公司获批上市
EMA	原研信息	无
	仿制药信息	无
英国	上市信息	Aurobindo Pharma-Milpharm Ltd 于2013年1月上市75mg规格的硫酸氢氯吡格雷片
其他	上市信息	/

251.3　理化性质

硫酸氢氯吡格雷原料基本性质见表251-3:

表251-3　硫酸氢氯吡格雷原料理化性质

pKa(25℃)	/
在各溶出介质中的溶解度(37℃)	/
稳定性	/
BCS分类	世界卫生组织公布(2005年):/
	NICHD 和 FDA 研究归纳(2011年):/
	tsrlinc 网站:Ⅱ
	BDDCS分类:Ⅱ

251.4　质量标准

硫酸氢氯吡格雷已收载入各国药典,具体见表251-4:

表251-4　硫酸氢氯吡格雷各国药典收载信息

产品名称	收载药典
硫酸氢氯吡格雷	ChP2015、USP36
硫酸氢氯吡格雷片	ChP2015

251.5　溶出度标准

溶出度标准比较见表251-5:

表251-5　硫酸氢氯吡格雷各国溶出度测定方法比较

序号	不同国家	要求
1	中国	ChP2015:桨法,以pH2.0盐酸缓冲液(取0.2mol/L氯化钾溶液250ml,加0.2mol/L盐酸溶液65.0ml,加水稀释至1000ml)1000ml为溶出介质,50rpm,30min,限度为80%
2	美国	USP36:桨法,pH2.0盐酸缓冲液1000ml,50rpm,30min,限度为80% FDA推荐:同USP
3	日本	/

251.6　一致性评价策略

鉴于:

原研品已获批进口国内:赛诺菲公司的硫酸氢氯吡格雷片,商品名为波立维,规格为75mg和300mg。

因此,建议以赛诺菲进口的75mg硫酸氢氯吡格雷片(商品名:波立维)作为参比制剂,对自制硫酸氢氯吡格雷片进行体外药学及体内BE试验。若企业同时有75mg和25mg规格,根据《以药动学参数为终点评价指标的化学药物仿制药人体生物等效性研究技术指导原则》,若同时满足以下条件,即试验规格制剂符合生物等效性要求、各规格制剂在不同pH介质中体外溶出曲线相似、各规格制剂的处方比例相似,则可以申请25mg规格BE豁免,仅进行药学研究。

252. 麦角胺咖啡因片

品种基本信息

麦角胺常用其酒石酸盐,作用机制主要是通过对平滑肌的直接收缩作用,使扩张的颅外动脉收缩,或与激活动脉管壁的5-羟色胺受体有关,使脑动脉血管的过度扩张与搏动恢复正常,从而使头痛减轻。与咖啡因合用,疗效比单用麦角胺好,副作用也较轻。

基本信息见表252-1:

表252-1　麦角胺咖啡因片基本信息汇总

通用名	麦角胺咖啡因片	
英文名	Ergotamine and Caffeine Tablets	
剂型规格	片剂,规格:每片含酒石酸麦角胺1mg,无水咖啡因100mg	
主成分化学名	酒石酸麦角胺:2'-甲基-5'a-(苯甲基)-12'-羟基麦角烷-3',6',18-三酮酒石酸盐	无水咖啡因:1,3,7-三甲基-3,7-二氢-1H-嘌呤-2,6-二酮无水物
结构式	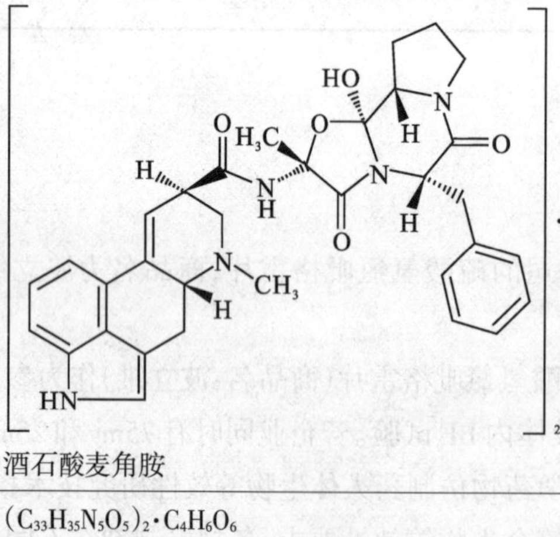 酒石酸麦角胺	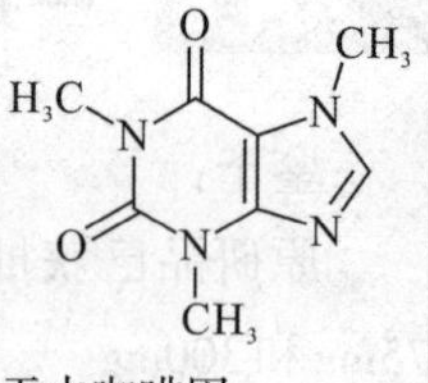 无水咖啡因
分子式 分子量	$(C_{33}H_{35}N_5O_5)_2 \cdot C_4H_6O_6$ 1313.43	$C_8H_{10}N_4O_2$ 194.19
CAS号	379-79-3	58-08-2
适应证	主要用于偏头痛,能减轻其症状,无预防和根治作用,只宜头痛发作时短期使用	
原研/品牌	诺华/CAFERGOT	

252.2 国内外上市信息

批准情况见表252-2：

表252-2 麦角胺咖啡因片国内外上市信息

批准国家	类别	内容
中国	国内上市的原研药品	进口原研药品：无
		原研地产化药品：无
	国内上市国际公认的同种药物	国际公认同种药物进口：无
		国际公认地产化药品：无
	其他进口	无
	国产批文	片剂4个批准文号，规格为每片含酒石酸麦角胺1mg，无水咖啡因100mg
美国（FDA批准）	原研批准信息	最早由诺华于1948年11月上市，规格为1mg:100mg，商品名为CAFERGOT，现已停止上市
	仿制药信息	美国上市的公司有Mikart Inc、Hikma International Pharms、Sandoz Inc，规格为酒石酸麦角胺1mg，无水咖啡因100mg
	RLD信息	1982年1月，Sandoz Inc上市的1mg规格酒石酸麦角胺、100mg规格无水咖啡因片剂（商品名：CAFERGOT）被列为RLD
日本	参比制剂信息	无
	仿制药信息	无
EMA	原研信息	无
	仿制药信息	无
其他	上市信息	无

252.3 理化性质

麦角胺咖啡因片的原料为酒石酸麦角胺和无水咖啡因，基本性质分别见表252-3、表252-4：

表252-3 酒石酸麦角胺原料理化性质

pKa(25℃)	pKa=6.18（采用50%乙醇测定）
在各溶出介质中的溶解度(37℃)	pH1.2：0.094mg/ml pH4.0：4.26mg/ml pH6.8：0.001mg/ml 水：0.33mg/ml
稳定性	水：未测定 各pH溶出介质中：未测定 光：未测定

续表

	世界卫生组织公布(2005年):/
BCS分类	NICHD和FDA研究归纳(2011年):/
	tsrlinc网站:Ⅰ
	BDDCS分类:/

表252-4　无水咖啡因原料理化性质

pKa(25℃)	pKa≈14
在各溶出介质中的溶解度(37℃)	pH1.2:37.9mg/ml
	pH4.0:38.9mg/ml
	pH6.8:35.4mg/ml
	水:38.4mg/ml
稳定性	水:未测定
	各pH溶出介质中:未测定
	光:未测定
BCS分类	世界卫生组织公布(2005年):/
	NICHD和FDA研究归纳(2011年):Ⅰ/Ⅲ
	tsrlinc网站:/
	BDDCS分类:Ⅰ

252.4　质量标准

麦角胺咖啡因已收载入各国药典,具体见表252-5:

表252-5　麦角胺咖啡因各国药典收载信息

产品名称	收载药典
酒石酸麦角胺、咖啡因	ChP2015
麦角胺咖啡因片	ChP2015、USP36

252.5　溶出度标准

溶出度标准比较见表252-6:

表252-6　麦角胺咖啡因片各国溶出度测定方法比较

序号	不同国家	要求
1	中国	ChP2015:/

续表

2	美国	USP36:以酒石酸溶液(1:100)900ml为溶出介质,75rpm,30min,限度为70%
		FDA推荐:/
3	日本	PMDA收载了4条溶出曲线,且CDE已翻译并公布,溶出度标准测定方法: 酒石酸麦角胺:桨法,以0.05mol/L醋酸-醋酸钠缓冲液(pH4.0)900ml为溶出介质,50rpm,90min,限度为75% 无水咖啡因:桨法,以0.05mol/L醋酸-醋酸钠缓冲液(pH4.0)900ml为溶出介质,50rpm,90min,限度为80%

252.6 一致性评价策略

鉴于:

(1)原研产品未在我国进口上市。

(2)国际公认的同种药物未在国内上市。

(3)原研在美国已停止上市,Sandoz Inc上市的1mg规格酒石酸麦角胺、100mg规格无水咖啡因片剂(商品名:CAFERGOT)被列为RLD。

因此,建议以Sandoz在美国上市的CAFERGOT(规格:酒石酸麦角胺1mg,无水咖啡因100mg)作为参比制剂,进行仿制药一致性评价。

253. 氢溴酸山莨菪碱片

253.1 品种基本信息

氢溴酸山莨菪碱片是作用于 M−胆碱受体的抗胆碱药,有明显外周抗胆碱作用,作用与阿托品相似或稍弱,能松弛平滑肌,解除微血管痉挛,故有镇痛和改善微循环作用。

基本信息见表253−1:

表253−1　氢溴酸山莨菪碱片基本信息汇总

通用名	氢溴酸山莨菪碱片
英文名	Anisodamine Hydrobromide Tablets
剂型规格	片剂,规格:5mg和10mg
主成分化学名	从茄科植物山莨菪(Scopolia Tangutica Maxim)根中提取得到的一种生物碱的氢溴酸盐
结构式	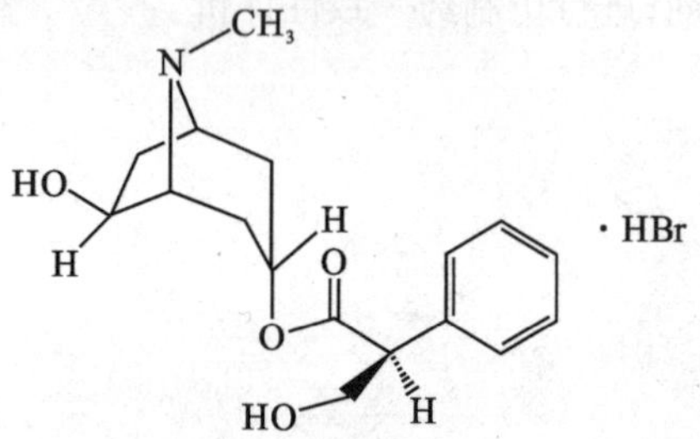
分子式 分子量	$C_{17}H_{23}NO_4 \cdot HBr$ 386.29
CAS号	55449−49−5
适应证	缓解平滑肌痉挛、眩晕症、微循环障碍及有机磷中毒等
原研/品牌	/

253.2 国内外上市信息

批准情况见表253−2:

表253-2 氢溴酸山莨菪碱片国内外上市信息

批准国家	类别	内容
中国	国内上市的原研药品	进口原研药品:无
		原研地产化药品:无
	国内上市国际公认的同种药物	国际公认同种药物进口:无
		国际公认地产化药品:无
	其他进口	无
	国产批文	原料1家,制剂2个批准文号,均为5mg
美国(FDA批准)	原研批准信息	无
	仿制药信息	无
	RLD信息	无
日本	参比制剂信息	无
	仿制药信息	无
EMA	原研信息	无
	仿制药信息	无
其他	上市信息	无

253.3 理化性质

氢溴酸山莨菪碱原料基本性质见表253-3:

表253-3 氢溴酸山莨菪碱原料理化性质

pKa(25℃)	/
在各溶出介质中的溶解度(37℃)	/
稳定性	/
BCS分类	世界卫生组织公布(2005年):/
	NICHD和FDA研究归纳(2011年):/
	tsrlinc网站:/
	BDDCS分类:/

253.4 质量标准

氢溴酸山莨菪碱仅收载入《中国药典》,具体见表253-4:

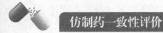

表253-4　氢溴酸山莨菪碱各国药典收载信息

产品名称	收载药典
氢溴酸山莨菪碱	ChP2015
氢溴酸山莨菪碱片	ChP2015

253.5　溶出度标准

溶出度标准比较见表253-5：

表253-5　氢溴酸山莨菪碱片各国溶出度测定方法比较

序号	不同国家	要求
1	中国	/
2	美国	/
3	日本	/

253.6　一致性评价策略

氢溴酸山莨菪碱片为我国原研产品，需进行以有效性为终点的评价。

257. 维A酸片

257.1 品种基本信息

维A酸片为细胞诱导分化药。维A酸是维生素A的代谢中间体,主要影响骨的生长与上皮代谢。通过调节表皮细胞的有丝分裂和表皮细胞的更新,促进正常角化,影响上皮代谢,对上皮角细胞的生长和角质层的脱落有明显的促进作用。可促使已有的粉刺去除,同时又抑制新的粉刺;可阻止角质栓的堵塞,对角蛋白的合成有抑制作用。

基本信息见表257-1:

表257-1 维A酸片基本信息汇总

通用名	维A酸片
英文名	Tretinoin Tablets
剂型规格	片剂,规格:10mg、20mg,待评价规格:10mg
主成分化学名	3,7-二甲基-9-(2,6,6-三甲基环己烯)-2,4,6,8全反式壬四烯酸
结构式	
分子式 分子量	$C_{20}H_{28}O_2$ 300.44
CAS号	302-79-4
适应证	适用于痤疮、扁平苔癣、白斑、毛发红糠疹和面部糠疹等;可作为银屑病、鱼鳞病的辅助治疗;也可用于治疗多发性寻常疣以及角化异常类的各种皮肤病
原研/品牌	Roche & Janssen/-

257.2 国内外上市信息

1971年,维A酸在美国最初由Roche&Janssen和Janssen-Cilag开发,维A酸的权利随后被Mylan Bertek、Pierre Fabre和Galderma获得。本品目前已在全球销售,包括加拿大、法国、德国、意大利、英国和美国。2012年,Cheplapharm从罗氏获得了本品的全球权利。2014年,本品被Cheplapharm授权给DKSH在文莱、中国香港、韩国、老挝、马来西亚、新加坡、泰国和越南的注册、销售等权利。原研剂型为胶囊剂。批准情况见表257-2:

表257-2　维A酸片国内外上市信息

批准国家	类别	内容
中国	国内上市的原研药品	进口原研药品:无
		原研地产化药品:无
	国内上市国际公认的同种药物	国际公认同种药物进口:无
		国际公认地产化药品:无
	其他进口	无
	国产批文	原料3家,片剂4个批准文号,规格为10mg和20mg
美国(FDA批准)	原研批准信息	无
	仿制药信息	无
	RLD信息	2007年6月,FDA批准上市的Barr Labs Inc的10mg胶囊剂(商品名:TRETINOIN)被列为RLD
日本	上市信息	无
	仿制药信息	无片剂上市,1995年3月上市中外制药的10mg胶囊,商品名为VESANOID
EMA	原研信息	无
	仿制药信息	无
英国	上市信息	无
其他	上市信息	无

257.3 理化性质

维A酸原料基本性质见表257-3:

表257-3　维A酸原料理化性质

pKa(25℃)	/
在各溶出介质中的溶解度(37℃)	/
稳定性	/
BCS分类	世界卫生组织公布(2005年):/
	NICHD和FDA研究归纳(2011年):/
	tsrlinc网站:/
	BDDCS分类:Ⅱ

257.4 质量标准

维A酸已收载入各国药典,具体见表257-4:

表257-4　维A酸各国药典收载信息

产品名称	收载药典
维A酸	ChP2015、USP36、EP8.0、BP2013
维A酸片	ChP2015

257.5　溶出度标准

溶出度标准比较见表257-5：

表257-5　维A酸片各国溶出度测定方法比较

序号	不同国家	要求
1	中国	ChP2015：桨法，以磷酸盐缓冲液(pH7.4)-异丙醇(7∶25)900ml为溶出介质，100rpm，45min，限度为70%
2	美国	USP36：/ FDA推荐：胶囊——篮法，0.5%LDAO pH7.8磷酸盐缓冲液900ml，100rpm，取样时间：10min、15min、20min、30min和45min
3	日本	/

257.6　一致性评价策略

（1）原研药品未在国内上市。

（2）国际公认的同种药物未在国内上市。

（3）美国橙皮书中有胶囊剂RLD收载——Barr Labs Inc的10mg胶囊剂，商品名为TRETINOIN。

（4）1995年3月，中外制药上市10mg胶囊，商品名为VESANOID，未推荐参比制剂。

本品为改剂型，且不显著改变药代动力学行为的制剂。根据总局办公厅发布的《仿制药质量和疗效一致性评价工作中改剂型药品(普通口服固体制剂)评价一般考虑》，建议以美国Barr Labs Inc的10mg胶囊剂(商品名：TRETINOIN)作为参比制剂，进行以下研究：①从药物的理化性质、生物学性质、临床需要、患者的依从性、药物经济学、与原研剂型参比制剂的优劣比较等方面分析论证改剂型药品的科学性、合理性和必要性；②体外药学评价；③生物等效性试验。

259. 溴吡斯的明片

259.1 品种基本信息

溴吡斯的明片为可逆性的抗胆碱酯酶药,能抑制胆碱酯酶的活性,使胆碱能神经末梢释放的乙酰胆碱破坏减少,突触间隙中乙酰胆碱积聚,出现毒蕈碱样(M)和烟碱样(N)胆碱受体兴奋作用。此外,对运动终板上的烟碱样胆碱受体(N₂受体)有直接兴奋作用,并能促进运动神经末梢释放乙酰胆碱,从而提高胃肠道、支气管平滑肌和全身骨骼肌的肌张力,作用虽较溴化新斯的明弱,但维持时间较久。

基本信息见表259-1:

表259-1 溴吡斯的明片基本信息汇总

通用名	溴吡斯的明片
英文名	Pyridostigmine Bromide Tablets
剂型规格	片剂,规格:60mg
主成分化学名	溴化1-甲基-3-羟基吡啶翁二甲氨基甲酸酯
结构式	
分子式 分子量	$C_9H_{13}BrN_2O_2$ 261.12
CAS号	101-26-8
适应证	适用于重症肌无力、手术后功能性肠胀气及尿潴留等
原研/品牌	Valeant(罗氏)/MESTINON

259.2 国内外上市信息

本品由罗氏开发,1955年由Valeant在美国上市,商品名为MESTINON,片剂,规格为60mg。原研品也在德国和意大利上市。批准情况见表259-2:

表 259-2　溴吡斯的明片国内外上市信息

批准国家	类别	内容
中国	国内上市的原研药品	进口原研药品:无
		原研地产化药品:无
	国内上市国际公认的同种药物	国际公认同种药物进口:无
		国际公认地产化药品:无
	其他进口	无
	国产批文	原料2家,片剂3个批准文号,均为60mg
美国(FDA批准)	原研批准信息	1955年4月,Valeant Pharms LLC 上市了片剂,商品名为MESTINON,规格为60mg,被列为RLD
	仿制药信息	美国上市的规格仅有60mg,目前上市的公司有 Impax Labs Inc、Valeant Pharms 和 Zydus Pharms
	RLD信息	Valeant Pharmaceuticals North America LLC上市的60mg片剂被列为RLD
日本	参比制剂信息	2008年12月,共和药品工业上市了溴吡斯的明片,规格为60mg,商品名为MESTINON,被列为参比制剂
	仿制药信息	无
EMA	原研信息	无
	仿制药信息	无
英国	上市信息	1998年3月,Meda Pharmaceuticals Ltd 在英国上市60mg片剂,商品名为MESTINON;2012年2月,Auden Mckenzie在英国上市60mg片剂,商品名为PYRIDOSTIGMINE
其他	上市信息	Lime Pharma Limited Mckenzie House、Bury Street GB-HA4 7TL Ruislip、Middlesex United Kingdom 在德国上市了60mg片剂

259.3　理化性质

溴吡斯的明原料基本性质见表259-3:

表 259-3　溴吡斯的明原料理化性质

pKa(25℃)	pKa＝1.046(针对季铵,采用吸光度法测定)
在各溶出介质中的溶解度(37℃)	pH1.2:1g/ml以上 pH4.0:1g/ml以上 pH6.8:1g/ml以上 水:1g/ml以上
稳定性	水:未测定 各pH溶出介质中:未测定 光:未测定

BCS分类	世界卫生组织公布（2005年）：/
	NICHD和FDA研究归纳（2011年）：/
	tsrlinc网站：Ⅲ
	BDDCS分类：Ⅲ

259.4　质量标准

溴吡斯的明已收载入各国药典，具体见表259-4：

表259-4　溴吡斯的明各国药典收载信息

产品名称	收载药典
溴吡斯的明	ChP2015、USP36、BP2013、EP8.0、JP16
溴吡斯的明片	ChP2015、USP36

259.5　溶出度标准

溶出度标准比较见表259-5：

表259-5　溴吡斯的明片各国溶出度测定方法比较

序号	不同国家	要求
1	中国	ChP2015：桨法，以水900ml为溶出介质，100rpm，60min，限度为80%
2	美国	USP36：桨法，以水900ml为溶出介质，50rpm，60min，限度为80%
		FDA推荐：同USP
3	日本	PMDA收载了4条溶出曲线，且CDE已翻译并公布，溶出度标准测定方法：桨法，以水900ml为溶出介质，50rpm，60min，限度为80%

259.6　一致性评价策略

鉴于：

（1）原研药品未在国内上市。

（2）国际公认的同种药物未在国内上市。

（3）美国橙皮书中有RLD收载，为Valeant Pharmaceuticals North America LLC生产的MESTINON，60mg片剂被列为RLD。

（4）日本橙皮书中列出参比制剂：2008年12月19日共和药品工业上市了溴吡斯的明片，规格为60mg，商品名为MESTINON。

因此,建议以美国溴吡斯的明片(商品名:MESTINON)作为参比制剂,进行仿制药一致性评价。

261. 左甲状腺素钠片

品种基本信息

左甲状腺素钠为甲状腺激素类药。本品为人工合成的四碘甲状腺原氨酸钠,在体内转变成三碘甲状腺原氨酸(T_3)而活性增强,具有维持人体正常生长发育、促进代谢、增加产热和提高交感–肾上腺系统感受性等作用。

基本信息见表261–1:

表261–1 左甲状腺素钠片基本信息汇总

通用名	左甲状腺素钠片
英文名	Levothyroxine Sodium Tablets
剂型规格	片剂,规格:50μg
主成分化学名	O–(4–羟基–3,5–二碘苯基)–3,5–二碘–L–酪氨酸单钠盐水合物
结构式	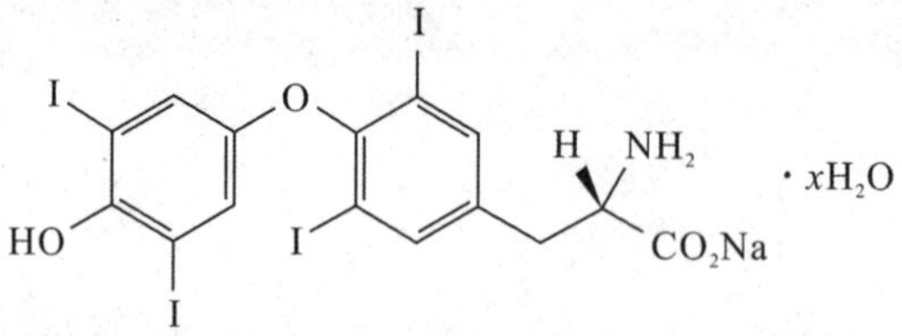
分子式 分子量	$C_{15}H_{10}I_4NNaO_4$ 798.86
CAS号	25416–65–3
适应证	适用于先天性甲状腺功能减退症(克汀病)与儿童及成人的各种原因引起的甲状腺功能减退症的长期替代治疗,也可用于单纯性甲状腺肿、慢性淋巴性甲状腺炎、甲状腺癌手术后的抑制(及替代)治疗,亦可用于诊断甲状腺功能亢进症的抑制试验
原研/品牌	Abbvie/SYNTHROID

261.2 国内外上市信息

本品最初由 Abbott Labs 开发,1955年上市,片剂,商品名为SYNTHROID。批准情况见表261–2:

表261-2 左甲状腺素钠片国内外上市信息

批准国家	类别	内容
中国	国内上市的原研药品	进口原研药品：德国 Merck Serono GmbH 的 EUTHYROX（优甲乐）50μg 和 100μg 片，德国 Berlin-Chemie AG 进口上市的 LETROX（雷替斯）50μg 和 100μg 片
		原研地产化药品：无
	国内上市国际公认的同种药物	国际公认同种药物进口：无
		国际公认地产化药品：无
	其他进口	无
	国产批文	原料1个批文，片剂4个批文
美国（FDA批准）	原研批准信息	最早由 Jerome Stevens 于 2000 年 8 月在美国上市 0.025mg、0.075mg、0.15mg、0.2mg 和 0.3mg 等多个规格，商品名为 UNITHROID
	仿制药信息	除推荐参比制剂厂家外，无其他企业上市
	RLD信息	FDA指定RLD：Alara Pharm 于 2002 年 3 月上市 0.3mg 片，商品名为 LEVO-T；2002 年 6 月，Mylan 上市 0.3mg 片；King Pharms R&D 于 2001 年 5 月上市 0.2mg 片，商品名为 LEVOXYL；2002 年 7 月，Abbvie 上市 0.3mg 片，商品名为 SYNTHROID；Stevens J 于 2000 年 8 月上市 0.3mg 片，商品名为 UNITHROID
日本	参比制剂信息	1964 年 8 月，Aska 制药（武田药品工业株式会社）上市 0.01% 散剂，无片剂上市
	仿制药信息	无
EMA	原研信息	无
	仿制药信息	无
英国	上市信息	最早由 Actavis 于 1978 年 6 月上市 50μg 和 100μg 片
法国	上市信息	Merck Sante 于 1980 年上市 50μg 片，随后又上市 75μg、150μg、200μg、125μg、175μg、100μg 和 25μg 规格片剂，商品名为 LEVOTHYROX
其他	上市信息	2001 年 5 月，默克在德国上市了多个规格片剂；Uni-Pharma Kleon Tsetis Pharmaceuticals Laboratories S.A. 等公司在荷兰上市了 50μg、75μg、100μg 和 25μg 规格片剂

261.3 理化性质

左甲状腺素钠原料基本性质见表261-3：

表261-3　左甲状腺素钠原料理化性质

pKa(25℃)	/
在各溶出介质中的溶解度 （37℃）	/
稳定性	/
BCS分类	世界卫生组织公布(2005年)：Ⅲ
	NICHD和FDA研究归纳(2011年)：Ⅰ/Ⅲ
	tsrlinc网站：Ⅰ
	BDDCS分类：/

261.4　质量标准

左甲状腺素钠已收载入各国药典,具体见表261-4:

表261-4　左甲状腺素钠各国药典收载信息

产品名称	收载药典
左甲状腺素钠	中国《新药转正标准》、EP8.0、BP2013、USP36、JP16
左甲状腺素钠片	中国《新药转正标准》、USP36、JP16

261.5　溶出度标准

溶出度标准比较见表261-5:

表261-5　左甲状腺素钠片各国溶出度测定方法比较

序号	不同国家	要求
1	中国	《新药转正标准》:小杯法,pH7.4的磷酸盐缓冲液100ml,100rpm,80min,限度为70%
2	美国	USP36: 方法一:桨法,含0.2%十二烷基硫酸钠的0.01mol/L盐酸溶液500ml,50rpm,45min,限度为70% 方法二:桨法,含0.2%十二烷基硫酸钠的0.01mol/L盐酸溶液500ml,50rpm,15min,限度为80% 方法三:桨法,含0.2%十二烷基硫酸钠的0.01mol/L盐酸溶液500ml,50rpm,45min,限度为80% 方法四:桨法,0.01mol/L盐酸500ml(含左甲状腺素钠25～175μg)或900ml(含左甲状腺素钠200～300μg),75rpm,45min,限度为80%
3	日本	/

261.6 一致性评价策略

鉴于：

(1)原研产品未在我国进口上市。

(2)国际公认的同种药物未在国内上市。

(3)左甲状腺素钠最初由 Abbott Labs 开发,1955年上市,片剂,商品名为SYNTHROID, 2002年7月由 Abbvie 上市的0.3mg片(商品名:SYNTHROID)被FDA列为参比制剂。

因此,建议以 Abbvie 上市的0.3mg片(商品名:SYNTHROID)为参比制剂,进行一致性评价,但应注意规格问题。

266. 醋酸甲地孕酮片

266.1 品种基本信息

醋酸甲地孕酮为孕激素受体激动剂,对垂体促性腺激素的释放有一定的抑制作用,但比左炔诺孕酮和炔诺酮为弱。不具有雌激素和雄激素样活性,但有明显抗雌激素作用。与雌激素合用,抑制排卵。动物致畸试验表明,其对家兔具有增加死胎率和致畸作用。

基本信息见表266-1:

表266-1　醋酸甲地孕酮片基本信息汇总

通用名	醋酸甲地孕酮片
英文名	Megestrol Acetate Tablets
剂型规格	片剂,待评价规格:已批准的所有规格(1mg、2mg和160mg)
主成分化学名	6-甲基-17α-羟基孕甾-4,6-二烯-3,20-二酮17-醋酸酯
结构式	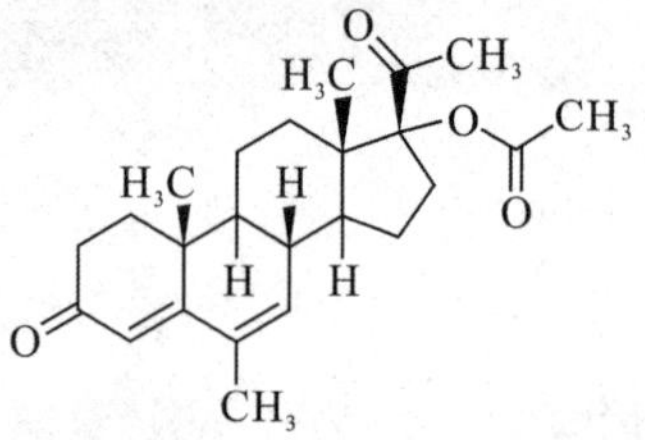
分子式 分子量	$C_{24}H_{32}O_4$ 384.52
CAS号	595-33-5
适应证	①160mg规格:本品适用于晚期乳腺癌和子宫内膜癌的姑息治疗(即复发性、不能手术或已经转移的患者) ②1mg和2mg:治疗月经不调、功能性子宫出血、子宫内膜异位症
原研/品牌	Bristol-Myers Squibb/MEGACE

266.2 国内外上市信息

醋酸甲地孕酮片最早于1971年在美国上市,规格为20mg和40mg,同时在欧洲多国上市。批准情况见表266-2:

表266-2　醋酸甲地孕酮片国内外上市信息

批准国家	类别	内容
中国	国内上市的原研药品	进口原研药品:无。曾经有进口产品上市,BMS公司的MEGACE(梅格施)
		原研地产化药品:无
	国内上市国际公认的同种药物	国际公认同种药物进口:无
		国际公认地产化药品:无
	其他进口	无
	国产批文	原料3家,片剂3个批准文号,规格为1mg、2mg和160mg
美国(FDA批准)	原研批准信息	1971年,Bristol-Myers Squibb上市商品名为MEGACE的片剂,规格为20mg和40mg,目前已停止上市
	仿制药信息	美国上市的有20mg和40mg两种规格,目前上市的公司有Barr Labs、Roxane Labs和Par Pharms
	RLD信息	Par Pharmaceutical Inc生产的40mg片剂(商品名:MEGESTROL ACETATE)被列为RLD
日本	参比制剂信息	无
	仿制药信息	无
EMA	原研信息	无
	仿制药信息	无
英国	上市信息	Pharm Swiss(分销商:Swedish Orphan Biovitrum Ltd)于1985年11月在英国上市160mg片,商品名:MEGACE(BMS所有)
其他	上市信息	Stragen Nordic A/S Helsingørsgade 8C DK-3400 Hillerød Denmark 和 Mithra Pharmaceuticals SA Rue Saint-Georges 5 4000 Liege Belgium 于2008年8月在比利时上市了醋酸甲地孕酮片,规格均为5mg

266.3　理化性质

醋酸甲地孕酮原料基本性质见表266-3:

表266-3　醋酸甲地孕酮原料理化性质

pKa(25℃)	/
在各溶出介质中的溶解度(37℃)	/
稳定性	/
BCS分类	世界卫生组织公布(2005年):/
	NICHD和FDA研究归纳(2011年):Ⅱ/Ⅲ/Ⅰ
	tsrlinc网站:Ⅰ
	BDDCS分类:/

266.4　质量标准

醋酸甲地孕酮已收载入各国药典,具体见表266-4:

表266-4　醋酸甲地孕酮各国药典收载信息

产品名称	收载药典
醋酸甲地孕酮	ChP2015、USP36、EP8.0、IP2010
醋酸甲地孕酮片	ChP2015、USP36

266.5　溶出度标准

溶出度标准比较见表266-5:

表266-5　醋酸甲地孕酮片各国溶出度测定方法比较

序号	不同国家	要求
1	中国	ChP2015: 1mg/2mg/4mg:小杯法,以1%十二烷基硫酸钠溶液200ml为溶出介质,75rpm,60min,限度为75%
		160mg:小杯法,以1%十二烷基硫酸钠溶液900ml为溶出介质,75rpm,60min,限度为75%
2	美国	USP36:桨法,以1% SDS溶液900ml为溶出介质,75rpm,60min,限度为75%
		FDA推荐:同USP
3	日本	/

266.6　一致性评价策略

鉴于:

(1)原研药品(BMS公司的MEGACE/梅格施)曾在我国上市,但现已停止上市。

(2)国际公认的同种药物未在国内上市。

(3)美国原研已停止上市,目前将Par Pharmaceutical Inc生产的40mg片剂(商品名:MEGESTROL ACETATE)列为RLD。

(4)英国Pharm Swiss (分销商:Swedish Orphan Biovitrum Ltd)上市160mg片,商品名:MEGACE(BMS所有)。

因此,建议以英国Pharm Swiss上市的160mg片(商品名:MEGACE)或美国RLD:MEGESTROL ACETATE作为参比制剂,进行参比制剂备案,申请一次性进口批文。

270. 复方醋酸甲地孕酮片

270.1 品种基本信息

复方醋酸甲地孕酮片系由孕激素与雌激素的衍生物组成的复方制剂。孕激素的衍生物醋酸甲地孕酮能阻止孕卵着床,并使宫颈黏液黏度增加,阻止精子穿透。雌激素的衍生物炔雌醇能抑制促性腺激素分泌,从而抑制卵巢排卵。两种成分配伍,既增强避孕作用,又减少了不良反应。

基本信息见表270-1:

表270-1 复方醋酸甲地孕酮片基本信息汇总

通用名	复方醋酸甲地孕酮片	
英文名	Compound Megestrol Acetate Tablets	
剂型规格	片剂,规格:每片含主要成分醋酸甲地孕酮1mg、炔雌醇0.035mg	
主成分化学名	6-甲基-17α-羟基孕甾-4,6-二烯-3,20-二酮17-醋酸酯	3-羟基-19-去甲-17a-孕甾-1,3,5(10)-三烯-20-炔-17-醇
结构式	醋酸甲地孕酮	炔雌醇
分子式 分子量	C₂₄H₃₂O₄ 384.52	C₂₀H₂₄O₂ 296.41
CAS号	595-33-5	57-63-6
适应证	用于女性口服避孕	
原研/品牌	/	

270.2 国内外上市信息

批准情况见表270-2:

表 270-2　复方醋酸甲地孕酮片国内外上市信息

批准国家	类别	内容
中国	国内上市的原研药品	进口原研药品：无
		原研地产化药品：无
	国内上市国际公认的同种药物	国际公认同种药物进口：无
		国际公认地产化药品：无
	其他进口	无
	国产批文	制剂仅1个批准文号，规格为醋酸甲地孕酮/炔雌醇：1mg/0.035mg
美国（FDA批准）	原研批准信息	无
	仿制药信息	无
	RLD信息	无
日本	参比制剂信息	无
	仿制药信息	无
EMA	原研信息	无
	仿制药信息	无
其他	上市信息	无

270.3　理化性质

复方醋酸甲地孕酮片的原料为醋酸甲地孕酮和炔雌醇，基本性质见表270-3：

表270-3　醋酸甲地孕酮和炔雌醇原料理化性质

		醋酸甲地孕酮	炔雌醇
pKa（25℃）		/	/
在各溶出介质中的溶解度（37℃）		/	/
稳定性		/	/
BCS分类	世界卫生组织公布（2005年）	/	I
	NICHD和FDA研究归纳（2011年）	II / III / I	I
	tsrlinc网站	I	I
	BDDCS分类	/	I

270.4　质量标准

复方醋酸甲地孕酮片仅收载入《中国药典》，具体见表270-4：

表 270-4　复方醋酸甲地孕酮片各国药典收载信息

产品名称	收载药典
醋酸甲地孕酮、炔雌醇	ChP2015
复方醋酸甲地孕酮片	ChP2015

270.5　溶出度标准

溶出度标准比较见表270-5：

表 270-5　复方醋酸甲地孕酮片各国溶出度测定方法比较

序号	不同国家	要求
1	中国	ChP2015：桨法，以0.5%十二烷基硫酸钠500ml 为溶出介质，75rpm，60min，限度为75%
2	美国	/
3	日本	/

270.6　一致性评价策略

参比制剂不详，一致性评价需谨慎。

271. 复方利血平氨苯蝶啶片

271.1 品种基本信息

复方利血平氨苯蝶啶片是含利血平、氨苯蝶啶、氢氯噻嗪和硫酸双肼屈嗪的复方制剂。其中,氢氯噻嗪和氨苯蝶啶为利尿药,可减少水钠潴留,使血容量降低,循环血量减少,起到降压作用。同时,由于排钠能使血管壁钠离子浓度降低,使血管对儿茶酚胺类药及血管紧张素的反应性减弱,因此能增加基础降压药的降压效果,起到协同作用。氢氯噻嗪与氨苯蝶啶合用能增强利尿作用,各自剂量减少,并互相拮抗副作用。氢氯噻嗪作用于远曲小管及髓襻升支皮质部,抑制钠离子的重吸收,使大量钠离子到达远曲肾小管和集合管,而起利尿作用。氨苯蝶啶为保钾型利尿药,有较弱的利尿作用,并可缓解氢氯噻嗪引起的低钾血症。硫酸双肼屈嗪和利血平是降压药,扩张细小动脉而使血压下降。利血平能使交感神经节后纤维末梢贮存的传导介质去甲肾上腺素减少乃至耗竭,产生抑制去甲肾上腺素能神经作用,使血压下降。这两种药物合用,降压效果有协同作用。

基本信息见表271-1:

表271-1 复方利血平氨苯蝶啶片基本信息汇总

通用名	复方利血平氨苯蝶啶片			
英文名	Compound Reserpine and Triamterene Tablets			
剂型规格	片剂,规格:每片含利血平0.1mg、氨苯蝶啶12.5mg、氢氯噻嗪12.5mg、硫酸双肼屈嗪12.5mg			
主成分化学名	18β-(3,4,5-三甲氧基苯甲酰氧基)-11,17α-二甲氧基-3β,20α-育亨烷-16β-甲酸甲酯	2,4,7-三氨基-6-苯基蝶啶	6-氯-3,4-二氢-2H-1,2,4-苯并噻二嗪-7-磺酰胺-1,1-二氧化物	1,4-双肼基-2,3-二氮杂萘的硫酸盐二倍半水化物
结构式	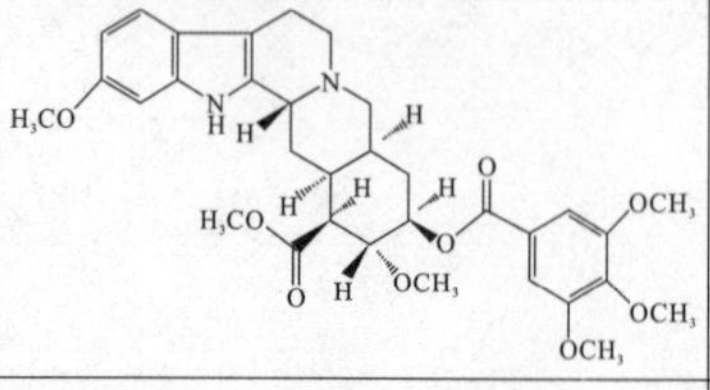	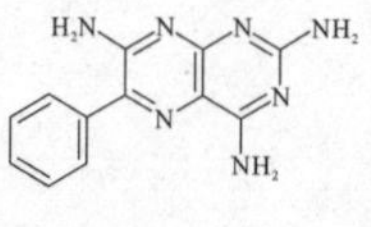	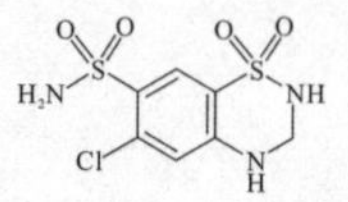	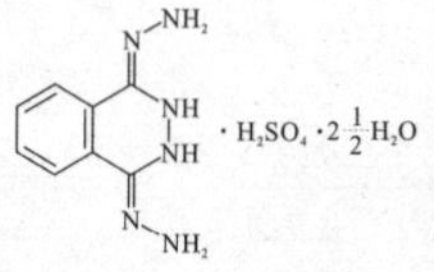
分子式	$C_{33}H_{40}N_2O_9$	$C_{12}H_{11}N_7$	$C_7H_8ClN_3O_4S_2$	$C_8H_{10}N_6 \cdot H_2SO_4 \cdot 2\frac{1}{2}H_2O$
分子量	608.69	253.27	297.64	333.32
CAS号	50-55-5	396-01-0	58-93-5	7327-87-9
适应证	用于治疗轻、中度高血压,对于重度高血压需与其他降压药合用			
原研	无			

271.2 国内外上市信息

批准情况见表271-2：

表271-2 复方利血平氨苯蝶啶片国内外上市信息

批准国家	类别	内容
中国	国内上市的原研药品	进口原研药品:无
		原研地产化药品:无
	国内上市国际公认的同种药物	国际公认同种药物进口:无
		国际公认地产化药品:无
	其他进口	无
	国产批文	复方利血平氨苯蝶啶片1个批文
美国（FDA批准）	原研批准信息	无
	仿制药信息	无
	RLD信息	无
日本	参比制剂信息	无
	仿制药信息	无
EMA	原研信息	无
	仿制药信息	无
英国	上市信息	无
其他	上市信息	无

271.3 理化性质

复方利血平氨苯蝶啶片中各成分原料基本性质见表271-3：

表271-3 复方利血平氨苯蝶啶片中各成分原料理化性质

	利血平	氨苯蝶啶	氢氯噻嗪	硫酸双肼屈嗪
pKa(25℃)	/	/	$pKa_1=8.6$（针对磺酰胺基,采用滴定法测定） $pKa_2=9.9$（针对氨基,采用滴定法测定）	/
在各溶出介质中的溶解度（37℃）	/	/	pH1.2:0.94mg/ml;pH4.0:1.00mg/ml;pH6.8:1.00mg/ml;水:0.99mg/ml	/
稳定性	/	/	水:未测定 各pH溶出介质中:未测定 光:未测定	/

		利血平	氨苯蝶啶	氢氯噻嗪	硫酸双肼屈嗪
BCS分类	世界卫生组织公布（2005年）	/	/	Ⅲ	/
	NICHD和FDA研究归纳（2011年）	/	Ⅱ	Ⅲ/Ⅳ	/
	tsrlinc网站	Ⅰ	/	Ⅳ	/
	BDDCS分类	/	Ⅱ	Ⅲ	/

271.4　质量标准

复方利血平氨苯蝶啶片及其各成分原料已收载入各国药典,具体见表271-4:

表271-4　复方利血平氨苯蝶啶片及其各成分原料各国药典收载信息

产品名称	收载药典
利血平	ChP2015、USP36、JP16、EP8.0、BP2013、IP2010
氨苯蝶啶	ChP2015、USP36、JP16、EP8.0、BP2013、IP2010
氢氯噻嗪	ChP2015、USP36、JP16、BP2013、IP2010
硫酸双肼屈嗪	ChP2015、EP8.0、BP2013
复方利血平氨苯蝶啶片	ChP2015

271.5　溶出度标准

溶出度标准比较见表271-5:

表271-5　复方利血平氨苯蝶啶片各国溶出度测定方法比较

序号	不同国家	要求
1	中国	ChP2015:桨法,0.1mol/L盐酸溶液900ml,75rpm,45min,限度均为70%(氢氯噻嗪与氨苯蝶啶)
2	美国	/
3	日本	/

271.6　一致性评价策略

参比制剂不详,一致性评价需谨慎。

272. 复方磷酸萘酚喹片

272.1 品种基本信息

磷酸萘酚喹对各种疟原虫裂殖体及某些种株疟原虫配子体和组织期原虫有杀灭作用；对抗药性疟原虫有良好的治疗作用；对疟原虫有长效预防作用。

基本信息见表272-1：

表272-1　复方磷酸萘酚喹片基本信息汇总

通用名	复方磷酸萘酚喹片	
英文名	Compound Naphthoquine Phosphate Tablets	
剂型规格	片剂，规格：每片含萘酚喹100mg及青蒿素250mg；每片含青蒿素0.125g及萘酚喹50mg	
主成分化学名	4-(7-氯-4-喹啉氨基)-2-特丁氨甲基-5,6,7,8-甲氢-1-萘酚的二磷酸盐二水合物	(3R,5aS,6R,8aS,9R,12S,12aR)-八氢-3,6,9-三甲基-3,12-桥氧-12H-吡喃并(4,3-j)-1,2-苯并二塞平-10(3H)-酮
结构式	\n磷酸萘酚喹	\n青蒿素
分子式\n分子量	$C_{24}H_{28}N_3OCl \cdot 2H_3PO_4 \cdot 2H_2O$\n605.942	$C_{15}H_{22}O_5$\n282.332
CAS号	173531-58-3	63968-64-9
适应证	适用于恶性疟、间日疟和抗药性疟疾的治疗	
原研/品牌	昆明制药集团股份有限公司、中国军事医学科学院微生物流行病所/ARCO	

272.2 国内外上市信息

本品由昆明制药集团股份有限公司和中国军事医学科学院微生物流行病所联合开发，商品名为ARCO。批准情况见表272-2：

表272-2　复方磷酸萘酚喹片国内外上市信息

批准国家	类别	内容
中国	国内上市的原研药品	进口原研药品:无
		原研地产化药品:无
	国内上市国际公认的同种药物	国际公认同种药物进口:无
		国际公认地产化药品:无
	其他进口	无
	国产批文	2个批准文号,规格:每片含萘酚喹100mg及青蒿素250mg;每片含青蒿素125mg及萘酚喹50mg
美国（FDA批准）	原研批准信息	无
	仿制药信息	无
	RLD信息	无
日本	参比制剂信息	无
	仿制药信息	无
EMA	原研信息	无
	仿制药信息	无
其他	上市信息	无

272.3　理化性质

复方磷酸萘酚喹片及其各成分原料基本性质见表272-3:

表272-3　复方磷酸萘酚喹片及其各成分原料理化性质

pKa(25℃)	/
在各溶出介质中的溶解度(37℃)	/
稳定性	/
BCS分类	世界卫生组织公布(2005年):/
	NICHD和FDA研究归纳(2011年):/
	tsrlinc网站:/
	BDDCS分类:/

272.4　质量标准

复方磷酸萘酚喹片仅收载入《中国药典》,具体见表272-4:

表272-4　复方磷酸萘酚喹片各国药典收载信息

产品名称	收载药典
复方磷酸萘酚喹片	ChP2015

272.5 溶出度标准

溶出度标准比较见表272-5：

表272-5　复方磷酸萘酚喹片各国溶出度测定方法比较

序号	不同国家	要求
1	中国	磷酸萘酚喹：篮法，以水900ml为溶出介质，100rpm，30min，限度为70% 青蒿素：桨法，以0.5%十二烷基硫酸钠溶液1000ml为溶出介质，100rpm，45min，限度为70%
2	美国	/
3	日本	/

272.6 一致性评价策略

本品为我国原研产品，需进行以有效性为终点的评价。

273. 琥珀酸亚铁片

273.1 品种基本信息

铁是红细胞中血红蛋白的组成元素。缺铁时,红细胞合成血红蛋白量减少,致使红细胞体积变小,携氧能力下降,形成缺铁性贫血。口服本品可补充铁元素,纠正缺铁性贫血。

基本信息见表273-1:

表273-1 琥珀酸亚铁片基本信息汇总

通用名	琥珀酸亚铁片
英文名	Ferrous Succinate Tablets
剂型规格	片剂,规格:0.1g
主成分化学名	/
结构式	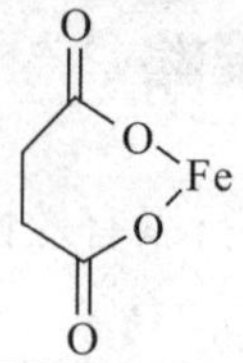
分子式	$C_4H_4FeO_4$
分子量	171.95
CAS号	10030-90-7
适应证	用于缺铁性贫血的预防和治疗
原研/品牌	/

273.2 国内外上市信息

批准情况见表273-2:

表273-2 琥珀酸亚铁片国内外上市信息

批准国家	类别	内容	
中国	国内上市的原研药品	进口原研药品:无	
		原研地产化药品:无	
	国内上市国际公认的同种药物	国际公认同种药物进口:无	
		国际公认地产化药品:无	
	其他进口	无	
	国产批文	原料3家,片剂3个批准文号,均为0.1g	

批准国家	类别	内容
美国 （FDA批 准）	原研批准信息	无
	仿制药信息	无
	RLD信息	无
日本	参比制剂信息	无
	仿制药信息	无
EMA	原研信息	无
	仿制药信息	无
其他	上市信息	无

273.3 理化性质

琥珀酸亚铁原料基本性质见表273-3：

表273-3 琥珀酸亚铁原料理化性质

pKa(25℃)	/
在各溶出介质中的溶解度(37℃)	/
稳定性	/
BCS分类	世界卫生组织公布(2005年)：Ⅲ
	NICHD和FDA研究归纳(2011年)：/
	tsrlinc网站：/
	BDDCS分类：Ⅲ

273.4 质量标准

无。

273.5 溶出度标准

溶出度标准比较见表273-4：

表273-4 琥珀酸亚铁片各国溶出度测定方法比较

序号	不同国家	要求
1	中国	ChP2015：桨法，以稀盐酸24ml加水至1000ml为溶出介质，150rpm，60min，限度为80%
2	美国	/
3	日本	/

273.6　一致性评价策略

参比制剂不详，一致性评价需谨慎。

275. 环磷酰胺片

275.1 品种基本信息

环磷酰胺片在体外无活性,进入体内被肝脏或肿瘤内存在的过量的磷酰胺酶或磷酸酶水解,变为活化作用型的磷酰胺氮芥而起作用。其作用机制与氮芥相似,与DNA发生交叉联结,抑制DNA的合成,也可干扰RNA的功能,属细胞周期非特异性药物。本品抗瘤谱广,对多种肿瘤有抑制作用。

基本信息见表275-1:

表275-1 环磷酰胺片基本信息汇总

通用名	环磷酰胺片
英文名	Cyclophosphamide Tablets
剂型规格	片剂,规格:50mg
主成分化学名	P-[N,N-双(β-氯乙基)]-1-氧-3-氮-2-磷杂环己烷-P-氧化物一水合物
结构式	
分子式 分子量	$C_7H_{15}Cl_2N_2O_2P \cdot H_2O$ 279.10
CAS号	6055-19-2
适应证	本品为目前广泛应用的抗癌药物,对恶性淋巴瘤、急性或慢性淋巴细胞白血病、多发性骨髓瘤有较好的疗效,对乳腺癌、睾丸肿瘤、卵巢癌、肺癌、头颈部鳞癌、鼻咽癌、神经母细胞瘤、横纹肌肉瘤及骨肉瘤均有一定的疗效
原研/品牌	西ドイツのアスタ・ウェルケ社(現德国BAXTER)研究所/CYTOXAN

275.2 国内外上市信息

环磷酰胺由Bristol-Myers Squibb于1957年开发,后来在欧洲授权给Baxter Oncology,在日本授权给Shionogi,商品名包括CYTOXAN和ENDOXAN。批准情况见表275-2:

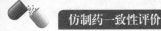

表275-2　环磷酰胺片国内外上市信息

批准国家	类别	内容
中国	国内上市的原研药品	进口原研药品:无
		原研地产化药品:无
	国内上市国际公认的同种药物	国际公认同种药物进口:无
		国际公认地产化药品:无
	其他进口	无
	国产批文	原料6家,制剂仅1个批准文号,规格为50mg
美国（FDA批准）	原研上市信息	1959年11月,Baxter Healthcare在美国上市环磷酰胺片,商品名为CYTOX-AN,现已停止上市
	仿制药信息	1999年8月,Roxane在美国上市25mg和50mg片剂,商品名为CYCLO-PHOSPHAMIDE
	RLD信息	Roxane Laboratories Inc上市的50mg片剂被列为RLD
日本	参比制剂信息	1992年10月,盐野义制药上市50mg环磷酰胺片,商品名为ENDOXAN
	仿制药信息	无
EMA	原研信息	无
	仿制药信息	无
其他	上市信息	Baxter Healthcare Ltd于2004年1月在英国上市50mg片剂,商品名为CY-TOXAN

275.3　理化性质

环磷酰胺原料基本性质见表275-3:

表275-3　环磷酰胺原料理化性质

pKa(25℃)	pKa＝8.88(针对氨基,采用滴定法测定)
在各溶出介质中的溶解度(37℃)	pH1.2:74mg/ml
	pH4.0:72mg/ml
	pH6.8:70mg/ml
	水:75mg/ml
稳定性	水:未测定
	各pH溶出介质中:未测定
	光:未测定
BCS分类	世界卫生组织公布(2005年):/
	NICHD和FDA研究归纳(2011年):Ⅰ/Ⅲ
	tsrlinc网站:Ⅲ
	BDDCS分类:Ⅰ

275.4 质量标准

环磷酰胺已收载入各国药典,具体见表275-4:

表275-4 环磷酰胺各国药典收载信息

产品名称	收载药典
环磷酰胺	ChP2015、JP14、BP2013、EP8.0、USP36、IP2010
环磷酰胺片	ChP2015、JP16、BP2013、USP36、IP2010

275.5 溶出度标准

溶出度标准比较见表275-5:

表275-5 环磷酰胺片各国溶出度测定方法比较

序号	不同国家	要求
1	日本	PMDA收载了4条溶出曲线,且CDE已翻译并公布,溶出度标准测定方法:桨法,以水900ml为溶出介质,50rpm,45min,限度为75%
2	美国	USP36:篮法,以水900ml为溶出介质,100rpm,45min,限度为75%
		FDA推荐:篮法,100rpm,水900ml,取样时间:10min、20min、30min、45min和60min
3	中国	/

275.6 一致性评价策略

鉴于:

(1)原研产品未在我国进口上市。

(2)国际公认的同种药物未在国内上市。

(3)原研已在美国停止上市,目前,RLD为Roxane Laboratories Inc于1999年8月获批上市的50mg片剂,商品名为CYCLOPHOSPHAMIDE。

(4)日本盐野义制药上市了50mg环磷酰胺片,商品名为ENDOXAN,为参比制剂。

(5)Baxter Healthcare Ltd在英国上市50mg片剂,商品名为CYTOXAN。

因此,建议以盐野义在日本上市的ENDOXAN或Baxter在英国上市的CYTOXAN作为参比制剂,进行仿制药一致性评价。

277. 米索前列醇片

277.1 **品种基本信息**

　　米索前列醇片为天然前列腺素 E_1 的类似物,能够促进消化性溃疡愈合或缓解症状。本品对胃、十二指肠黏膜的保护作用是通过抑制基础的、刺激性的及夜间胃酸的分泌,减少胃酸的分泌量,降低胃液的蛋白水解酶活性,增加碳酸氢盐和黏液的分泌。

　　基本信息见表277-1:

表277-1　米索前列醇片基本信息汇总

通用名	米索前列醇片
英文名	Misoprostol Tablets
剂型规格	片剂,规格:200μg
主成分化学名	(±)-甲基-(1R,2R,3R)-3-羟基-2-[(E)-(4RS)-4-羟基-4-甲基-1-辛烯基]-5-氧代环戊基庚酰酯
结构式	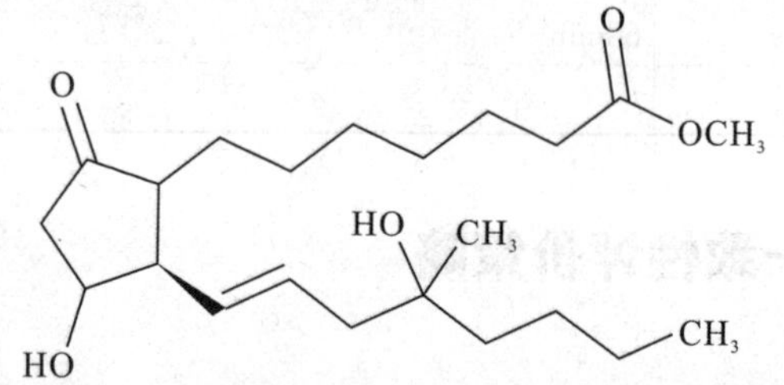
分子式 分子量	$C_{22}H_{38}O_5$ 382.60
CAS 号	59122-46-2
适应证	本品用于治疗十二指肠溃疡和胃溃疡,包括关节炎患者因服用非甾体类抗炎药(NSAID)所引起的十二指肠溃疡和胃溃疡,保障其仍可继续使用NSAID治疗。本品还可用于预防使用NSAID所引起的溃疡
原研/品牌	辉瑞/CYTOTEC

277.2 **国内外上市信息**

　　本品由辉瑞最早于1985年在瑞士上市,商品名为CYTOTEC,随后在法国、意大利、美国、英国和日本等国上市。批准情况见表277-2:

表277-2 米索前列醇片国内外上市信息

批准国家	类别	内容
中国	国内上市的原研药品	进口原研药品:英国 Pharmacia Limited 上市 200μg 片,商品名为喜克馈/CYTOTEC
		原研地产化药品:无
	国内上市国际公认的同种药物	国际公认同种药物进口:无
		国际公认地产化药品:无
	其他进口	无
	国产批文	原料1家,制剂4个批准文号,均为0.2mg
美国（FDA批准）	原研上市信息	GD Searle LLC 分别于 1988 年 12 月和 1990 年 9 月在美国上市 0.2mg 和 0.1mg 规格片剂,商品名为 CYTOTEC
	仿制药信息	美国上市的有 0.1mg 和 0.2mg 两种规格,目前上市的公司有 GD Searle LLC、Ivax Pharmaceuticals Inc、Sub Teva Pharmaceuticals Usa 和 Novel Laboratories Inc
	RLD 信息	GD Searle LLC 生产的 0.2mg 片剂,商品名为 CYTOTEC,被列为 RLD
日本	原研信息	辉瑞(科研)分别于 1993 年 3 月和 1996 年 12 月上市了 200μg 和 100μg 片剂,商品名为 CYTOTEC,未指定为参比制剂
	仿制药信息	无
EMA	原研信息	无
	仿制药信息	无
英国	上市信息	辉瑞在英国上市 200mg 片剂,商品名为 CYTOTEC;Exelgyn 在英国上市 400mg 片剂,商品名为 TOPOGYNE
其他	上市信息	Exelgyn 216 BD Saint-Germain 75007 Paris France 在荷兰上市 400μg 和 600μg 片剂

277.3 理化性质

米索前列醇原料基本性质见表277-3:

表277-3 米索前列醇原料理化性质

pKa(25℃)	/
在各溶出介质中的溶解度(37℃)	/
稳定性	/
BCS分类	世界卫生组织公布(2005年):/
	NICHD 和 FDA 研究归纳(2011年):/
	tsrlinc 网站:/
	BDDCS分类: I

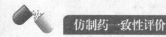

277.4　质量标准

米索前列醇已收载入各国药典,具体见表277-4:

表277-4　米索前列醇各国药典收载信息

产品名称	收载药典
米索前列醇	BP2013、EP8.0、USP36、IP2010
米索前列醇片	/

277.5　溶出度标准

溶出度标准比较见表277-5:

表277-5　米索前列醇片各国溶出度测定方法比较

序号	不同国家	要求
1	中国	ChP2015:/
2	美国	USP36:/
		FDA推荐:桨法,水500ml,50rpm,取样时间:5min、10min、20min和30min
3	日本	/

277.6　一致性评价策略

鉴于已有原研产品进口:英国Pharmacia Limited的200μg米索前列醇片,商品名为喜克馈/CYTOTEC,因此,建议以进口的200μg片剂(商品名:喜克馈)作为参比制剂,进行参比制剂备案,申请一次性进口批文。

278. 炔雌醇片

品种基本信息

炔雌醇为雌激素类药。炔雌醇对下丘脑和垂体有正、负反馈作用。小剂量可刺激促性腺素分泌,大剂量则抑制其分泌,从而抑制卵巢的排卵,达到避孕作用。

基本信息见表278-1:

表278-1　炔雌醇片基本信息汇总

通用名	炔雌醇片
英文名	Ethinylestradiol Tablets
剂型规格	片剂,待评价规格:已批准的所有规格(0.005mg和0.0125mg)
主成分化学名	3-羟基-19-去甲-17α-孕甾-1,3,5(10)-三烯-20-炔-17-醇
结构式	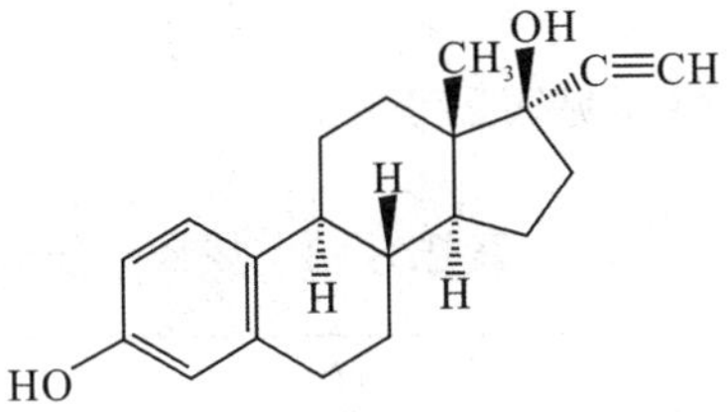
分子式 分子量	$C_{20}H_{24}O_2$ 296.41
CAS号	57-63-6
适应证	适用于补充雌激素不足,治疗女性性腺功能不良、闭经、更年期综合征等;用于晚期乳腺癌(绝经期后妇女)、晚期前列腺癌的治疗;与孕激素类药合用,能抑制排卵,可作避孕药
原研/品牌	拜耳/LYNORAL

278.2 **国内外上市信息**

最初由Organon和Schering AG共同开发,1938年由Jenapharm制药上市,Jenapharm于2001年被Schering AG收购,Schering AG先后被默克和拜耳收购。原研制剂LYNORAL目前在印度等国上市。批准情况见表278-2:

表278-2　炔雌醇片国内外上市信息

批准国家	类别	内容	
中国	国内上市的原研药品	进口原研药品：无	
		原研地产化药品：无	
	国内上市国际公认的同种药物	国际公认同种药物进口：无	
		国际公认地产化药品：无	
	其他进口	无	
	国产批文	原料4家，制剂2个批准文号，规格为0.005mg和0.0125mg	
美国（FDA批准）	原研批准信息	无	
	仿制药信息	无	
	RLD信息	无	
日本	参比制剂信息	无	
	仿制药信息	无	
EMA	原研信息	无	
	仿制药信息	无	
其他	上市信息	UCB Pharma Limited在英国分别上市10μg、50μg和1mg片剂	

278.3　理化性质

炔雌醇原料基本性质见表278-3：

表278-3　炔雌醇原料理化性质

pKa（25℃）	/
在各溶出介质中的溶解度（37℃）	/
稳定性	/
BCS分类	世界卫生组织公布（2005年）：I
	NICHD和FDA研究归纳（2011年）：I
	tsrlinc网站：I
	BDDCS分类：I

278.4　质量标准

炔雌醇已收载入各国药典，具体见表278-4：

表278-4　炔雌醇各国药典收载信息

产品名称	收载药典
炔雌醇	ChP2015、JP16、BP2013、EP8.0
炔雌醇片	ChP2015、JP16、BP2013

278.5　溶出度标准

溶出度标准比较见表278-5：

表278-5　炔雌醇片各国溶出度测定方法比较

序号	不同国家	要求
1	中国	/
2	美国	/
3	日本	/

278.6　一致性评价策略

参比制剂不详，一致性评价需谨慎。

279. 乳糖酸克拉霉素片

279.1 品种基本信息

乳糖酸克拉霉素片为克拉霉素与乳糖酸结合而成的盐。克拉霉素属于半合成的大环内酯类抗生素，可与细菌核糖体50S亚基结合，从而抑制其蛋白合成而产生抗菌作用。

基本信息见表279-1：

表279-1 乳糖酸克拉霉素片基本信息汇总

通用名	乳糖酸克拉霉素片	
英文名	Clarithromycin Lactobionate Tablets	
剂型规格	片剂，规格：0.125g/0.25g	
主成分化学名	乳糖酸	6-O-甲基红霉素
结构式	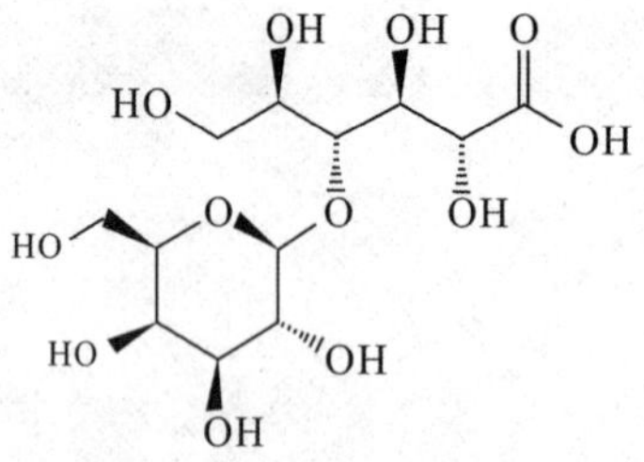	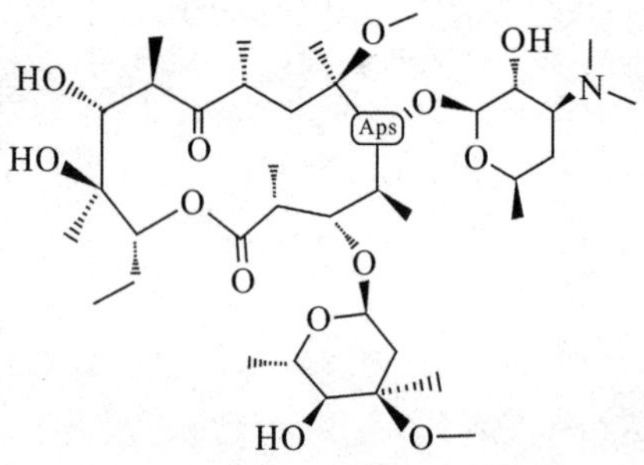
分子式 分子量	$C_{12}H_{22}O_{12}$ 358.3	$C_{38}H_{69}NO_{13}$ 747.96
CAS号	96-82-2	81103-11-9
适应证	克拉霉素适用于对其敏感的致病菌引起的下列感染，包括：下呼吸道感染，如支气管炎、肺炎等；上呼吸道感染，如咽炎、鼻窦炎等；皮肤及软组织感染，如毛囊炎、蜂窝组织炎、丹毒；由鸟型分支杆菌或细胞内分支杆菌引起的局部或弥散性感染；由海龟分支杆菌、意外分支杆菌或堪萨斯分支杆菌引起的局部感染。克拉霉素适用于CD4淋巴细胞数小于或等于$100mm^3$的HIV感染患者预防由弥散性鸟型分支杆菌引起的混合感染。存在胃酸抑制剂时，克拉霉素也适用于根除幽门螺杆菌，从而减少十二指肠溃疡的复发。还可用于牙源性感染的治疗	
原研/品牌	/	

279.2 国内外上市信息

批准情况见表279-2：

表279-2 乳糖酸克拉霉素片国内外上市信息

批准国家	类别	内容
中国	国内上市的原研药品	进口原研药品:无
		原研地产化药品:无
	国内上市国际公认的同种药物	国际公认同种药物进口:无
		国际公认地产化药品:无
	其他进口	无
	国产批文	原料1个批文,片剂和胶囊各1个批文,规格为0.125g(以克拉霉素计)
美国(FDA批准)	原研批准信息	无
	仿制药信息	无
	RLD信息	无
日本	参比制剂信息	无
	仿制药信息	无
EMA	原研信息	无
	仿制药信息	无
其他	上市信息	无

279.3 理化性质

乳糖酸克拉霉素原料基本性质见表279-3：

表279-3 乳糖酸克拉霉素原料理化性质

	乳糖酸	克拉霉素
pKa(25℃)	/	pKa＝8.48(针对叔氨基,采用溶解度法测定)
在各溶出介质中的溶解度(37℃)	/	pH1.2:因分解而无法测定 pH4.0:3.73mg/ml pH6.8:0.51mg/ml 水:0.12mg/ml
稳定性	/	水:未测定 各pH溶出介质中:在酸性和碱性溶出介质中不稳定,在中性溶出介质中稳定 光:浓度为50%的二氧六环溶液中,氙灯(105lx)下,25℃/24h降解约10%

		乳糖酸	克拉霉素
BCS分类	世界卫生组织公布(2005年)	/	/
	NICHD 和 FDA 研究归纳 (2011年)	/	IV
	tsrlinc 网站	/	II
	BDDCS分类	/	III

279.4 质量标准

无。

279.5 溶出度标准

溶出度标准比较见表279-4：

表279-4 乳糖酸克拉霉素片各国溶出度测定方法比较

序号	不同国家	要求
1	中国	/
2	美国	/
3	日本	/

279.6 一致性评价策略

本品为改盐基(对游离形式药品成盐)，但不改变其药理作用的制剂。根据总局办公厅发布的《仿制药质量和疗效一致性评价工作中改盐基药品(普通口服固体制剂)评价一般考虑》，建议以被改盐基药品(雅培进口上市的0.25g克拉霉素片克拉仙/KLACID)为参比制剂，进行以下研究：①从药品的理化性质、生物学特性、临床需要等方面分析论证改盐基药品的科学性、合理性和必要性。②体外药学评价。③非临床研究。原则上不需再开展非临床药效学和毒理学研究，应重点关注：成盐药品的毒性是否与成盐时结合的阴阳离子有密切关系；成盐的制备过程中是否可能产生新的潜在的毒性杂质；体内是否可能产生毒性代谢物，必要时按照化学药品新注册分类2.1类要求进行毒理学研究。④体内评价。以等效为立题依据的，需开展与被改盐基药品参比制剂的生物等效性研究；以优效为立题依据的，建议以被改盐基药品作为参比制剂，进行药代动力学研究、药代动力学/药效动力学研究和(或)相应的临床试验。

　　若同时有0.25g和0.125g两个规格，根据《以药动学参数为终点评价指标的化学药物仿制药人体生物等效性研究技术指导原则》，若同时满足以下条件，即试验规格制剂符合生物等效性要求、各规格制剂在不同pH介质中体外溶出曲线相似、各规格制剂的处方比例相似，则可以申请0.125g规格BE豁免。

287. 醋酸去氨加压素片

287.1　品种基本信息

醋酸去氨加压素片为去氨加压素的醋酸盐,是血管升压素的衍生物。去氨加压素具有较强的抗利尿作用及较弱的加压作用,其抗利尿作用/加压作用比是加压素的2000～3000倍,作用维持时间也较加压素长(可达6～24h),对神经垂体功能不足引起的中枢性尿崩症具有良好的抑制作用。

基本信息见表287-1:

表287-1　醋酸去氨加压素片基本信息汇总

通用名	醋酸去氨加压素片
英文名	Desmopressin Acetate Tablets
剂型规格	片剂,规格:0.1mg、0.2mg
主成分化学名	硫基丙酰-L-酪氨酰-L-苯丙氨酰-L-谷氨酰氨酰-L-天冬酰氨酰-L-半胱氨酰-L-脯氨酰-D-精氨酰-L-甘氨酰胺醋酸盐(1→6-二硫环)
结构式	S—O Tyr-Phe-Gln-Asn-Cys-Pro-D-Arg-Gly-NH_2, H_3C-CO_2H
分子式 分子量	$C_{46}H_{64}N_{14}O_{12}S_2$ 1069.2
CAS号	62288-83-9
适应证	主要用于治疗中枢性尿崩症以及颅外伤或手术所致暂时性尿崩症;尿崩症的诊断和鉴别诊断;治疗夜间遗尿症(6岁或6岁以上的患者);用于肾脏浓缩功能试验;治疗血友病A(FⅧ:C缺乏症)、血管性血友病(vWD);用于血小板减少症(国外资料)
原研/品牌	FERRING/DDAVP、MINIRIN、MINIRINMELT、DESMOSPRAY、STIMATE

287.2　国内外上市信息

本品于1973年在欧洲、美国和日本等地上市,许可给ZLB Behring、Columbia Labs、Kyowa Hakko等公司。批准情况见表287-2:

表287-2　醋酸去氨加压素片国内外上市信息

批准国家	类别	内容
中国	国内上市的原研药品	进口原研药品:瑞士Ferring AG生产的片剂,商品名为MINIRIN(弥凝),规格有0.1mg和0.2mg
		原研地产化药品:无
	国内上市国际公认的同种药物	国际公认同种药物进口:无
		国际公认地产化药品:无
	其他进口	无
	国产批文	原料2家,片剂2个批准文号,规格为0.1mg和0.2mg
美国(FDA批准)	原研批准信息	1995年9月,Ferring Pharms Inc上市0.1mg和0.2mg规格片剂,商品名为DDAVP
	仿制药信息	美国上市的有0.1mg和0.2mg两种规格片剂,目前上市的有Ferring Pharms、Actavis Labs、Apotex Inc Etobicoke Site、Mylan Pharms等6家公司
	RLD信息	Ferring Pharmaceuticals Inc生产的0.2mg片剂(商品名:DDAVP)被列为RLD
日本	参比制剂信息	无
	仿制药信息	无普通片剂上市,只有协和发酵上市的口腔崩解片
EMA	原研信息	无
	仿制药信息	无
英国	上市信息	FERRING已在英国上市片剂,规格有0.1mg和0.2mg
其他	上市信息	无

287.3　理化性质

醋酸去氨加压素原料基本性质见表287-3:

表287-3　醋酸去氨加压素原料理化性质

pKa(25℃)	/
在各溶出介质中的溶解度(37℃)	/
稳定性	/
BCS分类	世界卫生组织公布(2005年):/
	NICHD和FDA研究归纳(2011年):/
	tsrlinc网站:/
	BDDCS分类:Ⅲ

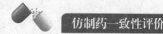

287.4　质量标准

醋酸去氨加压素已收载入各国药典,具体见表287-4:

表287-4　醋酸去氨加压素各国药典收载信息

产品名称	收载药典
醋酸去氨加压素	ChP2015、USP36
醋酸去氨加压素片	/

287.5　溶出度标准

溶出度标准比较见表287-5:

表287-5　醋酸去氨加压素片各国溶出度测定方法比较

序号	不同国家	要求
1	中国	/
2	美国	/
3	日本	/

287.6　一致性评价策略

鉴于:

原研药品在国内进口上市:瑞士Ferring AG生产的片剂,商品名为MINIRIN(弥凝),规格有0.1mg和0.2mg。

因此,建议以进口瑞士Ferring AG生产的片剂[商品名:MINIRIN(弥凝)]作为参比制剂,进行参比制剂备案,进行一致性评价。

288. 拉米夫定片

288.1 品种基本信息

拉米夫定是核苷类抗病毒药,对体外及实验性感染动物体内的乙型肝炎病毒(HBV)有较强的抑制作用。

基本信息见表288-1:

表288-1 拉米夫定片基本信息汇总

通用名	拉米夫定片
英文名	Lamivudine Tablets
剂型规格	片剂,待评价规格:已批准的所有规格(0.1g、0.15g和0.3g)
主成分化学名	(2R-顺式)-4-氨基-1-(2-羟甲基-1,3-氧硫杂环戊-5-基)-1H-嘧啶-2-酮
结构式	
分子式 分子量	$C_8H_{11}N_3O_3S$ 229.26
CAS号	134678-17-4
适应证	0.1g规格:适用于乙型肝炎病毒复制的慢性乙型肝炎 0.15g和0.3g规格:与其他抗逆转录病毒药物联合使用,用于治疗HIV感染的成人和儿童
原研/品牌	葛兰素史克/EPIVIR、ZEFIX、贺普丁

288.2 国内外上市信息

拉米夫定于1989年在加拿大合成,由GSK上市,1995年在美国和加拿大上市,1996年8月在欧盟、瑞士、新西兰和澳大利亚上市。批准情况见表288-2:

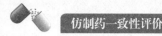

表288-2 拉米夫定片国内外上市信息

批准国家	类别	内容
中国	国内上市的原研药品	进口原研药品：英国ViiV Healthcare UK Limited生产的0.3g规格片剂,商品名为EPIVIR/益平维;澳大利亚ViiV Healthcare Pty Ltd生产的0.15g规格片剂,商品名为EPIVIR/益平维
		原研地产化药品：葛兰素史克制药(苏州)有限公司生产,商品名为贺普丁,规格为0.1g
	国内上市国际公认的同种药物	国际公认同种药物进口：无
		国际公认地产化药品：无
	其他进口	印度Cipla Ltd生产的拉夫米定片,规格为0.1g;印度Zeneses Biosciences Pvt. Ltd的拉夫米定片,规格为100mg
	国产批文	原料11家,制剂16个批准文号,规格为0.1g、0.15g和0.3g
美国(FDA批准)	原研上市信息	1998年11月,GSK获批上市的100mg片剂(商品名：EPIVIR-HBV)被FDA列为RLD;1995年11月,ViiV Healthcare在美国获批上市150mg和300mg片剂,商品名为EPIVIR,其中300mg被FDA列为RLD
	仿制药信息	美国目前上市的有Apotex Inc、Aurobindo Pharma、Hetero Labs、Lupin Ltd和Mylan Pharms等6家公司,有三种规格：100mg、150mg和300mg
	RLD信息	ViiV Healthcare Co生产的300mg片剂和GLAXOSMITHKLINE生产的100mg片剂被列为RLD
日本	原研信息	葛兰素史克分别于1997年2月、2003年10月上市150mg和300mg规格片剂,商品名为EPIVIR;2000年11月,葛兰素史克上市100mg片剂,商品名为ZEFIX
	仿制药信息	无
EMA	原研信息	1996年8月,ViiV Healthcare UK Limited上市100mg和300mg片剂,商品名为EPIVIR;1999年7月,Glaxo Group Ltd上市100mg片剂,商品名为ZEFIX
	仿制药信息	Teva B.V.于2009年10月获批上市100mg规格片剂;之后,Teva B.V.还上市了300mg片剂
英国	上市信息	ViiV Healthcare UK Ltd、Sandoz Limited、Aurobindo Pharma- Milpharm Ltd、GSK在英国上市片剂,规格有100mg、150mg和300mg
其他	上市信息	Aurobindo Pharma B.V. Molenvliet 103 3335 LH Zwijndrecht Nederland于2012年6月在荷兰获批上市150mg和300mg规格的拉米夫定片

*ViiV Healthcare为葛兰素史克(GSK)和辉瑞(Pfizer)的合资公司。

288.3 理化性质

拉米夫定原料基本性质见表288-3：

表288-3 拉米夫定原料理化性质

pKa(25℃)	4.30
在各溶出介质中的溶解度(37℃)	/
稳定性	/
BCS分类	世界卫生组织公布(2005年)：Ⅰ
	NICHD和FDA研究归纳(2011年)：Ⅰ/Ⅲ
	tsrlinc网站：Ⅲ
	BDDCS分类：Ⅲ

288.4 质量标准

拉米夫定已收载入各国药典，具体见表288-4：

表288-4 拉米夫定各国药典收载信息

产品名称	收载药典
拉米夫定	ChP2015、BP2013、EP8.0、USP36、IP2010
拉米夫定片	ChP2015、BP2013、IP2010

288.5 溶出度标准

溶出度标准比较见表288-5：

表288-5 拉米夫定片各国溶出度测定方法比较

序号	不同国家	要求
1	中国	ChP2015：桨法，0.1mol/L盐酸溶液900ml，50rpm，30min，限度为85%
2	美国	USP36：/ FDA推荐： 300mg：桨法，75rpm，0.1mol/L HCl 900ml，取样时间为5min、10min、15min和30min； 100mg、150mg：桨法，50rpm，纯化水900ml，取样时间为10min、20min、30min和45min
3	日本	/

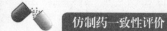

288.6　一致性评价策略

鉴于：

（1）GSK拉米夫定片不同规格适应证不同。

（2）原研已在我国进口上市0.3g和0.15g规格片剂（商品名：EPIVIR/益平维，适应证抗HIV治疗），地产化上市0.1g片剂（商品名：贺普丁）。

（3）GSK在美国上市的100mg片剂（商品名：EPIVIR-HBV，适应证抗HBV）和ViiV Healthcare上市的300mg片剂（商品名：EPIVIR，适应证抗HIV治疗）被FDA列为RLD。

（4）葛兰素史克在日本上市了150mg和300mg片剂，商品名为EPIVIR，也上市了100mg片剂，商品名为ZEFIX，均为推荐参比制剂。

因此，建议企业根据具体情况确定参比制剂：

（1）若企业仅有0.1g规格，建议以GSK在美国或日本上市的100mg片剂作为参比制剂，进行一致性评价研究。

（2）若企业仅有0.15g或0.3g规格，建议以英国ViiV Healthcare UK Limited生产并已进口我国的相应规格的产品作为参比制剂，进行一致性评价研究。

（3）若企业同时有0.15g和0.3g规格和/或0.1g规格，建议以英国ViiV Healthcare UK Limited生产并已进口我国的0.3g规格片剂（商品名：EPIVIR/益平维）作为参比制剂，对自制拉米夫定片（规格：0.3g）进行体外药学和体内BE一致性评价。根据《以药动学参数为终点评价指标的化学药物仿制药人体生物等效性研究技术指导原则》，若同时满足以下条件，即试验规格制剂符合生物等效性要求、各规格制剂在不同pH介质中体外溶出曲线相似、各规格制剂的处方比例相似，则可以申请0.15g规格BE豁免。若同时有0.1g规格，则以GSK上市的100mg规格片剂作为参比制剂。

289. 依非韦伦片

289.1 品种基本信息

依非韦伦是HIV-1的选择性非核苷逆转录酶抑制剂。依非韦伦是HIV-1逆转录酶(RT)非竞争性的抑制剂,作用于模版、引物或三磷酸核苷,兼有小部分竞争性的抑制作用。

基本信息见表289-1:

表289-1　依非韦伦片基本信息汇总

通用名	依非韦伦片
英文名	Efavirenz Tablets
剂型规格	片剂,规格:50mg、200mg、600mg
主成分化学名	(S)-6-氯-4-(环丙基乙炔基)-1.4-氢-4-(三氟甲基)-2H-3,1-氧氮杂萘-2-酮
结构式	
分子式 分子量	$C_{14}H_9ClF_3NO_2$ 315.67
CAS号	154598-52-4
适应证	适用于与其他抗病毒药物联合治疗HIV-1感染的成人、青少年及儿童
原研/品牌	Brystol-Myers Squibb/SUSTIVA

289.2 国内外上市信息

依非韦伦最早于1998年在美国上市,商品名为SUSTIVA,有胶囊和片剂;1999年在英国、法国、德国、意大利和加拿大等国上市。世界上其他国家的权利被授权给Banyu制药(2004年被默克收购),商品名为STOCRIN。批准情况见表289-2:

表289-2　依非韦伦片国内外上市信息

批准国家	类别	内容
中国	国内上市的原研药品	进口原研药品：Merck Sharp & Dohme（Australia）Pty. Ltd 生产的STO-CRIN（施多宁），规格为50mg、200mg和600mg
		原研地产化药品：无
	国内上市国际公认的同种药物	国际公认同种药物进口：无
		国际公认地产化药品：无
	其他进口	无
	国产批文	国产仅华海独家，3个批准文号，规格为50mg、200mg和600mg
美国（FDA批准）	原研上市信息	Bristol Myers Squibb于2002年2月上市了300mg和600mg规格片剂，商品名为SUSTIVA；目前，300mg规格已停止上市，600mg规格被列为RLD
	仿制药信息	美国有多家公司获批上市片剂，规格有50mg、100mg、200mg和600mg
	RLD信息	Bristol Myers Squibb Co生产的600mg片剂被列为RLD
日本	原研信息	2009年3月，MSD株式会社上市了200mg规格片剂；2008年4月，MSD株式会社获批上市600mg规格片剂，商品名为STOCRIN，未指定为参比制剂
	仿制药信息	无
EMA*	原研信息	1999年5月，Bristol-Myers Squibb Pharma EEIG上市，商品名为SUSTI-VA；1999年5月，Merck Sharp & Dohme Ltd上市，商品名为STOCRIN
	仿制药信息	Teva B.V.于2012年1月获批上市600mg片剂，商品名为EFAVIRENZ Teva
英国	上市信息	Dr. Reddy's Laboratories（UK）Ltd、Aurobindo Pharma-Milpharm Ltd、山多士、百时美施贵宝在英国上市了多个规格片剂
其他	上市信息	山多士在法国上市了600mg规格片剂，在荷兰有多家公司获批上市，规格为600mg

289.3　理化性质

依非韦伦原料基本性质见表289-3：

表289-3　依非韦伦原料理化性质

pKa（25℃）	10.2
LogP	5.4
在各溶出介质中的溶解度（37℃）	/
稳定性	/
BCS分类	世界卫生组织公布（2005年）：Ⅳ
	NICHD和FDA研究归纳（2011年）：/
	tsrlinc网站：Ⅱ
	BDDCS分类：Ⅱ

289.4 质量标准

依非韦伦已收载入各国药典,具体见表289-4:

表289-4 依非韦伦各国药典收载信息

产品名称	收载药典
依非韦伦	USP36、IP2010
依非韦伦片	IP2010

289.5 溶出度标准

溶出度标准比较见表289-5:

表289-5 依非韦伦片各国溶出度测定方法比较

序号	不同国家	要求
1	中国	ChP2015:/
2	美国	USP36:/
		FDA推荐: 桨法,50rpm,2%SDS的纯化水1000ml,取样时间为10min、15min、30min、45min和60min
3	日本	/

289.6 一致性评价策略

鉴于:

(1)原研药品已在国内进口:Merck Sharp & Dohme(Australia)Pty. Ltd生产的STO-CRIN(施多宁),规格为50mg、200mg和600mg。

(2)国际公认的同种药物未在国内上市。

因此,建议以Merck Sharp & Dohme进口中国的施多宁作为参比制剂,进行参比制剂备案。